Lebensqualität und Teilhabe bei neurologischer Erkrankung

Martin Groß • Stephan Groß •
Dorothee Steinker •
Nathalie Scheer-Pfeifer
Hrsg.

Lebensqualität und Teilhabe bei neurologischer Erkrankung

Die Sicht von Patienten, Angehörigen und Behandelnden

Springer

Hrsg.
Martin Groß
MEDIAN Klinik Bad Tennstedt
Bad Tennstedt, Deutschland

Dorothee Steinker
Rastede, Deutschland

Stephan Groß
Berlin, Deutschland

Nathalie Scheer-Pfeifer
Luxemburg, Deutschland

ISBN 978-3-662-72943-4 ISBN 978-3-662-72944-1 (eBook)
https://doi.org/10.1007/978-3-662-72944-1

Die Deutsche Nationalbibliothek verzeichnet diese Publikation in der Deutschen Nationalbibliografie; detaillierte bibliografische Daten sind im Internet über https://portal.dnb.de abrufbar.

Planung/Lektorat: Christine Lerche
Springer ist ein Imprint der eingetragenen Gesellschaft Springer-Verlag GmbH, DE und ist ein Teil von Springer Nature.
Die Anschrift der Gesellschaft ist: Heidelberger Platz 3, 14197 Berlin, Germany

Vorwort

Neurologische Erkrankungen stellen nicht nur eine medizinische Herausforderung dar – sie greifen tief in das Leben der Betroffenen und ihrer Angehörigen ein. Sie können Bewusstsein, Wahrnehmung, Bewegung, Sprache, Denken sowie das Selbstbild und die soziale Rolle verändern. Umso bedeutsamer ist es, die Lebensqualität und Teilhabe von Menschen mit neurologischen Erkrankungen in den Mittelpunkt zu stellen.

In diesem Spannungsfeld treffen medizinisches Wissen, therapeutische Möglichkeiten, individuelle Erfahrungen und existenzielle Fragen aufeinander. Der Dialog zwischen Patientinnen und Patienten, ihren Angehörigen sowie den Behandlerinnen und Behandlern ist daher nicht nur hilfreich, sondern unverzichtbar. Nur in einem offenen, respektvollen und kontinuierlichen Austausch lassen sich gemeinsame Ziele entwickeln, Lebenswünsche erkennen und individuelle Wege im Umgang mit der Erkrankung gestalten.

Wir als Herausgeber dieses Buches laden ein, gemeinsam nachzudenken und zuzuhören – über Grenzen hinweg: zwischen Kranken und Gesunden, zwischen verschiedenen Professionen, zwischen Hoffnungen und Ängsten. Dieses Buch soll dazu beitragen, Perspektiven zu verbinden und Räume für Lebensqualität und Teilhabe zu eröffnen – nicht als Ideal, sondern als konkrete Möglichkeit im Alltag.

Um dies zu erreichen, erzählen siebzehn Menschen mit neurologischen Erkrankungen oder stellvertretend für sie ihre Angehörigen oder Behandler über ihre ganz persönliche Sicht auf Lebensqualität und Teilhabe. Anschließend berichten Profis aus der Versorgung, Ärzte, Therapeuten, Pflegekräfte und andere ihre Perspektiven auf die Behandlung. So entsteht aus den Berichten der Betroffenen und den Fachbeiträgen ein Entwurf, wie eine gute Versorgung mit dem Ziel der optimalen Lebensqualität und Teilhabe gestaltet sein kann.

Wir danken allen Autoren, die ihre Gedanken, Gefühle, Erfahrungen und Fachkenntnisse eingebracht haben. Außerdem danken wir unseren Familien und unseren Freunden, die während der Erstellung dieses Buchs häufig genug auf uns verzichten mussten. Den Lesern wünschen wir eine anregende, erkenntnisreiche Lektüre – im Sinne eines echten Dialogs.

Bad Tennstedt, Deutschland — Martin Groß
Berlin, Deutschland — Stephan Groß
Luxemburg, Deutschland — Nathalie Scheer-Pfeifer
Rastede, Deutschland — Dorothee Steinker

Inhaltsverzeichnis

Herausgeber- und Autorenverzeichnis

Über die Herausgeber

Dr. med. Martin Groß ist Facharzt für Neurologie mit Zusatzqualifikation in Intensiv-, Notfall-, Schlaf- und Palliativmedizin. Er ist Ärztlicher Direktor der MEDIAN Klinik Bad Tennstedt, in der das gesamte Spektrum der Neurorehabilitation von der Therapie beatmeter Patienten bis hin zur medizinisch-beruflichen Rehabilitation angeboten wird. Als Präsident der Deutschen Interdisziplinären Gesellschaft für Außerklinische Beatmung und Intensivversorgung (DIGAB) e.V. und Koordinator der S2K-Leitlinie „Ärztliche, pflegerische und therapeutische Versorgung von Personen mit außerklinischem Intensivpflegebedarf aufgrund von Erkrankungen des Nervensystems oder der Muskulatur“ setzt er sich für die optimale Langzeitversorgung lebensbedrohlich kranker Patienten ein. Er veröffentlicht regelmäßig Fachartikel und Fachbücher zu den Themen Atmung, Beatmung, Rehabilitation und Palliativversorgung.

Stephan Groß lebt und arbeitet als bildender Künstler in Berlin. Seine Experimentalfilme wurden unter anderem im ZKM Karlsruhe, FACT Liverpool, Torrance Art Museum Kalifornien und beim Internationalen Kurzfilmfestival Hamburg gezeigt. 2011 war er an der Ausstellung *Dem Gehirn auf der Spur* im medizinhistorischen Wilhelm-Fabry-Museum Hilden beteiligt. Von 2013 bis 2014 absolvierte er das Pilotstudium *F-A-S-T – Framing Art, Science and Technology* an mehreren Hochschulen in Dresden. 2023 initiierte er als Mitorganisator der Galerie für Nachhaltigkeit GROUP GLOBAL 3000 eine Kooperation mit dem Hirnkost Verlag im Rahmen des Literaturwettbewerbs *Klimazukünfte 2050*. Stephan Groß versteht seine künstlerische Praxis als Ausdruck einer ethischen Sorgfaltspflicht gegenüber allem Lebendigen.

Nathalie Scheer-Pfeifer ist seit 2000 an ALS erkrankt, invasiv beatmet und Vorstandsvorsitzende von „Wäertvollt Liewen e.V.“ in Luxemburg. Sie setzt sich für die Verbesserung von Lebensqualität und Teilhabe ein, sowie der Verbesserung medizinischer, pflegerischer und therapeutischer Versorgung. Bereits viermal veranstaltete sie Internationale Kolloquien zu Themen rund um die Situation chronisch kritische kranker Menschen. Des Weiteren ist sie Autorin des Kochbuchs „Wäertvollt Iessen" und Mitherausgeberin des Fachbuchs „Amyotrophe Lateralsklerose – Pflege und Therapie".

Dorothee Steinker seit 1987 Krankenschwester, tätig in allen Fachbereichen. Im Jahre 2005 absolvierte sie die Fachweiterbildungen in Anästhesie und Intensivpflege sowie Palliative Care. Bis 2017 hatte sie die pflegerische Leitung der Palliativstation am Evangelischen Krankenhaus Oldenburg inne und baute anschließend gemeinsam mit Dr. Martin Groß die dortige Neuropalliativambulanz auf. Sie ist in den Bereichen der Weiterbildung von Pflegekräften und im Bereich der Wissenschaft in Bezug auf Neuropalliative Care engagiert. Sie ist des Weiteren Mitherausgeberin der Fachbücher *Amyotrophe Lateralsklerose – Pflege und Therapie* und *Fachpflege Palliative Care*.

Herausgeber

Dr. med. Martin Groß MEDIAN Klinik Bad Tennstedt, Bad Tennstedt, Deutschland

Stephan Groß, Berlin, Deutschland

Dorothee Steinker, Rastede, Deutschland

Nathalie Scheer-Pfeifer Wäertvollt Liewen e.V., Luxemburg, Deutschland

Autorenverzeichnis

Reem Arisha Universitätsinstitut für Medizinische Genetik, Carl von Ossietzky Universität Oldenburg, Oldenburg, Deutschland

Ann-Kathrin Bauer Universitätsinstitut für Medizinische Genetik, Carl von Ossietzky Universität Oldenburg, Oldenburg, Deutschland

Marnie Birke, Oldenburg, Deutschland

Prof. Dr. med Matthias Boentert Department für Schlafmedizin, Klinik für Neurologie und Neurologische Frührehabilitation, Klinikum Osnabrück, Osnabrück, Deutschland

Richard Buchholz Habitare Ambulante Intensivpflege GmbH, Deutschland

Frank Cordes, Bremerhaven, Deutschland

Karin Cordes-Zabel, Bremerhaven, Deutschland

Joël Delvaux, Luxemburg, Luxemburg

PD Dr. med. Christian Dohle P.A.N. Zentrum für Post-Akute Neurorehabilitation & Forschungsabteilung, Fürst Donnersmarck-Stiftung zu Berlin, Berlin, Deutschland

Vadim Dumbravanu MEDIAN Klinik Bad Tennstedt, Bad Tennstedt, Deutschland

Mariacristina Eckhardt, Burgstetten, Deutschland

Gabriele Fierke Unionhilfswerk Sozialeinrichtungen gGmbH, Berlin, Deutschland

Nadja Freymüller Institut für Rehabilitationsmedizin, Medizinische Fakultät der Martin-Luther-Universität Halle-Wittenberg, Halle (Saale), Deutschland

Kevin Grewe, Bürgerhilfe Lingen e.V, Lingen, Deutschland

Julia Guz P.A.N. Zentrum für Post-Akute Neurorehabilitation, Fürst Donnersmarck-Stiftung zu Berlin, Berlin, Deutschland

Sandra Hagen MEDIAN Klinik Bad Tennstedt, Bad Tennstedt, Deutschland

Alexandra Hauer, Bremen, Deutschland

Lars Hauer, Bremen, Deutschland

Birgit Hennig Evangelisches Krankenhaus Oldenburg, Oldenburg, Deutschland

Marc-Philip Hitz Universitätsinstitut für Medizinische Genetik, Carl von Ossietzky Universität Oldenburg, Oldenburg, Deutschland

Eleanor Claire Horsbrugh, Oldenburg, Deutschland

Rawah Khalaf, Wilhelmshaven, Deutschland

Tobias Knoop Institut für Rehabilitationsmedizin, Medizinische Fakultät der Martin-Luther-Universität Halle-Wittenberg, Halle (Saale), Deutschland

Reinhard Kropp, Bad Zwischenahn, Deutschland

Regina Lomako Agaplesion Diakonieklinikum Rotenburg, Bremen, Deutschland

Myriam Mantz-Clemens, Grevenmacher, Luxemburg

Kerrin-Marie Mönnich Evangelisches Krankenhaus Oldenburg, Oldenburg, Deutschland

Markus Noack Berlin, Deutschland

Dr. med. Victoria Ohla, Deutsche Interdisziplinäre Gesellschaft für Außerklinische Beatmung und Intensivversorgung (DIGAB) e.V., Göttingen, Deutschland

Jens Pankoke, Oldenburg, Deutschland

Imke Rathmann Evangelisches Krankenhaus Oldenburg, Oldenburg, Deutschland

Eva Rilling Aphasie- und Seniorenzentrum Vechta, Vechta, Deutschland

Joachim Schäbitz, Oldenburg, Deutschland

Tjark Schimmel, Bremerhaven, Deutschland

Christiane Schneider MEDIAN Klinik Bad Tennstedt, Bad Tennstedt, Deutschland

Sandra Soworka MEDIAN Klinik Bad Tennstedt, Bad Tennstedt, Deutschland

Hannah Stebel Berufsfachschule für Logopädie, Oldenburg, Deutschland

Anastasia Stefanakaki, Philippusstift Essen, Essen, Deutschland

Annette Sterr Forschungsabteilung, Fürst Donnersmarck-Stiftung zu Berlin, Berlin, Deutschland

Merle Stulken Evangelisches Krankenhaus Oldenburg, Oldenburg, Deutschland

Ajdin Telalovic Deutsche Fachpflege, Herford, Deutschland

Christa Voget-Hoffmann, Wirdum, Deutschland

Germain Weber Universität Wien, Wien, Österreich

Alexandra Wessel, Stuhr, Deutschland

Maja Wiest Forschungsabteilung, Fürst Donnersmarck-Stiftung zu Berlin, Berlin, Deutschland

Bodil Wilkens Asklepios Klinikum Harburg, Hamburg, Deutschland

Christian Züchner, Deutsche Gesellschaft für Muskelkranke (DGM) e.V., Freiburg, Deutschland

Lebensqualität – ein vielschichtiger Begriff

1

Sandra Soworka

Inhaltsverzeichnis

1.1 Einleitung

Lebensqualität ist kein abstrakter Begriff, sondern konkrete und gestaltbare Realität. Es kommt darauf an, die Ressourcen jedes Menschen in den Mittelpunkt zu stellen, unabhängig von der Diagnose oder den Einschränkungen. Lebensqualität entsteht, wo Menschen mit Empathie, Kreativität und mit einem Blick für das Wesentliche gesehen, begleitet und ermutigt werden.

1.2 Definition und Einflüsse

Der Begriff der Lebensqualität stellt einen zentralen, jedoch schwer greifbaren Aspekt in den Bereichen Medizin, Pflege und Sozialwissenschaften dar. Die Frage, was Lebensqualität ausmacht, lässt sich nicht leicht beantworten. Gesundheit umfasst nicht ausschließlich die körperliche Verfassung, sondern zusätzlich das psychische Wohlbefinden, die soziale Teilhabe und die Lebenszufriedenheit. Anders als klinische Parameter wie Blutdruck oder Laborwerte ist Lebensqualität nicht objektiv messbar. Sie ist vielmehr ein subjektives, individuell geprägtes Konstrukt, das in hohem Maße von persönlichen Erfahrungen, Erwartungen, kulturellen Normen und sozialen Lebensbedingungen beeinflusst wird. Somit unterliegt sie der individuellen Wahrnehmung (WHOQOL Group 1995; Schalock und Verdugo 2002).

So unterschiedlich die Lebensumstände von Menschen sind, so vielfältig sind auch ihre Vorstellungen von einem guten Leben. Für die eine Person bedeutet Lebensqualität vor allem körperliche Unversehrtheit und Leistungsfähigkeit; für die andere stehen soziale Verbundenheit und seelisches Wohlbefinden im Mittelpunkt. Auch existenzielle Faktoren wie Sinn, Spiritualität oder

S. Soworka (✉)
MEDIAN Klinik Bad Tennstedt,
Bad Tennstedt, Deutschland

M. Groß et al. (Hrsg.), *Lebensqualität und Teilhabe bei neurologischer Erkrankung*,
https://doi.org/10.1007/978-3-662-72944-1_1

Würde können, je nach Lebenslage, eine zentrale Rolle spielen (Steinhauser et al. 2000). Dabei wird deutlich: Es existiert keine allgemeingültige Definition von Lebensqualität. Doch wie verändert sich das Verständnis von Lebensqualität durch eine schwere neurologische Krankheit – wie zum Beispiel einen Schlaganfall, eine Muskeldystrophie Typ Duchenne oder eine amyotrophe Lateralsklerose? Diese Erkrankungen betreffen häufig mehrere Lebensbereiche gleichzeitig – motorisch, kognitiv, emotional und sozial – und verlaufen oft chronisch oder fortschreitend. Die Betroffenen erleben nicht nur körperliche Einschränkungen und andere neurologische Symptome, sondern auch tiefgreifende Veränderungen in ihrem Selbstbild, in ihrer sozialen Rolle und im Alltag.

Bis heute existiert keine einheitliche Definition von Lebensqualität. Vielmehr finden sich unterschiedliche theoretische Ansätze, die versuchen, dem individuellen Erleben gerecht zu werden. Eine der einflussreichsten Definitionen stammt von der Weltgesundheitsorganisation (WHO). Sie beschreibt Lebensqualität als

> „die subjektive Wahrnehmung einer Person von ihrer Stellung im Leben im Kontext der Kultur und Wertsysteme, in denen sie lebt, und in Beziehung zu ihren Zielen, Erwartungen, Maßstäben und Anliegen". (WHOQOL-Gruppe 1995)

Die Subjektivität der Lebensqualität wird in dieser Definition besonders betont, ein wichtiger Aspekt, gerade im Fall von Menschen mit neurologischen Erkrankungen. So können Patient*innen mit schweren neurologischen Erkrankungen ein hohes Maß an Lebensqualität erleben, wenn sie soziale Unterstützung erfahren, über Autonomie verfügen und einen Sinn im Dasein erleben. Umgekehrt kann eine scheinbar „milde" Erkrankung als sehr belastend empfunden werden, wenn z. B. berufliche Pläne durchkreuzt werden. Die Betrachtung von Lebensqualität unterliegt zudem im Erkrankungsverlauf häufig einem Wandel. Mit dem Fortschreiten einer Erkrankung, dem Auftreten neuer Symptome, akuten Schüben oder Komorbiditäten wird Lebensqualität oft neu verhandelt, sowohl im Inneren der Betroffenen als auch im sozialen Umfeld. Was gestern noch undenkbar schien, kann morgen als annehmbar, ja als lebenswert empfunden werden. Es findet eine dynamische Anpassung der Maßstäbe statt.

In welchem Maß dabei Faktoren wie kulturelle Prägung, religiöse Orientierung oder gesellschaftliche Normen Einfluss nehmen, ist von Mensch zu Mensch verschieden. Während manche Menschen stark in Spiritualität Halt finden, orientieren sich andere an Autonomie, Beziehungserfahrungen oder der Möglichkeit, trotz Einschränkungen etwas „beizutragen" (Power et al. 1999). Der kulturelle Hintergrund beeinflusst dabei nicht nur den Umgang mit Krankheit, sondern auch die Bewertung von Lebensqualität.

Ebenso bedeutsam sind die sozialen Beziehungen: Freunde, Familie, Nachbarschaft, Pflegepersonen – sie tragen alle in entscheidendem Maß zur empfundenen Lebensqualität bei. Der Film *Ziemlich beste Freunde* veranschaulicht eindrucksvoll, wie durch Nähe, Humor und gegenseitige Anerkennung selbst bei schwerster körperlicher Beeinträchtigung Lebensfreude entstehen kann. Diese Darstellung deckt sich mit Studien, die zeigen, dass soziale Unterstützung ein zentraler Prädiktor für subjektives Wohlbefinden ist (Yalçın et al. 2015).

Auch die Aufklärung über die Erkrankung, ein transparenter Umgang mit Symptomen und Prognosen sowie eine empathische Begleitung durch das Gesundheitssystem beeinflussen die Lebensqualität nachweislich positiv, zum Beispiel im palliativen Kontext (Radbruch und Payne 2009). Wenn Schmerzen gelindert, Ängste ernst genommen und Entscheidungen gemeinsam getroffen werden, wachsen die Gefühle von Kontrolle, Selbstbestimmung und Würde, drei zentrale Pfeiler subjektiver Lebensqualität. Gerade in der neurologischen Versorgung ist daher ein interdisziplinärer, patientenzentrierter und in vielen Fällen auch angehörigenorientierter Ansatz gefordert, der nicht nur die Krankheit, sondern den Menschen in seiner Gesamtheit sieht, eingebunden in sein Umfeld, geprägt von seiner Biografie und getragen von seinen Beziehungen. Doch wie lässt sich Lebensqualität erhalten oder sogar verbessern, wenn die körperlichen oder kognitiven Fähigkeiten nachlassen? Hier rücken Rehabilitation sowie Förderung und Erhalt eigener Ressourcen in den

Mittelpunkt. Der therapeutische Erfolg wird nicht nur an funktionellen Verbesserungen gemessen, sondern auch daran, wie Menschen ihre Teilhabe, ihr Wohlbefinden und ihre Selbstbestimmung erleben. Das Wiedererlangen von verloren gegangenen Fähigkeiten, etwa beim Gehen, Sprechen oder bei alltäglichen Verrichtungen, wird von vielen Patienten als unmittelbare Steigerung der Lebensqualität erlebt. Aber auch der Erhalt des gegenwärtigen Zustands, das Verhindern von Verschlechterung oder die Kompensation von Defiziten durch eine angemessene Hilfsmittelversorgung können ein Erfolg sein. Dementsprechend dürfen Menschen mit schweren bleibenden Beeinträchtigungen oder fortschreitenden Erkrankungen nicht von der Rehabilitation ausgeschlossen werden. Der problematische, jedoch oft verwendete Begriff des „Rehabilitationspotenzials" kann bestimmte Patientengruppen trotz ihres verbrieften Rechts auf gleichberechtigten Zugang zur Gesundheitsversorgung von dieser ausschließen und sollte daher vermieden werden.

1.3 Messung von Lebensqualität und das WHOQOL-Modell

Im wissenschaftlichen Zusammenhang ist die Lebensqualität trotz der Komplexität ein sinnvoller Endpunkt wissenschaftlicher Studien, da sie für das Individuum eine höhere Bedeutung als das reine Überleben hat. Damit stellt sich auch hier die methodische Frage: Wie lässt sich etwas so Subjektives wie Lebensqualität erfassen? Eine Antwort liefert das WHOQOL-Modell.

Das WHOQOL-Modell der Weltgesundheitsorganisation bietet einen strukturierten Rahmen zur Beschreibung und Erfassung von Lebensqualität. Es berücksichtigt nicht nur körperliche Gesundheit, sondern auch psychisches Erleben, soziale Beziehungen und Umweltfaktoren – also genau jene Lebensbereiche, die bei chronischen neurologischen Erkrankungen häufig gleichzeitig betroffen sind (WHOQOL Group 1995; World Health Organization 1996). Die Einteilung in vier Hauptdimensionen – ergänzt durch eine mögliche spirituell-existenzielle Ebene – erlaubt eine ganzheitliche Erfassung individueller Lebensqualität. Dies ist besonders relevant bei neurologischen Erkrankungen, wo Einschränkungen sehr unterschiedlich erlebt und bewertet werden.

1.3.1 Physische Gesundheit

Diese Dimension umfasst Aspekte wie Mobilität, Energie, Schmerzempfinden, Schlafqualität sowie die Fähigkeit, alltägliche Aufgaben zu bewältigen. Für Menschen mit fortschreitenden neurologischen Erkrankungen ist gerade der Verlust von Selbstständigkeit eine zentrale Herausforderung für die Lebensqualität.

Beispielsweise kann eine Parkinson-Patientin das Wiedererlernen des sicheren Gehens nach einem Sturz als „Rückgewinnung von Würde" erleben. Studien zeigen, dass sogar kleine Funktionsgewinne durch Therapie oder auch das Verhindern weiterer Verschlechterung signifikant zur Lebenszufriedenheit beitragen können (Testa und Simonson 1996).

1.3.2 Psychisches Wohlbefinden

Diese Dimension bezieht sich auf emotionale Stabilität, kognitive Funktionen und das Selbstbild (Hasanah und Razali 1999). Viele Menschen mit neurologischen Erkrankungen sind im Verlauf mit Depressionen, Ängsten oder Anpassungsstörungen konfrontiert, nicht als Begleitsymptome, sondern als integraler Bestandteil ihres subjektiven Erlebens.

Zugleich zeigt sich, dass psychisches Wohlbefinden nicht nur vom Schweregrad der Erkrankung abhängt, sondern auch vom Umgang mit ihr: Offene Gespräche, empathische Begleitung und eine respektvolle Kommunikation fördern das Selbstwertgefühl und die Resilienz (Siehe 4.1.6) (Steinhauser et al. 2000; Power et al. 1999).

1.3.3 Soziale Beziehungen

Soziale Eingebundenheit durch Familie, Freundschaften, Pflegende oder Teilhabe an einer Gemeinschaft stellt einen zentralen Schutzfaktor für Lebensqualität dar. Viele Betroffene berichten über zunehmenden sozialen Rückzug. Ursachen hierfür können Sprachstörungen, Scham über körperliche Veränderungen, Mobilitätseinschränkungen oder auch das Gefühl „zur Last zu fallen" sein.

Ein Beispiel aus der klinischen Praxis zeigt die Kraft stabiler Beziehungen: Eine Patientin mit primär progredienter MS, inzwischen auf den Rollstuhl angewiesen, beschreibt, wie der wöchentliche Besuch eines langjährigen Freundes, der mit ihr musiziert, alte Erinnerungen teilt und sie humorvoll neckt, ihr „das Gefühl gibt, noch dazuzugehören". Obwohl sie sich kaum mehr am gesellschaftlichen Leben beteiligen kann, empfindet sie diese Verbindung als zentrale Quelle von Lebensfreude und Identität. Emotionale Nähe, Verlässlichkeit und das Gefühl, gesehen und gemeint zu sein, gehen stark mit einer verbesserten Lebensqualität einher, unabhängig vom Grad körperlicher Einschränkung (Power et al. 1999). Soziale Beziehungen geben Halt, fördern Selbstwert und tragen wesentlich dazu bei, mit krankheitsbedingten Belastungen besser umgehen zu können.

1.3.4 Umweltbezogene Faktoren

Dazu zählen Barrierefreiheit, Zugang zu medizinischer Versorgung, Wohnverhältnisse und finanzielle Sicherheit. Gerade im Kontext neurologischer Erkrankungen wird die Bedeutung von unterstützender Infrastruktur deutlich: Hilfsmittelversorgung, häusliche Pflege, koordinierte Rehaangebote, all das trägt dazu bei, den Alltag lebenswert zu gestalten (World Health Organization 1996).

Hindernisse entstehen oft nicht nur durch bauliche, sondern auch durch institutionelle oder kommunikative Barrieren. Case-Management-Modelle oder interdisziplinäre Netzwerke können helfen, Versorgungslücken zu schließen und Lebensqualität zu unterstützen (Barlinn et al. 2016).

1.3.5 Spirituell-existenzielle Dimension

Auch wenn sie im WHOQOL-Modell zunächst nur als ergänzende Kategorie geführt wird, ist die spirituell-existenzielle Dimension für viele Menschen mit fortschreitenden neurologischen Erkrankungen von großer Bedeutung. Denn mit dem Fortschreiten der Krankheit verändern sich oft nicht nur körperliche Fähigkeiten, sondern es ändert sich auch die Art, wie Menschen ihr Leben betrachten: Fragen nach Sinn, persönlicher Würde, Glaube und Hoffnung oder der Lebensrückblick treten stärker in den Vordergrund. Dabei geht es nicht nur um religiöse Überzeugungen. Auch Menschen, die nicht gläubig sind, beschäftigen sich in dieser Phase oft intensiv mit dem, was ihnen im Leben wichtig war: mit Verantwortung, Beziehungen, Versöhnung, Erinnerungen oder dem Wunsch, in einem würdevollen Rahmen Abschied nehmen zu können. Die Wissenschaft zeigt: Wer für sich einen Sinn im Erlebten erkennen kann und in wichtigen Fragen gehört wird, empfindet oft mehr innere Ruhe und bewertet seine Lebensqualität höher, unabhängig von der Schwere der Erkrankung (Radbruch und Payne 2009).

Eine zentrale Rolle spielt hier die palliative Begleitung, die im Verlauf lebensbedrohlicher neurologischer Erkrankungen zeitgerecht erfolgen sollte. Sie eröffnet Raum für Gespräche über das, was wirklich zählt. Sei es der Wunsch nach Schmerzfreiheit, nach Nähe, nach geklärten Verhältnissen oder nach einem selbstbestimmten Umgang mit dem Lebensende. Diese persönliche Zuwendung und das Ernstnehmen existenzieller Bedürfnisse können dazu beitragen, dass Menschen sich trotz schwerer Einschränkungen gesehen, verstanden und angenommen fühlen. Erst recht im Umgang mit unheilbaren, fortschreitenden Erkrankungen benötigt diese Dimension besondere Aufmerksamkeit.

1.4 Fazit

Für Menschen mit neurologischen Erkrankungen ist Lebensqualität mehr als Symptomkontrolle: Sie entsteht aus Teilhabe, Selbstbestimmung, Würde, Zugehörigkeit und Sinn. Eine gezielte Begleitung durch Familie und Angehörige sowie durch medizinisches Personal kann dies fördern und stärken. Das WHOQOL-Modell bietet mit seinen Dimensionen einen Gesprächsrahmen, um mit Betroffenen zu klären, was für sie persönlich ein gutes Leben bedeutet, auch unter veränderten Bedingungen.

Lebensqualität ist wandelbar. Sie wird im Erleben der Betroffenen, in ihrem sozialen Umfeld und im Zusammenspiel mit professioneller Unterstützung immer wieder neu ausgehandelt. Was heute als unüberwindbare Einschränkung erscheint, kann morgen als bewältigbar empfunden werden, wenn Ressourcen gestärkt, Unterstützung gesichert und Sinn erlebt werden. Lebensqualität ist keine feste Größe, sondern ein lebendiger Prozess, geprägt durch persönliche, soziale und kulturelle Faktoren. Es gibt kein „richtiges" Verständnis von Lebensqualität. Vielmehr braucht es Offenheit für individuelle Perspektiven, für biografische und spirituelle Prägungen sowie für emotionale und soziale Bedürfnisse (Schalock und Verdugo 2002; Power et al. 1999). Gerade deshalb ist eine interdisziplinäre Zusammenarbeit unerlässlich: Nur wenn Medizin, Pflege, Therapie, Sozialarbeit, Psychologie, Rehabilitation und Seelsorge gemeinsam agieren, kann Lebensqualität ganzheitlich verstanden und gefördert werden. Solche Teams behandeln nicht nur symptomorientiert, sondern haben die Förderung von psychosozialer Stabilität, Teilhabe, Kommunikation und Sinnfindung, also von wesentlichen Pfeilern der Lebensqualität, zum Ziel. Erhalt oder Verbesserung von Lebensqualität ist dabei keine „Zugabe", sondern ein zentrales Ziel professionellen Handelns. Jeder kleine Schritt, der das Wohlbefinden stärkt, ist wichtig. Das kann durch Rehabilitation, Schmerzlinderung, psychologische Begleitung oder andere Unterstützung passieren (Radbruch und Payne 2009). Bei der Gesundheitsversorgung geht es letztlich nicht um die Behandlung, sondern um das Leben des Betroffenen – seine Teilhabe und Lebensqualität.

Literatur

Barlinn J, Barlinn K, Helbig U, Siepmann T, Pallesen L-P, Urban H, Pütz V, Schmitt J, Reichmann H, Bodechtel U (2016) Organized post-stroke care through case management on the basis of a standardized treatment pathway: results of a single-centre pilot study [Article in German]. Nervenarzt 87(8):860–869. https://doi.org/10.1007/s00115-016-0100-6

Hasanah CI, Razali MS (1999) The pilot study of WHOQOL-100 (Malay version). Malays J Med Sci 6(2):21–25. https://www.ncbi.nlm.nih.gov/pmc/articles/PMC3329746/. Zugegriffen am 27.07.2025

Power M, Bullinger M, Harper A (1999) The World Health Organization WHOQOL-100: tests of the universality of quality of life in 15 different cultural groups worldwide. Health Psychol 18(5):495–505. https://doi.org/10.1037/0278-6133.18.5.495

Radbruch L, Payne S (Hrsg) (2009) White Paper on standards and norms for hospice and palliative care in Europe: recommendations from the European Association for Palliative Care (EAPC). Eur J Palliat Care 16(6):278–289

Schalock RL, Verdugo MA (2002) Handbook on quality of life for human service practitioners. American Association on Mental Retardation, Washington DC

Steinhauser KE, Christakis NA, Clipp EC, McNeilly M, McIntyre L, Tulsky JA (2000) Factors considered important at the end of life by patients, family, physicians, and other care providers. JAMA 284(19):2476–2482. https://doi.org/10.1001/jama.284.19.2476

Testa MA, Simonson DC (1996) Assessment of quality-of-life outcomes. N Engl J Med 334(13):835–840. https://doi.org/10.1056/NEJM199603283341306

WHOQOL Group (1995) The World Health Organization quality of life assessment (WHOQOL): position paper from the World Health Organization. Soc Sci Med 41(10):1403–1409. https://doi.org/10.1016/0277-9536(95)00112-K

World Health Organization (1996) WHOQOL-BREF: introduction, administration, scoring and generic version of the assessment. WHO, Geneva. https://www.who.int/tools/whoqol/whoqol-bref. Zugegriffen am 24.03.2026.

Yalçın İ (2015) Relationships between well-being and social support: a meta-analysis of studies conducted in Turkey. Turk J Psychiatry 26(1):21–32. https://doi.org/10.5080/u7679

Teilhabe von Menschen mit neurologischen Erkrankungen – sozialrechtliche Rahmenbedingungen und individuelles Erleben

2

Maja Wiest und Annette Sterr

Rehabilitation fördert Menschen mit bestehender oder drohender Behinderung.
Ziel ist die Stärkung von körperlichen, geistigen, sozialen und beruflichen Fähigkeiten sowie die Selbstbestimmung und die gleichberechtigte Teilhabe in allen Lebensbereichen.
Deutsche Vereinigung für Rehabilitation (2020)

Inhaltsverzeichnis

Was meinen wir eigentlich, wenn wir von Teilhabe sprechen? Diese Frage ist gar nicht so einfach zu beantworten. Vor allem bei Menschen mit neurologischen Erkrankungen – also Krankheiten des Nervensystems wie Schlaganfall, Multiple Sklerose oder Morbus Parkinson sowie Erkrankungen der Muskulatur. Neurologische Erkrankungen wirken sich oft auf viele Bereiche des Lebens aus. Zum Beispiel darauf, wie gut man sich bewegen, sprechen oder am Alltag teilnehmen kann. Das kann das Leben der Betroffenen stark verändern – und stellt auch Ärzt*innen, Therapeut*innen und das ganze Versorgungssystem vor besondere Herausforderungen.

In diesem Kapitel wird erklärt, warum Teilhabe so wichtig ist. Es wird dargestellt, welche verschiedenen Sichtweisen es auf Teilhabe gibt und warum Teilhabe besonders für Menschen mit

M. Wiest (✉) · A. Sterr
Forschungsabteilung, Fürst Donnersmarck-Stiftung zu Berlin, Berlin, Deutschland

M. Groß et al. (Hrsg.), *Lebensqualität und Teilhabe bei neurologischer Erkrankung*,
https://doi.org/10.1007/978-3-662-72944-1_2

neurologischen Erkrankungen wichtig ist. Am Ende wird diskutiert, wie gut die aktuellen Bedingungen in der Versorgung dabei helfen, Menschen mit neurologischen Erkrankungen Teilhabe zu ermöglichen.

2.1 Warum ist Teilhabe ein Thema, das überall eine Rolle spielt?

Menschen mit Behinderung sind Teil unserer Gesellschaft wie alle anderen Menschen. Deutschland hat sich im Jahr 2009 verpflichtet, die Rechte von Menschen mit Behinderung zu stärken und hat die **UN-Behindertenrechtskonvention** (kurz: **UN-BRK**) unterzeichnet. Darin steht zum Beispiel: Jeder Mensch soll die Unterstützung bekommen, die er braucht, um möglichst selbstständig zu leben, eigene Entscheidungen zu treffen und Teil der Gesellschaft sein zu können. Dazu gehört auch eine gute Rehabilitation, also Hilfe und Therapie, um nach einer Krankheit wieder selbstständig zu sein und teilzuhaben.

Dieser Auftrag zeigt sich auch in unseren Gesetzen – zum Beispiel im Bundesteilhabegesetz (BTHG) – und in vielen Empfehlungen von Fachgesellschaften und Berufsverbänden im Gesundheitswesen. Der Großteil der gesundheitlichen Versorgung hat heute das Ziel, Menschen zu helfen, ihre Teilhabe am Leben zu verbessern oder zurückzugewinnen. Teilhabe als Ziel von Versorgung und Gesetzen ist in der Mitte der Gesellschaft angekommen. Aber die Realität sieht oft anders aus: Viele Menschen mit Behinderung leben zum Beispiel nicht in einer eigenen Wohnung. Und sie haben es oft schwer, einen Job auf dem allgemeinen Arbeitsmarkt zu bekommen. Es gibt also einen großen Unterschied zwischen dem, was die Gesetze versprechen und die gesundheitliche Versorgung ermöglichen möchte, und dem, was Menschen im Alltag wirklich erleben.

Gerade deshalb ist es so wichtig, genau hinzuschauen: Was heißt Teilhabe überhaupt – und wie erkennt man, wenn jemand nicht teilhaben kann? Nur wenn wir das klar benennen können, lässt sich daran etwas ändern.

2.2 Wie wird Teilhabe verstanden?

„Teilhabe" – also das Mitmachen und Dazugehören im Leben – ist ein komplizierter Begriff.[1] Ein häufig verwendetes Modell ist die ICF der Weltgesundheitsorganisation (WHO). **ICF** steht für **Internationale Klassifikation der Funktionsfähigkeit, Behinderung und Gesundheit** (DIMDI 2005). Nach dieser Definition bedeutet Teilhabe: Dabei sein in alltäglichen Lebenssituationen – zum Beispiel beim Arbeiten, in der Familie oder in der Freizeit. Wenn jemand in solchen Bereichen Probleme hat, spricht man von einer Beeinträchtigung der Teilhabe. Die ICF sagt: Beeinträchtigungen entstehen nicht bereits, weil jemand zum Beispiel schlecht sehen oder sich schlecht bewegen kann. Erst wenn diese Einschränkungen zusammen mit der Umgebung (z. B. fehlende Barrierefreiheit oder unpassende Hilfsmittel) dazu führen, dass man nicht mehr richtig am Leben teilnehmen kann, spricht man von einem Problem mit Teilhabe. Ein Beispiel: Wenn jemand schlecht laufen kann, muss das nicht automatisch bedeuten, dass er nicht mehr am Leben teilnehmen kann. Wenn aber kein Rollstuhl zur Verfügung steht oder der Arbeitsplatz nicht barrierefrei ist, dann wird Teilhabe durch äußere Umstände zusätzlich erschwert.

Obwohl die ICF oft genutzt wird, gibt es auch Kritik. Die ICF berücksichtigt zu wenig, wie Menschen selbst ihre Teilhabe erleben – also was ihnen wirklich wichtig ist und wie sie ihren Alltag gestalten wollen (Ginis et al. 2017; Ueda und Okawa 2003). Wenn Teilhabe in einem Fragebogen auf Basis der ICF erhoben wird, kann das ein Problem sein. Wenn zum Beispiel zwei Personen sagen, sie können keinen Sport mehr treiben, wird ihnen in einem Fragebogen die gleiche Einschränkung zugeschrieben. Aber: Für die eine Person war Sport früher ein großer Teil ihres Lebens, für die andere nicht. Die persönliche Bedeutung eines Lebensbereichs wird also oft nicht

[1] Zur Begriffsbestimmung von Teilhabe siehe Bartelheimer, P., Behrisch, B., Daßler, H., Dobslaw, G., Henke, J., & Schäfers, M. (2020). Teilhabe – eine Begriffsbestimmung. Wiesbaden: Springer VS.

mitgedacht, wenn versucht wird, Teilhabe zu messen, um Personen zu vergleichen oder Veränderungen zu dokumentieren.

Außerdem wird in der ICF zwar zwischen *Aktivität* (etwas tun können) und *Teilhabe* (Eingebundensein in Lebenssituationen) unterschieden – aber in der praktischen Umsetzung spielt diese Unterscheidung kaum eine Rolle. Meist wird Teilhabe einfach darüber gemessen, wie gut jemand etwas tun kann, nicht darüber, ob und wie wichtig es für die Person ist, das zu tun.

Was sagt das **Bundesteilhabegesetz (BTHG)** zur Teilhabe? Auch das BTHG und das Sozialgesetzbuch IX (SGB IX) orientieren sich an der ICF. Sie sagen ebenfalls: Teilhabe ist ein Zusammenspiel zwischen dem Einzelnen und seiner Umwelt. Das BTHG legt fest, welche Hilfen und Unterstützungsangebote es gibt, damit Menschen mit Beeinträchtigung gleichberechtigt am Leben teilhaben können. Es werden folgende Leistungen erbracht:

- **Medizinische Rehabilitation** – zum Beispiel Therapien, um Fähigkeiten nach einem Schlaganfall zu verbessern oder wiederzuerlangen
- **Teilhabe am Arbeitsleben** – zum Beispiel ein barrierefreier Arbeitsplatz oder Unterstützung im Job
- **Teilhabe an Bildung** – zum Beispiel durch Schulassistenz oder spezielle Lernhilfen
- **Soziale Teilhabe** – zum Beispiel durch ein persönliches Budget, mit dem Betroffene Hilfe beim Einkaufen oder bei Freizeitaktivitäten finanzieren können

Ein wichtiges Ziel des BTHG ist es, dass Menschen mitbestimmen dürfen, was sie brauchen und wie sie leben möchten. Sie sollen selbst sagen können, wo sie Hilfe brauchen und welche Ziele sie erreichen wollen. Wenn Leistungen beantragt werden, geht es deshalb nicht nur um Beeinträchtigungen, sondern auch um die individuellen Wünsche und Vorstellungen der Betroffenen. Die gesetzlichen Regelungen, wie z. B. das sogenannte Wunsch- und Wahlrecht im SGB IX (§ 104), sollen diese Mitbestimmung sichern. Ein Bericht der Bundesarbeitsgemeinschaft für Rehabilitation aus dem Jahr 2024 zeigt, wie Teilhabeleistungen aktuell organisiert sind und welche Strukturen es gibt (BAR 2025). Es handelt sich hier um ein vielschichtiges System.[2]

Das **Aktionsbündnis Teilhabeforschung** (ein Zusammenschluss von Fachleuten und Organisationen) hat einen Vorschlag erarbeitet, was bei Teilhabe mitgedacht werden sollte. Es werden verglichen mit der ICF oder dem BTHG weitere Ebenen von Teilhabe unterschieden:

- **Strukturell:** Es geht um die Rahmenbedingungen in der Gesellschaft und der Versorgung – also ob es z. B. genügend barrierefreie Angebote gibt und welche Hilfen zur Verfügung stehen.
- Als **Prozess:** Teilhabe bedeutet auch, dass man mitreden, mitentscheiden und mitmachen kann – im Alltag, aber auch bei politischen oder öffentlichen Themen.
- **Individuell:** Teilhabe ist das, was jeder Mensch für sich persönlich verwirklichen kann – also selbstbestimmt leben, Entscheidungen treffen und aktiv sein.
- **Normativ:** Teilhabe bedeutet auch, ein Teil der Gesellschaft zu sein – also, dass Menschen mit Behinderung ein gleichwertiger Teil unserer Gesellschaft sind.

Warum ist das alles so wichtig? Vielleicht wirkt diese Diskussion wie ein theoretisches Thema für Fachleute. Aber: Für die Lebenswirklichkeit von Menschen mit Behinderungen ist das entscheidend. Denn: Wie Teilhabe verstanden und definiert wird, beeinflusst direkt, welche Rechte und Leistungen jemand bekommt, wie Hilfen organisiert sind, und ob und wie Menschen gehört und beteiligt werden. Es ist also wichtig zu wissen, wie Teilhabe in Gesetzen und im Gesundheitssystem verstanden wird – und was das mit dem persönlichen Erleben von Teil-

[2]Rehabilitations- und Teilhabeleistungen werden von gesetzlichen Krankenkassen, der Bundesagentur für Arbeit, den Trägern der gesetzlichen Unfallversicherung und der gesetzlichen Rentenversicherung, den Trägern im Rahmen des Rechts der sozialen Entschädigung, den Trägern der öffentlichen Jugendhilfe sowie den Trägern der Eingliederungshilfe erbracht.

habe zu tun hat. Eine zentrale Frage ist, ob es Unterschiede gibt, wie Teilhabe definiert wird und wie sie von Betroffenen erfahren wird.

2.3 Teilhabe von Menschen mit neurologischen Erkrankungen

Menschen mit Behinderungen sollen die gleichen Möglichkeiten haben wie alle anderen. Aber das ist nicht immer einfach. Denn die Bedarfe von Menschen mit Behinderungen sind sehr unterschiedlich – je nachdem, welche Beeinträchtigungen sie haben. Das zeigt sich auch im Teilhabe-Survey, der Menschen nicht nach ihren Erkrankungen, sondern nach ihren Einschränkungen im Alltag fragt (Link et al. 2025; Steinwede und Harand 2022). Zum Beispiel sagen 97 % der Menschen mit Bewegungseinschränkungen, dass sie selbst über ihr Leben bestimmen können. Bei Menschen mit Einschränkungen im Denken oder Verstehen (kognitive Beeinträchtigungen) sagen das nur 88 %. Teilhabe von Menschen mit körperlichen Einschränkungen und jenen mit kognitiven Einschränkungen ist nicht gleich.

Neurologische Erkrankungen (z. B. Schlaganfall, Schädel-Hirn-Trauma oder Morbus Parkinson) betreffen das Gehirn oder das Nervensystem. Sie können viele verschiedene Auswirkungen haben – auf die Bewegung, das Sprechen, das Denken, die Gefühle oder die Motivation. Oft treten mehrere Beeinträchtigungen in verschiedenen Bereichen und Funktionen gleichzeitig auf. Das heißt, eine Person nutzt einen Rollator oder eine Gehhilfe und hat gleichzeitig Schwierigkeiten beim Denken. Viele dieser Beeinträchtigungen sieht man Menschen nicht an, zum Beispiel Gedächtnisprobleme oder Konzentrationsschwierigkeiten. Trotzdem beeinflussen sie den Alltag einer Person stark. Wer zum Beispiel nicht mehr gut planen oder sich erinnern kann, braucht oft Hilfe, um individuelle Ziele zu verfolgen. Für Teilhabe von Menschen mit neurologischen Erkrankungen ist es wichtig, nicht sichtbare Beeinträchtigungen genauso zu berücksichtigen wie sichtbare körperliche Beeinträchtigungen (z. B. Lähmungen). Neurologische Erkrankungen sind insofern besonders, als dass sie häufig nicht heilbar sind. Sie unterscheiden sich allerdings deutlich in Bezug auf ihren Verlauf. Manche Krankheiten (wie Morbus Parkinson) werden langsam immer schlimmer. Andere (wie ein Schlaganfall) treten plötzlich auf und verändern das Leben von einem Tag auf den anderen. Eine neurologische Erkrankung zu haben, kann bedeuten, unterschiedliche Beeinträchtigungen zu haben, die sich mit der Zeit verändern. Das macht es schwer, genau vorherzusagen, welche Unterstützung wann gebraucht wird.

Unser Versorgungssystem – also zum Beispiel die Unterstützung durch Pflege, Therapie oder Behörden – ist nicht gut auf Menschen mit mehreren und sich verändernden Beeinträchtigungen eingestellt (vgl. Beck und Franz 2025; Wacker et al. 2023). Die Verfahren zur Beantragung von Hilfe gehen oft davon aus, dass die betroffene Person genau weiß, was sie will und das auch ausdrücken kann. Das ist bei Menschen mit neurologischen Einschränkungen aber nicht immer der Fall. Wenn eine Person Probleme mit dem Erinnern hat oder sich schlecht konzentrieren kann, ist es für sie schwer, eigene Wünsche zu formulieren oder Anträge zu stellen. Dann braucht es jemanden, der dabei hilft – zum Beispiel Pädagogen oder Angehörige. Andernfalls werden wichtige Teilhabeziele nicht erkannt und bleiben unberücksichtigt. Auch Menschen, die nicht oder kaum sprechen können, kommen im jetzigen System oft zu kurz. Damit sie ihre Wünsche zeigen können, braucht es mehr Zeit, geeignete Hilfsmittel oder Kommunikationstechniken.

Ein Beispiel, wie schwierig es sein kann einzuschätzen, ob jemand Teilhabe erfährt, ist der Lebensbereich Arbeit. Viele Menschen mit einer Hirnschädigung (z. B. nach einem Unfall oder einem Schlaganfall) können nicht mehr in ihrem alten Beruf arbeiten. Oft ist es dann nur noch möglich, in einer sogenannten Werkstatt für Menschen mit Behinderungen (zweiter Arbeitsmarkt)[3] zu arbeiten. Diese Tätigkeiten werden als Teilhabe an Arbeit gewertet, aber sie sind schlechter bezahlt und weniger frei gestaltet als Arbeitsplätze auf dem ersten Arbeitsmarkt. Ob eine solche Arbeit als *echte* Teilhabe empfunden wird, ist von Person zu Person unterschiedlich. Für manche ist es ein guter Weg, erwerbstätig zu bleiben. Andere empfinden es nicht so. Wichtig ist, dass jede Person selbst einschätzen kann, ob sie sich dadurch als dazugehörig an der Arbeitswelt erlebt.

Weil sich neurologische Erkrankungen im Laufe der Zeit verändern, muss sich auch die Unterstützung und Versorgung anpassen. Was heute noch leicht geht, ist morgen vielleicht nur noch mit Hilfe möglich. Es kann zum Beispiel sein, dass eine Person heute ohne Hilfsmittel mobil ist – in einem Jahr braucht sie dafür vielleicht einen Rollator oder einen Rollstuhl. Es darf bei chronisch fortschreitenden Erkrankungen (z. B. Amyotrophe Lateralsklerose) nicht passieren, dass Hilfsmittel oder Unterstützung nur deswegen verweigert werden, weil sie lediglich für begrenzte Zeit erforderlich sind. Eine weitere Herausforderung für die Versorgung und Sicherung von Teilhabe ist, dass viele Menschen mit neurologischen Erkrankungen gute und schlechte Tage haben. An manchen Tagen geht Vieles leichter, an anderen ist fast gar nichts möglich. Ein gutes Unterstützungssystem muss damit umgehen können, zum Beispiel durch flexible Hilfe, die sich schnell an neue Situationen anpasst. Das gilt besonders in Lebensphasen wie bei einem Umzug oder wenn sich die Tagesstruktur verändert, dann wird der Alltag durch die Beeinträchtigungen mitunter stärker beeinflusst, als wenn eine Person ihren gewohnten Rhythmus beibehält.

Teilhabe für Menschen mit neurologischen Erkrankungen ist möglich. Aber sie braucht ein System, das individuell, flexibel und passend für verschiedene Beeinträchtigungen ist. Wichtig ist, dass nicht nur sichtbare Einschränkungen beachtet werden, sondern auch die nicht sichtbaren. Nur dann kann jeder Mensch bestmöglich am Leben teilhaben – so, wie es zu ihm oder ihr passt.

[3] Arbeitsplätze oder Beschäftigungsverhältnisse auf dem zweiten Arbeitsmarkt unterscheiden sich vom ersten Arbeitsmarkt dadurch, dass diese nur mithilfe von öffentlichen Fördermitteln erhalten oder geschaffen werden können.

2.4 Teilhabe an der Schnittstelle von stationärer und ambulanter Versorgung

In Deutschland gibt es viele Kliniken und Rehabilitationseinrichtungen, die auf die Behandlung von Menschen mit neurologischen Erkrankungen spezialisiert sind. Diese stationäre Neurorehabilitation hat in den letzten Jahren viel erreicht. Viele Menschen bekommen nach der Akutbehandlung (z. B. nach einem Schlaganfall) eine gute Versorgung in Rehabilitationseinrichtungen und machen dort große Fortschritte. Viele Menschen verlassen die stationäre Versorgung aber auch mit bleibenden Einschränkungen in der Mobilität, in der Kognition oder in der Sprache. Diese Einschränkungen wirken sich stark auf den Alltag aus. Manche Menschen brauchen langfristig Pflege oder Unterstützung. Leider gibt es nach der stationären Rehabilitation oft keine gut organisierte Nachsorge (Kaendler et al. 2022). Das bedeutet, wenn Menschen wieder zu Hause sind, bekommen sie nicht immer die Versorgung, die sie eigentlich bräuchten – zum Beispiel von Ärzt*innen, Therapeut*innen oder Pflegediensten. Teilhabe steht da häufig nicht im Mittelpunkt, obwohl das auch ein Ziel von Rehabilitation ist (DVfR 2020). Aus unserer Sicht sollte Teilhabe in allen Bereichen mitgedacht werden – vom Krankenhaus bis zur Nachsorge zu Hause.

Dabei ist es wichtig, dass die betroffenen Personen selbst mitentscheiden: Welche Ziele sie haben. Was ihnen im Leben wichtig ist. Welche Unterstützung sie brauchen. Hier hilft eine partizipative Entscheidungsfindung den Betroffenen. Damit ist gemeint, dass Entscheidungen gemeinsam mit den Betroffenen getroffen werden, nicht einfach über ihren Kopf hinweg. Dafür braucht es bestimmte Fähigkeiten, zum Beispiel, Informationen zu verstehen, Entscheidungen zu treffen oder eigene Ziele zu formulieren. Menschen mit neurologischen Erkrankungen haben diesbezüglich manchmal Schwierigkeiten. Deshalb ist es wichtig, diese Fähigkeiten gezielt zu fördern, angepasst an das, was die Person gerade kann. In der stationären Versorgung ist es häufig immer noch so, dass Fachleute die Entscheidungen für die Patient*innen im besten Wissen treffen. Nach dem Aufenthalt in einem Krankenhaus oder einer Rehabilitationseinrichtung ist es oft genau andersherum. Dann wird von den Betroffenen erwartet, dass sie sich selbst um alles kümmern – also Termine organisieren, Anträge stellen, ihre Wünsche äußern. Das ist besonders schwer für Menschen, die zum Beispiel nicht gut sprechen oder sich schlecht konzentrieren können. Auch das BTHG geht davon aus, dass Menschen mit Beeinträchtigungen ihre Wünsche und Unterstützungsbedarfe selbst benennen können. Aber das ist nicht für alle machbar – und dafür braucht es Hilfe und Unterstützung vonseiten der Versorgung.

Viele denken bei Rehabilitation zuerst an Mobilität, Sprache oder Selbstversorgung. Das ist auch wichtig. Aber wenn es um langfristige Teilhabe und Lebensqualität geht, braucht es noch mehr. Unterstützung beim Planen und Entscheiden ist genauso wichtig wie Hilfe beim Umgang mit Behörden. Es muss auch mitgedacht werden, welche Möglichkeiten genutzt werden können, um sich mitzuteilen – auch ohne Sprache. Das Leben mit einer neurologischen Erkrankung findet vor allem zu Hause statt, nicht in der gut organisierten stationären Versorgung. Deshalb müssen Betroffene und ihre Angehörigen gut vorbereitet werden, damit sie mit den Herausforderungen im Alltag zurechtkommen. Um Teilhabe besser zu fördern, braucht es mehr Forschung gemeinsam mit betroffenen Menschen selbst. Nur so können Versorgung und Teilhabe wirklich besser werden.

2.5 Zusammenfassende Überlegungen

Wenn wir über Teilhabe sprechen, meinen wir: Menschen sollen selbst entscheiden können, wie sie leben möchten. Sie sollen das Gefühl haben, dabei zu sein – im Beruf, beim Wohnen, in der Freizeit, in der Familie oder im sozialen Leben. Damit Menschen mit neurologischen Erkrankungen gut am Leben teilnehmen können, müssen wir uns genau anschauen:

- Was kann ein Mensch gut, wo hat er Schwierigkeiten? Zum Beispiel mit dem Gedächtnis oder beim Sprechen.
- Was braucht dieser Mensch, um gut leben zu können? Zum Beispiel eine betreute Wohnform oder Hilfe im Alltag.
- Was ist diesem Menschen persönlich wichtig? Zum Beispiel ein sinnvoller Job oder soziale Kontakte.

In Deutschland gibt es Gesetze, die festlegen, dass Menschen mit Behinderungen die gleichen Rechte auf Teilhabe haben wie alle anderen. Deutschland hat sich der UN-BRK verpflichtet. Leider sieht die Realität noch oft anders aus. Viele Menschen mit Behinderungen erleben wenig Teilhabe, zum Beispiel, wenn es um Arbeit, Wohnen oder soziale Kontakte geht.

Teilhabe ist ein komplexes Thema – also nicht leicht zu beschreiben. In der medizinischen Versorgung wird oft nach der sogenannten ICF gearbeitet. Die ICF unterscheidet dabei zwischen Aktivitäten und Teilhabe. Wenn von Aktivitäten gesprochen wird, geht es darum, was kann ein Mensch konkret tun (z. B. sich anziehen, sprechen). Teilhabe meint: ist dieser Mensch im Leben dabei? Hat er eine Rolle in Familie, Arbeit oder Gesellschaft? In der Praxis wird das aber oft vermischt. Wenn jemand viele Dinge allein machen kann, wird angenommen: „Die Person hat gute Teilhabe." Doch das stimmt nicht immer. Teilhabe heißt nicht nur, etwas tun zu können, sondern auch, dass das, was ich tun kann, von Bedeutung für mich ist. Das ist das Gefühl und das Wissen, selbst bestimmen zu können und sein eigenes Leben mitzugestalten.

Viele Angebote im Gesundheitswesen und in der Rehabilitation konzentrieren sich oft auf das, was ein Mensch wieder lernen oder können soll. Dabei wird manchmal vergessen, wie wichtig es ist, dass Menschen auch das Gefühl haben, selbst zu entscheiden und gehört zu werden. Es geht also nicht nur darum, ob jemand alleine einkaufen kann – sondern ob er entscheiden darf, was eingekauft wird, wann und mit wem.

Teilhabe braucht Unterstützung. Viele Menschen mit neurologischen Erkrankungen haben nicht sichtbare Einschränkungen. Das heißt: Sie wirken nach außen vielleicht fit, haben aber trotzdem große Probleme – zum Beispiel beim Denken, Erinnern oder Kommunizieren. Gerade dann ist es schwer, sich selbst zu helfen oder deutlich zu machen, was man braucht. Aber genau das wird im aktuellen System oft erwartet. Viele Hilfen bekommt nur, wer sie selbst beantragt oder klar sagt, was gebraucht wird. Deshalb ist es wichtig, dass diese Menschen

- gezielt in ihren Denk- und Kommunikationsfähigkeiten gefördert werden,
- Unterstützung bekommen, um Entscheidungen treffen zu können,
- bei Gesprächen miteinbezogen werden.

Das gelingt am besten, wenn sie von Anfang an miteinbezogen werden – also bei Behandlungen, Planungen und Entscheidungen aktiv dabei sind. In Zukunft sollten wir Teilhabe nicht nur als Recht auf dem Papier sehen, sondern als Haltung aller Beteiligten im Alltag. Teilhabe sollte in allen Bereichen spürbar sein – in der Therapie, in der Pflege, in der Arbeit von Ämtern und in der Politik. Besonders bei neurologischen Erkrankungen werden die Bedarfe der Betroffenen oft noch zu wenig berücksichtigt. Damit sich das ändert, müssen Betroffene selbst mitgestalten können. Die Perspektive von Menschen mit neurologischen Erkrankungen muss in Forschung und Versorgung einfließen. Versorgungsangebote (z. B. Therapien, Beratung etc.) müssen so gestaltet werden, dass sie zum Leben mit einer neurologischen Erkrankung passen. Nur so kann eine gute Teilhabe für alle gelingen – nicht als Ausnahme, sondern als normaler Teil unseres Versorgungssystems.

Literatur

Bundesarbeitsgemeinschaft für Rehabilitation e. V. (BAR). Teilhabeverfahrensbericht 2025. Broschürenfassung. Frankfurt/Main, Dezember 2025. https://www.barfrankfurt.de/fileadmin/dateiliste/THVB/7_THVB_2025.pdf. Zugegriffen 27.03.2026

Bartelheimer, P., Behrisch, B., Daßler, H., Dobslaw, G., Henke, J., & Schäfers, M. (2020). Teilhabe – Versuch einer Begriffsbestimmung. In Teilhabeforschung – Konturen eines neuen Forschungsfeldes. Springer, Berlin/Heidelberg

Beck, I., & Franz, D. (2025). Lebenslagen von Menschen mit komplexen Beeinträchtigungen: Handlungsspielräume für eine individuelle Lebensführung in Wohnangeboten. Kohlhammer Verlag, Stuttgart

Deutsche Vereinigung für Rehabilitation (2020) Begriffsdefinition Rehabilitation. DVfR, Heidelberg

DIMDI (Hrsg) (2005) Internationale Klassifikation der Funktionsfähigkeit, Behinderung und Gesundheit. DIMDI, Cologne

Ginis KAM, Evans MB, Mortenson WB, Noreau L (2017) Broadening the conceptualization of participation of persons with physical disabilities: a configurative review and recommendations. Arch Phys Med Rehabil 98(2):395–402. https://doi.org/10.1016/j.apmr.2016.04.017

Kaendler S, Ritter M, Sander D, Elstner M, Schwarzbach C, Wagner M, Meisel A, Mitglieder Kommission Nachsorge (2022) Positionspapier Schlaganfallnachsorge der Deutschen Schlaganfall-Gesellschaft – Teil 1: Nachsorge nach einem Schlaganfall: Status quo der Versorgungsrealität und Versorgungsdefizite in Deutschland. Der Nervenarzt 93(4):368–376. https://doi.org/10.1007/s00115-021-01231-9

Link, S., Harand, J., Deutschmann, C., Lütgendorf, H., Steinwede, J., & Kleudgen, M. (2025). Abschlussbericht Repräsentativbefragung zur Teilhabe von Menschen mit Behinderungen Teilhabesurvey – Welle 2. Forschungsbericht 598. Berlin: BMAS.

Steinwede, J., & Harand J. (2022). Repräsentativbefragung zur Teilhabe von Menschen mit Behinderungen. bmas.de/SharedDocs/Downloads/DE/Publikationen/Forschungsberichte/fb-598-abschlussberichtrepraesentativumfrage-teilhabe.pdf?__blob=publicationFile&v=5. Zugegriffen 24.03.2022.

Ueda S, Okawa Y (2003) The subjective dimension of functioning and disability: what is it and what is it for? Disabil Rehabil 25(11–12):596–601. https://doi.org/10.1080/0963828031000137108

Wacker E, Beck I, Brandt M, Köbsell S, Lippke S, Niehaus M (2023) Teilhabe als Gesundheitsfaktor. In: Gesundheit–Teilhabechancen–Diskriminierungsrisiken: Health in All Policies als Querschnittsaufgabe bei Beeinträchtigungen und Behinderung. Springer, Berlin/Heidelberg, S 23–89

Genetische Diagnostik und Therapie bei neurologischen Erkrankungen

3

Reem Arisha, Ann-Kathrin Bauer und Marc-Philip Hitz

Inhaltsverzeichnis

Die Diagnostik und Therapie der erblichen Erkrankung befindet sich zurzeit in einem tiefgreifenden Veränderungsprozess. Für eine zunehmende Zahl bisher unbehandelbarer Erkrankungen sind mittlerweile gezielte Therapien verfügbar, die in die Mechanismen der Erkrankungen eingreifen und deren Verlauf modifizieren.

In den letzten Jahren wurden die Methoden der genetischen Analyse, dies betrifft sowohl die bioinformatische Analyse als auch die Labormethoden, erheblich weiterentwickelt. Die neuen Möglichkeiten haben neben der verbesserten Aufklärungsrate auch einen zunehmenden Einfluss auf die Risikoprognose und die Etablierung von Genen oder Signalweg adaptierten individuellen Therapieansätzen. Aktuell können bis zu 35 % aller seltenen Erkrankungen diagnostiziert werden (Curic et al. 2023). Insbesondere die Technik des sogenannten „Next-Generation Sequencing" (NGS) mit der Möglichkeit der Gesamtgenomsequenzierung hat die Diagnostik seltener genetischer Syndrome im klinischen Alltag revolutioniert. Mit ihrer Hilfe können wir heute mit weniger Aufwand und vergleichsweise geringen Kosten viele seltene monogenetische Erkrankungen mit einer einzigen Blutabnahme abklären. Die Identifizierung der zugrunde liegenden Veränderungen in einzelnen Genen oder auch nicht kodierenden Bereichen lässt die Entwicklung effizienter Therapieansätze greifbar erscheinen, stellt jedoch nur den ersten Schritt im Verständnis der molekularen Wirkmechanismen dar.

R. Arisha (✉) · A.-K. Bauer · M.-P. Hitz
Universitätsinstitut für Medizinische Genetik, Carl von Ossietzky Universität Oldenburg, Oldenburg, Deutschland

M. Groß et al. (Hrsg.), *Lebensqualität und Teilhabe bei neurologischer Erkrankung*, https://doi.org/10.1007/978-3-662-72944-1_3

Im vorliegenden Kapitel wird die Bedeutung der genetischen Diagnostik und Therapie für die in diesem Buch vorkommenden Krankheiten eingegangen.

3.1 Spinale Muskelatrophie (SMA)

Mit der Entwicklung genbasierter Therapien wurde eine neue Ära in der Medizin eingeläutet. An vorderster Front stehen dabei die neuromuskulären Erkrankungen. Ein Beispiel dafür ist die spinale Muskelatrophie (SMA). Hierbei handelt es sich um eine seltene, genetisch bedingte neuromuskuläre Erkrankung. Diese führt zu fortschreitendem Muskelschwund (Atrophie) und Muskelschwäche. Obwohl die Erkrankung selten ist, stellt die SMA die zweithäufigste neuromuskuläre Erkrankung des Kindesalters dar (Roberts et al. 1970).

Gesichert wird die Diagnose durch eine molekulargenetische Untersuchung. Das für SMA verantwortliche Gen wurde 1995 identifiziert (Lefebvre et al. 1995). Die SMA ist eine autosomal rezessiv vererbbare Erkrankung, bei der in den meisten Fällen eine Veränderung des *SMN1*-Gens („survival of motoneuron“) homozygot (auf beiden Genkopien) festgestellt wird (Monani 2005). Ein zweites Gen, *SMN2*, kann eine *SMN1*-Veränderung teilweise kompensieren, wenn es in mehreren Kopien vorliegt (Mailman et al. 2002). Dies kann den Krankheitsverlauf abschwächen.

Durch das frühe Erkennen der spinalen Muskelatrophie (SMA) mittels Neugeborenenscreening (in Deutschland seit 2021) ist heute möglich, was noch vor wenigen Jahren undenkbar schien: ein rascher Therapiestart (Czibere et al. 2020). Seit Kurzem existieren verschiedene medikamentöse Therapieverfahren, die durch die Aufklärung der krankheitsverursachenden Genveränderung möglich wurden. Bei der SMA wurde bereits eine Genersatztherapie zugelassen. Onasemnogen-Abeparvovec (Zolgensma®) schleust das fehlende *SMN1*-Gen über einen viralen Vektor, der nur ein einziges Mal intravenös verabreicht werden muss, dauerhaft in die Nervenzellen ein. Weitere Therapiemöglichkeiten der SMA sind Nusinersen und Risdiplam. Diese Medikamente binden komplementär an das Exon 7 der *SMN2* und verhindern so, dass dieses herausgeschnitten wird. Hierdurch steigt die Menge an funktionsfähigem *SMN2*-Genprodukt. Alle drei Therapien haben sich als potenziell wirksam bei der Verbesserung der motorischen Funktion, der Steigerung der Muskelkraft und der Verlangsamung des Krankheitsverlaufs erwiesen. Forschungsergebnisse deuten darauf hin, dass diese Medikamente eine vielversprechende Rolle bei der Behandlung von SMA spielen könnten (Kirschner et al. 2020).

3.2 Muskeldystrophien

Muskeldystrophien sind eine heterogene Gruppe von über 30 verschiedenen Erbkrankheiten, die durch progressive Muskelschwäche und -schwund gekennzeichnet sind. Sie werden durch Veränderungen in Genen verursacht, die den Bauplan für Proteine enthalten, die für die Muskelstruktur und -funktion notwendig sind. Erwartungsgemäß haben diese genetischen Befunde die Klassifikation und die Diagnostik der neuromuskulären Erkrankungen, insbesondere auch der Muskeldystrophien verbessert. Zu diesen Erkrankungen zählen die Muskeldystrophie Typ Duchenne und Becker, fazioskapulohumerale Muskeldystrophie und okulopharyngeale Muskeldystrophie.

Die Duchenne-Muskeldystrophie (DMD) ist die häufigste Muskeldystrophie. Hierbei handelt es sich um eine schwere, fortschreitende Erkrankung, die durch Muskelschwund gekennzeichnet ist. Zu den frühen Anzeichen zählen Gehschwierigkeiten und häufige Stürze, die im Alter von etwa zwei bis drei Jahren auftreten. Im Alter von 10 bis 12 Jahren sind die meisten Betroffenen auf einen Rollstuhl angewiesen und mit 20 Jahren benötigen viele eine nicht invasive oder invasive Beatmung. Die Lebenserwartung liegt etwa zwischen 20 und 40 Jahren, abhängig von der Bevölkerung, dem Zugang zur Gesundheitsversorgung und der Verfügbarkeit multidisziplinärer Versorgung (Duan et al. 2021). Vor den 1990er-Jahren erreichten die meisten Betroffenen nur ihr spätes Teenageralter oder ihre frühen Zwanziger. Seitdem haben Fortschritte wie die Behandlung mit Kortikosteroiden, Beatmung und Behandlungen der im Verlauf regelhaft hinzutretenden Herzerkrankung die Lebenszeit verlängert (Landfeldt et al 2020).

Die Diagnosesicherung erfolgt heute, nach sorgfältiger klinischer Bewertung und Beurteilung der CK (Marker im Blut) (mit oder ohne EMG oder Bildgebung), molekulargenetisch. Die DMD wird durch pathogene (krankheitsursächliche) Veränderungen im *DMD*-Gen, welches den Bauplan für das Protein Dystrophin enthält, verursacht. Diese Veränderungen verhindern die Produktion von funktionellem Dystrophin, einem für die Integrität der Muskelfasern entscheidenden Protein. Diese Erkrankung wird X-chromosomal-rezessiv vererbt und betrifft überwiegend Männer, da Frauen eine zweite Kopie des X-Chromosoms haben, die veränderte Genkopie (zum Teil) kompensieren kann. Frauen mit dem veränderten Gen zeigen in der Regel keine Symptome, obwohl bei einigen (8 bis 10 %) eine leichte Muskelschwäche oder Herzprobleme auftreten können. Diese Frauen können aber die Genveränderung mit einer Wahrscheinlichkeit von 50 % an ihre Kinder weitergeben. Falls es sich um einen Jungen handelt, kann dieser von einer DMD betroffen sein (Duan et al. 2021).

Trotz erheblicher therapeutischer Fortschritte in den letzten 30 Jahren gibt es nur zum Teil eine Behandlung für DMD. Ein multidisziplinärer medizinischer, chirurgischer und rehabilitativer Ansatz kann jedoch die Lebensqualität verbessern und die Lebenserwartung der Patienten erhöhen.

Ein weiteres Beispiel eines neuen Behandlungsprinzips sind die unterschiedlichen Gentherapien zur Behandlung der Duchenne-Muskeldystrophie. Diese beinhaltet zum Beispiel Translarna™ (Ataluren) zur Behandlung von Duchenne-Muskeldystrophie-Patienten ab einem Alter von fünf Jahren, bei denen eine bestimmte Genveränderung (Nonsense-Variante) vorliegt. 2014 wurde Ataluren als Translarna (Hersteller: PTC Therapeutics) in der EU zugelassen (Bushby et al. 2014). Andere Therapiemöglichkeiten bestehen durch beispielsweise Eteplirsen. Damit gelingt es, fehlerhafte Abschnitte im zugrunde liegenden Dystrophin-Gen zu überspringen, womit ein etwas kürzeres, aber noch funktionsfähiges Dystrophin-Protein produziert wird. Auch hier konnten eindrucksvolle klinische Ergebnisse erzielt werden. Dieses Medikament wurde bereits von der US-amerikanischen Food and Drug Administration (FDA) zugelassen, aber in der EU ist eine Zulassung derzeit noch ausstehend (Aartsma-Rus und Goemans 2019). Für eine weiterer Therapieoption, bei der es sich jedoch nicht um eine Gentherapie handelt, wurde durch die Europäische Kommission 2025 eine bedingte Marktzulassung für Givinostat (Duvyzat®) zur Behandlung der Duchenne-Muskeldystrophie (DMD) erteilt. Das Medikament dient der Behandlung gehfähiger DMD-Erkrankter ab sechs Jahren, in Kombination mit Kortikosteroiden. Givinostat ist ein Histon-Deacetylase-Inhibitor (HDAC-Inhibitor), der Entzündungen und Muskelfibrose bei DMD beeinflusst (Comi et al. 2023).

Zu den Muskeldystrophien gehört außerdem die **fazioskapulohumerale Muskeldystrophie**. Typisch für die fazioskapulohumerale Muskeldystrophie (FSHD) ist eine Schwäche der Gesichtsmuskulatur, der Stabilisatoren des Schulterblatts und der Fußheber. Die FSHD gilt als die dritthäufigste Form der Muskeldystrophie und betrifft weltweit schätzungsweise 1 von 20.000 Menschen (Guien et al. 2018). Eine molekulargenetische Untersuchung ist notwendig, um die Diagnose zu sichern. Die Diagnose wird durch eine Veränderung (Wiederholungen) im *D4Z4*-Gen heterozygot (auf einer Genkopie) bestätigt. Die Art der Genveränderung teilt diese Erkrankung in zwei Formen auf, nämlich FSHD 1 und 2. Die FSHD 2 ist eher seltener (5 % der Fälle) (Guien et al. 2018). Studien haben zuletzt gezeigt, dass die FSHD durch eine Verkürzung der *D4Z4*-Wiederholungen auf Chromosom 4 verursacht wird, was zu einer Deregulierung und einer ungewollten Expression des *DUX4*-Gens führt (Himeda und Jones 2019). Die Erkrankung kann nur symptomatisch behandelt werden. Wichtig sind dabei Physiotherapie und auch Ergotherapie. Die Prognose ist relativ gut, die Lebenserwartung ist nicht reduziert. Die meisten Patienten benötigen auch in hohem Alter keinen Rollstuhl. Neben konventionellen Interventionen werden aktuell auch neue Therapien, darunter genspezifische Ansätze und Antisense-Oligonukleotide erforscht (Cohen et al. 2021). Fortschritte auf diesen Gebieten bieten neue Hoffnung, den Krankheitsverlauf zu verlangsamen oder aufzuhalten. Die komplexen zugrunde liegenden genetischen Veränderungen haben bisher die Therapieentwicklung eingeschränkt. Bis zur Entdeckung von *DUX4* und seiner ursächlichen Rolle bei der FSHD haben die meisten Studien nur begrenzte Ergebnisse geliefert. Neue Ansätze können aus diesen frühen Studien lernen, um ihre Erfolgschancen zu erhöhen (Himeda und Jones 2019).

Ein anderes Beispiel für eine Muskeldystrophie ist die **okulopharyngeale Muskeldystrophie (OPMD)**, eine seltene, genetisch bedingte Muskelerkrankung, die sich durch eine langsam fortschreitende Muskelschwäche der Augenlider (Ptosis) und des Rachens (Dysphagie) kennzeichnet. Die Erkrankung beginnt meist in einem Alter von ca. 60 Jahren. Schluckbeschwerden, die die Prognose bestimmen, erhöhen das Risiko einer potenziell lebensbedrohlichen Aspirationspneumonie und Mangelernährung. Die Diagnose basiert auf den klinischen Symptomen sowie der familiären Anamnese und kann durch genetische Tests bestätigt werden. Hierbei werden Wiederholungen bestimmter Sequenzen im *PABPN1*-Gen heterozygot (auf einer Genkopie) nachgewiesen (Brais 2003). Diese führen dazu, dass das *PABPN1*-Protein in den Muskelzellen funktionslose Klumpen bildet. Diese Personen entwickeln häufig in ihren Dreißigern oder Vierzigern Muskelschwäche und können eine Störung der Nervenfunktion (Neuropathie) haben.

Bei der FSHD sowie bei der OPMD werden die Genveränderungen mit einer Wahrscheinlichkeit von 50 % an Kinder weitervererbt (autosomal dominant). Die derzeitige Behandlung der OPMD erfolgt in erster Linie chirurgisch, z. B bei Ptose. Bei Dysphagie können die Injektion von Botulinumtoxin und die Myotomie des oberen Ösophagussphincters durchgeführt werden (Abu-Baker und Rouleau 2007).

3.3 Amyotrophe Lateralsklerose

Ann-Kathrin Bauer

Die amyotrophe Lateralsklerose, kurz ALS, ist eine chronisch-degenerative Erkrankung des zentralen Nervensystems (ZNS), die vorwiegend die motorischen Nervenzellen, auch Motoneuronen genannt, betrifft (Masrori und Van Damme 2020). Ungefähr 10–15 % aller ALS-Erkrankungen gehen auf eine genetische Ursache zurück. Bei ca. 10 % der Betroffenen gibt es weitere an ALS erkrankte Familienmitglieder. Hier kann bei ungefähr der Hälfte eine genetische Ursache festgestellt werden. Auch bei ca. 5–10 % der sporadischen ALS-Erkrankungen (ohne weitere Familienangehörige) kann eine genetische Ursache identifiziert werden (Nijs und Van Damme 2024).

Es sind bisher über 40 Gene bekannt, bei denen bestimmte Veränderungen zu einer ALS führen können. Die meisten erblichen ALS-Erkrankungen sind auf pathogene (krankheitsursächliche) Veränderungen in folgenden Genen zurückzuführen: *C9orf72, SOD1, FUS* und *TARDBP* (Nijs und Van Damme 2024).

Es gibt unterschiedliche Mechanismen, wie Genveränderungen entstehen können. Bei der genetischen ALS handelt es sich oft um Einzelnukleotidveränderungen. Das bedeutet, dass einzelne Buchstaben der DNA (Erbinformation) ausgetauscht werden. Dies führt dazu, dass die Funktion des entstehenden Proteins beeinträchtigt ist. Es sind jedoch auch Repeatexpansionen (Verlängerung von sich wiederholenden Abschnitten der DNA), zum Beispiel bei *C9orf72* beschrieben.

Für die *SOD1*-assoziierte ALS besteht eine Therapieoption mit Tofersen, welches seit 2024 in Deutschland zugelassen ist (Miller et al. 2022; Gemeinsamer Bundesausschuss (G-BA), n. d). Veränderungen in diesem Gen werden bei ca. 2 % aller ALS-Erkrankten festgestellt (Meyer et al. 2024). Der genaue Erkrankungsmechanismus ist noch nicht komplett erforscht, doch es wird angenommen, dass krankheitsursächliche Veränderungen im *SOD1*-Gen dazu führen, dass das entstehende Protein falsch gefaltet wird. Das falsch gefaltete Protein lagert sich dann unter anderem in den Motoneuronen ab. Hierdurch werden Zellprozesse gestört (Benatar et al. 2025). Der Wirkmechanismus von Tofersen basiert darauf, mit einem sogenannten Antisense-Oligonukleotid (ASO) das Ablesen der fehlerhaften mRNA (Zwischenschritt von DNA zum Protein) zu verhindern. Somit entsteht kein *SOD1*-Protein, insbesondere kein falsch gefaltetes. Das Medikament wird intrathekal (in das Nervenwasser) verabreicht. Es wurde in verschiedenen Studien eine Verbesserung der ALS-Funktionsskala (ALSFRS-R) sowie eine Abnahme des Biomarkers Neurofilament light chain (NfL), welcher bei einer ALS-bedingten Nervendegeneration erhöht ist, festgestellt (Miller et al. 2022).

Aus Erfahrungen in der Behandlung anderer erblicher neurologischen Erkrankungen, wie zum Beispiel der spinalen Muskelatrophie, ist bekannt, dass eine präsymptomatische Behandlung, also eine Behandlung, bevor Symptome auftreten, sich positiv auswirkt, da dann noch keine Schäden an den Nervenzellen vorliegen. Aktuell läuft eine Studie zur präsymptomatischen Behandlung mit Tofersen (Benatar et al. 2023). Erste Ergebnisse werden ca. 2027 erwartet.

Für weitere erbliche ALS-Erkrankungen wurden ebenfalls Medikamentenstudien durchgeführt. Für die *FUS*-assoziierte ALS wurde das Medikament Jacifusen entwickelt und wird aktuell noch in klinischen Studien geprüft (Shneider et al. 2025). Für die *C9orf72*-assoziierte ALS wurden Medikamentenstudien aufgrund fehlender Wirksamkeit eingestellt (Cammack et al. 2024).

3.4 Fazit

Die Bedeutung genetischer Tests in der neurologischen Praxis hat in den letzten Jahren stark zugenommen, vor allem aufgrund der Forschung zu genetischen Ursachen neurologischer Erkrankungen und der zunehmenden Verfügbarkeit von verschiedenen Sequenzierungstechnologien. Eine korrekte Diagnose ist wichtig für die angemessene Versorgung der Patienten gemäß Leitlinien und hat einen bedeutenden Einfluss sowohl auf die zukünftige Familienplanung als auch für weitere Angehörige. Die Bestätigung der Diagnose durch genetische Tests ist nicht nur entscheidend für die Behandlung, sondern auch eine Voraussetzung für aktuelle und zukünftige Gentherapien. Die zunehmende Bedeutung der Genetik in der neurologischen Praxis hat das Potenzial, die Therapieentwicklung voranzutreiben und die Versorgung von Patienten mit neurologischen Erkrankungen zu verbessern. Die Hoffnung ist also berechtigt, dass wir in weiteren 20 Jahren viele weitere – ehemals unheilbare genetische – Erkrankungen erfolgreich behandeln oder den Verlauf verzögern können.

Literatur

Aartsma-Rus A, Goemans N (2019) Eine Fortsetzung der Eteplirsen-Saga: Eteplirsen ist in den USA zugelassen, wurde aber in Europa nicht zugelassen. Nucleic Acid Ther 29:13–15. https://doi.org/10.1089/nat.2018.0756

Abu-Baker A, Rouleau GA (2007) Okulopharyngeale Muskeldystrophie: Neuere Erkenntnisse zu den molekularen Pathogenesemechanismen und Behandlungsstrategien. Biochim Biophys Acta 1772:173–185. https://doi.org/10.1016/j.bbadis.2006.10.003

Benatar M, Cedarbaum JM, Klein S et al (2023) Design of a randomized, placebo-controlled, phase 3 trial of tofersen in SOD1 ALS. Neurodegener Dis 23(4–5):104–113. https://doi.org/10.1016/S1878-7479(23)01080-2

Benatar M et al (2025) Amyotrophic lateral sclerosis caused by SOD1 variants. Lancet Neurol 24(1):77–86. https://doi.org/10.1016/S1474-4422(24)00479-4

Brais B (2003) Okulopharyngeale Muskeldystrophie: eine spät einsetzende Polyalanin-Erkrankung. Cytogenet Genome Res 100(1–4):252–260. https://doi.org/10.1159/000072861

Bushby K, Finkel R, Wong B, Barohn R, Campbell C, Comi GP, Connolly AM, Day JW, Flanigan KM, Goemans N et al (2014) Ataluren-Behandlung von Patienten mit Nonsense-mutations-dystrophinopathie. Muskel-Nerv 50:477–487. https://doi.org/10.1002/mus.24332

Cammack AJ, Balendra R, Isaacs AM et al (2024) Failure of C9orf72 sense repeat-targeting antisense oligonucleotides: lessons learned and the path forward. Brain 147(8):2607–2609. https://doi.org/10.1093/brain/awae168

Cohen J, DeSimone A, Lek M et al (2021) Therapeutische Ansätze bei fazioskapulohumeraler Muskeldystrophie. Trends Mol Med 27:123–137. https://doi.org/10.1016/j.molmed.2020.09.008

Comi GP, Niks EH, Vandenborne K, Cinnante CM, Kan HE, Willcocks RJ et al (2023) Givinostat für Becker-Muskeldystrophie: eine randomisierte, placebokontrollierte Doppelblindstudie. Front Neurol 14:1095121

Curic E, Ewans L, Pysar R, Taylan F, Botto LD, Nordgren A, Gahl W, Palmer EE (2023) International Undiagnosed Diseases Programs (UDPs): components and outcomes. Orphanet J Rare Dis 18(1):348. https://doi.org/10.1186/s13023-023-02966-1. PMID: 37946247; PMCID: PMC10633944

Czibere L, Burggraf S, Fleige T et al (2020) High-throughput genetic newborn screening for spinal muscular atrophy by rapid nucleic acid extraction from dried blood spots and 384-well qPCR. Eur J Hum Genet 28:23–30

Duan D, Goemans N, Takeda S, Mercuri E, Aartsma-Rus A (2021) Duchenne-Muskeldystrophie. Nat Rev Dis Grundierungen 7:13. https://doi.org/10.1038/s41572-021-00248-3

Gemeinsamer Bundesausschuss (G-BA). Beschluss: Tofersen (Amyotrophe Lateralsklerose, ALS). G-BA; 19. Dezember 2024. https://www.g-ba.de/downloads/91-1385-1094/2024-12-19_Geltende-Fassung_Tofersen_D-1063.pdf Zugegriffen 24.03.2026.

Guien C, Blandin G, Lahaut P et al (2018) Das französische nationale Register für Patienten mit fazioskapulohumeraler Muskeldystrophie. Orphanetb J Rare Duis 13:218.

Himeda CL, Jones PL (2019) Die Genetik und Epigenetik der fazioskapulohumeralen Muskeldystrophie. Annu Rev Genomics Hum Genet 20:265–291

Kirschner J, Butoianu N, Goemans N et al (2020) European ad-hoc consensus statement on gene replacement therapy for spinal muscular atrophy. Eur J Paediatr Neurol 28:38–43

Landfeldt E, Thompson R, Sejersen T, McMillan HJ, Kirschner J, Lochmüller H (2020) Lebenserwartung bei der Geburt bei Duchenne-Muskeldystrophie: Eine systematische Übersichtsarbeit und Metaanalyse. Eur J Epidemiol 35:643–653. https://doi.org/10.1007/s10654-020-00613-8

Lefebvre S, Burglen L, Reboullet S et al

Mailman MD, Heinz JW, Papp AC et al (2002) Molekulare analyse der spinalen muskelatrophie und modifikation des Phänotyps durch SMN2. Genet Med 4:20–26

Masrori P, Van Damme P (2020) Amyotrophic lateral sclerosis: a clinical review. Eur J Neurol 27(10):1918–1929. https://doi.org/10.1111/ene.14393

Meyer T, Schumann P, Grehl T, Weyen U, Petri S, Rödiger A et al (2024) SOD1 gene screening in ALS – frequency of mutations, patients' attitudes to genetic information and transition to tofersen treatment in a multi-center program. Amyotroph Lateral Scler Frontotemporal Degener 26(1–2):162–171. https://doi.org/10.1080/21678421.2024.2401131

Miller TM, Cudkowicz ME, Genge A, Shaw PJ, Sobue G, Bucelli RC, Chio A, Van Damme P, Ludolph AC, Glass JD, Andrews JA, Babu S, Benatar M, McDermott CJ, Cochrane T, Chary S, Chew S, Zhu H, Wu F, Nestorov I, Graham D, Sun P, McNeill M, Fanning L, Ferguson TA, Fradette S, VALOR and OLE Working Group (2022) Trial of antisense oligonucleotide tofersen for SOD1 ALS. N Engl J Med 387(12):1099–1110. https://doi.org/10.1056/NEJMoa220470

Monani UR (2005) Spinale Muskelatrophie: Ein Mangel an einem ubiquitären Protein; Eine Motoneuron-spezifische Erkrankung. Neuron 48:885–896

Nijs M, Van Damme P (2024) The genetics of amyotrophic lateral sclerosis. Curr Opin Neurol 37(5):560–569. https://doi.org/10.1097/WCO.0000000000001294

Roberts DF, Chavez J, Court SD (1970) Die genetische Komponente der Kindersterblichkeit. Arch Dis Child 45:33–38

Shneider NA, Sendtner M, Cudkowicz ME, Chio A, Ludolph AC, Glass JD et al (2025) Antisense oligonucleotide jacifusen for FUS-ALS: an investigator-initiated, multicentre, open-label case series. Lancet 405(10494):2075–2086. https://doi.org/10.1016/S0140-6736(25)00513-6

Motoneuronerkrankungen

4

Martin Groß, Christa Voget-Hoffmann, Victoria Ohla, Ajdin Telalovic, Imke Rathmann, Jens Pankoke, Anastasia Stefanakaki, Alexandra Wessel, Richard Buchholz, Birgit Hennig, Christian Züchner, Merle Stulken und Nathalie Scheer-Pfeifer

Inhaltsverzeichnis

M. Groß (✉)
MEDIAN Klinik Bad Tennstedt,
Bad Tennstedt, Deutschland

C. Voget-Hoffmann
Wirdum, Deutschland

V. Ohla
Deutsche Interdisziplinäre Gesellschaft für Außerklinische Beatmung und Intensivversorgung (DIGAB) e.V., Göttingen, Deutschland

A. Telalovic
Deutsche Fachpflege, Herford,
Deutschland

I. Rathmann · B. Hennig · M. Stulken
Evangelisches Krankenhaus Oldenburg,
Oldenburg, Deutschland

J. Pankoke
Oldenburg, Deutschland

A. Stefanakaki
Philippusstift Essen, Essen, Deutschland

A. Wessel
Stuhr, Deutschland

R. Buchholz
Habitare Ambulante Intensivpflege GmbH,
Ganderkesee, Deutschland

C. Züchner
Deutsche Gesellschaft für Muskelkranke (DGM) e.V.,
Freiburg, Deutschland

N. Scheer-Pfeifer
Wäertvollt Liewen e.V., Luxemburg, Deutschland

M. Groß et al. (Hrsg.), *Lebensqualität und Teilhabe bei neurologischer Erkrankung*,
https://doi.org/10.1007/978-3-662-72944-1_4

4.1 Amyotrophe Lateralsklerose

4.1.1 „Das Leben ist schön"

Christa Voget-Hoffmann
Oktober 2023

Hallo, ich bin Christa und 52 Jahre alt.

Seit 2014 begleitete mich die ALS (amyotrophe Lateralsklerose). Diagnostiziert wurde die ALS ein Jahr später. 2014 wurde zunächst eine MS (Multiple Sklerose) diagnostiziert, aufgrund meiner Blasenentleerungsstörung.

Meine heile Welt brach zusammen, da ich den Werdegang beider Erkrankungen in meiner Familie miterlebt habe. Meine Mutter starb 1978 an MS und meine Schwester 2010 an ALS.

Heute geht es mir sehr gut, ich habe schon neun Jahre ALS hinter mir.

Das funktioniert so gut, da mein Mann, die Kinder und der Rest der Familie hinter mir stehen. Außerdem habe ich einen tollen Pflegedienst, der mich rund um die Uhr begleitet, und ein tolles Ärzteteam sowie einen Ergo- und einen Physiotherapeuten.

Ich liebe mein Leben und bin viel zu neugierig, um das Gras von unten wachsen zu sehen. Diese Einstellung habe ich schon immer gehabt, allerdings ist es nicht immer einfach.

Es fing mit Muskelkrämpfen und Fußheberschwäche an, gefolgt von der Blasenentleerungsstörung. Die Diagnose MS folgte. Ein knappes Jahr später kam die Diagnose familiäre ALS (*SOD1*-Gen) hinzu. Der Rollator trat in mein Leben und landete gleich im Keller, nicht weil ich zu eitel war, damit zu laufen, sondern weil ich mir die Erkrankung nicht eingestehen wollte. Ich habe aber nach kürzester Zeit erkannt, dass so ein Rollator sehr vorteilhaft sein kann (Halt beim Laufen, als Sitzgelegenheit, und man kann Dinge mitnehmen).

Die Beine wurden langsam schwächer, und da kam mein erster Rollstuhl. Dieser landete nicht im Keller, denn die Mobilität war und ist mir sehr wichtig. Zu diesem Zeitpunkt waren mein Mann und ich noch viel mit dem Wohnwagen auf Reisen (Abb. 4.1). Wir haben auch viel mit dem Fahrrad unternommen, ich natürlich mit meinem E-Dreirad (Abb. 4.2).

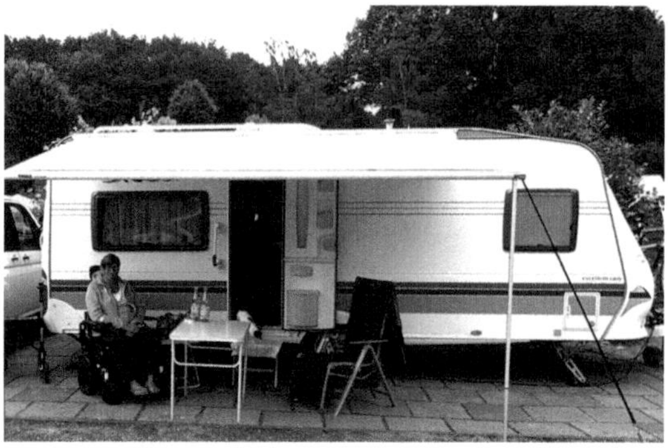

Abb. 4.1 Auf Reisen mit dem Wohnwagen

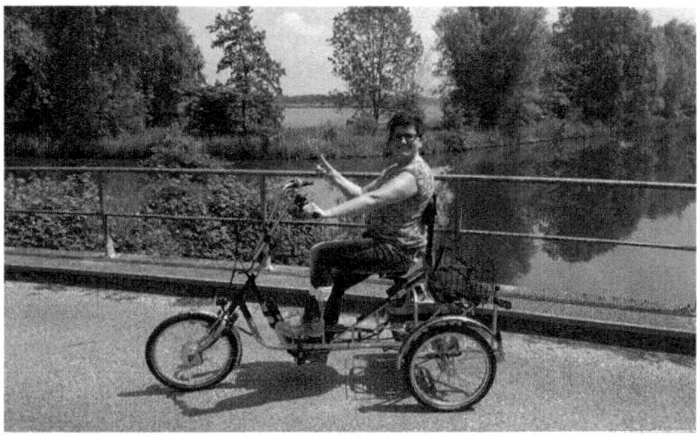

Abb. 4.2 Unterwegs mit dem E-Dreirad

Der Rollstuhl wurde gegen einen Elektrorollstuhl ausgetauscht, und damit bin ich viele Kilometer gefahren, mein Mann begleitete mich mit seinem Fahrrad. Irgendwann kam ich nicht mehr in den Wohnwagen – das heißt aber nicht, dass wir zu Hause blieben. Wir gehen ab und zu auf ein Konzert, und da wir eine große Familie haben, gibt es immer etwas zu feiern.

Mittlerweile schreiben wir schon das Jahr 2021 und ich bin immer noch dabei. Mein Mann und ich haben über einige Dinge gesprochen, welche die MS und ALS betreffen, wie der Lebensweg weitergeht, z. B. mit lebenserhaltenden Maßnahmen. Denn ich und aufgeben … Nein. Das Leben mit der Familie, den Freunden, unseren zwei kleinen Hunden und dem Garten ist einfach schön.

Bei einer regelmäßigen Kontrolle meiner Erkrankung im Krankenhaus fragte ich nach einem „Nasen-Fahrrad", da mir das Atmen immer schwerer fiel. Denn Aufgeben gibt es nicht. Doch hinzu kam eine plötzliche Atemnot, der mithilfe einer Maske und Sauerstoff entgegengewirkt wurde. Diese Situation war nur vorübergehend, bald half nur eine Trachealkanüle. Als ich nach der OP aufgewacht bin, war ich überglücklich … Denn ich bekam wieder Luft. Am folgenden Abend konnte ich wieder sprechen und am nächsten Tag durfte ich auch wieder einfache Kost zu mir nehmen. Das Essen war gut, allerdings bekam ich nur Jogurt herunter, daraufhin wurde mir zu einer PEG (Magensonde) geraten. Darüber wurde ich nur eine kurze Zeit ernährt, bis mir das Essen wieder anfing zu schmecken. Medizinisch stand dem Essen nichts entgegen.

Seit Ende 2021 bin ich an der Beatmung angeschlossen. Es war eine enorme Umstellung für mich, immer einen Schlauch am Hals zu haben. Aber auch meine Beatmung gehört zu mir. Als mich jemand vor dem Fotografieren fragte, ob ich ein Halstuch umhaben möchte, antwortete ich nur: „Nein, die Beatmung gehört zu mir, und wer den Schlauch nicht sehen mag, soll mich nicht angucken.“

2022 bekam ich einen künstlichen Seitenausgang (Colostoma), da sich genauso wie einige andere Muskeln auch der Schließmuskel verabschiedet hat. Mein künstlicher Ausgang ist mein „bester Freund“ geworden, eine saubere Sache, keine Quälerei mehr mit dem Toilettenstuhl oder gar Einmalhosen. Wenn ich unterwegs bin, brauche ich mich um ein WC nicht mehr zu kümmern, denn es ist alles bei mir, sogar mein Bauchdeckenkatheter.

Meinem Körper habe ich jetzt alles zur Verfügung gestellt, was medizinisch notwendig ist, und mir geht es gut. Wenn man über die Erkrankung ALS liest, wird immer davon geschrieben, wie schwer die ALS ist, und dass sie zum Tode führt. Aber müssen wir nicht alle sterben? Klar, ich würde auch gerne gesund sein, aber durch die vielen Menschen an meiner Seite geht es mir gut. Mein Kopf weiß, was er will, und mein Körper ist angewachsen, darum muss er einfach mit.

Wir sind jetzt wieder ein Jahr weiter, 2023, meine Gedanken schweifen in die Ferne. Klar bin ich seit einiger Zeit berentet und ich kann machen, was ich will, aber ich muss mal etwas anderes sehen. Also habe ich oft im Internet gelesen und fand einen Anbieter, der weltweit Pflegehotels vorstellt. Da war es um mich geschehen, ich buchte eine Woche Schwarzwald, wo mein Mann mit mir im Mai mit dem eigenen Bulli hingefahren ist. Natürlich mit den Pflegekräften. Es war eine lange Reise, da wir an der Nordsee wohnen. Ein wunderschöner Urlaub, mit einigen Tagesfahrten, guter Begleitung und schönem Wetter. Dieser Urlaub war bestimmt nicht der letzte.

Seit Anfang des Jahres bekomme ich ein neues Medikament, welches meine Erkrankung zurzeit minimal verbessert.

Mein Motto lautet:

> Denken müssen wir ja sowieso. Warum dann nicht gleich positiv?
> Albert Einstein

4.1.2 Amyotrophe Lateralsklerose – das Krankheitsbild

Victoria Ohla und Martin Groß

Einleitung

Frau Voget-Hoffmanns eindrucksvoller persönlichen Bericht über ein Leben mit amyotropher Lateralsklerose (ALS) ist trotz aller Herausforderungen von Lebensfreude, Familie, Reisen und einem bewundernswert positiven Blick auf die Zukunft geprägt. Die seltene Krankheit „ALS“ hat durch bekannte Persönlichkeiten wie Stephen Hawking, der über Jahrzehnte hinweg trotz schwerer körperlicher Einschränkungen als Wissenschaftler wirkte, den Künstler Jörg Immendorff, der seine Kreativität auch im Rollstuhl nicht verlor, oder den Musiker Jason Becker oder den Fußballer Krzysztof Nowak eine gewisse Bekanntheit in der Öffentlichkeit erlangt. Auch die „ALS Ice-Bucket-Challenge“ hat zum öffentlichen Bewusstsein für die Erkrankung beigetragen. Für das Gesundheitssystem hat die Erkrankung eine hohe Bedeutung, zum Beispiel benötigen geschätzt 1000 Menschen mit ALS in Deutschland außerklinische Intensivpflege, also nach SGB5, § 37c die „ständige Anwesenheit einer geeigneten Pflegefachkraft“, in der Regel aufgrund der Abhängigkeit von einer Beatmungstherapie. Diese Kapitel soll einen Einblick in das facettenreiche Krankheitsbild der ALS und die resultierenden komplexen Versorgungsbedarfe geben.

Motorische Symptome
Die amyotrophe Lateralsklerose ist eine chronisch fortschreitende neurodegenerative Erkrankung mit vorwiegend motorischen Symptomen (Ludolph et al. 2021). Sie betrifft sowohl die oberen Motoneuronen im Gehirn als auch die unteren Motoneuronen im Hirnstamm und Rückenmark, alle willkürlichen Bewegungen – von der Handmotorik über das Gehen bis hin zu Atmung, Husten und Schlucken. Die Schädigung des ersten Motoneurons führt zu Spastik, also einer geschwindigkeitsabhängigen Steigerung des Muskeltonus, zu gesteigerten Muskeleigenreflexen und Pyramidenbahnzeichen (zum Beispiel einem positiven Babinski-Zeichen). Die Schädigung des zweiten Motoneurons wiederum führt zu Lähmungen, Muskelatrophie und Faszikulationen. Das Muster der motorischen Symptome kann sehr unterschiedlich sein: Das Spektrum umfasst unter anderem die Monoparese, die bulbäre ALS mit vorwiegender Beeinträchtigung von Sprechen, Stimme und Schlucken und die spinale ALS mit vorwiegend Lähmung der Muskultur von Rumpf und Extremitäten. Auch kann die Erkrankung unterschiedlich schnell fortschreiten: Während manche Patientinnen und Patienten rasch in ihrer Mobilität eingeschränkt werden, leben andere über Jahre hinweg vergleichsweise stabil mit der Erkrankung.

Nicht-motorische Symptome
Die geistige Leistungsfähigkeit bleibt in den meisten Fällen erhalten. Das bedeutet: Die Gedanken sind klar, die Erinnerungen wach, die Persönlichkeit bleibt unverändert – während der Körper zunehmend unbeweglich wird. Dieses Auseinanderklaffen zwischen körperlicher Abhängigkeit und geistiger Präsenz ist eine der größten Herausforderungen für Betroffene und Angehörige, erleichtert Betroffenen aber auch die Krankheitsverarbeitung, sodass eine akzeptable Lebensqualität sogar bei nicht-invasiv oder invasiv beatmeten Patienten vorliegen kann (Peseschkian et al. 2021). Bei 5 bis 25 % der an ALS Erkrankten tritt allerdings eine frontotemporale Demenz auf, weniger ausgeprägte kognitive Symptome sind häufiger (Cividini et al. 2022). Das Spektrum der nicht-motorischen Symptome der ALS ist auch über die frontotemporale Demenz hinaus breit: Depression, Fatigue, Schmerz, vegetative Symptome, Schlafstörungen, metabolische Veränderungen (Gewichtsverlust) und sensible Symptome kommen vor (Bjelica et al. 2024; Bombaci et al. 2023).

Ursachen
Die Ursachen der ALS sind bis heute nicht vollständig geklärt. Wahrscheinlich liegt ein Zusammenspiel genetischer Faktoren mit äußeren Einflüssen zugrunde. Faktoren wie oxidativer Stress, Exzitotoxizität, mitochondriale und proteasomale Dysfunktion, veränderte synaptische Funktion, gestörter axonaler Transport und Neuroinflammation werden als Ursachen der Neurodegeneration diskutiert (Brotman et al. 2024). In etwa 90 % der Fälle handelt es sich um eine sogenannte sporadische ALS – das heißt, es gibt keine familiäre Vorbelastung. Allerdings wurde auch bei 13 % dieser Patienten mit sporadischer ALS ein pathologischer genetischer Befund erhoben (Ruf et al. 2023). Die restlichen ca. 10 % der Patienten leiden an einer familiären Form der Erkrankung. Mutationen in den Genen C9orf72, SOD1, TARDBP und FUS sind die häufigsten Ursachen der genetischen ALS (Nijs und van Damme 2024). Die genetische Diagnostik ermöglicht mittlerweile auch personalisierte Therapieansätze.

Häufigkeit und Prognose
ALS ist eine seltene Erkrankung, aber sie tritt weltweit auf. In Deutschland liegt die Zahl der Neuerkrankungen bei etwa 3 pro 100.000 Einwohner pro Jahr, die sogenannte Prävalenz – also die Zahl der aktuell lebenden Betroffenen – liegt bei circa 8 pro 100.000 Einwohner. Männer sind etwas häufiger betroffen als Frauen, und der Krankheitsbeginn liegt im Mittel bei 67 Jahren (Rosenbohm et al. 2017). Die durchschnittliche Lebenserwartung nach Diagnosestellung liegt zwischen 2 und 5 Jahren (Su et al. 2021). Etwa

10 % der Betroffenen überleben länger als ein Jahrzehnt – und einige wie Stephen Hawking sogar mehrere Jahrzehnte (Pupillo et al. 2014; Spittel et al. 2021). Regionale Unterschiede gibt es vor allem hinsichtlich der Diagnostik und Versorgung. In gut ausgestatteten Gesundheitssystemen mit spezialisierten ALS-Zentren können Patientinnen und Patienten deutlich länger leben – unterstützt durch multiprofessionelle Betreuung, technische Hilfsmittel, nicht-invasive und invasive Beatmung, mechanische Insufflation-Exsufflation (Hustenunterstützung) und Ernährungssysteme. In ärmeren Regionen der Welt hingegen fehlen oft sowohl die Diagnosemöglichkeiten als auch die notwendigen Ressourcen für die Versorgung, was sich unmittelbar auf Lebensqualität und Lebenserwartung auswirkt.

Medikamentöse Therapie

Therapeutisch steht derzeit nur eine begrenzte Zahl an Medikamenten zur Verfügung. Riluzol – das seit 1995 zugelassen ist – hemmt die Glutamatfreisetzung im zentralen Nervensystem, verzögert hierdurch das Fortschreiten der Krankheit und verlängert das Überleben im Median um 6 bis 19 Monate (Andrews et al. 2020). In einigen Ländern ist auch Edaravone, ein Antioxidans, zugelassen, wobei der Nutzen der zusätzlichen Gabe von Edaravone noch nicht abschließend geklärt ist (Huang et al. 2024). Für Patientinnen und Patienten mit genetisch bedingter ALS infolge einer *SOD1*-Mutation wurde kürzlich das Medikament Tofersen eingeführt. Es handelt sich um ein sogenanntes Antisense-Oligonukleotid, das gezielt das krankhafte Genprodukt reduziert und so den Erkrankungsverlauf verlangsamt (Hamad et al. 2025).

Symptomatische Therapie

Da eine Heilung bislang nicht möglich ist, spielt die symptomorientierte Behandlung eine zentrale Rolle bei der Versorgung bei ALS. Ziele sind es, krankheitsbedingte Beschwerden bestmöglich zu lindern, die Selbstständigkeit und Teilhabe der Patienten so lange wie möglich zu bewahren, eine möglichst gute Lebensqualität auch in fortgeschrittenen Stadien der Erkrankung zu ermöglichen, Komplikationen zu vermeiden und das Leben zu verlängern.

Atemunterstützung und Hustenmanagement

Ein zentrales Element der symptomatischen Therapie ist die Atemunterstützung, da viele Patienten im Verlauf eine Schwäche der Atemmuskulatur entwickeln. Anfangs genügt häufig eine nicht-invasive Beatmung über eine Nasen- oder Vollgesichtsmaske, die in der Regel zunächst nachts und später auch tagsüber eingesetzt wird, um die Atemmuskulatur zu entlasten, den Gasaustausch, die Lebensqualität und den Schlaf zu verbessern und schließlich das Leben zu erhalten (siehe Abschn. 4.1.3) (Bourke et al. 2006). Schließlich muss die Beatmung im weiteren Verlauf auch tagsüber erfolgen.

Zusätzlich hat sich der Einsatz von mechanischer Insufflation-Exsufflation (sogenannte „Hustenassistenten“) bewährt, um den Hustenspitzenfluss zu verstärken und damit das Abhusten von Sekret zu erleichtern (Bach 2003). Wenn trotz effektiver nicht-invasiver Beatmung und optimalen Sekretmanagements ein therapieresistenter tracheobronchialer Sekretverhalt mit einer $SpO_2 < 95\ \%$ über mehr als 24 h eintritt, ist die Tracheotomie indiziert (Bach et al. 2004). Diese Maßnahme erfordert eine deutliche Ausweitung der pflegerischen Betreuung in der Regel in Form einer außerklinischen Intensivpflege, die meist in der Häuslichkeit oder in einer Intensivpflege-WG stattfindet (siehe Abschn. 4.1.3). Bei entsprechender Unterstützung ist ein stabiles, glückliches und mitunter sogar mobiles Leben im häuslichen Umfeld möglich.

Ernährung und Dysphagiemanagement

Eine weitere zentrale Säule der Versorgung ist die Ernährungstherapie. Etwa zwei Drittel der ALS-Patienten entwickeln im Krankheitsverlauf eine Dysphagie, die wiederum zu Gewichtsverlust, Dehydration und dem Risiko von Aspiration führen kann. Dies wiederum erhöht die Gefahr von Lungenentzündungen und kann lebensbedrohlich sein. Daher ist bei nachlassender oraler Nahrungsaufnahme die frühzeitige Anlage einer perkutanen endoskopischen Gastrostomiesonde (PEG) erforderlich (Ludolph et al. 2021). Diese Form der enteralen Ernährung stellt die kontinuierliche Versorgung mit Nährstoffen und Flüssigkeit sicher – auch wenn der Schluckakt vollständig verloren geht. Die Ernährungstherapie sollte in jedem Fall den bei der ALS auftretenden Hypermetabolismus adressieren, ein Katabolismus soll vermieden werden (Ludolph et al. 2023).

Hilfsmittel
Die zunehmende körperliche Einschränkung erfordert den gezielten Einsatz von Hilfsmitteln, die an den individuellen Krankheitsverlauf angepasst werden müssen. Dazu zählen unter anderem:

- Mobilitätshilfen wie manuelle oder elektrische Rollstühle, Lifter, Aufsteh- und Transferhilfen, Stehtrainer oder Orthesen
- Kommunikationshilfen wie Sprachcomputer, Buchstabentafeln oder Augensteuerungssysteme (Eye-Tracking), um auch bei völliger Sprachunfähigkeit Kommunikation zu ermöglichen und Teilhabe zu erhalten
- Umfeldsteuerungssysteme, mit denen sich Geräte wie Licht, Türen oder Medien per Knopfdruck oder Blickbewegung bedienen lassen.

Multiprofessionelle Therapie und spezialisierte Zentren
Die multiprofessionelle Therapie verlängert das Überleben (Paipa et al. 2019). Sie umfasst Neurologen, Beatmungs- und Rehabilitationsmediziner, Pflegefachkräfte, Atmungstherapeuten, Logopäden, Physio- und Ergotherapeuten, Psychologen, Sozialdienstmitarbeiter, Spezialisten für Elektromobilität und Unterstützte Kommunikation sowie palliativmedizinische Dienste (Ploner et al. 2023). Zu den Aufgaben der Heilmitteltherapien gehören:

- Die Physiotherapie dient dem Erhalt von Beweglichkeit unter Berücksichtigung des Einsatzes von Mobilitätshilfsmitteln, der Vorbeugung von Kontrakturen und der Verbesserung der Atemmechanik.
- Ergotherapeuten helfen dabei, Alltagsfähigkeiten möglichst lange zu erhalten. Auch sie müssen die Versorgung mit Hilfsmitteln im Blick haben.
- Logopädie diagnostiziert und behandelt Sprech- und Schluckstörungen und begleitet Patienten durch verschiedene Stadien der Kommunikationsanpassung. Außerdem muss in seltenen Fällen die Kombination aus primär progressiver Aphasie und ALS therapiert werden (Aiello et al. 2022)

Die Versorgung sollte möglichst in oder in Kooperation mit spezialisierten ALS-Zentren erfolgen. Studien zeigen, dass solche strukturierten Versorgungsformen dazu beitragen, die Überlebenszeit zu verlängern und die Lebensqualität zu verbessern (Spittel et al. 2021).

Psychosoziale und palliative Unterstützung
Die Konfrontation mit einer unheilbaren, fortschreitenden Krankheit stellt für Patienten und deren Familien eine enorme seelische Belastung dar. Unterstützung durch psychologische Beratung, Seelsorge oder Selbsthilfegruppen kann helfen, Angst, Depression, Hilflosigkeit oder Trauer zu verarbeiten (Frick und Roser 2026). Im weiteren Verlauf werden auch palliative Strukturen wichtig – nicht nur zur Symptomkontrolle, z. B. Schmerz- und Atemnotlinderung oder zur Unterstützung in der letzten Lebensphase, sondern auch zur vorausschauenden Therapieplanung („Advance Care Planning"). Der Prozess des Advance Care Plannings adressiert im fortlaufenden Dialog Bedürfnisse, Sorgen und Gefühle von Personen mit ALS und ihren Angehörigen (Vandenbogaerde et al. 2024). Entscheidend ist ein zeitgerechter Zugang zu diesen Angeboten, die nicht erst in der Terminalphase einsetzen sollten.

Soziale Folgen und Teilhabe
Neben den medizinischen Herausforderungen bringt ALS tiefgreifende soziale Auswirkungen

mit sich – für die Betroffenen ebenso wie für ihr Umfeld. Die fortschreitende körperliche Einschränkung erschwert die Teilhabe im Verlauf zunehmend. Betroffen sind berufliche Aufgaben, familiäre Rollen, das Ausüben von Hobbys und das Reisen. Der Verlust an Selbstständigkeit geht oft mit einem Gefühl von sozialer Isolation und Rückzug einher. Auch wirtschaftlich stellt die Erkrankung viele Familien vor große Belastungen (Jennum et al. 2013). Der erhebliche Pflegebedarf, die Anschaffung von Hilfsmitteln oder der Umbau der Wohnung sind mit hohen Kosten verbunden, die nicht immer vollständig von den Kostenträgern übernommen werden. Angehörige – häufig die Partner – übernehmen große Teile der Pflege und sind dadurch oft selbst gesundheitlich und beruflich stark belastet (Kaub-Wittemer et al. 2003).

Ein weiteres Problem ist die oft unzureichende gesellschaftliche Inklusion schwerbehinderter Menschen. Obwohl gesetzlich ein Recht auf Teilhabe besteht, fehlen vielerorts barrierefreie Zugänge, technische Assistenzsysteme oder angemessene Unterstützung im Alltag. Betroffene mit ALS sind somit in besonderem Maße auf ein gut funktionierendes soziales und gesundheitliches Netzwerk angewiesen. Um trotz schwerster Einschränkungen ein möglichst selbstbestimmtes Leben führen zu können, braucht es also mehr als nur medizinische Maßnahmen: Inklusion, soziale Sicherheit, Angehörigenunterstützung und gesellschaftliche Solidarität sind ebenso zentrale Bausteine einer ganzheitlichen Versorgung.

Fazit

Amyotrophe Lateralsklerose ist eine medizinisch komplexe, psychisch herausfordernde und sozial tiefgreifende Erkrankung. Und dennoch zeigt der eingangs geschilderte Lebensweg, dass es auch mit dieser schweren Diagnose möglich ist, ein lebenswertes und selbstbestimmtes Leben zu führen. Dafür braucht es nicht nur optimale medizinische, pflegerische und therapeutische Versorgung, sondern auch menschliche Nähe, kreative Lösungen und einen starken Willen.

4.1.3 Außerklinische Beatmung und Intensivpflege bei amyotropher Lateralsklerose

Ajdin Telalovic

Einleitung

Die Diagnose amyotrophe Lateralsklerose (ALS) bringt nicht nur für die Betroffenen, sondern auch für ihre Angehörigen und das Behandlungsteam tiefgreifende Herausforderungen mit sich. Wenn die Erkrankung fortschreitet und die Atemmuskulatur versagt, rückt, wenn keine schwere Dysphagie vorliegt, die Frage nach einer nichtinvasiven Beatmung (NIV) in den Fokus. Bei entsprechendem Patientenwunsch besteht schließlich die Indikation zur Tracheotomie und invasiven Beatmung bei NIV-Intoleranz, NIV-Versagen oder Kontraindikationen gegen die NIV sowie bei Versagen des nicht-invasiven Sekretmanagements. Die Entscheidungsfindung bezüglich Tracheotomie und invasiver Beatmung ist ein komplexer, oft multidisziplinärer Prozess, der sowohl ethische als auch psychosoziale Aspekte berücksichtigen muss. In diesem Kapitel werden die Indikation zur Tracheotomie, die praktische Umsetzung der Beatmungstherapie sowie die regelmäßige Kontrolle und Anpassung der Beatmung praxisnah geschildert. Patienten mit außerklinischer Beatmung werden in vielen Fällen langfristig in der außerklinischen Intensivpflege versorgt. Aktuelle Rahmenbedingungen und zukünftige Perspektiven der Patientenversorgung in der außerklinischen Intensivpflege werden in diesem Kapitel ebenfalls diskutiert. So wird die Bedeutung einer patientenzentrierten, individuell abgestimmten Versorgung deutlich, die über die rein technische Durchführung hinausgeht und die Lebensqualität in den Mittelpunkt stellt.

Ventilatorische Insuffizienz

Bei zunehmender Parese der Atemmuskulatur genügt die Ventilation nicht mehr, um eine ausreichende Sauerstoffversorgung und CO_2-Elimination sicherzustellen. Eine reine Sauerstofftherapie ist in diesem Kontext kontraindiziert, da sie den Atemantrieb reduziert, was wiederum zu einem hyperkapnischen Koma mit konsekutivem Atemstillstand und Tod führen kann. Die Beatmungstherapie wiederum verbessert die Ventilation und entlastet die Atempumpe. Bei Hyperkapnie in Verbindung mit klinischen Symtomen wie Dyspnoe oder Tagesschläfrigkeit ist eine nicht-invasive Beatmung (NIV) indiziert. Bei amyotropher Lateralsklerose (ALS) verbessert die NIV die Lebensqualität und das Überleben erheblich, wenn keine schwere bulbäre Symptomatik vorliegt (Bourke et al. 2006).

Indikation zur Tracheotomie

Patienten mit amyotropher Lateralsklerose (ALS) benötigen im Vergleich zu anderen neuromuskulären Erkrankungen häufiger eine Tracheotomie. Hauptgründe sind die oft auftretende Dysphagie (Ruoppolo et al. 2013), eine laryngeale Dysfunktion (Andersen et al. 2021) sowie ein schlaffer Pharynx (Yaguchi et al. 2022). Hierdurch sind die Atemwegsprotektion und das Sekretmanagement – auch das personell oder mechanisch Insufflation-Exsufflation (MI-E) unterstützte – erheblich beeinträchtigt. Die Folge ist eine erhöhte Wahrscheinlichkeit von Pneumonien.

Wenn eine Hypoxie auftritt, die durch NIV und Sekretmanagement (siehe Abschn. 5.1.3) nicht mehr beherrscht werden kann, wird die Tracheotomie notwendig (Bach et al. 2004). Weitere Gründe für die Tracheotomie sind eine durch nicht-invasive Beatmung (NIV) nicht mehr korrigierbare Hypoventilation, eine Intoleranz der NIV, Kontraindikationen bezüglich NIV und Scheitern der Umstellung von Beatmung über Endotrachealtubus auf NIV (DGN 2023). Die Tracheotomie dient als Ultima Ratio zur Sicherung der Atemwege und zur Vermeidung akuter respiratorischer Dekompensationen. Ist die medizinische Indikation zur Tracheotomie gegeben, ist der Patientenwille in Bezug auf die letztliche Entscheidung maßgeblich; die Perspektive der Angehörigen und des multidisziplinären Teams sollte ebenfalls in die Diskussion einbezogen werden.

Chirurgische versus dilatative Tracheotomie

Es gibt zwei Möglichkeiten, ein Tracheostoma anzulegen: die perkutane Dilatationstracheotomie (PDT, Punktionstracheotomie) und die chirurgische Tracheotomie. Während bei Ersterer der Zugang zur Trachea lediglich dilatiert wird und der Eingriff schnell, zeit- und kostensparend direkt am Patientenbett erfolgen kann, wird bei der konventionellen, chirurgischen Tracheotomie ein sicherer Zugang durch das Vernähen der äußeren Haut mit der Trachealwand geschaffen. Bei der chirurgischen Stomaanlage sind Trachealkanülenwechsel mit weniger Komplikationen verbunden, da in der Regel von Beginn an eine größere Stabilität des Tracheostomas und eine größere Sicherheit beim Einsetzen der Kanüle besteht. Bei PatientInnen mit ALS wie Frau Voget-Hoffmann, die eine lebenslange Tracheotomie benötigen, bietet die chirurgische Anlage entscheidende Vorteile, insbesondere für die langfristige außerklinische Versorgung. Die chirurgische Tracheotomie erleichtert den Umgang sowohl im häuslichen Umfeld als auch in Intensivpflege-Wohngemeinschaften (siehe Abschn. 4.1.9) und minimiert Komplikationen, die durch Kanülenwechsel entstehen könnten.

Komplikationen im Bereich von Tracheostoma und Trachealkanüle

Typische Komplikationen im Bereich von Tracheostoma und Trachealkanüle sind Infektionen, Erosionen, Ulzerationen, Blutungen, Granulationen und Trachealkanülenverlegungen. Der Einsatz von spezialisierten Tracheostomateams und evidenzbasierten Protokollen senkt die Häufigkeit von Komplikationen wie Infektionen und Trachealkanülenverlegungen signifikant (Rimensberger 2019). Wenn die Entscheidung für eine Tracheotomie bei einem ALS-Patienten getroffen wird, ist es essenziell, die Betroffenen frühzeitig über mögliche Komplikationen aufzuklären und das Pflegepersonal gezielt zu schulen, um Risiken zu minimieren.

Auswahl der Trachealkanüle

Die Auswahl der Trachealkanüle (siehe Abschn. 4.1.4) ist ein entscheidender Faktor für die Nachversorgung und die Vermeidung von Komplikationen. Verschiedene Aspekte müssen berücksichtigt werden: etwa der Innen- und Außendurchmesser, der Bedarf an subglottischer Absaugung und der mögliche Nutzen einer Fensterung gegenüber dem möglichen Schaden (endotracheale Läsionen). Kanülen mit Innenkanülen erleichtern die Reinigung, jedoch kann der verkleinerte Innendurchmesser den Atemwegswiderstand (Resistance) erhöhen. Kanülen mit integriertem subglottischem Absaugkanal haben sich in der Praxis als vorteilhaft erwiesen, da die subglottische Absaugung das Auftreten von Pneumonien und sogar die Mortalität reduzieren kann (Pozuelo-Carrascosa et al. 2020). Gerade bei Patienten mit Speichelaspiration, einer häufigen Situation bei ALS, ist eine subglottische Absaugung essenziell. Paratracheale Speichelansammlungen können zu Mazerationen am Tracheostoma führen, weshalb Absaugpumpen gegenüber dem intermittierenden Entfernen des subglottischen Sekrets mit einer Spritze empfohlen werden. Durch eine sorgfältige Auswahl der Kanüle und die Implementierung passender Absaugtechniken können also Komplikationen vermieden werden, und die Lebensqualität der Patienten kann verbessert werden.

Erhebung des Potenzials zur Entwöhnung von der Beatmung und zur Dekanülierung

Die Außerklinische Intensivpflege-Richtlinie des Gemeinsamen Bundesausschusses (AKI-RL) schreibt grundsätzlich halbjährliche Erhebungen des Potenzials zur Entwöhnung von der Beatmung und zur Dekanülierung durch speziell qualifizierte Ärzte vor. Bei fortschreitenden neuromuskulären Erkrankungen wie der amyotrophen Lateralsklerose besteht dieses Potenzial so gut wie nie, die Verpflichtung zur Erhebung dieses Potenzials besteht aber trotzdem. Die an sich sinnlose Potenzialerhebung kann bei Aussichtslosigkeit gemäß der AKI-RL auf die Therapieoptimierung ausgerichtet werden. Ob die Potenzialerhebung einen sinnlosen Verwaltungsvorgang oder eine sinnvolle Versorgung darstellt, dürfte vom persönlichen Einsatz und der Expertise des potenzialerhebenden Arztes abhängen.

Beatmungskontrolle

Die Beatmungskontrolle bei außerklinisch beatmeten Menschen ist nicht einheitlich organisiert. Sie findet ambulant oder stationär in sehr unterschiedlichen Settings statt, die telemedizinische ärztliche Angebote, die Vor-Ort-Kontrolle durch speziell qualifiziertes nicht ärztliches Personal, ambulante Kontrollen in Medizinischen Zentren für Erwachsene mit Behinderungen und stationäre Kontrolle in Schlaflaboren oder auf Intensivstationen umfassen. Ein Beispiel für Vor-Ort-Kontrolle durch speziell qualifiziertes nicht ärztliches Personal ist das Fachteam medizinische Behandlungspflege (FmB) der Deutschenfachpflege. Patienten werden hier mindestens einmal monatlich besucht, und bei Bedarf erfolgt ambulant eine Blutgasanalyse, um die Beatmungseinstellung zu überprüfen. In Zusammenarbeit mit Haus- und Fachärzten werden Anpassungen vorgenommen, um die Therapie zu optimieren. Andere Anbieter der außerklinischen Intensivpflege verfügen ebenfalls über Systeme der Vor-Ort-Kontrolle durch speziell qualifiziertes nicht ärztliches Personal.

Interpretation der Blutgasanalyse und Akzeptanz von Hypokapnie

Die Blutgasanalyse (BGA) ist ein unverzichtbares Werkzeug, um die respiratorische Funktion und im Verlauf auch die Beatmung von ALS-Patienten zu überwachen. Bei beatmeten neurologischen Patienten, insbesondere mit ALS, zeigt die Praxis häufig niedrige Kohlendioxidwerte (pCO_2) bis unter 30 mmHg, während der pH-Wert durch eine metabolische Kompensation stabil bleibt (niedriger Bikarbonat- und Basenüberschuss [BE]). Dies als „Überbeatmung" einzuordnen und das Kohlendioxid durch Veränderung der Beatmungsparameter in den Normbereich zu bringen, ist nicht sinnvoll, zumal für das Setting der außerklinischen Beatmung keine schädlichen Effekte einer Hypokapnie nachgewiesen werden konnten. Die Korrektur niedriger pCO_2-Werte (< 25 mmHg) durch Einsatz von Tubusverlängerungen sollte nicht erfolgen. Die subjektive Rückmeldung der Patienten ist bei der Beatmungseinstellung entscheidend. Luftnot muss vermieden werden. Es wird daher empfohlen, eine Hypokapnie zu tolerieren. Dauerhaft exzessiv hohe inspiratorische Beatmungsdrücke und effektive Beatmungsdrücke sollten wiederum vermieden werden, um eine Lungenschädigung zu vermeiden.

Beatmungsmodi und -parameter

Die nicht-invasive Beatmung (NIV) hat sich als entscheidende Therapie zur Unterstützung der Atemfunktion und zur Verbesserung der Lebensqualität und des Überlebens bei Patienten mit amyotropher Lateralsklerose (ALS) etabliert. Hierfür stehen verschiedene Beatmungsmodi zur Verfügung, die sich grob in druckgesteuerte, volumengesteuerte sowie druck- und volumengesteuerte Modi aufteilen lassen. Außerdem lassen sich kontrollierte Modi mit fester Atemfrequenz, assistierte Modi, bei denen Atembemühungen des Patienten unterstützt werden, sowie assistiert-kontrollierte Modi, die beide Prinzipien miteinander vereinen, unterscheiden.

Diverse Studien haben die NIV mit verschiedenen Beatmungsmodi miteinander verglichen. Beispielsweise zeigte der Vergleich von iVAPS (druck- und volumengesteuert) und S/T (druckgesteuert) bei ALS-Patienten unter iVAPS eine schlechtere Compliance und eine höhere Atemwegsinstabilität, welche in einem höheren residuellen Apnoe-Hypopnoe-Index (AHI) zum Ausdruck kam (Panyarath et al. 2022). Ein Unterschied der druckkontrollierten und der volumenkontrollierten NIV zeigte sich hinsichtlich der Korrektur der Hypoventilation nicht, aber die druckkontrollierte Beatmung resultierte in weniger Aufwachereignissen, mehr Tiefschlaf und mehr REM-(„Traum-")Schlaf in einer Studie (Crescimanno et al. 2021). Die druckkontrolliert-assistierte Beatmung zeigte sich wiederum der rein druckassistierten Beatmung hinsichtlich Verbesserung des Gasaustauschs, AHI und Asynchronie zwischen Patient und Beatmungsgerät überlegen (Vrijsen et al. 2017). Offensichtlich ist also die druckassistiert-kontrollierte Beatmung für die NIV bei ALS gut geeignet.

Auf einen ausreichend hohen effektiven Beatmungsdruck, in der Regel 10 cm H_2O oder höher, ist bei der NIV zu achten (Bach 2017). Ein *PEEP* kann jedoch zur Korrektur von Obstruktionen der oberen Atemwege unter Beatmung erforderlich sein (Schellhas et al. 2018). Die *Anstiegszeit des Inspirationsdrucks* („Rampe") richtet sich nach dem subjektiven Befinden des Patienten. Obstruktive Begleiterkrankungen machen in der Regel einen schnellen Druckanstieg („steile Rampe") erforderlich. Der *Trigger* ist ein wichtiger Parameter, wenn es um die Teilhabe des Patienten geht. Er sollte weder zu sensibel eingestellt sein, um Fehltriggerungen zu vermeiden, noch zu unsensibel, sodass der Patient keinen Atemzug bekommt, wenn er ihn benötigt. Ein einfacher Praxisansatz ist, den Patienten zu fragen: „Bekommen Sie die Luft, wenn Sie sie möchten?" und „Bekommen Sie auch manchmal Luft, wenn Sie sie nicht möchten?" Bei sehr sensiblen Triggern können insbesondere bei Transporten durch Bewegungen oder Vibrationen Fehltriggerungen auftreten, sodass es in solchen Situationen erforderlich sein kann, den Trigger vorübergehend anzupassen oder zu deaktivieren.

Die grundlegenden Prinzipien der Beatmungseinstellung für die NIV und die invasive Beatmung sind gleich. Eine Hyperkapnie muss vermieden werden, und ein druckassistiert-kontrollierter Modus mit ausreichend hohem effektivem Beatmungsdruck wird in der Regel gut toleriert. Die Einstellung der invasiven Beatmung ist deutlich einfacher, da kein Risiko des Auftretens von Obstruktionen der oberen Atemwege unter Beatmung besteht. Lediglich der Erhalt des Sprechens unter Beatmung erfordert zusätzliche Expertise (siehe Abschn. 4.1.4).

Schulung von Pflegekräften

Die außerklinische Intensivpflege bei ALS-Patienten stellt hohe Anforderungen an die Spezialisierung und Anpassungsfähigkeit von Pflegekräften und an die Interaktion zwischen Pflegekräften, Patienten und deren Angehörigen. Eine kontinuierliche Schulung des Pflegepersonals ist unerlässlich, um die Qualität der Versorgung sicherzustellen. Dabei liegt ein besonderer Fokus darauf, die Betroffenen aktiv einzubinden, ihre Wünsche zu berücksichtigen und ihre verbleibenden Ressourcen zu stärken. Zuhören, Zeit nehmen und eine individuelle Pflegeplanung bilden hierfür die Grundlage.

In Wohngemeinschaften unterscheidet sich die Arbeitszeitorganisation von der 1:1-Versorgung zu Hause. Dennoch darf dies nicht zulasten der Zuwendung gehen. Feste Versorgungszeiten, die gemeinsam geplant und flexibel angepasst werden, schaffen Struktur und fördern das Vertrauen zwischen Patienten und Pflegeteam.

Ein effektives Instrument, um die Versorgung individuell abzustimmen, ist die strukturierte Informationssammlung (SIS). Sie unterstützt nicht nur beim Erfassen von Anamnese und Ressourcen sondern auch dabei, eine individuelle Teilhabeplanung trotz wechselnder Teamzusammensetzung sicherzustellen.

Regelmäßige Schulungen zu Themen wie Beatmungstherapie, Tracheostomapflege und Sekretmanagement fördern das einheitliche Vorgehen und erweitern das Verständnis für spezifische Herausforderungen bei ALS. Interaktive Formate wie Fallbesprechungen und praktische Übungen stärken die Handlungskompetenz und die Fähigkeit, auf komplexe Situationen angemessen zu reagieren.

Viele ALS-Patienten sind in ihrer verbalen Kommunikation eingeschränkt, was Unterstützte Kommunikation unverzichtbar macht. Schulungen sollten daher auch diesen Aspekt umfassen. Zusätzlich tragen Maßnahmen zur Teamentwicklung und ein offener Austausch im Team dazu bei, Fluktuation zu reduzieren und die Kontinuität der Versorgung zu gewährleisten.

Durch die Kombination aus fachlicher Schulung, strukturierten Versorgungsprozessen, der aktiven Einbindung der Betroffenen und dem Einbezug der Angehörigen wird eine nachhaltige und patientenzentrierte Pflege ermöglicht, die nicht nur die Versorgung verbessert, sondern auch die Lebensqualität der Patienten und ihrer Angehörigen steigert.

Innovation in der außerklinischen Intensivpflege

Die Weiterentwicklung der außerklinischen Intensivpflege erfordert innovative Ansätze, um die Zusammenarbeit zwischen Patienten, Angehörigen, Pflegekräften und dem Ärzteteam zu verbessern. Ein vielversprechendes Modell ist der Einsatz eines Fachteams mit speziell qualifiziertem nicht ärztlichem Personal: Atmungstherapeuten oder Fachkrankenpfleger für Intensiv- und Anästhesiepflege spielen in solchen Teams eine Schlüsselrolle. Sie führen fundierte Schulungen für Pflegekräfte durch und unterstützen das Ärzteteam bei spezifischen Herausforderungen der außerklinischen Versorgung. Ärzte, die ohne intensivmedizinische Erfahrung in der außerklinischen Intensivpflege tätig sind, stoßen dort häufig an ihre Grenzen. Der Einsatz des speziell qualifizierten nicht ärztlichen Personals in einer supervidierenden Rolle und als fester Ansprechpartner für Fragen der Beatmung und Behandlung schafft Sicherheit für Patienten und Pflegekräfte. Ergänzend erleichtert der Einsatz von Telemedizin die Kommunikation zwischen allen Beteiligten. Dieses Konzept hat sich in der Praxis bereits bewährt und verbessert die Pflegequalität und die Zufriedenheit aller Beteiligten.

Ein weiteres wichtiges Ziel der Innovation ist die Früherkennung und Mitteilung von abweichenden Vitalwerten durch sogenannte Frühwarnsysteme. Durch sie sollen erste Anzeichen für Verschlechterungen – wie etwa eine Pneumonie – erkannt werden, um frühzeitig eine angemessene Behandlung einzuleiten und ungeplante Krankenhauseinweisungen zu vermeiden. Eine Innovation in diesem Bereich ist der Frühwarn-Regelkreis der Deutschenfachpflege. Der Regelkreis basiert auf der kontinuierlichen Überwachung und Analyse von Vitalparametern wie Herzfrequenz, Blutdruck, Atemfrequenz und Sauerstoffsättigung. Ein speziell entwickelter Algorithmus berechnet einen Frühwarn-Score, der bei Überschreitung definierter Schwellenwerte eine automatische Alarmierung des Fachteams auslöst. Ziel ist es, durch rechtzeitige Intervention Komplikationen und Krankenhauseinweisungen zu vermeiden. Die Kombination aus technischen und organisatorischen Innovationen soll eine optimierte und individualisierte Betreuung ermöglichen.

Zukünftige Herausforderungen und Lösungsansätze in der außerklinischen Intensivpflege

Die außerklinische Intensivpflege in Deutschland entstand in den 1980er-Jahren, als erstmals tragbare Beatmungsgeräte und moderne Medizintechnik den Übergang von der Klinik ins häusliche Umfeld ermöglichten. In den folgenden Jahrzehnten entwickelte sich dieser Bereich zu einer hochspezialisierten Disziplin, die von innovativer Technologie und steigenden Patientenzahlen geprägt war. Gesetzliche und untergesetzliche Regelungen wie die AKI-RL sollen die Qualität der Versorgung sichern, stoßen jedoch in der Praxis auf Kritik. Heute steht die außerklinische Intensivpflege vor Herausforderungen wie Fachkräftemangel, Digitalisierung und Finanzierung – Themen, die die Weichen für die Zukunft stellen. Um diese Aufgaben in der Zukunft zu bewältigen, müssen Ressourcen sparsam eingesetzt und gezielt angewendet werden. Ressourcen zu sparen bedeutet, Pflegekräfte dort zu entlasten, wo es möglich ist. Es wird immer mehr betroffene Personen geben, während der Fachkräftemangel bestehen bleibt. Bürokratie und Dokumentation in der Pflege müssen so angepasst werden, dass doppelte und unnötige Aufzeichnungen vermieden werden. Dokumentation sollte durch künstliche Intelligenz (KI) unterstützt werden, um Ressourcen für die Pflege und Therapie freizusetzen. KI bietet großes Potenzial zur Unterstützung, jedoch sollte sie niemals eigenständig Entscheidungen treffen.

Fazit

Die Versorgung von ALS-Patienten erfordert eine patientenzentrierte, angehörigenorientierte, multidisziplinäre Herangehensweise, die medizinische, ethische und psychosoziale Aspekte gleichermaßen berücksichtigt. Die Beatmungstherapie spielt eine zentrale Rolle, um die Lebensqualität der Betroffenen zu verbessern. Die nicht-invasive Beatmung (NIV) ist häufig der erste Schritt, um Ateminsuffizienzen zu begegnen, während die Tracheotomie als Ultima Ratio bei fortschreitender respiratorischer Verschlechterung notwendig wird. Ein besonderer Fokus sollte auf der frühzeitigen und kontinuierlichen Überwachung der respiratorischen Parameter sowie einer individuellen Anpassung der Beatmungsmodi und -einstellungen liegen. Die Integration innovativer Technologien und standardisierter Versorgungsansätze bietet großes Potenzial, die Therapie zu optimieren und Komplikationen zu vermeiden. Gleichzeitig bleibt die sorgfältige Aufklärung und Einbindung der Patienten und ihrer Angehörigen ein entscheidender Faktor, um medizinische Entscheidungen mit den persönlichen Wünschen und Bedürfnissen in Einklang zu bringen. Durch eine enge Zusammenarbeit zwischen Fachkräften, Patienten und Angehörigen sowie den Einsatz spezialisierter Teams und moderner Technologien kann die außerklinische Versorgung langfristig verbessert und nachhaltig gestaltet werden. Der Weg zu einer erfolgreichen Beatmungstherapie ist dabei mehr als ein technischer Prozess – er ist ein ganzheitlicher Ansatz, der die Lebensqualität der Betroffenen ins Zentrum stellt.

4.1.4 Trachealkanülen und Sprechen unter invasiver Beatmung

Imke Rathmann

Einleitung

„… und als ich nach der Operation wieder wach geworden bin, habe ich sofort gesagt: Ich möchte gerne sprechen. Meine Trachealkanüle wurde entblockt, mit einem Sprechventil versorgt und ich konnte mich direkt äußern und sagen: Mir geht es gut."

Etwa 100 anwesende Menschen fangen an zu klatschen und sind beeindruckt, wie man trotz so eines Schicksals, wie es Frau Voget-Hoffmann getroffen hat, solch eine Lebensfreude transportieren kann. Wir befinden uns auf dem ALS-Symposium in Oldenburg im Juni 2023. Die Anwesenden sind Betroffene, Angehörige, Ärzte, Pflegefachkräfte, Therapeuten und Interessierte. Sie lauschen Fachvorträgen und tauschen sich aus. Es macht Mut, Frau Voget-Hoffmann zuzuhören. Doch wie funktioniert es eigentlich, dass sie trotz Trachealkanüle und invasiver Beatmung jederzeit sprechen kann? In diesem Kapitel werden die verschiedenen Typen von Trachealkanülen sowie das Vorgehen bei der Einstellung des Sprechens unter invasiver Beatmung vorgestellt.

Trachealkanülentypen

Welche Trachealkanüle ist denn nun die richtige? Es gibt viele verschiedene Hersteller und Ausführungen. Nicht nur bei Material und Krümmungswinkel wird unterschieden. Es gibt auch Kanülen mit und ohne sogenannten Cuff. Der Cuff umschließt die Trachealkanüle und kann mit Luft oder – bei speziellen Modellen – mit Wasser gefüllt werden, sodass er sich der Trachealwand anlegt. Eine Aspiration verhindert ein Cuff jedoch nicht vollständig.

Besteht ein erhöhtes Speichelaufkommen im Rahmen einer Dysphagie, dann kann eine subglottische Absaugung sinnvoll sein. Damit lässt sich bei korrekter Positionierung der Speichel oberhalb des Cuffs regelmäßig entfernen. Bei erhöhtem Aufkommen von zähem Bronchialsekret, welches die Trachealkanüle verstopfen kann, kann eine Trachealkanüle mit Innenseele sinnvoll sein. Die Innenseele sollte mindestens einmal pro Schicht – und bei Bedarf häufiger – entfernt, gereinigt und wieder eingesetzt werden. Es gibt zudem Trachealkanülen mit Innenseelen, bei denen die Außenkanüle über eine Fensterung oder Siebung verfügt. Diese Modelle sollten nur unter endoskopischer Lagekontrolle eingesetzt werden, um Läsionen an der Schleimhaut zu vermeiden. Ist dies erfolgt, und die Fensterung oder Siebung sitzt an der richtigen Stelle, kann eine gefensterte Innenseele eingesetzt und die Atemleitung bei Entblockung dadurch erleichtert werden.

Entblocken der Trachealkanüle und Sprechen ohne Beatmung

Um das Sprechen mit Trachealkanüle zu ermöglichen, muss dem Cuff der Trachealkanüle die Luft entzogen werden. Dies sollte immer unter Absaugung erfolgen, um hochgehustetes Bronchialsekret aus der Lunge oder Speichel, der aus dem subglottischen Bereich abrutscht, absaugen zu können. Im Anschluss wird entweder ein Sprechventil oder eine Verschlusskappe auf die Trachealkanüle gesetzt. Bei beiden Optionen wird die Ausatmung über die oberen Atemwege gelenkt, sodass Stimme produziert werden kann. Bei dem sogenannten Sprechventil erfolgt die Einatmung weiterhin über die Trachealkanüle, bei der Ausatmung schließt sich jedoch eine Membran, sodass der Luftstrom über Mund und Nase gelenkt wird. Bei der Verschlusskappe erfolgen sowohl Aus- als auch Einatmung über die oberen Atemwege. Der Vorteil hier ist, dass die Einatmung über die Nase die Luft anwärmt, anfeuchtet und von kleinsten Schmutzpartikeln reinigt, sodass das Bronchialsekret nicht so stark austrocknet. Allerdings kann der Einsatz einer Verschlusskappe die Atemarbeit erhöhen, sodass eine solche bei ALS nur mit außerordentlicher Vorsicht eingesetzt werden sollte.

Sprechen unter Beatmung

Frau Voget-Hoffmann ist aufgrund ihrer fortgeschrittenen Erkrankung bereits fast durchgängig beatmet. Dabei ist sie mit einem sogenannten Heimbeatmungsgerät versorgt. Auf diesem Gerät können je nach den Bedürfnissen der Patienten unterschiedliche Beatmungsprofile eingestellt werden. So kann es beispielsweise Belastungsprofile z. B. für die Physiotherapie geben oder auch ein voreingestelltes Profil für die Phase eines Infekts, in der mehr Unterstützung notwendig ist. Zudem kann ein Profil für das Sprechen unter Beatmung erstellt werden. Dies erfolgt bestenfalls in Kooperation zwischen dem ärztlichen Dienst, der Atmungstherapie und der Logopädie. In Vorbereitung auf das Sprechen wird, wie im Abschnitt „Entblocken der Trachealkanüle" beschrieben, mit einer Spritze die Luft aus dem Cuff der Trachealkanüle gezogen. Nach dem Absaugen wird häufig zwischen die Trachealkanüle und das Beatmungsgerät ein Sprechventil gesetzt, welches für das Sprechen unter Beatmung gedacht ist (Primedi-Phon Vent Sprechventil oder Passy-Muir-Sprechventil). Das Sprechventil lenkt die Ausatmung über die oberen Atemwege, sodass die Ausatemluft die Stimmlippen passiert und Stimme produziert werden kann (Abb. 4.3). Wird auf ein Sprechventil verzichtet, wird eventuell abweichend vom gewohnten Atmungs- und Sprechrhythmus während der Einatmung phoniert und nicht wie im Normalfall während der Ausatmung. Dies benötigt häufig ein wenig Übung, aber dann ist es für viele Patienten gut umsetzbar, sodass nicht zwingend ein Sprechventil benötigt wird. Um das effektive Husten zu fördern, ist ein Sprechventil jedoch empfehlenswert. Außerdem werden die inspiratorischen und exspiratorischen Beatmungsdrücke und die In- und Exspirationszeit individuell angepasst. In der Regel ist es weiterhin erforderlich, Alarme zu deaktivieren und den Patienten stattdessen klinisch exakt zu beobachten, da beim Sprechen häufig störende Fehlalarme auftreten.

Fazit

Zusammenfassend lässt sich sagen, dass das Entblocken der Trachealkanüle insbesondere unter Beatmung die Lebensqualität von ALS-PatientInnen deutlich steigern kann. Besonders Patienten, die keine primär bulbäre Symptomatik aufweisen, können so noch verbal kommunizieren und dadurch intensiver am Alltag mit Familie und Freunden teilhaben. Auch wenn die Phonation von Patient zu Patient unterschiedlich kräftig ist und auch die Suche nach der passenden Trachealkanüle mitunter etwas Zeit in Anspruch nimmt: Am Beispiel von Frau Voget-Hoffmann lässt sich deutlich erkennen, dass sich dieser Weg lohnt.

4.1.5 „Mein Leben mit amyotropher Lateralsklerose"

Jens Pankoke

> „Der Schicksale sind nicht viele. Wenige große wechseln beständig ab und ermüden an denen, die mit unbegrenzt erfindenden Herzen unzerstört hingehen."
> Rainer Maria Rilke

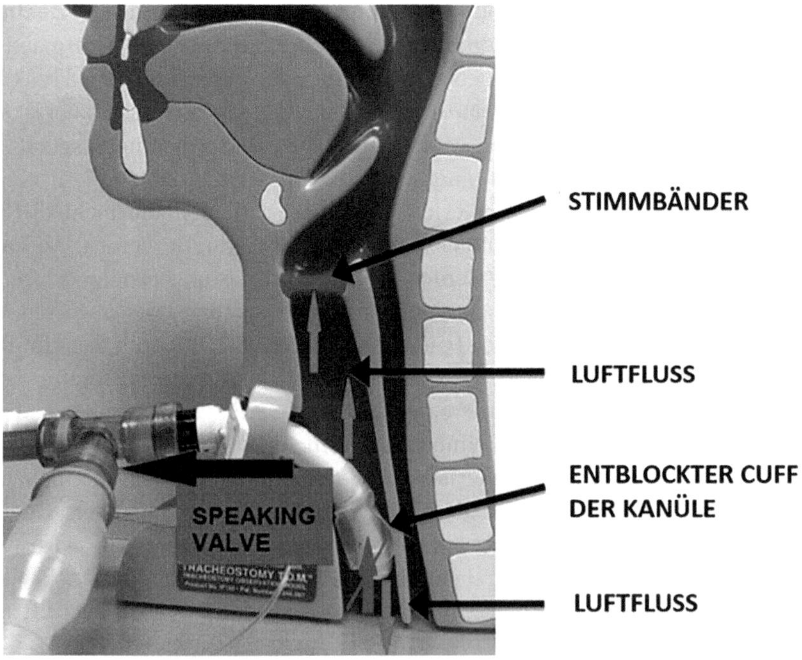

Abb. 4.3 Einsatz und Funktion des Sprechventils (hier gekennzeichnet als SPEAKING VALVE) unter Beatmung. (Mit freundlicher Genehmigung von SAGE Publications aus Wallace et al. 2023)

„Es schlägt ein Herz in deiner Brust. Das darfst du nie vergessen.“
Fortuna Ehrenfeld

Mein Name ist Jens Pankoke, ich bin 56 Jahre alt, verheiratet und habe zwei erwachsene Söhne. Ich bin von Beruf Psychotherapeut. Vor circa vier Jahren bin ich an ALS erkrankt, habe die endgültige Diagnose aber nach einer langen diagnostischen Irrfahrt erst vor anderthalb Jahren bekommen. Ich habe die sogenannte Flail-Arm-Variante, eine Form der ALS mit Beginn in den Armen und einem vergleichsweise langsamen Verlauf. Erste Symptome von Muskelschwäche hatte ich im Daumen der linken Hand, dann waren nach und nach der linke Arm und dann auch die rechte Hand und der rechte Arm betroffen. Vor zwei Jahren hat sich dann meine Atmung massiv verschlechtert, sodass ich seit 1,5 Jahren beatmet werden muss, nicht-invasiv per Maske oder Mundstück, aber eine Tracheotomie schwebt wie ein Damoklesschwert ständig über mir. Aktuell brauche ich Unterstützung bei den meisten Alltagstätigkeiten. Ich kann mich nicht mehr alleine ankleiden, das Essen muss mir geschnitten werden, beim Waschen und bei den Toilettengängen brauche ich Hilfe, ich kann Gegenstände nicht mehr gut mit meinen Händen festhalten, geschweige denn sie erreichen, wenn sie zu hoch stehen, weil meine Arme schlaff am Körper herabhängen. Trinken geht nur noch mit dem Strohhalm, ich kriege das Glas nicht mehr an den Mund gehoben. Ich muss abends ins Bett gebracht und morgens wieder herausgeholt werden. Bei alldem unterstützt mich meine Frau, ohne sie bin ich hilflos. Sie setzt sich sehr mit meiner Erkrankung auseinander, informiert sich in Internetforen, besorgt mir Tudca aus Italien, berichtet mir über Forschungsergebnisse, richtet ihr Leben komplett auf mich aus. Dafür bin ich sehr dankbar. Auch die Kinder tun, was sie können, besuchen uns über mehrere Tage und entlasten so meine Frau, die dann mal wegfahren kann. Ich habe Physio- und Ergotherapie, bin angebunden an die ALS-Ambulanz sowohl in meinem Heimatort als auch in der Charité in Berlin. Von meinen Therapeuten und Ärzten fühle ich mich gut behandelt und versorgt.

Die nächste Baustelle, die sich anbahnt, sind meine Beine. Ich kann noch stehen und gehen, das Treppensteigen fällt mir aber zunehmend schwer, ein Rollstuhl ist in der Beantragung bei der Krankenkasse. Meine Frau und ich leben in einem Einfamilienhaus. Vor einem Monat haben wir unser Schlafzimmer ins Erdgeschoss verlegt, damit ich die Treppen im Haus nicht mehr gehen muss. Seitdem schlafe ich auch in einem Pflegebett.

Ich verbringe viele Stunden am Tag damit, nicht an die Erkrankung zu denken. Ich versuche, mich so gut es geht abzulenken, spiele viel am Handy, Go, Schach und Sudokus sind da meine Leidenschaften. Ich höre Musik, zurzeit am liebsten von Fortuna Ehrenfeld. Ich verfolge die Geschicke des FC St. Pauli in der zweiten Fußball-Bundesliga. Ich treffe mich mit Freunden zum wöchentlichen Schach oder Go spielen, zur monatlichen Doppelkopfrunde. Alle helfen mir bereitwillig, ziehen die Züge für mich auf dem Spielbrett oder stecken mir die Spielkarten in meinen Kartenhalter und spielen sie für mich auf Ansage.

Ich arbeite noch, die Stunden, die ich mit meinen Patienten verbringe, sind für mich ein hohes Gut, und ich möchte so lange es geht, noch weiterarbeiten. Das Denken und Fühlen wird durch die ALS zum Glück nicht beeinträchtigt, noch ist meine Stimme intakt, und ich leide auch sonst noch nicht an sogenannten bulbären Symptomen, kann noch essen und schlucken, auch der Speichelfluss ist noch ungestört. Die Sitzungen mit den Patienten haben sich durch meine Erkrankung verändert, viele Patienten nehmen Anteil an meinem Schicksal, erkundigen sich danach, wie es mir geht. Ich gebe dann Auskunft, dadurch werden die Gespräche zwangsläufig persönlicher. Manchmal fällt es Patienten dann schwer, ihre eigenen Probleme zu schildern, die sie angesichts meiner Erkrankung oft eher als Banalitäten empfinden, oder sie wollen mich nicht noch zusätzlich belasten, wo ich doch schon durch die Erkrankung „so schwer geschlagen“ bin. Dem versuche ich, so gut es geht, mit Humor zu begegnen und die Bedeutung der Erkrankung zu relativieren. Ich bin mehr als nur ALS. An dem, was mein Leben lebenswert macht, hat die Erkrankung nichts geändert. Ein gutes Gefühl zu mir selbst und der Welt. Die Freude an den kleinen Dingen. Ein Cappuccino aus meiner Barttasse. Der Sinn meiner beruflichen Tätigkeit. Die

Neugier, Neues zu entdecken, zum Beispiel beim Reisen (siehe Abb. 4.4 und 4.5). Die Freude, ein schwieriges Sudoku gelöst zu haben oder beim Schach und Go einen guten Zug gefunden zu haben. Sich verbunden fühlen mit anderen Menschen. Zu wissen, dass meine Frau und meine Kinder mich lieben. Ihre Fürsorge erfahren zu dürfen. Sie selber lieben zu dürfen, auch wenn ich nicht immer gut darin bin. Die Erkrankung hat mich noch selbstbezogener gemacht, als ich es eh schon war, sehr zum Leidwesen meiner Frau. Ich tue mein Bestes, aber die Erkrankung und meine daraus resultierenden Bedürftigkeiten drängen sich immer wieder in den Vordergrund, und das oft sehr dringlich.

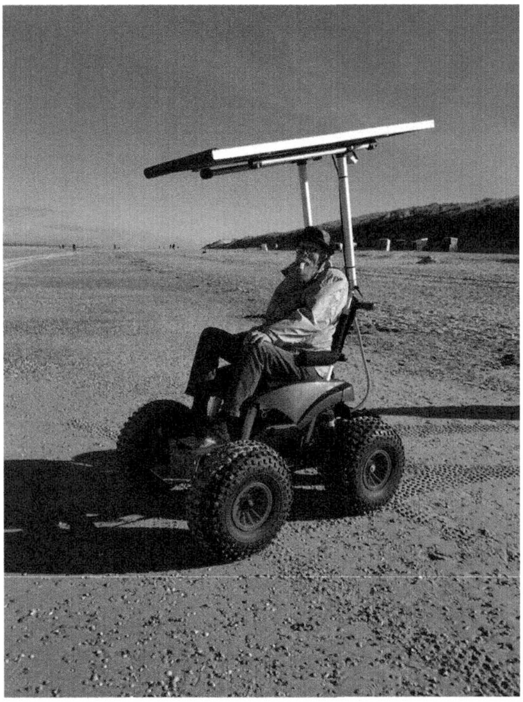

Abb. 4.4 Unterwegs am Strand

Während ich diesen Text schreibe, überschlagen sich die Ereignisse. Ich schaffe nun doch keine Treppen mehr, auch nicht die in unserem Haus. Meine Praxis ist ebenfalls nur durch Treppen zu erreichen. Deshalb haben wir sie nun übergangsweise in unser Wohnzimmer verlegt. Das ist eine große Umstellung, vor allem für meine Frau, die nun an den meisten Wochentagen Leute im Haus und so gut wie nie mehr sturmfreie Bude hat. Ich bin auf der Suche nach barrierefreien Räumlichkeiten. Der Schritt in neue Praxisräume macht mir aber gleichzeitig Angst, zu Hause bei meiner Frau fühle ich mich sicherer. Ich habe eine Arbeits- und Freizeitassistenz bei der Stadt beantragt, damit könnte es vielleicht möglich werden.

Therapie wird für mich mehr und mehr auch Fenster zur Welt, weil ich viele der Erfahrungen, die mir meine Patienten schildern, so nicht mehr selbst machen kann. Mein Zugang zur „Welt da

Abb. 4.5 Schwimmen mit Beatmung

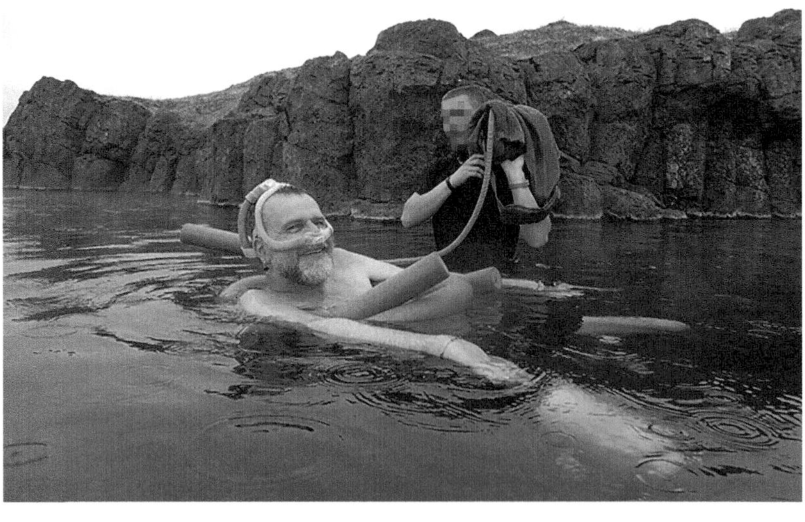

draußen“ hat sich durch die Erkrankung drastisch verringert, was mir aber bleibt, ist eine reiche Innenwelt voller Gefühl, Erinnerung und Zufriedenheit. Trost finde ich oft durch den Rückblick auf das bisher Erreichte und Erfahrene in meinem Leben, meine Familie, die Jahre, die wir im Ausland verbracht haben, das Großwerden der Kinder, oder im Ausblick auf geplante Unternehmungen, den nächsten Stadionbesuch am Millerntor, das nächste Konzert. Und natürlich im bewussten Erleben des Moments mit allen Sinnen, die mir zum Glück noch zur Verfügung stehen.

4.1.6 Lebensqualität und Teilhabe bei ALS aus psychosozialer Sicht

Anastasia Stefanakaki

Einführung

Die psychosoziale Betreuung von ALS-Betroffenen ist ein wichtiger Bestandteil der multidisziplinären Versorgung, da sie großen Einfluss auf die Lebensqualität der Betroffenen hat. Die Affektlage und die Lebensqualität von Betroffenen werden von Außenstehenden negativer eingeschätzt als von den Betroffenen selbst. In diesem Kapitel wird darüber aufgeklärt, wie die Lebensqualität gemessen wird und ob ein Zusammenhang mit der körperlichen Einschränkung besteht. Darüber hinaus wird aufgezeigt, inwiefern Resilienz sowie eine angemessene Kommunikation die Lebensqualität steigern können. Anschließend wird der Fall von Herrn P. aus dieser Perspektive analysiert und es werden Schwierigkeiten und Chancen in seinem Fall aufgezeigt.

Lebensqualität

Die Affektlage von ALS-Betroffenen ist für das medizinische Personal und die Angehörigen schwer einzuschätzen. So wird die Lebensqualität in der Regel niedrig eingeschätzt.

In Bezug auf Depression zeigt sich in manchen Studien zu ALS eine leicht erhöhte Prävalenz. Ein signifikanter Zusammenhang zwischen Depressivität und dem Ausmaß der körperlichen Einschränkung besteht allerdings nicht. Wichtig zu berücksichtigen ist, dass körperliche Symptome einer Depression auch im Symptomspektrum von ALS vorkommen können. Dazu zählen Schlafstörungen, Gewichtsreduktion oder auch Appetitlosigkeit (Schrempf 2019).

Ein signifikanter Zusammenhang besteht allerdings zwischen der Schulbildung und der Schwere der Depression bei ALS-Betroffenen. Erkrankte Personen mit höherer Schulbildung scheinen eine niedrigere Depressivität aufzuweisen. Es wird vermutet, dass Personen mit höherer Schulbildung mehr Bewältigungsstrategien erlernt haben. Darüber hinaus zeigt sich auch, dass mit Fortschreiten der Erkrankung und der damit verbundenen körperlichen Beeinträchtigung die emotionale Belastung nicht ansteigt. Unabhängig vom Krankheitsstadium sind allerdings depressive Episoden möglich, die dann medikamentös und psychotherapeutisch zu behandeln sind.

Die Lebensqualität von ALS-Betroffenen ist ähnlich wie bei gesunden Personen. Eine niedrigere subjektive Lebensqualität liegt bei Betroffenen mit depressiver Symptomatik vor. Eine Depression bei ALS-Betroffenen wird vor allem darauf zurückgeführt, dass diese externen Faktoren, die die Person selbst nicht steuern kann, wie gesundheitliche Verfassung und Mobilität einen höheren Stellenwert beimessen, während bei nicht depressiven ALS-Betroffenen persönliche Werte in den Vordergrund treten, und somit dem persönlichen Wohlbefinden eine größere Bedeutung zugeschrieben wird. Auch das soziale und familiäre Umfeld kann zum Erhalt der Lebensqualität der Betroffenen beitragen. Mit steigender körperlicher Beeinträchtigung gewinnen Bereiche wie die Kommunikation und die medizinische Versorgung an Bedeutung. Dass weder die Depressivität noch die Lebensqualität mit der Schwere der körperlichen Einschränkung zusammenhängen, stellt eine wichtige Erkenntnis für die Versorgung von ALS-Betroffenen dar (Lulé et al. 2008).

Resilienz

Wie wird Resilienz definiert?

Resilienz bezeichnet die Fähigkeit einer Person, trotz belastender Lebensereignisse und Stressoren psychisch gesund zu bleiben. Resilienz stellt keine natürliche Veranlagung dar, sondern wird durch Erfahrungen und Persönlichkeitseigenschaften geprägt. Dabei können auch biologische, psychologische und soziale Ressourcen Resilienzfaktoren darstellen. Resilienz stellt demnach keine unveränderliche Eigenschaft dar, sondern kann durch das Bewältigen von Belastungen erlernt oder gestärkt werden. Wenn vergangene Belastungen überwunden werden konnten, kann diese Fähigkeit auch in zukünftigen Situationen genutzt werden. Im Krankheitskontext bedeutet dies, dass eine ausgeprägte Resilienz die Krankheitsbewältigung positiv beeinflussen kann. Darüber hinaus gibt es Schutzfaktoren, die einen Einfluss auf die Resilienz einer Person haben können. Dazu zählen eigene Fähigkeiten und Kompetenzen, aber auch sichere und gesunde zwischenmenschliche Beziehungen. Weitere Schutzfaktoren können ein sicheres Einkommen, eine zufriedenstellende Wohnsituation und psychosoziale Netzwerke außerhalb der Familie darstellen. Verschiedene Risikofaktoren können wiederum die Resilienz erschweren. Dazu gehören negative Kindheitserfahrungen wie familiäre Gewalt, unsichere romantische Beziehungen, negative Lebensereignisse, wie beispielsweise Trauerfälle, oder psychische Störungen. Auch Armut, Arbeitslosigkeit oder Migration sind Risikofaktoren.

Externe Einflüsse auf die Resilienz

Die eigene Selbstwirksamkeit, ein unterstützendes soziales Umfeld und der sozioökonomische Status können die Resilienz stärken, was wiederum zu einem besseren Umgang mit Stressoren wie Erkrankungen führen kann. Resilienz entsteht, wenn eine Krise überwunden wurde. Gleichzeitig können Krisen einen Risikofaktor für Resilienz darstellen. Entscheidend ist, ob eine Person während des Krisenereignisses einen positiven Wandel erlebt hat (Diegelmann et al. 2023).

Resilienzförderung bei ALS

ALS ist eine Erkrankung, die von Betroffenen eine kontinuierliche Anpassungsleistung an neue Bedingungen erfordert. Die Erkrankung schreitet schnell voran, wobei die Betroffenen die abnehmende Funktionalität des Körpers bewusst miterleben. Das führt dazu, dass die Betroffenen immer häufiger auf fremde Hilfe angewiesen sind. Des Weiteren sind Ängste und die eigene Sterblichkeit bei den Erkrankten präsent. Dennoch weist ein Teil der Betroffenen eine hohe Lebensqualität vor. Diese lässt sich durch den Einfluss von psychosozialen Faktoren erklären. ALS-Betroffene, die aktives Problemlöseverhalten zeigen, verfügen über eine bessere Lebensqualität. Es zeigt sich auch, dass ALS-Betroffene mit einem solchen Problemlöseverhalten weniger Leidensdruck und Hoffnungslosigkeit empfinden. Leidensdruck kann somit durch Autonomie und Entscheidungsfähigkeit reduziert werden. Betroffene, die ihre Probleme aktiv angehen und selbst Entscheidungen treffen, erlangen wieder Kontrolle über ihre Situation. Aus diesem Grund ist es wichtig, Betroffene an Entscheidungen teilhaben zu lassen, die den weiteren Krankheitsverlauf und ihr soziales Leben betreffen, wie beispielsweise die ambulante Versorgung im eigenen Zuhause (Wasner 2008). Das Einbeziehen von Betroffenen in frühen Phasen ist besonders wichtig, da sich im Erkrankungsverlauf kognitive Einschränkungen einstellen können (Mercadante und Al-Husinnat 2023).

Resilienz im Kontext der Familie

Im Laufe der Erkrankung ändern sich die Themen, die für die Betroffenen im Fokus stehen: Eine sichere Zukunft für die eigene Familie und die Belastung der Angehörigen durch die Erkrankung nehmen an Bedeutung zu und beeinflussen die Lebensqualität stärker. Es ist also entscheidend für die Lebensqualität der Betroffenen, dass ihre Familienangehörigen entlastet werden.

Wichtig für Betroffene ist das Gefühl, trotz ihrer Einschränkungen keine Last zu sein, von ihrer Familie gebraucht zu werden und einen gesellschaftlichen Beitrag zu leisten.

Resilienz ist auch für pflegende Angehörige wichtig, da gemeinsame Lebenswerte dazu führen können, dass Angehörige und Betroffene dasselbe Verständnis von einem erfüllten Leben entwickeln. Die Lebensqualität und die damit einhergehende Resilienz ist somit auch für Angehörige relevant und unterliegt denselben Schutz- und Risikofaktoren. Das soziale Umfeld kann demnach einen positiven Einfluss auf die psychische Verfassung der Betroffenen und der Angehörigen haben.

Es gibt unterschiedliche Möglichkeiten, um nach der Diagnosestellung die Resilienz von Betroffenen zu unterstützen. Dabei sollten vorhandene Ressourcen fokussiert und die begleitete Reflexion der Vergangenheit sowie die sich neu ergebende Sinnfindung gefördert werden (Wasner 2008). Resilienz ist ein bedeutsamer Faktor, der in Verbindung mit Lebenszufriedenheit steht. Dabei ist eine körperliche Behinderung ebenso wenig wie das Alter oder das Geschlecht ein Indiz dafür, dass eine Person weniger resilient ist (Kroboth 2017).

Kommunikation

Kommunikation zu Beginn

Das Erhalten einer ALS-Diagnose ist für Erkrankte belastend, gleichzeitig kann das Mitteilen der Diagnose für das medizinische Fachpersonal herausfordernd sein. Mithilfe einer geeigneten Kommunikationsstrategie kann die Belastung auf beiden Seiten reduziert werden. Die Diagnose sollte möglichst im Beisein von Angehörigen unter Achtung der Privatsphäre der Betroffenen klar und verständlich übermittelt werden. Bei der Eröffnung der Diagnose ist es außerdem empfehlenswert, die Betroffenen mit der Menge an Informationen nicht zu überfordern und Raum für Fragen der Erkrankten zu schaffen. Pessimistische Aussagen sollten vermieden werden. Stattdessen sollte Positives hervorgehoben und auf Möglichkeiten der professionellen Unterstützung und der Linderung erwarteten Leides eingegangen werden. Hoffnung kann auch dadurch geschaffen werden, dass Fortschritte in der Therapie und in den assistiven Technologien besprochen werden, die Kommunikation, Selbstbestimmung und Teilhabe auch in fortgeschrittenen Phasen der Erkrankung ermöglichen, und dass die Möglichkeit zur Teilnahme an Studien aufgezeigt wird. Auch der Hinweis auf die Aktivitäten der Selbsthilfe, z. B. Deutsche Gesellschaft für Muskelkranke (DGM) e.V. und ALS-mobil e.V., eröffnet Zugang zu Unterstützungsmöglichkeiten (siehe Abschn. 4.2.4). Die nicht ausreichende Aufklärung über die Erkrankung und damit die Unwissenheit der Erkrankten ist schädigender als eine ausführliche Informationsvermittlung. Betroffene müssen durch fortlaufende Aufklärung in den verschiedenen Stadien der Erkrankung in die Lage versetzt werden, ihr Leben zu planen.

Kommunikation im weiteren Verlauf

Für Betroffene ist die verbleibende Lebenszeit ein zentrales Thema, weshalb diesbezüglich eine umfassende Aufklärung erfolgen muss. Eine ungefähre Angabe über die verbleibende Lebenszeit ermöglicht den Erkrankten, die nächste Zeit für sich zu planen (Anneser et al. 2018). Allerdings wird die Überlebenszeit ganz maßgeblich durch die Akzeptanz lebenserhaltender Therapien bestimmt, mit deren Hilfe dann schließlich Überlebenszeiten von 10 Jahren und mehr möglich werden. Damit sich Betroffene mit diesen wichtigen Themen angemessen aufgehoben fühlen, sollte eine Ansprechperson für psychosoziale Belastungen zur Verfügung gestellt werden (Eickhoff et al. 2024).

Der Fall von Herrn P.

Der Weg zur Diagnose

Der Fall von Herrn P. zeigt eine langsam voranschreitende ALS mit Symptombeginn an den Händen. Die Diagnosefindung dauerte ca. 3,5 Jahre. Die schwierige Diagnosestellung ist vor allem darauf zurückzuführen, dass die eindeutige Feststellung einer ALS viel Erfahrung und spezifisches Wissen über diese seltene Erkrankung erfordert. Der Patient hat 2,5 Jahre darauf gehofft, nicht an ALS erkrankt zu sein. Bereits vor der endgültigen Diagnose hat sich die Atmung des Patienten massiv verschlechtert, eine nicht-invasive Beatmung wurde aber erst mit der Diagnosestellung eingeführt. Zu betonen ist, dass die nicht-invasive Beatmung nicht etwa die Lebensqualität reduziert, sondern ganz im Gegenteil dazu beiträgt, diese aufrechtzuerhalten, wenn keine schwere bulbäre Symptomatik vorliegt (Bourke et al. 2006). Herr P. entwickelte eine ausgeprägte körperliche Erschöpfung, deren Abgrenzung von einer depressiven Symptomatik schwierig war. Er nimmt ein Antidepressivum ein, weil es ihm hilft, besser zu schlafen, und seine Stimmung stabilisiert.

Die anfängliche Unwissenheit über die eigentliche Diagnose und die späte Diagnosefindung können negative psychische Auswirkungen haben. Dennoch ist zu beachten, dass eine ALS-Diagnose und das Voranschreiten der Erkrankung nicht zwangsläufig zu psychischen Erkrankungen führt (Schrempf 2019). Eine ausführliche Informationsvermittlung über die verschiedenen Stadien der Erkrankung hinweg und eine gute Betreuung durch das medizinische Personal können möglichen Belastungen entgegenwirken. Herr P. betont, sich medizinisch und therapeutisch gut aufgehoben zu fühlen.

Der Alltag

Herr P. benötigt Unterstützung bei alltäglichen Aufgaben, da er mit seinen Händen keine Gegenstände mehr greifen kann. Dies hat zur Folge, dass er im Alltag auf seine Frau angewiesen ist. Wenn seine Kinder zu Besuch sind, können sie seine Frau entlasten. Der familiäre Zusammenhalt zeigt sich dabei sehr stark. Die Lebensqualität von Herrn P. und seinen Angehörigen kann dadurch gesteigert werden, dass die Angehörigen bei der Pflege entlastet werden. Die Entlastung der Familie wird mit der zu erwartenden Zunahme der Bedürftigkeit des Patienten im weiteren Erkrankungsverlauf immer bedeutsamer werden. Die Lebenszufriedenheit von Erkrankten und ihren Familien bedingt sich gegenseitig.

Wenn Erkrankte nicht das Gefühl haben, ihre Angehörigen zu belasten, können andere Themen, wie die therapeutische Verarbeitung der Vergangenheit und die Hervorhebung vorhandener Ressourcen, in den Vordergrund rücken und an Bedeutung zunehmen. Ein weiterer Vorteil ist, dass die Lebensqualität eher aufrechterhalten bleibt, wenn Betroffene sich keine Sorgen über ihre Angehörigen und deren Belastung durch die Situation machen müssen. Durch die Betrachtung von Chancen statt von Defiziten kann die Resilienz und damit die Lebenszufriedenheit von Herrn P. und seiner Familie gesteigert werden (Wasner 2008).

Berufliche Teilhabe

Das Gehen fällt dem Patienten zunehmend schwerer, weshalb frühzeitig ein Rollstuhl beantragt wurde. Die dazugewonnene Mobilität wird ihm mehr Selbstständigkeit im Alltag und mehr Teilhabe ermöglichen sowie die Familie im Alltag entlasten. Hierdurch wird sich wiederum die Lebensqualität des Patienten und seiner Familie verbessern.

Für Herrn P. spielt die berufliche Teilhabe eine besonders wichtige Rolle. Seiner Tätigkeit als Psychotherapeut kann er weiterhin nachgehen. Er berichtet, dass er seinen Beruf noch sehr gerne ausübt und die Zeit in seiner Praxis schätzt. Herr P. erfüllt eine wichtige Funktion in der Gesellschaft, wodurch auch seine soziale Teilhabe gestärkt wird. Dadurch, dass er noch keine bulbären Symptome aufweist, hat er auch keine Einschränkungen in der Interaktion mit seinen Klient*Innen. Das Ausüben seines Berufes ermöglicht ihm Autonomie und versetzt ihn in die Lage, für andere Menschen da zu sein. Bei ALS-Betroffenen steigt die Lebenszufriedenheit, wenn sie sich gebraucht fühlen.

Seitdem Herr P. an ALS erkrankt ist, zeigen die Klient*Innen in seinen Sitzungen viel Anteilnahme an seinem Schicksal. Mit Humor gelingt es ihm, seine Erkrankung zu relativieren. Herr P. betont auch, dass sein Leben weiterhin lebenswert ist und die Erkrankung daran nichts verändert hat. Werte, wie die kleinen Dinge im Leben zu schätzen oder die Fähigkeit zu lieben werden von Herrn P. als entscheidend für seine Lebenszufriedenheit angesehen.

Vereinbarkeit von Beruf und Privatleben

Herr P. benötigt eine barrierefreie Praxis, weshalb er seine Therapiestunden übergangsweise zuhause abhält. Dies erwies sich zu Beginn für seine Ehefrau, mit der er zusammenlebt, als störend. Mittlerweile haben Herr P. und seine Familie eine zufriedenstellende Lösung dafür gefunden, indem die Praxis vom privaten Bereich räumlich abgetrennt ist. Herr P. wird 12 h wöchentlich von einer Freizeitassistenz betreut, wodurch seine Teilhabe weiter gestärkt wird. Darüber hinaus wird er nachts etwa 12 h pro Woche von einem Pflegedienst besucht, wobei das Ziel ist, eine durchgängige pflegerische Betreuung rund um die Uhr zu erhalten. Darüber hinaus wird ihm eine Arbeitsassistenz mit einem Umfang von 20 Stunden pro Woche zur Verfügung gestellt, was ihm das Fortführen seiner beruflichen Tätigkeit ermöglicht. Die Familie musste sich zunächst an die intensive Betreuung und die ständige Anwesenheit von Pflegenden gewöhnen. Mittlerweile erlebt die Ehefrau die Unterstützung als Bereicherung und Entlastung. Es entsteht ein Gefühl von Lebendigkeit, Fröhlichkeit und Leichtigkeit im familiären Alltag und es entwickeln sich vertrauensvolle Beziehungen zwischen seiner Ehefrau und dem Pflegepersonal.

Familiärer Zusammenhalt und extrafamiliäre Merkmale

Neben dem familiären Zusammenhalt ist die Zufriedenheit mit extrafamiliären Merkmalen wie der Wohnsituation ebenfalls hervorzuheben. Extrafamiliäre Merkmale können die Resilienz positiv beeinflussen. Herr P. arbeitet sehr gerne und sieht die Arbeit als große Bereicherung für sein Leben an. Sie stellt für ihn ein „Fenster zur Welt“ dar. Er sollte die Arbeitstätigkeit also so lange wie möglich fortführen. Der Zugang zur Welt durch die Arbeitstätigkeit führt zu immer neuen Erfahrungen, was wiederum positiv zur Krankheitsbewältigung beitragen kann (Scholz-Minkwitz und Heß 2018). Herr P. erlebt das vergleichsweise langsame Voranschreiten der Erkrankung als großes Glück, und er kann sich auf neue Symptome oder Veränderungen besser einstellen. In seinem familiären Umfeld hat er stets emotionale Unterstützung bekommen und finanzielle Sicherheit erlebt. Es handelt sich dabei um Resilienz fördernde Bedingungen, die den Umgang mit der Erkrankung erleichtern können (Diegelmann et al. 2023).

Zusammenfassung

Eine komplexe Beeinträchtigung körperlicher Funktionen steht nicht in direktem Zusammenhang mit einer geringeren Lebensqualität und führt auch nicht notwendigerweise zu einer erhöhten Prävalenz von psychischen Erkrankungen wie Depression oder Ängsten. Eine gestärkte Resilienz und die Fokussierung auf familiäre Werte können die Lebensqualität von Betroffenen und ihren Angehörigen positiv beeinflussen.

Die Entlastung der Angehörigen ist wichtig und hat zur Folge, dass Erkrankte sich selbst weniger als Belastung wahrnehmen. Eine wertschätzende und transparente Kommunikation kann zusätzlich dazu beitragen, Betroffene angemessen auf zukünftige Ereignisse vorzubereiten.

Der Fall von Herrn P. zeigt einen schleichenden Beginn, bei dem lange unklar war, woran der Patient erkrankt ist, sodass eine große Anpassungsleistung von ihm und seiner Familie gefordert wurde. Durch ein gut ausgebildetes multidisziplinäres Team konnte die Familie nach der Diagnosefindung gut aufgefangen und unterstützt werden, wodurch die Lebensqualität erhalten blieb.

Dass Herr P. immer noch seinem Beruf als Psychotherapeut nachgehen kann, gibt ihm weiterhin einen Sinn im Leben.

Ausblick

Die Fokussierung auf familiäre Werte und die vorhandenen körperlichen, psychologischen und sozialen Ressourcen helfen dabei, mit der Situation umzugehen. Die Betreuung zu Hause durch Pflegefachkräfte im Rahmen der außerklinischen Intensivpflege und die persönliche Assistenz in den Bereichen Arbeit und Freizeit stellen zentrale Angebote zur Entlastung der Ehefrau und zur Unterstützung des Patienten dar. Durch die Anpassung dieser Angebote an den Bedarf wird Herr P. auch zukünftig eine gleichberechtigte Teilhabe in vielen Lebensbereichen und eine gute Lebensqualität haben. Nicht nur die Betroffenen und ihre Angehörigen, sondern auch medizinisches, pflegerisches, therapeutisches und pädagogisches Personal müssen über die Erkrankung und die damit verbundenen psychosozialen Aspekte aufgeklärt werden. Nur so können Belastungen minimiert werden und kann die Lebensqualität aller Beteiligten erhalten bleiben.

4.1.7 „Meine Odyssee durch die Krankheit"

Alexandra Wessel
Ich will euch an meinem Leben mit ALS teilhaben lassen. Seht selbst!

So fing alles an: Als mein Mann und ich Anfang 2019 mal wieder unterwegs waren zu unserem samstäglichen Frühstück ins *Alex* sagt mein Mann mitten auf der Weserbrücke auf einmal zu mir: „Du platscht mit dem linken Fuß." Ich denke so, bei dir platscht es auch und sage: „Das ist mein lässiger Gang." Ich habe mir eine Uhr, (die Uhr steht für Vergänglichkeit, aber auch für einen Neuanfang), den Tag und die Koordinaten auf den rechten Oberarm tätowieren lassen.

Wenn ich recht überlege, habe ich die ersten Anzeichen schon viel eher gehabt. Zum Beispiel als ich mit dem Fahrrad vom Fitnessstudio kam, musste ich an einer Ampel vom Rad runter. Linkes Bein runter und plumps, da lag die dicke Nudel, als ob da kein Bein gewesen wäre. Ich war zu der Zeit nicht dick, sondern top in shape. Wenn ich heute am Strand liegen würde, wäre sofort Greenpeace da und würde eimerweise Wasser über mich kippen. Na ja, jedenfalls habe ich mir nicht viel dabei gedacht.

Dann kam im Februar 2019 der Urlaub mit meiner Mutter und ihrem Freund. Wie so oft sind mein Mann und ich vor Sonnenaufgang direkt an der Strandpromenade entlang joggen gegangen. Es gibt nichts Schöneres, als am Meer den Sonnenaufgang zu genießen, wenn alles noch schläft. Und da war zum ersten Mal die Angst, dass irgendwas nicht stimmt. Mein linkes Bein war irgendwie ein bisschen steif und ich konnte es beim schnellen Gehen oder beim Laufen nicht richtig koordinieren. Was war das nur? Wahrscheinlich Stress!

Das Jahr 2017 war richtig scheiße, erst erkrankte mein Mann an einem Mantelzelllymphom, als Nächstes meine Mutter an einem Glioblastom, und dann starb auch noch mein Vater. Man darf nicht vergessen, dass ich auch noch in Vollzeit als Personalsachbearbeiterin tätig war. Ich weiß heute nicht mehr, wie ich alles geschafft habe. Ich habe 2017/2018 überstanden – allerdings habe ich mich gefragt, wann rächt sich mein Körper.

Nach dem Urlaub Anfang 2019 ging ich zum Hausarzt, aber auch dieser tippte auf Stress und verschrieb mir ein paar Einheiten Massage für meine Beine. Ich hin, und vor mir stand ein kleiner 70 Jahre alter Mann mit Tremor. Ich habe bis heute nicht verstanden, warum ich mich bis auf meinen Schlüppi nackig machen musste, nur um meine Beine massieren zu lassen. Ach, dachte ich, lass ihm den Spaß.

Einige Zeit verging, aber es wurde nicht besser. Ganz im Gegenteil, mittlerweile war ich instabil im Knie. Ich also wieder zum Hausarzt, um mir eine Überweisung für einen Neurologen zu holen. Ich habe mir die Finger wund gewählt, um einen zeitnahen Termin zu bekommen. Irgendwann hatte ich Glück und ich hatte meinen Termin. Der Neurologe hatte zwar seine Praxis am Arsch der Heide, aber das war mir egal. Ich muss dazu sagen, ich bin so ein Google-Typ. So, ich erst einmal meine Symptome eingetippt … Ach du Scheiße … Von ALS über MS bis hin zu Krankheiten, die ich nicht aussprechen, geschweige denn schreiben kann. Angst macht sich breit. Was ALS ist, wusste ich durch Stephen Hawking und die Ice Bucket Challenge.

Termin beim Neurologen: Ich sitze allein im Wartezimmer. Komisch, denke ich, warum keine anderen Patienten? Nicht weiter darüber nachdenken, sei froh, dass du so schnell einen Termin bekommen hast. Ich rein ins Behandlungszimmer und fläze mich in den dicken schweren Sessel. Auftritt Neurologe … Ich wäre am liebsten abgetreten. Total unsympathisch und ein Lappen, wie er im Buche steht, aber egal, ich will ihn ja nicht heiraten. Er untersucht mich und meint, ich soll mir mal nicht so viele dumme Gedanken machen, ich würde mir alles einbilden. Du Arsch, mach deine Klüsen auf, ich laufe doch total wackelig. Mit Ach und Krach habe ich ihm eine Überweisung für ein MRT aus den Rippen geleiert. Aber der Neurologen-Lappen sollte Recht behalten. Außer ein paar weißen Flecken, was in meinem Alter wohl normal ist, nichts Auffälliges.

Jetzt kommen auch noch Gleichgewichtsstörungen hinzu. Und ich bekomme durch meine Googelei immer mehr Angst, an ALS zu erkranken. Darum suche ich mir einen Neurologen, der bei mir ambulant eine Lumbalpunktion durchführt. Der Neurologe ist eine Neurologin. Die traktiert mich mit ihrem Hämmerchen und ich mache eine Laufprobe wie eine Kuh auf einer Leistungsschau. Dann schaut sie die Aufnahmen vom MRT an und sagt: Die Bilder sind aber schlecht, ich kann gar nichts erkennen. Na toll, und jetzt? Es müssen neue Bilder gemacht werden, und dann erst kommt der Pieks in den Rücken. Auf dem Weg nach Hause erlebe ich zum ersten Mal, dass die Erdanziehung bei mir stärker geworden ist und ich ab nun öfter Ganzkörperbodenkontakt habe. Mit blauen Flecken übersät und einem neuen MRT stehe ich 14 Tage später wieder bei ihr. Auf dem MRT ist nichts Auffälliges erkennbar. Zum ersten Mal stelle ich meine Angstfrage. Kann es ALS sein? Das glaubte sie nicht. Auch die Nervenwasseruntersuchung blieb ergebnislos. Nach Meinung der Ärztin ist es wohl MS, aber ich sollte ein halbes Jahr abwarten und dann alles noch mal machen. Absolut unzufrieden stolperte ich nach Hause.

Da mittlerweile auch mein rechtes Bein anfing zu schwächeln, suchte ich mir den dritten Neurologen. Dieser riet mir, mich in einer Klinik komplett durchchecken zu lassen. Also auf in die Neurologie. Das war im Oktober 2019. Nach einer Woche entlassen mit der Diagnose hereditäre spastische Paraparese, kurz HSP. Auch hier fragte ich, ob es ALS sein könnte. Es wurde verneint. Ich soll mich viel bewegen, dann würde mir der Rollstuhl erspart bleiben. Gesagt getan.

Anfang 2020 konnte ich mich nur noch mit Krücken fortbewegen. Da ich den schnellen Verlauf von HSP nicht hinnehmen wollte, googelte ich mal wieder nach einer Klinik, die auf HSP spezialisiert ist, und fand ein Krankenhaus in Tübingen. Termin im Mai 2020, Corona war in vollem Gange. Mittlerweile war ich Rollifahrer. Ich hatte mich mit Händen und Füßen dagegen gewehrt, aber ich musste einsehen, dass man sich mit Ganzkörperbodenkontakt nicht gut fortbewegen kann. Ambulanztermin in Tübingen. Zum ersten Mal hatte ich Angst und fragte auch nicht, was ich schon vier Neurologen vorher gefragt hatte.

Nach etlichen Untersuchungen und meiner heißgeliebten Lumbalpunktion kam die Ärztin drei Tage später rein und setzte sich zu mir auf die Bettkante. Das war's, sie brauchte auch nichts mehr zu sagen, ich wusste dank Google, was Phase war. Komischerweise blieb ich in diesem Moment gefasst, erst später fing ich an zu heulen. Auf dem Nachhauseweg – ich bin gefahren dank Automatik, mein Mann schlief neben mir auf dem Beifahrersitz – war ich für ein kurzen Moment versucht, Vollgas zu geben und einfach hinten in einen LKW rein. Aber auf einmal wurde mir bewusst, wie schön das Leben ist, und dass ich allen Einschränkungen, die die Krankheit mit sich bringt, zum Trotz noch leben möchte.

Ich habe bis zu diesem Zeitpunkt ein wunderschönes erfülltes Leben gehabt. Ich habe einiges von unserer schönen Welt gesehen, habe einen tollen Job mit noch besseren Kollegen, habe zwei megaliebe beste Freundinnen und einen lieben Mann. Was will ich mehr. Hier die drei liebsten Menschen in meinem Leben, mein Mann Diet, Gitta und Steffi:

Ich veränderte mich zum Negativen und schämte mich für mein Äußeres. Ich muss dazu sagen, dass ich mein Leben lang auf mein Äußeres bedacht war. Auf Druck meiner Freundinnen bin ich doch irgendwann raus, und was soll ich sagen, es war einfach nur schön.

Ende 2021 war mein Fahrgestell komplett bewegungsunfähig und meine Sprache wurde immer verwaschener. Allerdings hatte ich keine Schmerzen, und das vernebelt die Sicht auf die Schwere der Krankheit. Mir ging es gut! Bis Ende 2022. Mein damaliger Neurologe begleitete mich in keinster Weise, er hat immer nur auf Zuruf fleißig Rezepte ausgestellt. Also organisierte ich mir selbst einen Termin beim Lungenfacharzt für eine Blutgasanalyse. Das Ergebnis teilte mir der Arzt am Telefon mit. Mein CO_2-Wert war sehr schlecht. Der Arzt sagte mir, dass ich ins Krankenhaus müsse, sonst wäre bald Schicht im Schacht. Panik stieg in mir auf, ich bin doch noch lange nicht bereit, Gottes grüne Erde zu verlassen. Im Evangelischen Krankenhaus in Oldenburg wurde ich an die ALS-Ambulanz von Dr. Groß verwiesen. Endlich ein Arzt, der mir nicht das Gefühl gab, mit meiner Krankheit allein zu sein. Ohne ihn wäre ich wahrscheinlich nicht mehr.

Der erste Tag in meinem neuen Leben …

… war nicht so prickelnd. Ich bin auf der Intensivstation mit zwei neuen Körperöffnungen erwacht. Meine Einstichstellen von Kanüle und PEG sahen aus, als hätten die Chirurgen von der OP-Tür aus mit dem Skalpell Dart gespielt mit meinem Körper als Zielscheibe. Mir ging es echt beschissen, aber hey, was war anders? Ich bekam Luft! Gott sei Dank bin ich nach zwei Tagen ins Evangelische Krankenhaus nach Oldenburg gekommen. Dort wurde ich liebevoll von Pflegern, Therapeuten, Sozialarbeitern und nicht zu vergessen von Ärzten wieder aufgepäppelt. Nach sechs Wochen im Krankenhaus in Oldenburg hatte die Sozialarbeiterin für mich eine Intensivpflege-Wohngemeinschaft gefunden.

Tja… Was soll ich sagen: aus dieser und dann auch aus der nächsten Intensivpflege-WG bin ich rausgeflogen, weil ich mir nicht alles gefallen lasse und auf Missstände aufmerksam mache! Ich passe nicht in das System vieler Intensivpflege-Wohngemeinschaften. Ich bin noch nicht genug ballaballa im Kopf. Die meisten wollen nur das einfache und schnelle Geld mit uns machen, die Menschlichkeit bleibt vollkommen auf der Strecke!

Ich musste schmerzlich erfahren, dass die meisten Pflegekräfte überhaupt nicht mit ALS-Patienten in meinem Stadium umgehen können! Sie müssten geschult werden, worauf sie achten müssen. Verdammte Axt, es kann doch nicht so schwer sein, in unser Gesicht zu schauen! Wir können uns nur über unsere Mimik ausdrücken.

Die Hoffnung stirbt lange nach mir

Dass ich das noch erleben darf! Da musste ich so viel Sch… fressen, bis ich hierhergekommen bin. Ich wohne jetzt in meiner dritten Einrichtung und endlich habe ich ein Zuhause. Bei Habitare in Ganderkesee steht der Mensch an erster Stelle. Hier sind wir Patienten keine Gelddruckmaschinen à la „Haus des Geldes“. Es wird alles dafür getan, dass wir uns wohlfühlen und dass es uns gut geht. Bestens geschultes Personal mit sehr viel Einfühlungsvermögen und Empathie, und von einem tollen Dreigestirn freundschaftlich geführt. Es werden sogar Ausflüge gemacht, auf jeden Patienten zugeschnitten und worauf wir Bock haben. Es wird regelrecht alles dafür getan, damit wir uns zu Hause fühlen. Zum Beispiel für mich ist Baden eine Wohltat, und das wird mir regelmäßig ermöglicht. Endlich bin ich angekommen.

Ich bin durch dieses Jahr mit Beatmung nur gekommen, weil ich zwei tolle Freundinnen, einen noch tolleren Mann, einen super Arzt und jetzt eine Spitzeneinrichtung an meiner Seite habe! Obwohl ich nach der zweiten Kündigung nicht mehr kämpfen wollte und einfach sterben. Ich bin durch die Krankheit ruhiger geworden, aber nicht weniger bekloppt! Ich lasse mich piercen und tätowieren, ich lasse regelmäßig meinen Friseur und meine Kosmetikerin kommen, fast so wie vor der Krankheit.

Mein Tobii und ich

Mein Sprachcomputer ist mein Ein und Alles, damit kann ich kommunikativ autark leben. Wie wichtig eine unterstützende Kommunikationshilfe ist, wollte ich am Anfang nicht wahrhaben. Als ich noch sprechen und meine Hände bewegen konnte, hat man mir gesagt, dass es Sprachcomputer gibt, an denen man die eigene Stimme einprogrammieren kann. Meine Reaktion war: „Wat für ein Tinnef!“ Heute bedauere ich es nicht, mich dafür entschieden zu haben. Wie oft habe ich schon gehört: Schade, dass wir deine Stimme nicht hören können! Ich bin aber dennoch froh, meinen Tobii zu haben. Er gibt mir eine Stimme, und man kann alles damit machen, WhatsApp, E-Mail, Kindle, Netflix, Internet und ich schreibe damit Artikel für die Zeitschrift *Beatmet Leben*. Ich wäre nichts ohne meine unterstützende Kommunikationshilfe!

Lasst euch nicht unterkriegen und genießt das Leben (Abb. 4.6)!

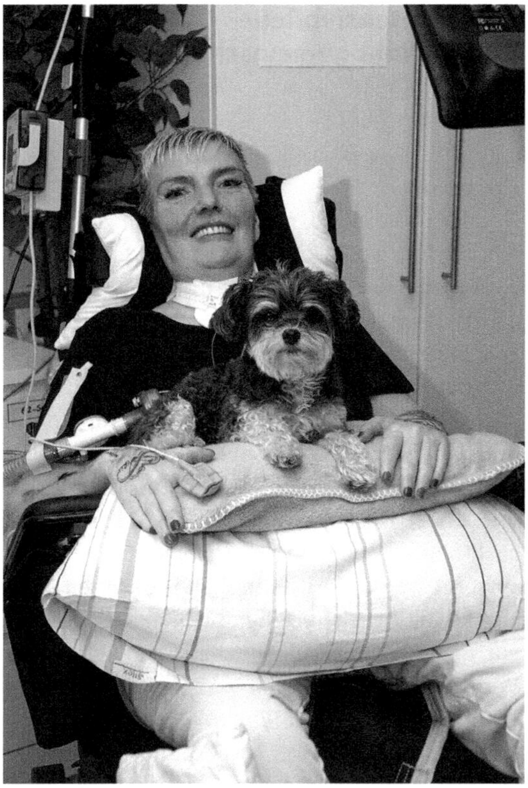

Abb. 4.6 Zweisamkeit genießen

4.1.8 Ernährung bei amyotropher Lateralsklerose

Imke Rathmann

Einleitung

Jede ALS verläuft anders. So zeigt Frau Wessel beispielsweise eine bulbäre Symptomatik, die in mittlerweile fortgeschrittener Form das Sprechen verunmöglicht. Zudem besteht eine schwere Dysphagie, die auch die orale Nahrungsaufnahme mit der Zeit unmöglich gemacht hat. Die Nahrungsaufnahme ist allerdings nicht nur das satt werden alleine. Es ist ein schöner Abend mit Freunden und Teilhabe am familiären Alltag. Man kommt zusammen und hat eine gute Zeit. In diesem Kapitel soll es darum gehen, ob es auch mit schwerer Dysphagie möglich ist, die im Zusammenhang mit dem Essen stehende Lebensqualität und Teilhabe zu erhalten.

Dysphagie bei ALS

Etwa 70 % aller ALS-PatientInnen entwickeln im Krankheitsverlauf eine Dysphagie aufgrund einer Parese der Kau-, Zungen-, Rachen- und Kehlkopfmuskulatur. Bei einer schweren Dysphagie kommt es zur Aspiration von Flüssigkeiten, Nahrung und Speichel, in deren Folge Lungenentzündungen auftreten können.

Dysphagien gehen häufig mit Gewichtsverlust einher, zumal auch der Grundumsatz bei der ALS gesteigert ist. Diesen Gewichtsverlust gilt es bestenfalls zu vermeiden, da er sich negativ auf die Prognose auswirkt. Im Rahmen einer logopädischen Diagnostik, optimalerweise inklusive Bildgebung in Form einer FEES (flexible endoskopische Evaluation des Schluckens), können zunächst Kompensationsstrategien erarbeitet werden. Diese umfassen:

Koststufenanpassung

- Weiche oder passierte Kost
- Vermeidung von Mischkonsistenzen
- Anpassung der Bolus-(„Häppchen-")größe
- Andicken von Flüssigkeiten

Haltungsänderungen beim Schluckakt

- Änderung der Kopfhaltung beim Schlucken

Lassen sich auch mithilfe dieser Strategien nicht mehr ausreichend Kalorien und Flüssigkeit zuführen oder ist die Medikamenteneinnahme erschwert, muss sich der Patient über eine Sondenernährung per PEG (perkutane endoskopische Gastrostomie) Gedanken machen. Dabei handelt es sich um eine Ernährungssonde, die von außen durch die Bauchdecke direkt in den Magen gelegt wird. Über eine PEG lassen sich Flüssigkeit, Sondenkost und Medikamente (flüssig oder gemörsert) zuführen. Die PEG-Anlage und die orale Ernährung schließen einander nicht aus. So kann beispielsweise über Tag gegessen und getrunken und zwischen den Mahlzeiten oder in der Nacht Flüssigkeit oder Sondenkost ergänzt werden. Die Mitteilung, dass das Essen auch nach der PEG-Anlage möglich ist, verbessert die Akzeptanz des Eingriffs erheblich.

Bei Frau Wessel ist die Dysphagie bereits so weit fortgeschritten, dass eine orale Nahrungs- und Flüssigkeitszufuhr nicht mehr möglich ist und die Ernährung vollständig über die PEG gesichert werden muss. Um auch dann noch ein Stück Lebensqualität zu erhalten, gibt es die Möglichkeit von Geschmacksstimulationen. Es können z. B. in ein kleines Sprühfläschchen Lieblingsgeschmäcker wie Cola, Säfte oder auch einmal etwas Rotwein gefüllt und die oralen Schleimhäute mit 2–3 Sprühstößen benetzt werden. Auch wenn der Geschmackssinn bei geblockter Trachealkanüle abgeschwächt ist, kann es gelingen, so Geschmack aufzunehmen. Bei warmen Temperaturen können die Schleimhäute auch nur mit Wasser feucht gehalten, und ein eventuelles Durstgefühl kann dadurch gelindert werden.

Darüber hinaus gibt es die Möglichkeit, in der Konsistenz angepasste Lebensmittel in eine ansprechende Form zu bringen oder mit speziellen Verfahren aus kleinen Mengen Flüssigkeit (z. B. Saft oder Suppe) einen Schaum herzustellen (z. B. Firma Biozoon). Mundbefeuchtung und Geschmacksstimulation werden trotz minimalen Aspirationsrisikos erreicht, da der Schaum nur sehr geringe Mengen Flüssigkeit enthält. Bei beiden Optionen, besonders aber bei der Schaumkost, ist allerdings eine ausreichende Kieferöffnung notwendig. Diese kann im Laufe der Erkrankung beeinträchtigt sein, was die Möglichkeiten der Geschmacksstimulation limitiert.

Fazit

Da ALS bei jedem/r PatientIn unterschiedlich rasch fortschreitet – und sogar beim selben Patienten zu unterschiedlichen Zeitpunkten unterschiedlich schnell – ist es besonders wichtig, die Ernährung regelmäßig zu evaluieren. Dies erfolgt zum einen durch die FEES, zum anderen aber auch durch regelmäßige logopädische Schluckuntersuchungen. Die in diesem Kapitel vorgestellten Maßnahmen können selbst bei schwersten Dysphagien zumindest für eine gewisse Zeit einen positiven Einfluss auf die Lebensqualität haben.

4.1.9 Intensivpflege-Wohngemeinschaften

Richard Buchholz

Einleitung

Der Erfolg eines Unternehmens in der heutigen „Pflegewelt" kann aus mehreren Perspektiven bewertet werden. Für die einen mag eher das Wirtschaftliche, für den anderen eher eine gute Qualität im Vordergrund stehen. Die Voraussetzungen und Rahmenbedingungen gelten jedoch für alle gleichermaßen. Wir kämpfen alle mit dem Pflegekräftemangel, Kostendruck und zunehmender Bürokratie. Die Patienten sollen seitens der Kostenträger möglichst günstig, aber nach neuesten wissenschaftlichen Erkenntnissen versorgt werden. Die Mitarbeiter erwarten einen attraktiven Arbeitsplatz und wollen entsprechend gut entlohnt werden. Die Patienten haben den Wunsch nach einer guten Versorgung und möchten sich rundum wohl fühlen. Die positive Rückmeldung von Frau Wessel bestätigt uns als kleinen, privat geführten Intensivpflegedienst in unserem patientenzentrierten Ansatz der Gestaltung unserer Intensivpflege-Wohngemeinschaft. Zur bestmöglichen Versorgung der Patienten gehören auch ein guter Arbeitsplatz für die Mitarbeiter und ein schöner Wohnraum mit qualitativ hochwertiger Ausstattung. Bei aller Fachlichkeit darf die Persönlichkeit der Patienten neben deren chronischer Erkrankung nicht außer Acht gelassen werden.

Lebensraum

Eine Intensivpflege-Wohngemeinschaft sollte nicht nur die medizinisch-pflegerische Versorgung der Patienten sicherstellen, sondern auch ein Zuhause sein. Dabei spielen die Größe und Aufteilung der Räumlichkeiten, Farbgestaltung, Lichtdesign und das Mobiliar wichtige Rollen. Die Bedürfnisse einzelner Patienten sind sehr individuell. Je nach Erkrankung und Einschränkung kann ein höherer Bedarf an Platz entstehen, um die Menge an notwendigen Hilfsmitteln unterzubringen und anwenden zu können. Zudem fühlt sich jemand vermutlich in einem kleinen Raum nicht wohl, der vorher in einem großen Haus gelebt hat. Je nach sozialem Umfeld ist auch ein gewisser Platz für Besuche unabdingbar.

Die Farbgestaltung der gesamten Wohngemeinschaft kann großen Einfluss auf das Wohlbefinden sowohl bei den Patienten als auch den Mitarbeitern haben. Warme, freundliche Farben und gezielt gesetzte Akzente tragen allgemein zu einer schönen Wohnatmosphäre bei. Je nach Wunsch und Möglichkeit sollte der persönliche Wohn- und Schlafraum der Patienten individuell gestaltet werden dürfen.

Spätestens in der dunklen Jahreszeit weiß man gute Lichtverhältnisse in den Räumlichkeiten zu schätzen. Es ist wichtig, dass alle Räume der Patienten von möglichst viel natürlichem Licht durchflutet werden. Die künstlichen Lichtquellen in den Fluren und Gemeinschaftsräumen sollten ein möglichst natürliches, warmes Licht abgeben (Abb. 4.7a). Die Leuchten in den Patientenzimmern sollten so gestaltet sein, dass sie je nach Tageszeit in der entsprechenden Farbtemperatur leuchten und dimmbar sind. Das Lichtkonzept sollte aus Patientensicht gestaltet werden. Die Raumbeleuchtung darf nicht blenden, sollte für den Patienten je nach vorhandenen Ressourcen steuerbar sein und muss in Notsituationen den Arbeitsplatz für das medizinische Personal gut ausleuchten können.

Intensivpflegebedürftige Patienten benötigen oftmals viele medizinische Geräte. Diese lassen einen Wohnraum wenig häuslich und gemütlich wirken. Spezielle Tische und Halterungen für den medizinischen Bereich verstärken diese Wirkung nochmals. Um dem entgegenzuwirken, können konventionelle Möbel so umgebaut werden, dass Geräte darin integriert werden können und somit weniger ins Auge fallen. Sie erfüllen danach trotzdem den vorgesehenen Zweck eines Gerätetisches und verleihen zugleich dem Patientenzimmer Wohnlichkeit (Abb. 4.7b). Grundsätzlich

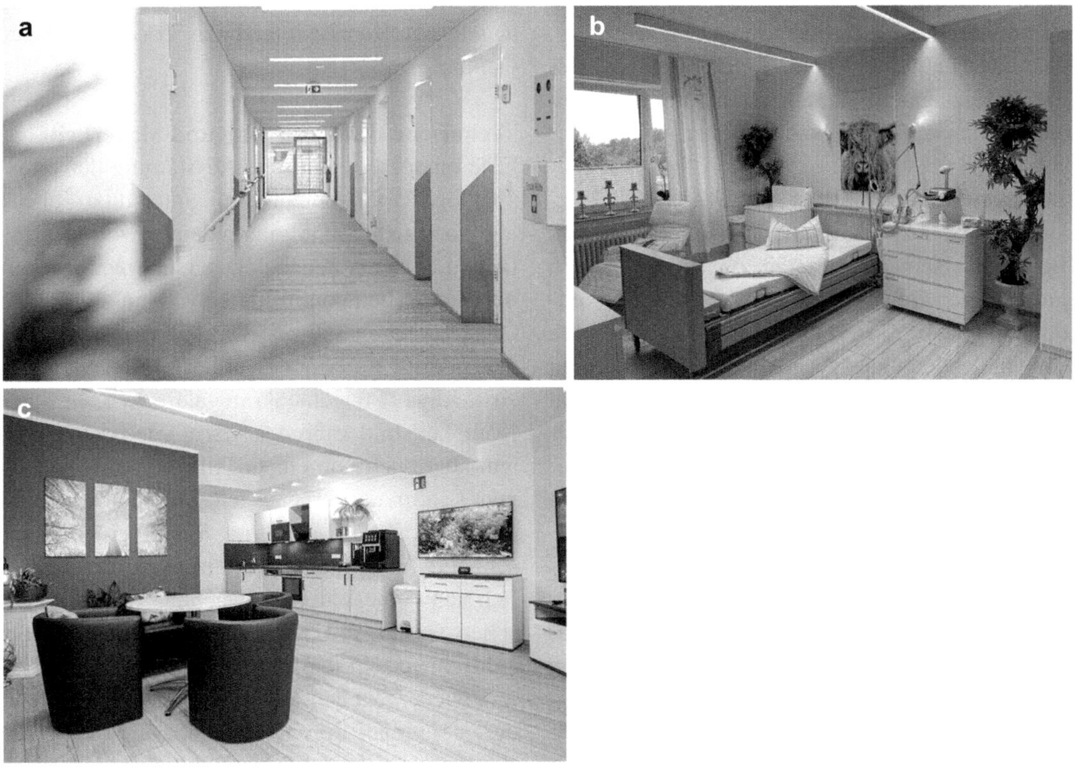

Abb. 4.7 Einblick in die Wohnverhältnisse: **a** Flur, **b** Patientenzimmer, **c** Gemeinschaftsraum

stellt der Bedarf an Platz für medizinische Güter eine große Herausforderung dar. Dies kann nur mit einem gut strukturierten Aufbewahrungssystem und bedarfsorientiertem Bestellwesen bewältigt werden.

Förderung der Selbstbestimmung

Der Platz in den Schränken für die persönlichen Dinge der Patienten darf nicht zugunsten des medizinisch-pflegerischen Bedarfs unverhältnismäßig beschnitten werden. Durch die Einrichtung mit persönlichen Dingen wie Deko, Bildern und Erinnerungsstücken wird eine Wohneinheit zu einem Zuhause.

Die Patienten und deren Zugehörige sollten im gesamten Pflegeprozess miteinbezogen werden. Alte Gewohnheiten sowie aktuelle Wünsche und Bedürfnisse können so berücksichtigt werden.

Besonders wichtig ist die Beachtung der Ablehnung von pflegerischen oder therapeutischen Maßnahmen. Aus Sicht des Pflegedienstes gerät man dann eventuell an Grenzen bezüglich der Verantwortung für die Versorgung. Wenn nötig, sollte das Team bereit sein, die Entscheidung der Patienten zu einem Therapieabbruch mitzutragen und sie bis zum Schluss zu begleiten.

Lebensqualität im Alltag

Um ein angenehmes Ambiente für gemeinsames Beisammensein der Patienten zu schaffen, ist ein großzügiger Gemeinschaftsraum mit einer modernen Küche sinnvoll (Abb. 4.7c). Dieser sollte sowohl den Patienten als auch ihren Zugehörigen jederzeit zur Verfügung stehen. Hier kann man kochen, gemeinsam Mahlzeiten einnehmen oder den Alltag verbringen. Die Räumlichkeiten können auch für individuelle Veranstaltungen wie Geburtstagsfeiern genutzt werden.

„Gutes Essen hält Leib und Seele zusammen" – die Versorgung mit abwechslungsreichen, schmackhaften Speisen und Getränken für Patienten, die ihre Nahrung noch oral aufnehmen können, ist wichtig für die Erhaltung der Lebensqualität. Im Optimalfall wird in der Einrichtung selbst gekocht, ergänzend kann ein guter Caterer eingebunden werden.

Für Patienten, die aufgrund ihrer Erkrankungen Speisen und Getränke nicht oral aufnehmen können, gibt es ebenfalls Optionen. Die Anschaffung eines Biozoon-Gerätes ermöglicht die Herstellung eines essbaren Schaumes aus jeder Flüssigkeit. Somit können auch Patienten mit schwersten Schluckstörungen Geschmack bewusst erleben.

Besuche von Tieren in der Einrichtung sind ein großes Plus für die Lebensqualität der Patienten. Besonders Hunde sind gerngesehene Gäste. Es sollten jedoch trotz der Freude am Tier einige Hygieneregeln beachtet werden, um Keimverschleppung zu verhindern und die Patienten nicht zu gefährden.

Je nach körperlicher Verfassung kann eine sinnvolle Aufgabe für die Patienten einen Zuwachs an Lebensqualität bedeuten. Dabei können niedrigschwellige Tätigkeiten wie das Gießen von Zimmerpflanzen, das Füttern von Aquarienfischen oder Vögeln und das Aussuchen der Dekoration für die Gemeinschaftsräume verrichtet werden. Wer kann und mag, kümmert sich um ein angelegtes Hochbeet und das darin angebaute Gemüse.

Technische Unterstützung und Sicherheit

Eine moderne technische Ausstattung der Intensivpflege-Wohngemeinschaft unterstützt bei der täglichen Arbeit und gibt zudem sowohl den Patienten als auch dem Pflegepersonal viel Sicherheit. Die Patienten profitieren von einer individuell anpassbaren Schwesternrufanlage, die bei Bedarf oder in Notfällen über die Telefonanlage die zuständige Pflegefachkraft alarmiert. Je nach Krankheitsbild kann der Alarm von dem Patienten, aber auch von einem Pulsoxymeter oder einem Beatmungsgerät ausgelöst werden. Dies gibt den Betroffenen sehr viel Sicherheit, da eine schnelle Intervention gewährleistet ist. Zusätzlich kann eine Videoüberwachung der medizinischen Geräte mit Kameras (ausschließlich der Bildschirme) in den Dienstzimmern über Monitore wiedergegeben werden, wenn Patienten bzw. deren Betreuer dies wünschen. Dies ermöglicht eine kontinuierliche Beobachtung der Vitalparameter und erlaubt Schlüsse über den aktuellen

Gesundheitszustand des jeweiligen Patienten. So können Notfälle im Vorfeld verhindert und einige schnell erkannt werden.

Zur weiteren technischen Ausrüstung sollten diverse betriebseigene medizinische Geräte gehören, auch wenn sie in ihrer Anschaffung nicht refinanziert sind. Diese können z. B. Lungenfunktion, Blutwerte, EKGs und weitere Vitalzeichenparameter erfassen. Daraus können Rückschlüsse über den Gesundheitszustand der Patienten gewonnen und in Absprache mit Ärzten, die auch telemedizinisch erfolgen kann, Maßnahmen getroffen werden. So können Probleme meistens zeitnah erkannt und Reaktionen ermöglicht werden, um den Gesundheitszustand der Patienten stabil zu halten. Die Vermeidung von Krankenhausaufenthalten bedeutet für die Patienten einen großen Zuwachs an Lebensqualität.

Technische Hilfsmittel wie Patientenlifter, Rollstühle und Dusch-Toilettenstühle im Rehabereich gehören zur Standardausrüstung in der Patientenversorgung. Bestimmte Hilfsmittel, die dem Wohlbefinden der Patienten dienen, werden leider nicht durch die Kostenträger finanziert. Eine weiche, elektrisch verstellbare mobile Badewanne bietet ein weit schöneres und angenehmeres Badevergnügen als ein vergleichbares Krankenkassenprodukt. Ergonomisch geformte und mit einer großen Auflagefläche ausgestattete Steckbecken weisen viel mehr Liegekomfort für Patienten auf – erfordern aber die Anschaffung eines entsprechenden Fäkalienspülgerätes.

Soziale Teilhabe

Damit die Patienten Kontakt zu ihrem sozialen Umfeld aufrechterhalten können, sollten Besuche von Zugehörigen jederzeit möglich sein. Durch den Einzug in eine Intensivpflege-Wohngemeinschaft ergibt sich zwangsläufig auch Kontakt zu anderen Patienten. Dadurch können neue Freundschaften geschlossen und gepflegt werden.

Die ständige psychosoziale Begleitung der Patienten und ihrer Zugehörigen durch den Pflegedienst ist sehr wichtig. Erst dadurch können sie sich angenommen und verstanden fühlen.

Auch wenn das Pflegepersonal eine professionelle Distanz zu den Patienten wahrt, gehört es irgendwann auch zum sozialen Umfeld der Patienten. Für einige Patienten stellen die Pflegekräfte eine „Ersatzfamilie“ dar. Dieses Empfinden beugt Einsamkeit vor und trägt zum Wohlbefinden der Patienten bei.

Eine individuelle Betreuung und Beschäftigung in der Wohngemeinschaft kann durch eine Betreuungskraft oder ehrenamtlich Tätige erfolgen. Ergotherapeuten vor Ort runden das Angebot an Betreuung ab.

Um am Leben außerhalb der Wohngemeinschaft teilhaben zu können, sollte ein großer Transporter angeschafft und entsprechend umgebaut werden (Rampe, Gurte, Steckdosen, Halterungen usw.). Das bietet die Möglichkeit, dass Patienten trotz schwerer Einschränkungen weiterhin mobil bleiben und Ausflüge unternehmen können. So ein Ausflug mit einem Intensivpatienten stellt für den Pflegedienst keine große Herausforderung dar – es erfordert lediglich eine gute Organisation im Vorfeld. Auch wenn das Angebot vielleicht dann nur sehr unregelmäßig in Anspruch genommen wird, empfinden die Patienten selbst die Möglichkeit der Nutzung als einen Zuwachs an Lebensqualität.

Fachliche Betreuung

Die schönste Pflegeeinrichtung kann ihren Zweck nicht ohne entsprechendes Personal erfüllen. Für die intensivpflegerische Versorgung dürfen ausschließlich dreijährig examinierte Pflegefachkräfte eingesetzt werden, die im Bereich der außerklinischen Beatmung und Intensivpflege fortgebildet sind. Eine stetige Entwicklung der Mitarbeiter mit Möglichkeit der Weiterbildungen zu unterschiedlichen Schwerpunkten ist erforderlich. Dadurch steigt auch das Vertrauen der Patienten in die Fähigkeiten der Pflegekräfte, was wiederum zu ihrem Wohlbefinden in der Einrichtung beiträgt. „Kommunikation ist alles“, hört man oft im Pflegealltag. Viele Missverständnisse zwischen Ärzten, Patienten und dem Pflegepersonal beginnen bereits hier. Um dem vorzubeugen, ist eine Beschäftigung von Pflegefachkräften mit sehr guten Deutschkenntnissen sinnvoll.

Die Pflegefachkräfte sollten genügend Zeit für die pflegerische Versorgung haben. Es ist sinnvoll, wenn sie unter anderem bei der Körperpflege der Patienten von Pflegehilfskräften unterstützt werden. Dies ist deutlich angenehmer für alle Beteiligten und sorgt für eine höhere Zufriedenheit sowohl bei den Patienten als auch bei den Pflegekräften. Zusätzliche Hilfsmittel im Bereich der Pflege wie Lagerungssysteme oder elektrisch verstellbare Rehahilfsmittel verringern die körperlich anstrengende Arbeit und bieten zudem mehr Komfort für die Patienten.

Als Arbeitgeber sollte man sich um eine Betriebskultur bemühen, in der sich die Belegschaft wohlfühlen kann. Ein arbeitnehmerfreundliches Einarbeitungskonzept sorgt schon beim Onboarding für die Bindung ans Unternehmen. Regelmäßige Teamevents fördern den Zusammenhalt unter den Mitarbeitenden. Die aktiv gestaltete Wohlfühlatmosphäre am Arbeitsplatz sorgt dafür, dass das Pflegepersonal weniger gestresst und insgesamt zufriedener ist. Dies überträgt sich bei den Pflegeinterventionen am Patienten und wirkt sich entsprechend positiv in der Ergebnisqualität aus.

Die fachliche Begleitung der Patienten durch Logopäden, Physiotherapeuten und Ergotherapeuten sollte möglichst in der Einrichtung erfolgen. Ein guter Austausch mit dem Pflegedienst ist für die Festlegung gemeinsamer Ziele wichtig, um die Patientenzufriedenheit zu steigern.

Ärztliche Versorgung

Die ärztliche Begleitung der Patienten ist einer der wichtigsten Teile des Versorgungsnetzwerkes. Es sollten Kooperationen sowohl mit Arztpraxen als auch mit medizinischen Zentren bestehen. Fachärztlicher Austausch sollte über die Televisite oder durch persönliche Arztvisiten möglich sein. Im Falle einer komplexen Problematik können die Patienten dann das nächstgelegene ambulante medizinische Behandlungszentrum aufsuchen, dessen Behandlungs- und Unterstützungsangebot auf erwachsene Menschen mit geistiger Behinderung oder schwerer Mehrfachbehinderung ausgerichtet ist. Eine gute ärztliche Anbindung gibt allen an der Patientenversorgung Beteiligten viel Sicherheit, insbesondere den Patienten selbst.

Klare Strukturen

Selbst die bestausgebildeten Pflegekräfte können ohne klare Strukturen langfristig nicht effizient arbeiten. Kurze Entscheidungswege auf Leitungsebene erlauben Handlungsspielräume für das Pflegepersonal. Betriebsinterne Strukturen sollten unter Einbindung des Teams gemeinsam stetig und zielorientiert angepasst und verbessert werden, um eine gute Versorgungsqualität zu gewährleisten. Es ist sinnvoll, dass Mitarbeiter eigenständig Beauftragtenfunktionen übernehmen und somit die gesamte Arbeitsorganisation unterstützen. Hierzu können sich die Betroffenen durch Fort- und Weiterbildungen qualifizieren. Die Mitgestaltung der Pflegekräfte im Betrieb bringt ständig neue Impulse, die sich positiv in der Patientenversorgung auswirken. Der Pflegedienst entwickelt sich somit ständig weiter.

Die Beschaffung von Medikamenten, Hilfsmitteln und Pflegeutensilien wird in der Regel durch den Pflegedienst organisiert. Jedoch sollte sich jeder Patient oder sein Zugehöriger auch gerne selbst darum kümmern dürfen. Aus Sicht des Pflegedienstes ist es sinnvoll, anbieterunabhängig zu arbeiten. Diese Vorgehensweise lässt bei der Arbeit viel Flexibilität zu. Die Patienten und deren Zugehörige sollten in die Entscheidungsprozesse mit eingebunden werden. Eigene Entscheidungen treffen zu dürfen, erhöht nicht nur die Therapieadhärenz, sondern steigert auch die Zufriedenheit in der eigenen Versorgungssituation.

Fazit

Um qualitativ gute Pflege in einem schönen Umfeld zu leisten und somit die Patientenzufriedenheit sicherzustellen, muss der Pflegedienst das Rad nicht neu erfinden. Im Austausch mit Patienten und Zugehörigen ist ein ehrlicher, offener Umgang bedeutsam – unter Verzicht darauf, falsche Hoffnungen zu machen und Versprechen zu geben, die nicht eingehalten werden können. Die Menschen sollten so angenommen werden wie sie sind. Manchmal müssen im Sinne der Patienten und ihrer Zugehörigen Kämpfe mit Ärzten, Kostenträgern und dem gesamten System aufgenommen werden.

Die ständige Selbstreflexion, das Einholen von Feedback von innen und außen hilft einem Pflegedienst, sinnvoll zu agieren. Neue – auch manchmal „verrückte" Wege – sollten nicht gemieden werden, um Innovationen zu ermöglichen und Wissenszuwachs zu erlangen. Die persönliche Situation der Patienten sollte immer beachtet werden. Die Versorgung ist nach Möglichkeit so anzupassen, dass ihre persönlichen Ziele verfolgt werden können. Im Grunde genommen sollte der Pflegedienst einfach stetig versuchen, in jeder Situation das möglichst Beste für die Patienten zu erreichen.

4.1.10 Proaktives Management bei amyotropher Lateralsklerose – Fokus Unterstützte Kommunikation

Birgit Hennig

Einführung

Die schlechte Nachricht mit der Diagnose von ALS ist, dass es ein relativ gesichertes Wissen dazu gibt, wie die Muskelerkrankung verlaufen wird – fortschreitend, mit dem Verlust zahlreicher Funktionen und zunehmender Abhängigkeit von Unterstützung im Alltag. Gleichzeitig ist der vorhersehbare Krankheitsverlauf auch eine gute Nachricht, denn es bedeutet, dass man sich auf die drohenden Rückschritte vorausschauend einstellen kann. Dies gelingt praktisch aus Gründen der Unberechenbarkeit der zeitlichen Perspektive nicht immer, aber allein diese Einstellung kann der Machtlosigkeit gegenüber dem Krankheitsverlauf konstruktiv etwas entgegensetzen.

Definiert wird ein proaktiver Ansatz des Krankheitsmanagements als eine „vorausschauende Planung im Hinblick auf die Folgen, die sich durch die unaufhaltsam fortschreitenden (…) Rückschritte im Verlauf einer progredienten Erkrankung ergeben werden" (Rogers et al. 2000, dt. Übersetzung von Hennig et al. 2017). In der Medizin findet sich ein proaktiver Ansatz auch bei anderen Erkrankungen mit progredientem Verlauf, z. B. bei Krebserkrankungen. In diesem Kontext begegnet man häufiger der Begrifflichkeit einer „vorausschauenden Versorgungsplanung" (engl. Advanced Care Planning ACP) (vgl. Leitlinienprogramm Onkologie 2020, S. 118 ff.).

Beim Krankheitsbild der ALS ist es für Betroffene und Behandler gleichermaßen geboten, sich mit folgenden Themen vorausschauend auseinanderzusetzen:

- Motorik (Funktion der Beine, Funktion der Arme, Fortbewegung)
- Kommunikation (Sprechen, Schreiben, Bedienung von Tablet, Handy, Computer)
- Atmung und Husten
- Schlucken, Essen, Trinken
- Entscheidung über lebensqualitätsunterstützende und lebensverlängernde Maßnahmen (PEG-Sonde, Tracheotomie, nichtinvasive und invasive Beatmung, mechanische Insufflation-Exsufflation)

Symptome und Veränderungen der Funktion oder der Belastbarkeit als Hinweis auf drohende Rückschritte sollen bekannt und Handlungsstrategien für den Fall des tatsächlichen Eintretens von Rückschritten sollten erarbeitet sein. Es gibt weitere, übergreifende Themen einer vorausschauenden Information und Planung, die sich auf die individuelle Lebenssituation beziehen, z. B.:

- Barrierefreiheit der Wohnsituation
- Leistungen der Pflege, Möglichkeiten der außerklinischen Intensivpflege im ambulanten oder häuslichen Setting
- Sterben, palliative Unterstützungsangebote (Palliativstation, SAPV, Hospiz, Berücksichtigung des Patientenwillens)
- Vorsorgevollmacht, Patientenverfügung, Testament

Begründung des Vorgehens nach dem Ansatz des proaktiven Managements
Vorteile eines proaktiven Managements liegen darin, dass Information, Beratung, Planung und Entscheidungen zu den einzelnen Themen bereits früh im Krankheitsverlauf angeboten werden und nicht erst dann, wenn Rückschritte eintreten. Die Krisensituation bei Rückschritten überfordert sowohl emotional als auch organisatorisch oft den Patienten und sein Umfeld und es fehlt genau dann häufig die Kapazität, sich detailliert mit den akut anstehenden Versorgungsprozessen (Informationsbeschaffung, Hilfsmittelwahl, Anpassungen) auseinanderzusetzen. Auch Lernprozesse sind in Krisensituationen erschwert (Fried-Oken et al. 2015; Hennig 2023). Hinzu kommen bürokratische Hindernisse, zum Beispiel im Hinblick auf den zeitlich notwendigen Vorlauf der Beantragung von Hilfsmitteln und Umbaumaßnahmen oder bei der oft langwierigen Suche nach einem passenden (Intensiv-)Pflegeteam (siehe Abschn. 4.1.5 und 4.1.7).

Information und Beratung beginnen im Idealfall lange vor der notwendigen Versorgung. Einige Fachleute argumentieren gegen einen proaktiven Ansatz mit der Begründung einer Überforderung des Patienten oder seines Umfelds: Viele Patienten würden die Beschäftigung mit Zukunftsszenarien in einem frühen Stadium der Erkrankung nach der Diagnosestellung ablehnen; dies könne auch Ängste auslösen. Hierzu ist zu sagen, dass ein proaktives Management mit einer Information und einem Angebot zur Beratung beginnt. Die Themen werden quasi einmal ins Licht gerückt und auf den Tisch gelegt. Im Gespräch wird mit ausreichend Sensibilität dann eruiert, wo der Patient steht, was er schon weiß und welche Vertiefung des Themas er bereits jetzt wünscht oder nicht wünscht. Solche erwartungsoffenen Gespräche geben auch wertvolle Hinweise auf den Stand der Krankheitsverarbeitung und zu Einstellungen des Patienten und seines Umfelds zum Umgang mit der Erkrankung. Es ist wichtig, dass es immer der Patient ist, der entscheidet, wie weit in die Zukunft schauend er informiert sein und planen möchte. Steht die „Ampel auf Grün“, folgen im Prozess nach der Information, hier bezogen auf die Hilfsmittelversorgung, Angebote der Beratung, der konkreten Erprobung und schließlich die Unterstützung bei der Beantragung eines Hilfsmittels und die tatsächliche Versorgung. Diese Prozesse können sich wiederholen, weil der Krankheitsfortschritt den Patienten und sein Umfeld beständig vor neue Herausforderungen stellt (siehe Abschn. 4.1.1 und 4.1.5).

Die wichtigste Argumentation für einen frühzeitigen Start der Information und Beratung im Sinne eines proaktiven Managements ist die bereits angesprochene Unberechenbarkeit der verfügbaren Zeit. Geschwindigkeit und die Unausweichlichkeit des Verlaufs der Erkrankung werden oft unterschätzt (Text Wessel). Viele Patienten und ihr Umfeld geraten mehr oder weniger vorbereitet in „Stromschnellen“ und haben oft das Gefühl, dem Krankheitsfortschritt hinterherzulaufen, statt ihn unter Kontrolle zu haben (Costello 2016; Hennig 2023) (siehe Abschn. 4.1.5). Beantragte Hilfsmittel sind bei Auslieferung schon nicht mehr brauchbar, weil z. B. die ursprünglich vorgesehene Ansteuerung des Rollstuhls oder der Kommunikationshilfe motorisch nicht mehr umsetzbar ist.

Ein weiterer wichtiger Aspekt des proaktiven Managements aus Expertensicht betrifft daher die geeignete, vorausschauende Auswahl eines Hilfsmittels mit dem Wissen um den Krankheitsfortschritt. Es bedarf eines umfangreichen Wissens zu Entwicklungen auf dem Hilfsmittelmarkt und eines Erfahrungswissens zum jeweiligen Erkrankungsbild, um bereits bei der Erstversorgung Anpassungsmöglichkeiten für die Zukunft im Blick zu haben, zum Beispiel Hilfsmittel nach dem Kriterium des „Mitwachsens“ auszuwählen. Bei Rollstühlen betrifft dies konkret die Möglichkeiten der Umrüstung auf Sondersteuerungen (Joystick, Nullwegesteuerung, Kopfsteuerung, Augensteuerung) oder die vorausschauende Berücksichtigung von Sonderfunktionen (z. B. Stehfunktion, Begleitsteuerung), die erst zukünftig, im Fortschritt der Erkrankung, eine Rolle spielen. Bei Kommunikationshilfen betrifft es u. a. Entscheidungen zum Betriebssystem, zur Kommunikationssoftware, zur Ansteuerung (z. B. Aufrüstbarkeit auf Augensteuerung), sowie die vorausschauende Mitbeantragung von Adaptionshilfen zur Positionierung des Hilfsmittels.

Es ist immer gut, wenn eine Um- oder Neuversorgung im Verlauf vermieden werden kann. Erneute Antragsprozesse bei den Krankenkassen sind oft langwierig und beanspruchen viel Zeit, Energie und Nerven. In der Zwischenzeit geht nicht nur viel kostbare Zeit verloren, auch die Lebensqualität ist durch das vorübergehend fehlende oder nicht passende Hilfsmittel herabgesetzt.

Nicht immer lässt sich jedoch eine Umversorgung vermeiden. Hier spielt zum Beispiel im Frühstadium der Erkrankung das Kriterium der Mobilität eine besonders wichtige Rolle. Solange der Patient noch läuft, ist zum Beispiel das Gewicht einer Kommunikationshilfe entscheidend oder beim Rollstuhl, dass dieser zusammengefaltet in den Kofferraum des PKW passt.

Bei Patienten mit ALS spielt die Interdisziplinarität in der vorausschauenden Planung von Versorgungsprozessen eine bedeutsame Rolle. Schnittstellen zwischen den Disziplinen müssen nicht nur hinsichtlich der Funktionalität berücksichtigt werden, sondern auch hinsichtlich des Prozederes der Antrags- und Genehmigungsverfahren: Als ein Beispiel sei die Augensteuerung als neuartige Option für die Rollstuhlsondersteuerung angeführt. Wird parallel dazu auch eine Kommunikationshilfe mit Augensteuerung beantragt oder ist bereits eine solche Hilfe vorhanden, so sollten die Hilfsmittelanbieter hierzu Informationen austauschen. Geschieht dies nicht, so kann es passieren, dass eine Ablehnung von der Kasse mit der Begründung erfolgt, warum denn zwei kostenintensive Hilfsmittel mit Augensteuerung finanziert werden sollen? Oder es kommt vor, dass das für den Elektrorollstuhl beantragte System nicht kompatibel mit dem Betriebssystem der bereits vorhandenen Kommunikationshilfe ist. Oder die Ansteuerung ist zwar mit dem Betriebssystem kompatibel, aber nicht lizenziert für die genutzte Software. Oder für den Elektrorollstuhl wird die Sondersteuerung beantragt, und der dafür beantragte Computer soll zukünftig auch als Kommunikationshilfe genutzt werden. Leider wird dann der E-Rollstuhl erst einmal abgelehnt und das Widerspruchsverfahren mit dem Medizinischen Dienst zieht sich über Monate hin. Der Patient oder die Patientin mit ALS benötigt aber mittlerweile dringlich seine Kommunikationshilfe mit Augensteuerung.

Proaktives Management am Beispiel von Hilfen zur Kommunikation im Verlauf von ALS

95 % der Betroffenen mit ALS sind früher oder später auf Möglichkeiten der Unterstützten Kommunikation (UK) angewiesen, um die Einschränkungen des Sprechens zu kompensieren oder um im Fortschreiten des Krankheitsverlaufs das Sprechen ganz zu ersetzen (Beukelman et al. 2011) (siehe Abschn. 4.1.7). Typischerweise verfügen UK-Nutzer mit ALS über sehr gute Fähigkeiten zur Nutzung von Schriftsprache, da der Schriftspracherwerb abgeschlossen wurde und die kognitiven Fähigkeiten in der Regel nicht beeinträchtigt sind. Zur UK zählen nicht nur Hightech-Hilfsmittel, wie der sog. „Sprachcomputer“ mit Augensteuerung, sondern „alle pädagogischen bzw. therapeutischen Maßnahmen, die eine Erweiterung der kommunikativen Möglichkeiten von Menschen ohne (oder mit erheblich eingeschränkter) Lautsprache (und ihrer sprechenden Kommunikationspartner) bezwecken“ (in Modifikation an Kristen 1994, S. 15). Mit dem konkreten Fokus auf ALS sind insbesondere folgende Bausteine der UK-Versorgung zu benennen:

- Nicht technische Hilfsmittel (z. B. Buchstabentafel im Partner- oder Blickscanning, Kommunikationsbuch) und Strategien zu deren Anwendung
- Komplexe technische Hilfen (z. B. Computer mit verschiedenen Arten der Ansteuerung über Touch, (Trackball-)Maus, Kopf, Augen oder Tasten)
- Mausersatzstrategien für die Bedienung des Computers oder des Handys (Hennig und Deutsch 2023)
- Weitere technische Hilfen, wie z. B. der Einsatz eines Stimmverstärkers, ein Personenrufsystem oder Hilfsmittel und Software zur Um-

feldsteuerung (vertiefend s. Hennig 2023; Hennig und Rosner 2023)

Die fortschreitenden Verluste der Funktion von Muskelgruppen im progredienten Verlauf erfordern einen sehr dynamischen Prozess der Auswahl und Anpassung von Methoden der UK. So kann die Person „vielleicht noch eine Zeit lang ihre Anliegen aufschreiben statt sprechen, dann mit einer Maus Buchstaben auf einer Bildschirmtastatur auswählen, später die Kopfsteuerung des Rollstuhls als Maus nutzen und parallel das Schreiben mit einer Augensteuerung üben“ (Hennig 2023, S. 93).

Ein besonderes Potenzial bei frühzeitiger Beratung liegt in der Möglichkeit, die eigene Stimme zu digitalisieren und für die zukünftige Einrichtung einer elektronischen Kommunikationshilfe zu sichern. Laut Studienlage kann sich die Nutzung der eigenen Stimme als bedeutsames Persönlichkeitsmerkmal positiv auf die Akzeptanz von Hilfen auswirken und zur Linderung der psychischen Belastung durch die Krankheitsfolgen beitragen (Costello 2016; Mills et al. 2014).

Patienten mit ALS sollten frühzeitig Anregungen dazu erhalten, sich mit unterschiedlichen Möglichkeiten der UK vertraut zu machen. Frühzeitig bedeutet im Idealfall, lange bevor der Verlust der Lautsprache sich abzeichnet oder eingetreten ist (Fried-Oken et al. 2015). Im besten Fall sollte es gelingen, Einbrüche der Kommunikation durch eine vorausschauende Beratung und Hilfsmittelbeschaffung oder -versorgung von vornherein zu vermeiden. Strategien der UK und eine rechtzeitige Hilfsmittelversorgung korrelieren im Langzeitverlauf laut Studienlage positiv mit der Einschätzung von Aspekten der Lebensqualität (Londral et al. 2015; Ray 2015; Simmons 2015).

Information und Beratung sind kein einmaliges Ereignis, sondern ein kontinuierlicher Prozess im Verlauf des Krankheitsfortschritts. Zu berücksichtigen ist bei der Einleitung einer Versorgung immer der zeitliche Vorlauf für die Beantragung von Hilfsmitteln bei den Krankenkassen. Bei Kommunikationshilfen sind hierbei vom ersten Termin mit einem Hilfsmittelanbieter bis zur Auslieferung i. d. R. mehrere Wochen einzuplanen, bei Widerspruchsverfahren ggf. auch mehrere Monate. Nichttechnische Hilfen werden in der Regel nicht über die Krankenkassen bezogen, sondern selbst erstellt (z. B. www.uk-im-blick.de) oder durch Beratungsstellen mitgegeben. Wichtig ist hierbei eine wiederholte Demonstration und das proaktive Einüben von Strategien zur Nutzung mit Betroffenen und deren Angehörigen.

Erfahrungen von „kommunikativen Notfällen“ (z. B. bei einer sehr kurzfristig getroffenen Entscheidung für eine Tracheotomie bei akuter Verschlechterung der Lungenfunktion) zeigen immer wieder, wie wichtig eine frühzeitige Aufklärung ist, damit Betroffene nicht unvorbereitet in eine Situation der kommunikativen Hilflosigkeit, Abhängigkeit und Fremdbestimmung geraten.

Beim bulbären Verlauf der ALS ist die Verständlichkeit der gesprochenen Sprache das Hauptkriterium für die unaufschiebbare Dringlichkeit einer UK-Beratung und für den Start der Nutzung von Kommunikationshilfen im Alltag. Die Verständlichkeit wird unter anderem beeinflusst von der Sprechrate (< 95 Wörter/min) und der (Selbst-)Einschätzung der kommunikativen Effektivität (Ball et al. 2004). Ein Sprachtherapeut kann diese Aspekte prozessbezogen wiederholt erheben. Die Patienten und ihr Umfeld können oft selbst gut einschätzen, in welchen Situationen und mit welchem Personenkreis eine lautsprachliche Verständigung noch gelingt, und wo Barrieren der Verständigung bestehen. Gespräche hierüber sind wichtig, um Erfordernisse der Beratung oder einer zu diesem Zeitpunkt bereits empfohlenen Erprobung und Versorgung zu verdeutlichen. Es ist hilfreich, an Alltagserfahrungen der Patienten anzuknüpfen, um den Wunsch nach mehr Informationen aus einer intrinsischen Motivation heraus wachsen zu lassen. Ein weiteres wichtiges Prinzip der Unterstützung einer Offenheit für Beratungsprozesse ist der Fokus auf dem Erhalt von Möglichkeiten zur Verständigung und des Schreibens durch

Hilfsmittel und Strategien und sehr viel weniger der Fokus auf dem Szenario der (drohenden) Verluste.

Kommunikation ist wichtig für die Kontinuität von Teilhabe in unterschiedlichen Lebensbereichen. Je nach Zeitpunkt der Versorgung mit einem Hilfsmittel kann es manchmal aber auch um die Wiederherstellung von Teilhabe gehen.

Eine Anbindung an ein spezialisiertes Zentrum für ALS, ein MZEB (Medizinisches Zentrum für Erwachsene mit Behinderung), eine Spezialambulanz oder eine Beratungsstelle für Unterstützte Kommunikation kann sehr hilfreich sein, um von den Erfahrungen dieser Einrichtungen mit einem proaktiven Krankheitsmanagement zu profitieren.

Tipps zum Thema Unterstützte Kommunikation für Fachleute, die mit Patienten mit Motoneuronerkrankungen und neuromuskulären Erkrankungen arbeiten

- Unterbreiten Sie so früh wie möglich ein Informationsangebot, d. h. stellen Sie Ihr Fachgebiet vor, und warum Ihre Expertise im Hinblick auf das Fortschreiten der Erkrankung relevant werden könnte.
- Scheuen Sie sich nicht, über Prognosen zu sprechen. Fokussieren Sie sich dabei mehr auf die Möglichkeiten und Perspektiven des Erhalts der Kommunikation und weniger auf die zu erwartenden Verluste: Verdeutlichen Sie, dass es Strategien und Hilfsmittel gibt, welche dazu beitragen, Funktionen zu erhalten oder den Verlust von Funktionen zu kompensieren und somit Teilhabe weiter zu ermöglichen.
- Fragen Sie den Patienten, inwieweit er sich selbst schon mit dem Krankheitsverlauf und zukünftigen Szenarien seiner Lebenssituation beschäftigt hat. Das hilft Ihnen, die passende Dosierung für den Input herauszufinden. Der Patient wird nur das aufnehmen können, wofür er offen ist und was er verarbeiten kann. Steht aktuell die emotionale Verarbeitung der Diagnose oder des Krankheitsverlaufs im Vordergrund, so vertagen Sie das Thema oder informieren und beraten Sie – mit dem Einverständnis des Patienten – ggf. erst einmal nur die Angehörigen.
- Wiederholen Sie Angebote zur Information bei Folgeterminen! Beachten Sie dabei: Der Patient und die Angehörigen entscheiden, zu welchem Zeitpunkt sie Detailinformationen möchten, d. h. wann sie bereit sind, einen Blick in die Zukunft zu werfen. Das ist der Zeitpunkt des Wechsels vom Modus der Information in den Modus der Beratung.
- Beratung: Geben Sie einen Überblick zu Strategien und Hilfen! Dies beinhaltet im Frühstadium folgende „Bausteine“:
  - Messagebanking/Voicebanking
  - Anpassungen und Strategien zum Erhalt der Nutzung von Handy, Tablet und Computer (Apps, Freeware, Eingabehilfen)
  - Technische Hilfen (sog. Sprachcomputer) mit unterschiedlichen Modi der Ansteuerung: Touch, Maus, Trackballmaus, Kopf, Augen, Spracheingabesoftware, Rollstuhl(sonder) steuerung mit Bluetooth-Modul
  - Halterungssysteme für private Geräte und Hilfsmittel
  - Nicht technische Hilfen (Buchstabentafeln, Themenlisten)
  - Umfeldsteuerung, Personenrufsystem
  - Beratung zur Bedeutung von Logopädie im Verlauf der Erkrankung
- Zur Beratung gehört des Weiteren auch das Erfragen von Vorlieben des Betriebssystems, die Berücksichtigung von Sehhilfen, das Erfassen von Wünschen der Teilhabe sowie Hinweise auf Konzepte der Beantragung und Finanzierung (je nach GKV und PKV).
- Lassen Sie auch im Prozess der Beratung den Patienten entscheiden, wie weit er in die Zukunft schauen möchte. Knüpfen Sie bei dem an, was aufgrund von drohenden Einschränkungen zeitnah relevant sein wird. Ermutigen Sie zur Erprobung. Vereinbaren Sie hierfür einen Extratermin, insofern die Zeit nicht drängt.
- Erprobung von technischen Hilfen: Verweisen Sie bei komplexen technischen Hilfen auf das Angebot von Hilfsmittelanbietern, die im häuslichen Umfeld eine kostenlose Erprobung

anbieten. Weisen Sie darauf hin, dass eine Beratung nicht zur Verordnung verpflichtet, sondern dass es sich ggf. empfiehlt, zwei Angebote zu vergleichen.
- Erprobung von nicht technischen Hilfen: Schulen Sie im Verlauf den Patienten und vor allem auch unterschiedliche Personen im Umfeld wiederholt im Gebrauch einer Kommunikations- und Buchstabentafel im Blick- und Partnerscanning! Geben Sie entsprechende Vorlagen für Tafeln mit und/oder stellen Sie diese als Datei zur Verfügung (z. B. www.uk-im-blick.de)!
- Versorgung: Beraten Sie im Prozess der Erprobung über den Zeitpunkt der Versorgung. Verdeutlichen Sie die Bedeutung und die Vorteile eines proaktiven Managements!

Tipps zur fachlichen Unterstützung bei der Beantragung von Hilfsmitteln
- Stellen Sie sicher, dass jedes Rezept mit einer schriftlichen Begründung eingereicht wird. Am aussagekräftigsten ist das unterschrieben von einer Fachkraft. Falls es hierfür keine Möglichkeit gibt, so können Betroffene oder Angehörige auch selbst eine Begründung schreiben, warum sie das Hilfsmittel brauchen. Stellen Sie die aktuellen und die prognostisch zu erwartenden Einschränkungen dar und was das Hilfsmittel im Hinblick auf die soziale Teilhabe bereits jetzt und zukünftig bedeutet. Dokumentieren Sie auch, welches Hilfsmittel erprobt wurde und warum genau dieses Hilfsmittel besonders geeignet ist, den vorgegebenen Zweck des mittelbaren Behinderungsausgleichs zu gewährleisten. Praktische Empfehlungen für die Formulierung finden sich auch bei Kamps (2021). Ein gut begründeter Antrag beschleunigt i. d. R. den Prozess der Bearbeitung und Genehmigung bei den Krankenkassen. Des Weiteren müssen sich die Kassen im Falle einer Ablehnung auf die Stellungnahme beziehen und können nicht pauschal zurückweisen.
- Informieren Sie sich über die Frist, innerhalb derer die Krankenkasse Sie über eine Genehmigung informieren oder über die Kostenübernahme entscheiden muss. Wird der Antrag zur weiteren Überprüfung an den Medizinischen Dienst weitergeleitet, so erkundigen Sie sich regelmäßig bei der Krankenkasse nach dem Stand der Bearbeitung. Verweisen Sie hier stets auf die Dringlichkeit der Versorgung.
- Lassen Sie sich von einem Widerspruch nicht abschrecken. Beziehen Sie sich bei der Widerlegung möglichst im Wortlaut auf die Gründe der Ablehnung. Beachten Sie unbedingt die vorgegebene Frist zum Widerspruch! Sie können auch erst einmal den Widerspruch versenden mit dem Hinweis, dass die Begründung zum Widerspruch später erfolgen wird. Das verschafft Ihnen etwas Zeit.
- Scheuen Sie sich nicht, bei Ablehnung in zweiter Instanz den Rechtsweg zu bemühen. I. d. R. werden Sie bei gesetzlichen Krankenkassen Erfolg haben. Ausnahme: Bei privaten Kassen ist die Genehmigung von Hilfsmitteln oft eine Einzelfallentscheidung, soweit das Hilfsmittel nicht in der vertraglichen Regelung zur Beihilfe gelistet ist.
- Alternativ können Sie nach einer Ablehnung ggf. auch einen Neuantrag für das gleiche Hilfsmittel stellen. Die Begründung hierfür liegt in einer Änderung der Ausgangslage durch den fortschreitenden Verlauf der Erkrankung; d. h. im Hinblick auf die Symptomatik liegt eine neue Ausgangslage vor. Mit diesem Hinweis können Sie mit einer frühen Beantragung des Hilfsmittels im Sinne des proaktiven Managements eigentlich nichts verkehrt machen – Sie haben immer eine zweite Chance. Im Hinblick auf einen effizienten Einsatz Ihrer Energie und den Zeitaufwand bis zur Genehmigung ist es aber natürlich besser, wenn das Hilfsmittel gleich im ersten Anlauf genehmigt wird.
- Empfehlen Sie den Angehörigen, sich den Kostenvoranschlag des Hilfsmittelanbieters in Kopie ausstellen zu lassen. Dann können sie bei Auslieferung das verordnete Zubehör prüfen und wissen auch, welchen zeitlichen Leistungsumfang die Auslieferung und die Ein-

führung in den Gebrauch der Kommunikationshilfe umfassen sollte.

- Empfehlen Sie den Angehörigen, dass diese den Provider (Sanitätshaus oder spezialisierter Hilfsmittelanbieter) über einen Widerspruch und/oder Zusagen von der Krankenkasse informieren. Nach einer Zusage benötigt der Provider i. d. R. etwas Zeit, um das genehmigte Hilfsmittel zu bestellen und für die Auslieferung vorzubereiten. Angehörigen wird geraten, sich einen festen Ansprechpartner bei der Firma für ihren „Fall" benennen zu lassen. Sie sollten regelmäßig anrufen und sich freundlich-bestimmt nach dem Stand der Bearbeitung erkundigen. Persönliche Beziehungen beschleunigen i. d. R. den Vorgang der Bearbeitung. Verweisen Sie mit dem Hinweis auf das Krankheitsbild ggf. auf die Dringlichkeit der Auftragsbearbeitung!

Fazit

Das Thema proaktives Management am Beispiel der Unterstützten Kommunikation verdeutlicht die hohe Relevanz der interdisziplinären Zusammenarbeit im Verlauf fortschreitender neuromuskulärer Erkrankungen. Die Verantwortung einer vorausschauenden Planung liegt hierbei im Idealfall im Fokus aller Berufsgruppen, die als Behandlungsteam zu unterschiedlichen Zeitpunkten und mit unterschiedlicher Kontinuität mit dem Patienten und seinen Angehörigen im Kontakt sind.

Das Fortschreiten der Erkrankung erfordert immer wieder ein Innehalten, eine Evaluation der aktuellen Strategien und Behandlungsziele sowie die Anpassung an unveränderliche Gegebenheiten, sodass Teilhabe weiter möglich ist. Eine gut durchdachte Hilfsmittelplanung hilft dabei, Einbrüche und Einschränkungen der Teilhabe durch Rückschritte und den Verlust von Funktionen vorausschauend zu vermeiden. Auch nach abgeschlossener Hilfsmittelversorgung können also Anpassungen notwendig werden.

Die Achtung des Rechts auf Selbstbestimmung des Patienten und seines Umfelds sowie seiner Wünsche zur Aufklärung über den Krankheitsverlauf ist ein wichtiger Ausgangspunkt für den Ansatz des proaktiven Managements. Selbstbestimmte Entscheidungen setzen andererseits differenziertes Wissen über Möglichkeiten der Symptombehandlung sowie Strategien der Kompensation und Adaption im Krankheitsverlauf voraus. Information und Beratung sind kein einmaliges Ereignis, sondern ein kontinuierlicher, den Patienten und seine Angehörigen begleitender Prozess, wobei der individuelle Stand der Krankheitsverarbeitung berücksichtigt werden muss.

4.2 Spinale Muskelatrophie

4.2.1 „Und das Leben ist prickelnd und aufregend"

Christian Züchner

Mein Name ist Christian Züchner, ich bin 60 Jahre alt und habe eine 5q-assoziierte SMA-Typ 3. Ich bin verheiratet und habe zwei erwachsene, nicht betroffene Kinder. Würde man unter gesundheitlichen Aspekten meinen derzeitigen Zustand beschreiben, so würde man vielleicht sagen: Pflegefall, sitzt im E-Rollstuhl, weder geh- noch stehfähig, schafft keinen Transfer alleine, kann sich nicht alleine anziehen, braucht Hilfe bei der Körperpflege, GdB 100 %.

Unter einer sozialen, gesellschaftlichen Perspektive könnte man andererseits schreiben: Er ist Landesvorsitzender der Deutschen Gesellschaft für Muskelkranke (DGM) in Bremen und Niedersachsen, Vorsitzender in einem Trägerverein für eine EUTB und Vereinsvorsitzender für integrative Leistung in Ostfriesland, dazu Pastor im Ehrenamt (Abb. 4.8).

Beide Beschreibungen sind richtig, aber wie passt das zusammen?

Schon früh haben meine Eltern gemerkt, dass irgendetwas an meiner Entwicklung nicht stimmt. Ich habe später laufen gelernt, hatte immer Schwierigkeiten beim Treppensteigen und musste mich am Geländer hochziehen. Meine Eltern haben es mit Sport und Krankengymnastik probiert. Aufgrund eines Hohl-Spitzfußes waren sie mit mir bei einem Orthopäden. Er schlug vor,

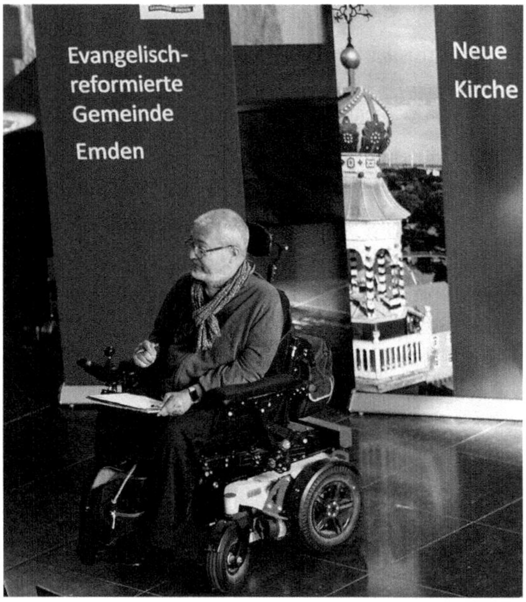

Abb. 4.8 Engagement im E-Rollstuhl: Pastor im Ehrenamt

eine Biopsie an der Wade vorzunehmen, was im Alter von 8 Jahren erfolgte. Meinen Eltern sagte er nach der OP: „Ihr Sohn ist gesund, er ist nur zu faul zum Laufen!" Da es nicht besser wurde, wandten sich meine Eltern an die Uniklinik in Düsseldorf. Dort wurde im Alter von 10 Jahren von Prof. Dr. Mortier eine weitere Biopsie am Oberschenkel gemacht. Auch fanden zahlreiche weitere Untersuchungen und Muskel- und Nervenmessungen statt. Dann das Ergebnis: spinale Muskelatrophie, Typ Kugelberg-Welander. Wir bekamen noch den Hinweis, dass die Krankheit unheilbar sei und ich „gesund weiterleben" solle. Damit wurden wir entlassen.

Im Kindergarten und in der Grundschule war ich immer eher der Außenseiter. Ich konnte nicht so rennen wie die anderen Kinder, konnte nicht Fußball spielen. Dafür aber war ich technikbegeistert, habe viel gebaut und konstruiert. Schließlich bin ich auf das Gymnasium gegangen. In den 70er-Jahren waren Themen wie Inklusion und Barrierefreiheit noch in weiter Ferne. Mein Klassenraum lag in der 3. Etage ohne Aufzug und ich musste mich jeden Tag dort hochquälen. Immerhin musste ich in den Pausen nicht auf den Schulhof, das wurde mir zugestanden. In der Oberstufe wurde das Treppensteigen immer schwieriger und meine Schulfreunde halfen mir und trugen mich auf dem Rücken zu den Fachräumen. Schließlich machte ich mein Abitur.

Lange Zeit dachte ich, ich würde mit einem Schulfreund zusammen Chemie studieren, aber im Laufe der Oberstufe fand ich den Weg über den Kindergottesdienst in die kirchliche Jugendarbeit und die Kirchengemeinde, sodass nach dem Abitur der Studienwunsch Theologie feststand.

Um die alten Sprachen Hebräisch und Griechisch zu lernen, schrieb ich mich an der Kirchlichen Hochschule in Wuppertal ein. Mein Laufradius betrug da noch ungefähr 75 Meter. Ein Kommilitone, der schon älter war und sich auf das Examen vorbereitete, schlug vor, dass wir gemeinsam Urlaub am Bodensee machen. Einzige Bedingung: Wir nehmen einen Rollstuhl mit. Rollstuhl?? Ich?? Niemals. Das ist die Manifestierung des Behindertseins. Ich wollte aber „normal" sein, so wie andere auch. Ein Rollstuhl war für mich der Abstieg schlechthin. Ich war kurz davor, den Urlaub abzusagen. Wir sind dann doch gefahren und hatten das „schreckliche Teil" im Kofferraum dabei. Und? Es war einer meiner schönsten Urlaube! Ich habe mich schließlich doch reingesetzt, und wir sind über die Insel Mainau gefahren und in Fußgängerzonen, die vorher für mich „Terra incognita" waren. Plötzlich hatte ich wieder einen ganz anderen Aktionsradius.

Im Alter von 22 Jahren besorgte ich mir meinen ersten eigenen Rollstuhl, aber er durfte nicht nach Krankenhaus oder Heim aussehen. Knallrot war er (Abb. 4.9)! In der Wohnung war ich dann noch zu Fuß unterwegs – leider mit immer mehr Stürzen – draußen nur noch mit Rollstuhl. Um meine Selbstständigkeit zu behalten, schaffte ich mir ein Elektrozuggerät, einen Minitrac an. Das war der nächste Schritt, um meinen Aktionsradius wieder deutlich zu steigern. Leider war der Verlauf der Erkrankung in den Jahren sehr schnell. Die Zeitspanne vom eigenen Rollstuhl über nicht mehr aus dem Rollstuhl rauskommen bis zu gar nicht mehr alleine stehen können betrug 6 Jahre. Man kann es auch positiv sehen: Die Angst vor dem Fallen war weg.

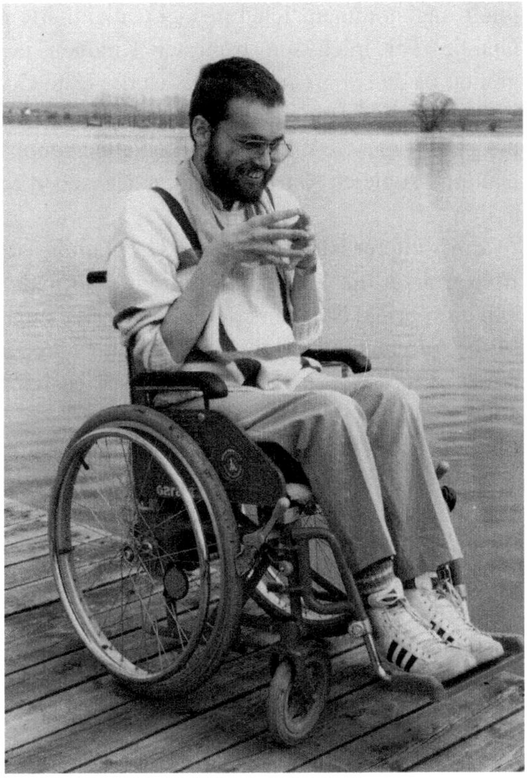

Abb. 4.9 Im Alter von 23 Jahren im roten Rollstuhl

Im Studium lernte ich meine Frau kennen und lieben, sie studierte auch Theologie. Nach meinem theologischen Examen und Vikariat fand sie zuerst eine Pfarrstelle, und wir zogen nach Emden. Hier absolvierte ich meine Hilfspredigerzeit, und schließlich teilten wir uns die Pfarrstelle. In dieser Zeit wurden auch unsere beiden Kinder geboren. Ich spürte aber bald, dass der berufliche und gesellschaftliche Druck meiner Grunderkrankung nicht guttat. Beim Predigen hatte ich Schwierigkeiten, lange und laut zu sprechen, da die Sauerstoffversorgung des Körpers immer schlechter wurde.

Daraufhin habe ich die Erwerbsunfähigkeitsrente beantragt und bin seit meinem 34. Lebensjahr verrentet. Um die Rechte aus der Ordination zu behalten und meine Frau in ihrer Arbeit in der Kirchengemeinde zu unterstützen, lautet mein offizieller Titel nun Pastor im Ehrenamt. Dass der Druck weg war, habe ich als große Befreiung und Entlastung empfunden. Ich konnte, wenn ich wollte, aber ich musste nicht arbeiten. Und so konnte ich meine kreative Ader im Ehrenamt ausleben, sei es mit Projekten in der Kirchengemeinde, im Bürgerverein oder in Publikationen.

Gesundheitlich war ich in der Zeit recht stabil. Trotzdem machte ich mir Gedanken, was ich noch für den Erhalt meiner Gesundheit machen könnte, und beantragte meine erste Reha. Völlig unwissend, worauf man achten muss, und was auf einen zukommt! Ich wurde von der Rentenversicherung in eine Klinik geschickt, in der überwiegend orthopädische und psychosomatische Patienten waren. Ich war dort völlig fehl am Platz, wurde mir doch dort gesagt, ich solle mich mal mehr anstrengen und Krafttraining machen.

Für meine zweite Reha wusste ich dann schon besser Bescheid, ich ging in die Klinik Hoher Meissner nach Bad Sooden-Allendorf. Dort traf ich auch andere neuromuskuläre Patienten, hatte Ansprechpartner und fühlte mich gut aufgehoben. Hier reifte die Erkenntnis, dass man nicht immer allein das Rad neu erfinden und alleine kämpfen muss. Es ist durchaus hilfreich, sich als Betroffene zusammenzuschließen und gemeinsam zu kämpfen oder zumindest sich gegenseitig zu unterstützen. Das war dann für mich auch der Grund, der DGM beizutreten. Für mich war das eine wichtige Erkenntnis: Ich bin nicht alleine, und: Wir sind viele. Nur leider nicht immer sichtbar.

Ich schloss mich dem Behindertenbeirat in Emden an, um Ziele wie Barrierefreiheit und gesellschaftliche Teilhabe vor Ort umzusetzen. Nach 6 Jahren als Beiratsvorsitzender war die Fertigstellung und Verabschiedung des kommunalen Teilhabeplans der krönende Abschluss.

2015 lernte ich in einer weiteren Reha in Bad Sooden-Allendorf ein sehr aktives Mitglied der DGM kennen, und er warb mich als neue Kontaktperson. Ende des Jahres war ich bereits im Landesvorstand und seit 2018 dann Landesvorsitzender. Die verschiedenen Netzwerke und die Verknüpfung von Themen kommen mir dabei zugute.

Die Aufenthalte in der Reha machten mir aber auch deutlich, mehr für mich zu tun. Ich lernte dort Menschen kennen, die wesentlich stärker eingeschränkt, aber jedes Wochenende auf Tour waren. Ich selbst bezeichnete mich zu der Zeit gerne als „Immobilie", denn ich kam nur zu Hause mit Bett und Toilette zurecht. In der Reha lernte ich die Möglichkeiten der Assistenz kennen, und es taten sich ganz neue Türen auf. Ich konnte wieder verreisen, wurde gefahren, und dank der Nutzung eines Personenlifters war der Transfer ins Bett und auf die Toilette möglich. Der Teilnahme an Tagungen und Treffen stand nichts mehr im Wege.

Durch die Mitgliedschaft in der DGM und die aktive Mitarbeit erfuhr ich früh, dass Medikamente für die SMA in der Pipeline sind. 1974 hieß es noch, dass die Krankheit unheilbar sei, 43 Jahre später kam das erste Medikament, Spinraza, auf den europäischen Markt. Nach anfänglichem Zögern – denn ich bin kein Held, was Spritzen angeht – entschloss ich mich, ab 2019 mit der Behandlung zu beginnen. Die Therapie fängt mit einer Art „Aufladephase" an, in der in 2 Monaten 4 Gaben verabreicht werden. Das Medikament wird in den Wirbelkanal (intrathekal) gespritzt, was nicht angenehm ist. (Um es vorsichtig auszudrücken!) Nach dieser ersten Phase hatte ich das Gefühl, dass mein Körper deutlich mehr Energie hatte und Bewegungen leichter gingen. Als dann der Wechsel in den viermonatigen Turnus erfolgte, verloren sich die positiven Ergebnisse. Als nach der 11. Gabe keinerlei positive Anzeichen auftraten, ich eher den Eindruck einer Verschlechterung hatte, entschloss ich mich, die Therapie zu wechseln. In der Zwischenzeit war mit Risdiplam ein weiteres Medikament für Erwachsene mit einer SMA auf den Markt gekommen. Die Verabreichung ist wesentlich entspannter: Es handelt sich um einen Saft, den man täglich einnehmen muss. Nach anfänglich erfreulich positiven Ergebnissen trat leider auch hier eine Stagnation ein, bis hin zu einer leichten Verschlechterung, die sich im Rumpf und in den Armen manifestiert. Ich nehme das Medikament weiter in der Hoffnung, dass die Forschung in Kürze etwas Neues auf den Markt bringt.

Während ich diese Zeilen hier schreibe, kommt mir die Frage, was mich trotz der Erkrankung – oder gerade deswegen – antreibt?

Ich denke, es ist ein riesengroßes Grundvertrauen und ein positives Menschenbild. Ich fühle mich angenommen, ich bin nicht allein. Mein Glaube, der mich seit frühester Kindheit begleitet, ist da ein großer Halt. Es ist die feste Gewissheit, ich bin einzigartig, ich bin gewollt, ich bin geliebt von Gott. Dieses starke Fundament ist Halt und zugleich Antrieb, anderen Menschen zu helfen.

Ein weiterer Rückhalt ist die Großfamilie als Background, die da ist und mitträgt, und natürlich das soziale Netzwerk von Freund*innen und Mitbetroffenen. Erleichternd kommt sicher hinzu, dass ich keine finanziellen Sorgen habe und unabhängig bin.

Natürlich würde ich mich freuen, wenn ich im Alltag besser alleine zurechtkäme und mehr Selbstständigkeit hätte, aber im Großen und Ganzen kann ich bis hierhin nur sagen, dass das Leben prickelnd und aufregend ist und ich die Herausforderungen gerne annehme. Möge es noch lange so bleiben.

4.2.2 Spinale Muskelatrophie

Victoria Ohla und Martin Groß

Einleitung

Der persönliche Bericht von Christian Züchner bietet einen eindrucksvollen Einblick in das Leben mit einer 5q-assoziierten spinalen Muskelatrophie (SMA) Typ 3. Seine Erfahrungen verdeutlichen die Herausforderungen, die mit dieser Erkrankung einhergehen, aber auch die Möglichkeiten, ein erfülltes Leben zu führen.

Die SMA ist eine genetische Erkrankung, die durch den fortschreitenden Verlust von Motoneuronen im Vorderhorn des Rückenmarks gekennzeichnet ist. Dieser neuronale Verlust führt zu einer symmetrischen, proximal betonten Muskelschwäche und -atrophie. Die SMA wird autosomal-rezessiv vererbt und ist in 95 % der Fälle auf eine homozygote Deletion im *SMN1*-Gen auf Chromosom 5q13 zurückzuführen. Die klinische Manifestation der SMA variiert erheblich und reicht von frühkindlichen, schwerwiegenden Formen bis zu milderen Verlaufsformen im Erwachsenenalter. Die Klassifikation erfolgt in Typ 0 bis IV, basierend auf dem Alter bei Symptombeginn und dem höchsten erreichten motorischen Meilenstein (Burr und Reddivari 2025).

Zur Abbildung der durch die Einführung krankheitsmodifizierender Therapien veränderten klinischen Verläufe wurde eine funktionelle Klassifikation etabliert. Diese unterscheidet Patienten basierend auf dem höchsten erreichten motorischen Meilenstein in drei Gruppen: Non-Sitter (freies Sitzen wurde nie erlernt oder wieder verloren), Sitter (freies Sitzen für mindestens 10 s möglich) und Walker (freies Gehen über mindestens 10 m möglich) (Kölbel und Müller-Felber 2021).

In den letzten Jahren wurden mehrere krankheitsmodifizierende Therapien für SMA zugelassen: Nusinersen, Onasemnogen-Abeparvovec und Risdiplam. Diese Therapien verbessern die Prognose von SMA-Patienten erheblich, insbesondere wenn sie frühzeitig im Krankheitsverlauf eingesetzt werden. Trotz dieser Fortschritte bleibt die interdisziplinäre, nicht-medikamentöse Therapie ein zentraler Bestandteil des Managements der SMA. Physiotherapie, Ergotherapie und Logopädie tragen wesentlich zum Erhalt sowie zur Förderung motorischer Funktionen, alltagspraktischer Fähigkeiten, der Schluckfunktion und der kommunikativen Kompetenzen bei (Mercuri et al. 2018).

In diesem Kapitel werden die Pathophysiologie, Diagnostik und die Grundlagen der medizinischen Behandlung der spinalen Muskelatrophie vorgestellt. Darüber hinaus werden in weiteren Kapiteln die Themen „Mobilität“ und „Selbsthilfe“ behandelt.

Pathophysiologie und Klinik

Die spinale Muskelatrophie ist eine genetisch bedingte neuromuskuläre Erkrankung, die durch den fortschreitenden Verlust von α-Motoneuronen im Vorderhorn des Rückenmarks und teilweise auch in den motorischen Hirnnervenkernen gekennzeichnet ist (Allardyce et al. 2024). Mit einer geschätzten Inzidenz von etwa 1:10.000 Neugeborenen gehört die spinale Muskelatrophie zu den häufigsten genetisch bedingten Ursachen frühkindlicher Mortalität (Darras 2015).

Pathophysiologisch resultiert der Krankheitsprozess aus einer mangelhaften Versorgung der Motoneuronen mit dem Survival Motor Neuron (SMN)-Protein (Liu et al. 1997). Das SMN-Protein ist ein zentraler Bestandteil des SMN-Komplexes, der für die korrekte Assemblierung von snRNPs notwendig ist. snRNPs sind essenzielle Komponenten des Spliceosoms, welches für Überführen der prä-mRNA in mRNA durch Spleißen verantwortlich ist (Liu et al. 1997). Ein Defizit an funktionellem SMN-Protein führt zu fehlerhaft gespliceter mRNA und zur Dysfunktion von Proteinen, die für die neuronale Funktion unverzichtbar sind (Lefebvre et al. 1995; Burr und Reddivari 2025). SMN ist zudem beteiligt am Transport der mRNA, an lokaler Translation, an der Dynamik des Zytoskeletts, an der Endozytose und an der Autophagie. Überdies beeinflusst SMN die Mitochondrien und bioenergetische Pfade und reguliert das Ubiquitin-Proteasom-System (Chaytow et al. 2018). In der Folge des Defizits an funktionellem SMN-Protein kommt es schließlich zur Degeneration der 2. Motoneurone im Vorderhorn der grauen Substanz des Rückenmarks (Allardyce et al. 2024). Es resultiert eine Minderinnervation der Muskulatur, aus der schließlich die charakteristische Symptomtrias der SMA resultiert:

- Eine primäre Muskelschwäche, die von einer Muskelhypotonie begleitet wird.
- Eine Muskelatrophie
- Verminderte oder fehlende Muskeleigenreflexe (Hyporeflexie bzw. Areflexie), wobei die proximale Muskulatur in der Regel stärker und früher betroffen ist als die distale. Dies führt häufig bereits im frühen Krankheitsverlauf zu einer deutlichen Einschränkung der Mobilität und der selbstständigen Körperhaltung der Betroffenen (Mercuri et al. 2018).

Patienten mit schwereren Verläufen der SMA können aufgrund einer Schwäche der Atemmuskulatur eine Atem- und Husteninsuffizienz entwickeln, die in der Kindheit fortschreitend ist und sich im frühen Erwachsenenalter stabilisiert (Wijngaarde et al. 2020). Die Husteninsuffizienz führt zu einer verminderten Fähigkeit, Sekrete effektiv zu mobilisieren, was das Risiko für Atemwegsinfektionen erhöht. Bei ausgeprägteren Formen können zusätzlich bulbäre Symptome, insbesondere Schluckstörungen (Dysphagie) beobachtet werden (Martí et al. 2024)

Die SMA stellt allerdings keine auf das motorische System beschränkte Erkrankung dar (Burr und Reddivari 2025). Kardiale Pathologien, solche des Fettstoffwechsels und eine Immundysfunktion wurden beschrieben (Wijngaarde et al. 2017; Deguise et al. 2019; Deguise und Kothary 2017).

Während die genetische Grundlage der Erkrankung in Mutationen oder Deletionen im *SMN1*-Gen auf Chromosom 5q13 liegt, produziert ein zweites Gen, *SMN2*, ein verkürztes, instabiles SMN-Protein. Die Anzahl der *SMN2*-Kopien variiert interindividuell und beeinflusst maßgeblich den Schweregrad der Erkrankung: Je mehr *SMN2*-Kopien vorhanden sind, desto milder ist der klinische Verlauf (Wirth et al. 2020).

In den letzten Jahren haben Fortschritte in der molekulargenetischen Diagnostik – insbesondere die Einführung flächendeckender Neugeborenenscreenings (Kölbel et al. 2021) – sowie die Entwicklung krankheitsmodifizierender Therapien wie Nusinersen, Onasemnogen-Abeparvovec und Risdiplam die Perspektive für Patienten mit SMA grundlegend verändert (Glascock et al. 2020). Während die Erkrankung historisch oft mit einer drastisch reduzierten Lebenserwartung assoziiert war, ermöglicht die moderne Therapie vielen Betroffenen heute eine bessere Mobilität, eine längere Lebensspanne und eine höhere Lebensqualität. Dennoch bleibt SMA eine komplexe Herausforderung, deren Management ein genaues Verständnis der molekularen Mechanismen, eine frühzeitige Diagnosestellung sowie ein multiprofessionelles Versorgungskonzept erfordert (Giannotta et al. 2025).

Diagnose

Klinische Hinweise auf eine SMA ergeben sich typischerweise aus dem Bild einer symmetrischen, proximal betonten Muskelschwäche mit erloschenen oder verminderten Muskeleigenreflexen bei gleichzeitig unauffälligem kognitivem Status (Mercuri et al. 2018). Elektrophysiologische Untersuchungen wie die Elektromyographie (EMG) können typische neurogene Veränderungen (z. B. Spontanaktivität in Ruhe und große, polyphasische motorische Einheiten) nachweisen, die jedoch nicht spezifisch für SMA sind (Hausmanowa-Petrusewicz und Karwańska 1986).

Zur Sicherung der Diagnose der SMA ist eine frühzeitige molekulargenetische Bestätigung essenziell, da sie die Grundlage für weiterführende therapeutische Entscheidungen und den unmittelbaren Therapiebeginn bildet (Glascock et al. 2020). Das Verfahren der Multiplex Ligation-dependent Probe Amplification (MLPA) erlaubt die molekulargenetische Diagnosestellung der 5q SMA und die Bestimmung der *SMN2*-Kopienzahl (Feldkötter et al. 2002). Beim Neugeborenenscreening wird auf eine homozygote Deletion im Exon 7 des *SMN1*-Gens gescreent, sodass die nicht hierdurch bedingte SMA (ca. 4 %) dem Screening entgeht (Kölbel und Müller-Felber 2021). Das Neugeborenenscreening ermöglicht den Therapiebeginn in der präsymptomatischen Phase, die dem Therapiebeginn in der symptomatischen Phase in Bezug auf das Outcome wahrscheinlich überlegen ist (Cooper et al. 2024). Bei einer Trägerfrequenz von ca. 1:40 bis 1:60 in der Allgemeinbevölkerung kommt der genetischen Beratung – insbesondere im Hinblick auf den autosomal-rezessiven Erbgang und die pränataldiagnostischen Optionen – eine zentrale Rolle zu (Sugarman et al. 2012).

Therapie

In den letzten Jahren haben sich die Therapieoptionen für die SMA grundlegend verändert (Wirth et al. 2020). Während die Erkrankung zuvor nur symptomatisch behandelt werden konnte, stehen heute mehrere krankheitsmodifizierende Therapien zur Verfügung, die direkt in den molekularen Krankheitsprozess eingreifen, indem sie den Mangel an SMN-Protein ausgleichen. Drei Wirkstoffe sind derzeit in Deutschland zugelassen:

- Nusinersen (Spinraza®) ist ein Antisense-Oligonukleotid, welches das alternative Spleißen des *SMN2*-Gens so modifiziert, dass vermehrt funktionelles SMN-Protein produziert wird. Die intrathekale Applikation verbessert signifikant die motorischen Funktionen und das Überleben von Patient*innen mit spinaler Muskelatrophie (Finkel et al. 2017; Qiao et al. 2023).

- Onasemnogen Abeparvovec (Zolgensma®) ist eine gentherapeutische Behandlung auf Basis eines adeno-assoziierten Virus-Vektors (AAV9), der eine funktionelle Kopie des *SMN1*-Gens in die Zielzellen einschleust. Die einmalige intravenöse Applikation hat sich insbesondere bei sehr jungen Patient*innen mit Typ-I-SMA als wirksam erwiesen (Mercuri et al. 2021).
- Risdiplam (Evrysdi®) ist ein oral verfügbarer Splicing-Modulator, der auf das *SMN2*-Gen wirkt und eine Erhöhung des funktionellen SMN-Proteinspiegels bewirkt. Die nichtinvasive Applikation bietet eine patientenfreundliche Therapieoption und zeigt in klinischen Studien positive Effekte auf motorische Funktionen sowie auf das Überleben von Patient*innen mit spinaler Muskelatrophie (Kokaliaris et al. 2024).

Neben der krankheitsspezifischen Therapie bleiben supportive Maßnahmen wie Atemtherapie, Ernährungstherapie, Physiotherapie sowie orthopädische Betreuung unverzichtbare Bestandteile einer ganzheitlichen Versorgung von Patient*innen mit SMA (Mercuri et al. 2018). Zur Therapie der Ateminsuffizienz kommt die – in erster Linie nicht-invasive – Beatmungstherapie zum Einsatz, auch die Verwendung von Hustenhilfen ist entscheidend, um die Atemfunktion zu unterstützen und Komplikationen zu vermeiden (Fauroux et al. 2020; Bach und Wang 1995; Bach 2017). Die Rolle der invasiven Beatmung bei der SMA ist Gegenstand des wissenschaftlichen Diskurses (Bach 2008).

Zukünftige Therapieansätze

Die Einführung krankheitsmodifizierender Therapien markiert einen Wendepunkt in der Behandlung der SMA. Trotz dieser Erfolge bleiben jedoch wichtige Herausforderungen bestehen. Die derzeit verfügbaren Therapien zielen primär auf eine Erhöhung der Verfügbarkeit des funktionellen SMN-Proteins ab, sind jedoch nicht in der Lage, bereits degenerierte Motoneurone zu regenerieren. Angesichts der begrenzten Regenerationsfähigkeit geschädigter Motoneurone liegt der Fokus der aktuellen Forschung auf einer frühzeitigen Intervention, der Kombination bestehender Therapien sowie auf innovativen, SMN-unabhängigen Therapieansätzen (Wirth et al. 2020). Ein wesentlicher Trend ist die Entwicklung von Kombinationstherapien, bei denen die oben genannten Therapien mit muskelstärkenden Wirkstoffen kombiniert werden. Ein prominentes Beispiel ist Apitegromab, ein monoklonaler Antikörper, der die Myostatin-Signalkaskade hemmt und dadurch den Muskelaufbau fördert. In klinischen Studien konnten damit vielversprechende Ergebnisse bei Patient*innen mit SMA-Typ 2 und 3 erzielt werden (Crawford et al. 2024).

Zusammenfassung und Ausblick

Die Behandlung der SMA hat in den vergangenen Jahren einen tiefgreifenden Wandel erfahren. Während die Erkrankung historisch ausschließlich symptomatisch therapiert werden konnte, ermöglichen heute krankheitsmodifizierende Therapien wie Nusinersen, Onasemnogen-Abeparvovec und Risdiplam ein gezieltes Eingreifen in die molekularen Krankheitsmechanismen. Eine frühzeitige Diagnostik, insbesondere im Rahmen von Neugeborenenscreenings, sowie der gezielte Einsatz genetischer Tests bilden die Grundlage für eine rasche Therapieeinleitung und eine optimierte Prognose.

Trotz dieser Erfolge bleibt die spinale Muskelatrophie eine komplexe, multisystemische Erkrankung, die weit mehr als nur die Motoneuronen betrifft. Der Weg in die Zukunft erfordert eine enge Verzahnung von molekularbiologischer Grundlagenforschung, klinischer Innovation und multiprofessioneller Patientenversorgung, die den Therapieerfolg im Alltag der Betroffenen verankert.

In diesem Zusammenhang spielt das Thema Mobilität eine zentrale Rolle: Bewegung bedeutet Selbstständigkeit, Teilhabe und Lebensqualität. Im folgenden Kapitel wird daher zunächst die Rolle der Mobilität bei SMA vertieft betrachtet. Anschließend widmet sich ein weiterer Beitrag dem wichtigen Thema der Selbsthilfe, die für viele Betroffene und ihre Angehörigen eine tragende Säule im Umgang mit der Erkrankung darstellt.

4.2.3 Mobilität – mehr als Fortbewegung

Merle Stulken

Einleitung

Mobilität wird im allgemeinen Sprachgebrauch als Fortbewegung beziehungsweise das Zurücklegen einer gewissen Strecke verstanden. Der Begriff beinhaltet somit eine räumliche Komponente. Dabei werden soziale Aspekte, die dem Bedürfnis nach Fortbewegung zugrunde liegen, eher vernachlässigt: Mobilität ist als wesentlicher Faktor der Teilhabe anzusehen. Sie ermöglicht es nicht nur, beweglich und dadurch unabhängig zu sein, sondern bietet auch Flexibilität und Anpassungsfähigkeit an die jeweilige Umwelt. Dementsprechend hat Mobilität einen ganzheitlichen Einfluss auf die Person, unter anderem auf psychischer und sozialer Ebene (Manderscheid 2012). Neben dem klassischen Begriff der Mobilität ist der Begriff der sozialen Mobilität bedeutsam. Soziale Mobilität beschreibt das Agieren einer Person oder Gruppe in unterschiedlichen sozialen Gefügen und setzt Flexibilität und Anpassungsfähigkeit voraus. Die soziale und die räumliche Mobilität bedingen sich gegenseitig und müssen daher gemeinsam betrachtet werden.

Soziale Mobilität

Bei der sozialen Mobilität liegt der Fokus darauf, welche Merkmale oder Eigenschaften mit einer bestimmten sozialen Rolle verbunden sind und wie sich diese verändern können. Der soziale Status der Eltern und die Erziehung haben Einfluss auf die soziale Mobilität. Inwieweit diese Faktoren nachhaltig bei der sozialen Mobilität im späteren Lebensverlauf Einfluss nehmen, hängt von der jeweiligen Person ab. Aber auch andere Faktoren haben Einfluss, wie beispielsweise finanzielle Ressourcen oder Lebensbedingungen, zu denen auch Erkrankungen zählen (Bundeszentrale für politische Bildung (Hrsg.), 2023). Soziale Ungleichheit wird bei Erkrankungen maßgeblich durch Bildung, berufliche Position und Einkommen beeinflusst. Bildung fördert eigenständige Problemlösestrategien, die berufliche Position hat Einfluss auf gesundheitliche und psychosoziale Faktoren, und das Einkommen ermöglicht einen gesundheitsfördernden Lebensstil (Geyer 2021).

Soziale Mobilität bezieht sich auf alle für die Person bedeutenden Lebensbereiche, an denen die Person teilhaben möchte, unter anderem auf das Arbeitsleben, das Agieren in unterschiedlichen gesellschaftlichen Schichten sowie das Familienleben. Jeder Lebensbereich erfordert eine unterschiedliche Rolle und eine dementsprechende Anpassungsfähigkeit der jeweiligen Person. Je nach sozialer Rolle werden gemäß unterschiedlichen Erwartungen bestimmte Verhaltensweisen von der Gesellschaft verlangt. Diese Normen umfassen verschiedene Rechte und Pflichten. Diese können sich im Laufe der Zeit durch Umfeldbedingungen, sozialen Wandel oder individuelle Sichtweisen verändern (Preyer 2012). Der Wechsel zwischen den sozialen Rollen und der damit häufig verbundene Ortswechsel machen deutlich, dass soziale Mobilität nicht ohne räumliche Mobilität realisierbar ist (Berger 2001).

Mobilitätshilfen

Mobilitätshilfen beziehen sich überwiegend auf die räumliche Mobilität. Es sind häufig Rollstühle verschiedenster Ausführungen, teilweise mit Elektrosteuerung, welche es geheingeschränkten oder gehunfähigen Menschen ermöglichen, ihren Aktionsradius zu erweitern. Doch was ist mit Menschen, die den Transfer in den Rollstuhl oder zurück gar nicht eigenständig bewältigen können und somit in ihrer Mobilität zusätzlich eingeschränkt sind? Wenn sie beispielsweise Unterstützung beim Toilettengang oder Ähnlichem benötigen und sich angesichts dessen nicht trauen, eigenständig mit dem Rollstuhl unterwegs zu sein, sind sie in ihrer Selbstbestimmung und Teilhabe besonders stark eingeschränkt. Auch hier ist eine Mobilitätshilfe im weitesten Sinne erforderlich. Dafür wurde bereits in den 70er-Jahren das Modell der Persönlichen Assistenz entworfen, bei dem die eingeschränkte Person eigenständig entscheiden kann, wann und wessen Unterstützung sie nutzen möchte. Dieses Modell bietet einige Möglichkeiten, welche im Rahmen der ambulanten Pflegeversorgung nicht gewährleistet werden können (Köpcke 2016). Zum einen hat persönliche Assistenz den Vorteil, dass die behinderte Person weisungsbefugt ist und sich nicht als Leistungsempfänger einer Fremdbestimmung fügen muss. Zum anderen umfasst sie Unterstützung in allen Bereichen des täglichen Lebens, welche je nach Person, Situation und Tagesform unterschiedlich sein kann (siehe Abschn. 6.4.4). Selbstbestimmung und Nichtdiskriminierung werden in Artikel 3 der UN-Behindertenrechtskonvention gefordert, ein Zugang zu gemeindenahen Unterstützungsdiensten einschließlich der persönlichen Assistenz in Artikel 19 (Leuenberger 2023). Mobilitätshilfen sollen Menschen dabei unterstützen, sozial aufzusteigen und teilhaben zu können. Sie wirken aber nicht direkt auf diesen Aufstieg ein, weil er stark von den persönlichen Entscheidungen und Erfahrungen jedes Einzelnen abhängt.

Fazit

Christian Züchners primäre Abneigung gegen Hilfsmittel, welche die Einschränkungen offen darstellen, ist beispielhaft für eine durch gesellschaftliche Einflüsse bedingte Stigmatisierung. Nicht nur bietet der Einsatz des Rollstuhls mehr räumliche Mobilität, er kann auch einen enormen Einfluss auf soziale Beziehungen und dementsprechend die Teilhabe haben. Das proaktive Fordern einer Mitnahme des Rollstuhls in den Urlaub von einem Kommilitonen war entscheidend für den weiteren Verlauf der sozialen Mobilität bei Herrn Züchner. Aber auch der Kontakt zu anderen Betroffenen in den Rehabilitationsmaßnahmen hat sich positiv ausgewirkt. Durch die progredient verlaufende Erkrankung, welche mit einer „normalen" Entwicklung beginnt, sind ihm die Vorzüge der Selbstständigkeit und Selbstbestimmtheit insbesondere in Bezug auf Mobilität aus eigener Erfahrung bekannt. Diese Selbstständigkeit und Selbstbestimmtheit zu erleben, ist ein enorm wichtiger Faktor hinsichtlich der Inanspruchnahme von Unterstützung. Der Einsatz einer Persönlichen Assistenz eröffnet ihm alle Möglichkeiten der Mobilität: Sei es in seiner freiwilligen Tätigkeit als Pastor im Ehrenamt, bei Aufgaben im Rahmen seines Landesvorsitzes der Deutschen Gesellschaft für Muskelerkrankte (DGM) oder im Familienleben.

4.2.4 Der Krankheit einen Sinn geben – wie kann die Selbsthilfe dabei helfen?

Nathalie Scheer-Pfeifer

Einleitung

Herr Züchner begleitet mit seinem persönlichen Engagement, seinem professionellen Hintergrund als Pastor und seinen Erfahrungen mit der chronisch-fortschreitenden Erkrankung SMA andere Menschen auf dem Weg zu mehr Lebensqualität und Teilhabe. Sein Bericht weist auf die hohe Bedeutung der Selbsthilfe für Betroffene hin.

Wird eine schwere neurologische behindernde Krankheit diagnostiziert, geht erstmal der Boden unter den Füßen verloren. Alle Träume und Pläne für die Zukunft stehen von jetzt auf gleich auf unsicherem Grund, und diese Unsicherheit macht lähmenden Ängsten Raum. Eine schwere Beeinträchtigung und/oder Behinderung hat eine massiv tiefgreifende Wirkung auf das ganze Lebensfeld des Betroffenen. Kein Bereich bleibt verschont.

Der Mensch wird durch die Krankheit zum unbequemen, schwierigen, behinderten Patienten, der zudem teuer in der medizinischen, pflegerischen und gesellschaftlichen Versorgung ist. Betroffene sind in allen Bereichen vollkommen abhängig von der Gesellschaft, in der sie leben, und viele gesellschaftliche Veränderungen haben unmittelbare Auswirkungen auf ihre Lebensqualität.

Die oft als Verein organisierte Selbsthilfe sowie Stiftungen können Betroffenen und ihren Angehörigen dabei helfen, eine möglichst gute Lebensqualität und Teilhabe zu erreichen. Warum dies wichtig ist und wie dies geschehen kann, wird in diesem Kapitel erläutert. Dabei greift es auf Auszüge aus „Wäertvollt Iessen – Das etwas *andere* Kochbuch" (Scheer-Pfeifer 2013) und der Eröffnungsrede von Nathalie Scheer-Pfeifer zum Internationalen Kolloquium von Wäertvollt Liewen 2025 „Persönliche Assistenz – Der Weg zur Selbstbestimmung, auch für die Bedürftigsten unter den behinderten Menschen" zurück.

Soziales Sterben

Nach Dr. Carolin Tillmann ist soziales Sterben der Verlust von Anerkennung, Teilhabe und Selbstwirksamkeit bis hin zur Handlungsautonomie. Schwerstbehinderte Menschen und deren Angehörige müssen das Leben immer wieder neu adaptieren und organisieren. Das, was in gesunden Tagen problemlos zu realisieren war, erfordert nun mehr Zeit und Organisation und zunehmend den Einsatz von Angehörigen, Freunden, Hilfsmitteln und professionell Tätigen. Das soziale Sterben kann durch eine bewusstere Gesellschaft ohne physische, psychische und soziale Isolation aufgehalten und rückgängig gemacht werden.

Der Krankheit einen Sinn geben und sie so besser lebbar machen

Viele Menschen sehen keinen Wert in einem von Beeinträchtigungen oder Behinderungen geprägten Leben. Betroffene begegnen vielen Schwierigkeiten, z. B. Probleme bei Anträgen, Ausgrenzung, finanzielle Probleme, fehlende therapeutische Begleitung. Jeder, ob Betroffener oder Angehöriger, fühlt sich irgendwann einsam und verlassen, und die meisten fragen sich in dem Moment: „Warum ich?" Sich selbst ein Lebensziel zu setzen, hilft Perspektiven zu schaffen. Warum sollten Betroffene ihre Träume aufgeben? Ein Leben ohne Perspektiven, Menschlichkeit, Fürsorge und Würde ist kein Leben.

Doch wie den normalen Alltag beibehalten, wenn plötzlich nichts mehr normal ist, wie die neuen Lebensumstände akzeptieren und sich an sie anpassen? Ärzte, Heilpraktiker, Therapeuten oder Medikamente können helfen, aber „sich heil fühlen" liegt in der Selbstverantwortung eines jeden Menschen. Jeder Mensch hat mehr oder minder schwere Schicksalsschläge erlebt. Jeder Betroffene steht vor der Wahl, ob er sein Leben in der Rolle des aktiv Handelnden oder des hilflosen Opfers gestalten möchte. Das Vorhandensein der benötigten Pflege, Assistenz und Unterstützung ist die Voraussetzung dafür, an der eigenen inneren Einstellung zu arbeiten und das Leben als wertvoll zu empfinden. „Wichtig für eine positive wahrgenommene Lebensqualität sind ein enger sozialer Zusammenhalt und eine ausreichende pflegerische Versorgung (Prof. Dr. Andreas Zieger)."

Äußere und innere Diskriminierung

Es gibt eine äußere Diskriminierung der Gesellschaft, Ableismus und Ausgrenzung. Es gibt aber auch eine innere Diskriminierung, das Aufgeben der eigenen Träume oder Pläne. Die eigene innere Einstellung bestimmt, wie mit komplexen Krankheits- und Behinderungssituationen umgegangen wird. Resilienz ist die Fähigkeit, schwierige Ereignisse oder Lebensphasen zu akzeptieren und zu verarbeiten, sodass keine längerfristigen Folgeschäden zurückbleiben.

Viele Menschen in schwierigen Situationen haben die Unbeschwertheit, die Spontanität und die Leichtigkeit des Seins verloren. Sie haben Angst vor dem Tod, jedoch scheint es, dass sie eigentlich mehr Angst vor dem neuen Leben haben. Ein sehr guter Freund sagte mir immer: „Fröhliches Leiden!" Ich verglich es mit der „heiteren Gelassenheit" aus dem Buddhismus. Was er mir vermitteln wollte, war: „Keine Panik! Reg dich nicht auf! Da musst du durch und konzentrier dich nicht aufs Negative!" Er wollte mir den Weg aus dieser Stigmatisierung weisen, damit ich dem Leben einen Sinn geben und mich ihm wieder angstfrei öffnen konnte.

Die Rolle von Familie, Gemeinschaft und Gesellschaft

Manche Familien entwickeln eine resiliente Reaktion auf die komplexen Beeinträchtigungen und Behinderungen. Sie sehen vor allem den Menschen hinter der Krankheit, nicht nur die Folgen für das Leben des Betroffenen und für ihr eigenes Leben. Viele Gemeinschaften entwickeln den Drang, das Leben ihres Menschen, ob Kind, Lebensgefährte, Geschwister oder Freund, so „normal" und inklusiv wie möglich zu gestalten. Dazu gehört Inklusion in Kitas, Regelschulen, weiterführenden Schulen, Ausbildungen, Freizeitmöglichkeiten sowie im Berufsleben. Sie wollen eine Gesellschaft, in der die spezifischen Bedürfnisse anerkannt und unterstützt werden und wo ein jeder sichtbar ist. Jemand anderem durch Schwierigkeiten zu helfen, ist dort, wo die Zivilisation beginnt, sagte die Anthropologin Margaret Mead.

Die Bedeutung und die Aufgaben der Selbsthilfe

Christian Züchner schreibt: „Dort traf ich auch andere neuromuskuläre Patienten, hatte Ansprechpartner und fühlte mich gut aufgehoben. Hier reifte die Erkenntnis, dass man nicht immer allein das Rad neu erfinden und alleine kämpfen muss. Es ist durchaus hilfreich, sich als Betroffene zusammenzuschließen und gemeinsam zu kämpfen oder zumindest sich gegenseitig zu unterstützen." Genau diese Einstellung hilft, die Erkrankung möglichst gut lebbar zu machen. Eingetragene Vereine, Stiftungen oder Selbsthilfegruppen haben eine sehr wichtige gesellschaftliche Funktion. Sie erhöhen die Sichtbarkeit von Krankheiten und Behinderungen, heben dadurch eine Tabuisierung auf und können Betroffene auf verschiedenste Weisen auch praktisch unterstützen.

Der steinige Weg bis zur korrekten Diagnose und zur indizierten Therapie

Nach dem anfänglichen Schock sollten die Betroffenen medizinische Information erhalten, um sich neu orientieren zu können. Funktioniert der physische Körper nicht (mehr) normal, fühlt man sich verloren. Angst vor der Zukunft schleicht sich ein. Eine psychologische Begleitung sowohl des Kranken als auch seiner Angehörigen kann hilfreich sein. Vereine helfen, indem sie medizinische Informationen und Hilfe bei der Suche nach therapeutischen Angeboten und Fachkliniken anbieten. Sie vermitteln, „dass der Einsatz von therapeutischen Maßnahmen einen positiven Einfluss auf die subjektive Lebensqualität haben kann" (Prof. Dr. Albert C. Ludolph).

Mit der Erkrankung leben

Der Betroffene wird einerseits in einen Schockzustand versetzt und muss sich mit seinem Schicksal auseinandersetzen. Wie stark oder schwach ihn diese innere Auseinandersetzung fesselt oder sogar lähmt, wird von seiner Resilienz mitbestimmt. Andererseits muss der Betroffene auch noch mit der Stigmatisierung durch die Gesellschaft umgehen lernen. Das Beibehalten des normalen Alltags mit seinen Höhen und Tiefen ist wichtig. Eine kranke Person wird leider schnell entmündigt. Auch „Gut-Meinen" entmündigt meistens. „Helfen" und „Sich-Helfenlassen" will schließlich gelernt sein. Betroffene müssen auf sich selber achten, denn sie spüren doch am besten, was ihnen gut oder schlecht tut. Schließlich verläuft jede Erkrankung anders. Disziplin, Selbstverantwortung und eine korrekte Risikobewertung gehören zum Alltag. Dies ist der Kontext, in dem Betroffene und deren Angehörige sich zurechtfinden sollten. Eine medizinische Schulung vermittelt ihnen Sicherheit. Eine ganzheitliche und umfassende Begleitung aller Familienmitglieder gewährt Selbstbestimmung und gleichberechtigte Teilhabe in möglichst vielen Lebensbereichen.

Praktische Hilfe

Die Arbeit von Vereinen ist vielfältig. Praktische Hilfe umfasst sowohl soziale Unterstützung, Hilfe bei Anträgen, psychologische Begleitung, Hilfe bei Behörden, Vermittlung bei Problemen, einen Stammtisch für Betroffene und Fachveranstaltungen. Hinzu kommen politische Aktivitäten, die Zusammenarbeit mit anderen Vereinen, internationale Kooperationen, Unterstützung von und Teilnahme an Forschung, das Verfassen von Stellungnahmen und die Mitarbeit an medizinischen Behandlungsleitlinien. Jeder Verein hat seine eigene Herangehensweise und Punkte, die ihm besonders wichtig sind, wie zum Beispiel persönliche Assistenz, Reisen, häusliche Intensivpflege oder Spendensammlung für Forschung.

Der Umgang der Gesellschaft mit den Schwächsten

„Versuche, dein Leben zu machen", lautet der Satz der Mutter, der später zum Buchtitel von Margot Friedländers Autobiografie wird. Die Holocaust- und KZ-Überlebende Margot Friedländer ist Anfang Mai 2025 im Alter von 103 Jahren gestorben.

Die Nationalsozialisten bezeichneten Juden, Kranke, Behinderte und Homosexuelle als unwertes Leben und verfolgten, internierten, folterten und töteten diese Menschen. Nie wieder darf eine bestimmte Gruppe Menschen von der Gesellschaft ausgegrenzt oder stigmatisiert werden. Die Schwächsten der Gesellschaft, die Schwerstbehinderten und die Schwerstkranken hängen vom Gutdünken der Gesellschaft ab und benötigen daher in besonderem Ausmaß Solidarität. Die UN-Konvention über die Rechte von Menschen mit Behinderungen (UN-BRK) setzt sich dafür ein, dass jeder Mensch, ob krank oder behindert, die Möglichkeit bekommt, ein Leben in Würde und mit sozialer Teilhabe zu führen. Zitat Richard von Weizsäcker: „Jedes Leben hat seinen Sinn und seine eigene Würde. Kein Lebensabschnitt ist umsonst, zumal nicht einer in der Not."

Die Relativität des Behinderungsbegriffs

Der Begriff „Menschen mit Behinderungen" bezieht sich auf Menschen, die langfristige körperliche, seelische, geistige oder Sinnesbeeinträchtigungen haben, welche sie in Wechselwirkung mit verschiedenen Barrieren an der vollen, wirksamen und gleichberechtigten Teilhabe an der Gesellschaft hindern können. Das Verständnis von Behinderung entwickelt sich ständig weiter sowie der Tatsache, dass Behinderung aus der Wechselwirkung zwischen Menschen mit Beeinträchtigungen und einstellungs- und umweltbedingten Barrieren entsteht. Diese Erläuterung verdeutlicht, dass ein Verständnis von „Behinderung" nicht als fest definiertes Konzept angesehen wird, sondern von gesellschaftlichen Entwicklungen abhängig ist.

Menschenwürde für alle Menschen

Menschenwürde besitzt jeder Mensch. Die Menschenwürde wird jedem Menschen in Artikel 1 der Allgemeinen Erklärung der Menschenrechte zugesprochen. Sie ist in den deutschsprachigen Ländern Deutschland, Österreich, Schweiz, Luxemburg und Liechtenstein gesetzlich verankert. Die Menschenwürde hat den Stellenwert einer „unhintergehbaren Prämisse rechtlicher und moralischer Kommunikation" (Bielefeldt 2007). Die Achtung der Menschenwürde muss allerdings „auf konkrete Lebenslagen bezogen und somit mit Leben gefüllt werden. Sie gilt für alle Menschen, auch für Menschen mit schweren körperlichen oder geistigen Beeinträchtigungen oder chronischen Erkrankungen" (Hirschberg 2017).

Krankheit, Behinderung und Pflegebedürftigkeit in der Leistungsgesellschaft

In der heutigen Leistungsgesellschaft ist es sehr schwer, sich als kranker, behinderter und pflegebedürftiger Mensch selbst zu entwickeln und sein eigenes Ich zu entfalten. Als „defizitäre Kranke" zu überleben oder inmitten der Gesellschaft „gesunder Menschen" zu leben und mit ihnen Schritt zu halten, ist schwer in einer Welt des ständigen Fortschreitens. Es gilt, den Graben zwischen Gesunden und Kranken durch ein respektvolles Miteinander gemeinsam zu überwinden. Schwerstkranke Menschen können gesunden Menschen helfen, ihr eigenes „Ich" kennenzulernen und sie lehren, wie man gelassener wird oder Resilienz aufbaut (Scheer-Pfeifer und Zieger 2025). Betroffene sind nicht nur Ansammlungen von physischen oder geistigen Defiziten, sondern verfügen über Würde und das Recht auf Wahrung ihrer Identität. Sie sind eben Teil der menschlichen Vielfalt. Somit versteht man Herrn Züchner: „Rollstuhl?? Ich?? Niemals. Das ist die Manifestierung des Behindertseins. Ich wollte aber "normal" sein, so wie andere auch. Ein Rollstuhl war für mich der Abstieg schlechthin. … Plötzlich hatte ich wieder einen ganz anderen Aktionsradius. Im Alter von

22 Jahren besorgte ich mir meinen ersten eigenen Rollstuhl, aber er durfte nicht nach Krankenhaus oder Heim aussehen."

Fazit
Hilfsmittel wie Unterstützte Kommunikation, Elektrorollstühle, Beatmung, Trachealkanülen und Ernährungssonden helfen zwar, die Folgen der Behinderung abzumildern und die Symptome zu lindern, die Tabuisierung von Krankheiten, Behinderungen oder Beeinträchtigungen verhindert jedoch gleichberechtigte Teilhabe und gelebte Inklusion.

Was kann unserer Gesellschaft dahingehend helfen, dass Ausgrenzung ausgeschaltet wird? Wir Betroffene dürfen uns nicht mehr aus falscher Scham zurückziehen. Wir müssen unsere Mitmenschen an unseren Anblick und den Umgang mit uns gewöhnen. Nach dem Motto: Steter Tropfen höhlt den Stein. Wir müssen unsere Sichtbarkeit erhöhen.

Wir sind gut, so wie wir sind.

Literatur

Aiello EN, Feroldi S, De Luca G, Guidotti L, Arrigoni E, Appollonio I, Solca F, Carelli L, Poletti B, Verde F, Silani V, Ticozzi N (2022) Primary progressive aphasia and motor neuron disease: a review. Front Aging Neurosci 8(14):1003792. https://doi.org/10.3389/fnagi.2022.1003792. PMID: 36158556; PMCID: PMC9492890

Allardyce H, Lawrence BD, Crawford TO, Sumner CJ, Parson SH (2024) A reassessment of spinal cord pathology in severe infantile spinal muscular atrophy: reassessment of spinal cord pathology. Neuropathol Appl Neurobiol 50(5):e13013. https://doi.org/10.1111/nan.13013. PMID: 39449271; PMCID: PMC11972064

Andersen TM, Hov B, Halvorsen T, Røksund OD, Vollsæter M (2021) Upper airway assessment and responses during mechanically assisted cough. Respir Care 66:1196–1213. https://doi.org/10.4187/respcare.08960

Andrews JA, Jackson CE, Heiman-Patterson TD, Bettica P, Brooks BR, Pioro EP (2020) Real-world evidence of riluzole effectiveness in treating amyotrophic lateral sclerosis. Amyotroph Lateral Scler Frontotemporal Degener 21(7–8):509–518. https://doi.org/10.1080/21678421.2020.1771734. Epub 2020 Jun 23. PMID: 32573277

Anneser J, Borasio GD, Johnston W, Oliver D, Winkler AS (Hrsg) (2018) Palliative Care bei Amyotropher Lateralsklerose. Von der Diagnose bis zur Trauerbegleitung, 1. Aufl. Kohlhammer, Stuttgart

Bach JR (2003) Mechanical insufflation/exsufflation: has it come of age? A commentary. Eur Respir J 21(3):385–386. https://doi.org/10.1183/09031936.03.00098702. PMID: 12661989

Bach JR (2008) The use of mechanical ventilation is appropriate in children with genetically proven spinal muscular atrophy type 1: the motion for. Paediatr Respir Rev 9(1):45–50; quiz 50; discussion 55-6. https://doi.org/10.1016/j.prrv.2007.11.003. Epub 2008 Feb 1. PMID: 18280979

Bach JR (2017) Noninvasive respiratory management of patients with neuromuscular disease. Ann Rehabil Med 41(4):519–538. https://doi.org/10.5535/arm.2017.41.4.519. Epub 2017 Aug 31. PMID: 28971036; PMCID: PMC5608659

Bach JR, Wang TG (1995) Noninvasive long-term ventilatory support for individuals with spinal muscular atrophy and functional bulbar musculature. Arch Phys Med Rehabil 76(3):213–217. https://doi.org/10.1016/S0003-9993(95)80603-2

Bach JR, Bianchi C, Aufiero E (2004) Oximetry and indications for tracheotomy for amyotrophic lateral sclerosis. Chest 126(5):1502–1507. https://doi.org/10.1378/chest.126.5.1502. PMID: 15539719

Ball LJ, Beukelman DR, Pattee GL (2004) Communication effectiveness of individuals with amyotrophic lateral sclerosis. J Commun Disord 37(3):197–215

Berger (2001) Soziale Mobilität. In: Schäfers B, Zapf W (Hrsg) Handwörterbuch zur Gesellschaft Deutschlands. VS Verlag für Sozialwissenschaften, Wiesbaden, S 595–604

Beukelman D, Fager S, Nordness A (2011) Communication support for people with ALS. Neurol Res Int 2011(1):ppt. 7146893

Bielefeldt H (2007) Menschenwürde und Folterverbot Eine Auseinandersetzung mit den jüngsten Vorstößen zur Aufweichung des Folterverbots. https://www.institut-fuer-menschenrechte.de/fileadmin/Redaktion/Publikationen/essay_no_6_menschenwuerde_und_folterverbot.pdf. Zugegriffen am 10.06.2025

Bjelica B, Bartels MB, Hesebeck-Brinckmann J, Petri S (2024) Non-motor symptoms in patients with amyotrophic lateral sclerosis: current state and future directions. J Neurol 271(7):3953–3977. https://doi.org/10.1007/s00415-024-12455-5. Epub 2024 May 28. PMID: 38805053; PMCID: PMC11233299

Bombaci A, Lupica A, Pozzi FE, Remoli G, Manera U, Di Stefano V (2023) Sensory neuropathy in amyotrophic lateral sclerosis: a systematic review. J Neurol 270(12):5677–5691. https://doi.org/10.1007/s00415-023-11954-1. Epub 2023 Aug 23. PMID: 37610446; PMCID: PMC10632209

Bourke SC, Tomlinson M, Williams TL, Bullock RE, Shaw PJ, Gibson GJ (2006) Effects of non-invasive ventilation on survival and quality of life in patients with amyotrophic lateral sclerosis: a randomised controlled trial. Lancet Neurol 5:140–147. https://doi.org/10.1016/S1474-4422(05)70326-4

Brotman RG, Moreno-Escobar MC, Joseph J et al (2024) Amyotrophic lateral sclerosis. [Updated 2024 Feb 12].

In: StatPearls [Internet]. StatPearls Publishing, Treasure Island. 2025 Jan-. https://www.ncbi.nlm.nih.gov/books/NBK556151/. Zugegriffen 24.03.2026

Bundeszentrale für politische Bildung (bpb) (Hrsg) (2023) Soziale Ungleichheit. Informationen zur politischen Bildung 354:1–76

Burr P, Reddivari AKR (2025) Spinal muscle atrophy. [Updated 2023 Jul 17]. In: StatPearls [Internet]. StatPearls Publishing, Treasure Island. 2025 Jan-. https://www.ncbi.nlm.nih.gov/books/NBK560687/. Zugegriffen 24.03.2026

Chaytow H, Huang YT, Gillingwater TH, Faller KME. The role of survival motor neuron protein (SMN) in protein homeostasis. Cell Mol Life Sci. 2018 Nov;75(21):3877-3894. https://doi.org/10.1007/s00018-018-2849-1. Epub 2018 Jun 5. PMID: 29872871; PMCID: PMC6182345.

Cividini C, Basaia S, Spinelli EG, Canu E, Castelnovo V, Riva N, Cecchetti G, Caso F, Magnani G, Falini A, Filippi M, Agosta F (2022) Amyotrophic lateral sclerosis-frontotemporal dementia: shared and divergent neural correlates across the clinical spectrum. Neurology 98(4):e402–e415. https://doi.org/10.1212/WNL.0000000000013123. PMID: 34853179; PMCID: PMC8793105

Cooper K, Nalbant G, Sutton A, Harnan S, Thokala P, Chilcott J, McNeill A, Bessey A (2024) Systematic review of presymptomatic treatment for spinal muscular atrophy. Int J Neonatal Screen 10(3):56. https://doi.org/10.3390/ijns10030056. PMID: 39189228; PMCID: PMC11348213

Costello J (2016) Message banking vs. voice banking: a very successful pro-active model for people with ALS/MND. In: Presentation on the 14th Annual Allied Professionals Forum Liffey Hall A, Convention Centre Dublin, 6 Dec 2016

Crawford TO, Darras BT, Day JW, Dunaway Young S, Duong T, Nelson LL, Barrett D, Song G, Bilic S, Cote S, Sadanowicz M, Iarrobino R, Xu TJ, O'Neil J, Rossello J, Place A, Kertesz N, Nomikos G, Chyung Y (2024) Safety and efficacy of apitegromab in patients with spinal muscular atrophy types 2 and 3: the phase 2 TOPAZ study. Neurology 102(5):e209151. https://doi.org/10.1212/WNL.0000000000209151

Crescimanno G, Greco F, Bertini M, Arrisicato S, Marrone O (2021) Short-term effects of pressure controlled versus volume controlled noninvasive ventilation in subjects with amyotrophic lateral sclerosis. Respir Care 66:1593–1600. https://doi.org/10.4187/respcare.09021

Darras BT (2015) Spinal muscular atrophies. In: Swaiman KF, Ashwal S, Ferriero DM, Schor NF (Hrsg) Swaiman's pediatric neurology: principles and practice, 5. Aufl. Elsevier, Amsterdam, S 1057–1064

Deguise MO, Kothary R (2017) New insights into SMA pathogenesis: immune dysfunction and neuroinflammation. Ann Clin Transl Neurol 4(7):522–530. https://doi.org/10.1002/acn3.423. PMID: 28695153; PMCID: PMC5497530

Deguise MO, Baranello G, Mastella C, Beauvais A, Michaud J, Leone A, De Amicis R, Battezzati A, Dunham C, Selby K, Warman Chardon J, McMillan HJ, Huang YT, Courtney NL, Mole AJ, Kubinski S, Claus P, Murray LM, Bowerman M, Gillingwater TH, Bertoli S, Parson SH, Kothary R (2019) Abnormal fatty acid metabolism is a core component of spinal muscular atrophy. Ann Clin Transl Neurol 6(8):1519–1532. https://doi.org/10.1002/acn3.50855. Epub 2019 Jul 26. PMID: 31402618; PMCID: PMC6689695

Deutsche Gesellschaft für Neurologie (2023) Palliativmedizinische Versorgung neurologischer Erkrankungen. https://register.awmf.org/assets/guidelines/030-1451_S2k_Palliativmedizinische-Versorgung-neurologischer-Erkrankungen_2023-04.pdf. Zugegriffen am 24.06.2025

Diegelmann C, Isermann M, Zimmermann T (2023) Psychoonkologie. Resilienz innovativ stärken – Ein Praxishandbuch, 1. Aufl. Kohlhammer,

Eickhoff C, Schöne-Seifert B, Kettemann D, Bormann E, Grehl T, Boentert M et al (2024) Perspektiven auf das Lebensende: eine systematische Erhebung bei Patienten mit amyotropher Lateralsklerose. Der Nervenarzt 95:1131–1138. https://doi.org/10.1007/s00115-024-01769-4

Fauroux B, Griffon L, Amaddeo A, Stremler N, Mazenq J, Khirani S, Baravalle-Einaudi M (2020) Respiratory management of children with spinal muscular atrophy (SMA). Arch Pediatr 27(7S):7S29–7S34. https://doi.org/10.1016/S0929-693X(20)30274-8. PMID: 33357594

Feldkötter M, Schwarzer V, Wirth R, Wienker TF, Wirth B (2002) Quantitative analyses of SMN1 and SMN2 based on real-time LightCycler PCR: fast and highly reliable carrier testing and prediction of severity of spinal muscular atrophy. Am J Hum Genet 70(2):358–368. https://doi.org/10.1086/338627

Finkel RS, Mercuri E, Darras BT, Connolly AM, Kuntz NL, Kirschner J, Chiriboga CA, Saito K, Servais L, Tizzano E, Topaloglu H, Tulinius M, Montes J, Glanzman AM, Bishop K, Zhong ZJ, Gheuens S, Bennett CF, Schneider E, Farwell W, De Vivo DC, ENDEAR Study Group (2017) Nusinersen versus sham control in infantile-onset spinal muscular atrophy. N Engl J Med 377(18):1723–1732. https://doi.org/10.1056/NEJMoa1702752. PMID: 29091570

Frick E, Roser T (2026) Spiritualität und Medizin: Gemeinsame Sorge um den kranken Menschen. Münchner Reihe Palliativmedizin. Kohlhammer, Stuttgart.

Fried-Oken M, Mooney A, Peters B (2015) Supporting communication for patients with neurodegenerative disease. NeuroRehabilitation 37(1):69–87

Geyer S (2021) Soziale Ungleichheit und Gesundheit/Krankheit. In: Bundeszentrale für gesundheitliche Aufklärung (BZgA) (Hrsg) Leitbegriffe der Gesundheitsförderung und Prävention. Glossar zu Konzepten, Strategien und Methoden.

Giannotta G, Ruggiero M, Pirani G, Oliva MC, Ferrante C, Trabacca A (2025) Setting multidisciplinary intervention goals for spinal muscular atrophy patients utilizing the international classification of functioning, disability, and health: a pilot study in a small sample sizes. Acta Neurol Belg 125(2):135–141. https://doi.org/10.1007/s13760-025-02771-6

Glascock J, Sampson J, Haidet-Phillips A, Connolly AM, Darras BT, Day JW, Finkel RS, Foster R, Kaufmann P, Kuntz NL, McCall C (2020) Treatment algorithm for infants diagnosed with spinal muscular atrophy through newborn screening. J Neuromuscul Dis 7(2):97–105

Hamad AA, Alkhawaldeh IM, Nashwan AJ, Meshref M, Imam Y (2025) Tofersen for SOD1 amyotrophic lateral sclerosis: a systematic review and meta-analysis. Neurol Sci 46(5):1977–1985. https://doi.org/10.1007/s10072-025-07994-2. Epub 2025 Jan 17. PMID: 39820998; PMCID: PMC12003547

Hausmanowa-Petrusewicz I, Karwańska A (1986) Electromyographic findings in different forms of infantile and juvenile proximal spinal muscular atrophy. Muscle Nerve 9(1):37–46. https://doi.org/10.1002/mus.880090106. PMID: 3951479

Hennig B (2023) Unterstützte Kommunikation für Menschen mit ALS. In: Groß M, Scheer-Pfeifer N, Keller C (Hrsg) Amyotrophe Lateralsklerose – Pflege und Therapie. DCK-Media, Münster, S 92–105

Hennig B, Deutsch J (2023) Adaptionen und Hilfsprogramme zur Nutzung von Computer, Tablet und Smartphone. In: Groß M, Hennig B, Kappel S, Wallhoff F (Hrsg) Assistive Technologien, Technische Rehabilitation und Unterstützte Kommunikation bei neurologischen Erkrankungen. Springer, Berlin, S 323–332

Hennig B, Erdélyi A, Siemer, I (2017) Unterstützte Kommunikation bei neurologischen Erkrankungen. In: Keller, Ch (Hrsg) Fachpflege. Außerklinische Intensivpflege. Urban & Fischer, München, S 357–362 (Zitat auf Seite 361)

Hennig B, Rosner T (2023) Umfeldsteuerung und Personenrufsysteme. In: Groß M, Hennig B, Kappel S, Wallhoff F (Hrsg) Assistive Technologien, Technische Rehabilitation und Unterstützte Kommunikation bei neurologischen Erkrankungen. Springer, Berlin, S 333–342

Hirschberg M (2017) Fragilität des Körpers Ein menschenwürdiges Leben durch persönliche Assistenz. https://kobra.uni-kassel.de/bitstreams/eb1983d4-17c1-4665-bd7a-24bb9d03c3db/download#:~:text=Damit%20dies%20kein%20blo%C3%9F%20abstraktes,Beeintr%C3%A4chti%2D%20gungen%20oder%20chronischen%20Erkrankungen. Zugegriffen am 10.06.2025

Huang SL, Shen YL, Peng WY, Ye K, Zheng H (2024) Edaravone for patients with amyotrophic lateral sclerosis: a systematic review and meta-analysis. Acta Neurol Belg 124(3):895–904. https://doi.org/10.1007/s13760-024-02476-2. Epub 2024 Feb 12. PMID: 38347315

Jennum P, Ibsen R, Pedersen SW, Kjellberg J (2013) Mortality, health, social and economic consequences of amyotrophic lateral sclerosis: a controlled national study. J Neurol 260(3):785–793. https://doi.org/10.1007/s00415-012-6706-0. Epub 2012 Oct 27. PMID: 23104122

Kamps N (2021) Das richtige Hilfsmittel für mich. Mehr Lebensqualität im Krankheits- und Pflegefall, 2. Aufl. Walhalla Fachverlag, Regensburg

Kaub-Wittemer D, Steinbüchel N, Wasner M, Laier-Groeneveld G, Borasio GD (2003) Quality of life and psychosocial issues in ventilated patients with amyotrophic lateral sclerosis and their caregivers. J Pain Symptom Manage 26(4):890–896. https://doi.org/10.1016/s0885-3924(03)00323-3. PMID: 14527757

Kokaliaris C, Evans R, Hawkins N, Mahajan A, Scott DA, Sutherland CS, Nam J, Sajeev G (2024) Long-term comparative efficacy and safety of risdiplam and nusinersen in children with type 1 spinal muscular atrophy. Adv Ther 41(6):2414–2434. https://doi.org/10.1007/s12325-024-02845-6. Epub 2024 May 5. PMID: 38705943; PMCID: PMC11133132

Kölbel H, Müller-Felber W (2021) S1-Leitlinie Spinale Muskelatrophie (SMA), Diagnostik und Therapie. https://register.awmf.org/assets/guidelines/022-030l_S1_Spinale-Muskelatropie-SMA-Diagnostik-Therapie_2021-07_1.pdf. Zugegriffen am 06.05.2025

Kölbel H, Vill K, Schwartz O, Blaschek A, Nennstiel U, Schara-Schmidt U, Hoffmann GF, Gläser D, Röschinger W, Bernert G, Klein A, Müller-Felber W (2021) Neugeborenenscreeningprogramm für die spinale Muskelatrophie. Der Nervenarzt 93:135–141. https://doi.org/10.1007/s00115-021-01204-y

Köpcke J (2016) Persönliche Assistenz. Selbstbestimmtes (Weiter) leben von Menschen mit erworbener Behinderung. Soziale Arbeit: Zeitschrift für soziale und sozialverwandte Gebiete 65(8):289–294

Kristen U (1994) Praxis Unterstützte Kommunikation. verlag selbstbestimmtes leben, Düsseldorf

Kroboth L (2017) Die Bedeutung des Resilienz-Phänomens bei Erwachsenen mit und ohne Behinderung. Eine quantitative Vergleichsstudie (Masterarbeit, Karl-Franzens-Universität Graz). Graz. https://unipub.uni-graz.at/obvugrhs/download/pdf/2268511. Zugegriffen 24.03.2026

Lefebvre S, Bürglen L, Reboullet S, Clermont O, Burlet P, Viollet L, Benichou B, Cruaud C, Millasseau P, Zeviani M, Le Paslier D (1995) Identification and characterization of a spinal muscular atrophy-determining gene. Cell 80(1):155–165

Leitlinienprogramm Onkologie (Deutsche Krebsgesellschaft, Deutsche Krebshilfe, AWMF) (2020) Erweiterte S3-Leitlinie Palliativmedizin für Patienten mit einer nicht-heilbaren Krebserkrankung Langversion 2.2, AWMF-Registernummer: 128/001OL. https://www.leitlinienprogramm-onkologie.de/fileadmin/user_upload/Downloads/Leitlinien/Palliativmedizin/Version_2/LL_Palliativmedizin_Langversion_2.2.pdf. Zugegriffen am 19.10.2024

Leuenberger S (2023) Persönliche Assistenz gemäß Behindertenrechtskonvention: Einen Begriff im Überdehnungsmodus zurechtrücken. Schweizerische Zeitschrift für Heilpädagogik 29(2):18–23

Liu Q, Fischer U, Wang F, Dreyfuss G (1997) The spinal muscular atrophy disease gene product, SMN, and its associated protein SIP1 are in a complex with spliceosomal snRNP proteins. Cell 90(6):1013–1021

Londral A, Pinto A, Pinto S, Azevedo L, De Carvalho M (2015) Quality of life in Amyotrophic sclerosis patients and caregivers: impact of assistive communication from early stages. Muscle Nerve 52(6):933–941

Ludolph A et al. (2021) S1-Leitlinie Motoneuronerkrankungen. https://register.awmf.org/assets/guidelines/030-0011_S1_Motoneuron-erkrankungen_2021-11.pdf. Zugegriffen am 23.04.2025

Ludolph A, Dupuis L, Kasarskis E et al (2023) Nutritional and metabolic factors in amyotrophic lateral sclerosis. Nat Rev Neurol 19:511–524. https://doi.org/10.1038/s41582-023-00845-8

Lulé D, Häcker S, Ludolph A, Birbaumer N, Kübler A (2008) Depression und Lebensqualität bei Patienten mit amyotropher Lateralsklerose. Deutsches Ärzteblatt 105(23):397–403. https://doi.org/10.3238/arztebl.2008.0397

Manderscheid K (2012) Mobilität. In: Eckhard F (Hrsg) Handbuch Soziologie. VS Verlag für Sozialwissenschaften, Wiesbaden, S 551–570

Martí Y, Aponte Ribero V, Batson S, Mitchell S, Gorni K, Gusset N, Oskoui M, Servais L, Deconinck N, McGrattan KE, Mercuri E, Sutherland CS (2024) A systematic literature review of the natural history of respiratory, swallowing, feeding, and speech functions in spinal muscular atrophy (SMA). J Neuromuscul Dis 11(5):889–904. https://doi.org/10.3233/JND-230248. PMID: 38943396; PMCID: PMC11380303

Mercadante S, Al-Husinnat L (2023) Palliative care in amytrophic lateral sclerosis. J Pain Symptom Manag 66(4):e485–e499. https://doi.org/10.1016/j.jpainsymman.2023.06.029

Mercuri E, Finkel RS, Muntoni F, Wirth B, Montes J, Main M, Mazzone ES, Glanzman AM (2018) Diagnosis and management of spinal muscular atrophy: Part 1: recommendations for diagnosis, rehabilitation, orthopedic and nutritional care. Neuromuscul Disord 28(2):103–115

Mercuri E, Muntoni F, Baranello G, Masson R, Boespflug-Tanguy O, Bruno C, Corti S, Daron A, Deconinck N, Servais L, Straub V, Ouyang H, Chand D, Tauscher-Wisniewski S, Mendonca N, Lavrov A, STR1VE-EU Study Group (2021) Onasemnogene abeparvovec gene therapy for symptomatic infantile-onset spinal muscular atrophy type 1 (STR1VE-EU): an open-label, single-arm, multicentre, phase 3 trial. Lancet Neurol 20(10):832–841. https://doi.org/10.1016/S1474-4422(21)00251-9. PMID: 34536405

Mills T, Bunnell T, Patel R (2014) Towards personalized speech synthesis for augmentative and alternative communication. Augment Altern Commun 30(3):226–236

Nijs M, Van Damme P (2024) The genetics of amyotrophic lateral sclerosis. Curr Opin Neurol 37(5):560–569. https://doi.org/10.1097/WCO.0000000000001294. Epub 2024 Aug 22. PMID: 38967083; PMCID: PMC11377058

Paipa AJ, Povedano M, Barcelo A, Domínguez R, Saez M, Turon J, Prats E, Farrero E, Virgili N, Martínez JA, Corbella X (2019) Survival benefit of multidisciplinary care in amyotrophic lateral sclerosis in Spain: association with noninvasive mechanical ventilation. J Multidiscip Healthc 12:465–470. https://doi.org/10.2147/JMDH.S205313. PMID: 31354285; PMCID: PMC6590410

Panyarath P, Adam V, Kimoff RJ, Kaminska M (2022) Alveolar ventilation-targeted versus spontaneous/timed mode for home noninvasive ventilation in amyotrophic lateral sclerosis. Respir Care 67:1109–1120. https://doi.org/10.4187/respcare.09580

Peseschkian T, Cordts I, Günther R, Stolte B, Zeller D, Schröter C, Weyen U, Regensburger M, Wolf J, Schneider I, Hermann A, Metelmann M, Kohl Z, Linker RA, Koch JC, Büchner B, Weiland U, Schönfelder E, Heinrich F, Osmanovic A, Klopstock T, Dorst J, Ludolph AC, Boentert M, Hagenacker T, Deschauer M, Lingor P, Petri S, Schreiber-Katz O (2021) A nationwide, multi-center study on the quality of life of ALS patients in Germany. Brain Sci 11(3):372. https://doi.org/10.3390/brainsci11030372. PMID: 33799476; PMCID: PMC7998410

Ploner C, Rolke R et al (2023) S2k-Leitlinie Palliativmedizinische Versorgung neurologischer Erkrankungen. register.awmf.org/assets/guidelines/030-1451_S2k_Palliativmedizinische-Versorgung-neurologischer-Erkrankungen_2023-04.pdf. Zugegriffen am 28.04.2025

Pozuelo-Carrascosa DP, Herráiz-Adillo Á, Alvarez-Bueno C, Añón JM, Martínez-Vizcaíno V, Cavero-Redondo I (2020) Subglottic secretion drainage for preventing ventilator-associated pneumonia: an overview of systematic reviews and an updated meta-analysis. Eur Respir Rev 29:190107. https://doi.org/10.1183/16000617.0107-2019

Preyer G (2012) Rolle, Status, Erwartungen und soziale Gruppen. Mitgliedschaftstheoretische Reinterpretation. VS Verlag für Sozialwissenschaften, Wiesbaden

Pupillo E, Messina P, Logroscino G, Beghi E, SLALOM Group (2014) Long-term survival in amyotrophic lateral sclerosis: a population-based study. Ann Neurol 75(2):287–297. https://doi.org/10.1002/ana.24096. Epub 2014 Feb 24. PMID: 24382602

Qiao Y, Chi Y, Gu J, Ma Y (2023) Safety and efficacy of nusinersen and risdiplam for spinal muscular atrophy: a systematic review and meta-analysis of randomized controlled trials. Brain Sci. 13(10):1419. https://doi.org/10.3390/brainsci13101419. PMID: 37891788; PMCID: PMC10605531

Ray J (2015) Real-life challenges in using augmentative and alternative communication by persons with amyo-

trophic lateral sclerosis. Commun Disord Q 36(3):187–192
Rimensberger PC (2019) The search for accuracy in neonatal volume-targeted ventilation: for whom, the manufacturer, the physician, or the patient? Respir Care 64:484–486. https://doi.org/10.4187/respcare.06962
Rogers M, King J, Alacron N (2000) Proactive management of primary progressive aphasia. In: Beukelman DR, Yorkston R, Reichle J (Hrsg) Augmentative and alternative communication for adults with acquired neurologic disorders. Paul H. Brookes, Baltimore, S 305–337
Rosenbohm A, Peter RS, Erhardt S, Lulé D, Rothenbacher D, Ludolph AC, Nagel G, ALS Registry Study Group (2017) Epidemiology of amyotrophic lateral sclerosis in Southern Germany. J Neurol 264(4):749–757. https://doi.org/10.1007/s00415-017-8413-3. Epub 2017 Feb 20. PMID: 28220290
Ruf WP, Boros M, Freischmidt A, Brenner D, Grozdanov V, de Meirelles J, Meyer T, Grehl T, Petri S, Grosskreutz J, Weyen U, Guenther R, Regensburger M, Hagenacker T, Koch JC, Emmer A, Roediger A, Steinbach R, Wolf J, Weishaupt JH, Lingor P, Deschauer M, Cordts I, Klopstock T, Reilich P, Schoeberl F, Schrank B, Zeller D, Hermann A, Knehr A, Günther K, Dorst J, Schuster J, Siebert R, Ludolph AC, Müller K (2023) Spectrum and frequency of genetic variants in sporadic amyotrophic lateral sclerosis. Brain Commun 5(3):fcad152. https://doi.org/10.1093/braincomms/fcad152. PMID: 37223130; PMCID: PMC10202555
Ruoppolo G, Schettino I, Frasca V, Giacomelli E, Prosperini L, Cambieri C et al (2013) Dysphagia in amyotrophic lateral sclerosis: prevalence and clinical findings. Acta Neurol Scand 128:397–401. https://doi.org/10.1111/ane.12136
Scheer-Pfeifer Nathalie (2013) Wäertvollt Iessen : das etwas andere Kochbuch. waertvollt-liewen.lu/wp-content/uploads/2022/11/WL_WaertvolltIessen_e-book_D.pdf. Zugegriffen 24.03.2026
Scheer-Pfeifer N, Zieger A (2025) In: Groß M, Keller C, Steinker S (Hrsg) Fachpflege Palliative Care. Elsevier, München
Schellhas V, Glatz C, Beecken I, Okegwo A, Heidbreder A, Young P et al (2018) Upper airway obstruction induced by non-invasive ventilation using an oronasal interface. Sleep Breath 22:781–788. https://doi.org/10.1007/s11325-018-1640-8
Scholz-Minkwitz E, Heß A (Hrsg) (2018) Betätigung und Funktion – eine starke Allianz für Teilhabe und Lebensqualität in der Neurologie? 1. Aufl. Schulz-Kirchner Verlag, Idstein
Schrempf T (2019) Frontotemporale Dysfunktion nach den revidierten Strong-Kriterien bei der Beurteilung von Lebensqualität und Depressivität bei der Amyotrophen Lateralsklerose. Dissertation, Universität Ulm. Ulm. https://oparu.uni-ulm.de/server/api/core/bitstreams/efdaf587-bebb-4ff6-9ef5-933129ac2b0a/content. Zugegriffen 24.03.2026
Simmons Z (2015) Patient-perceived outcomes and quality of life in ALS. Neurotherapeutics 12:294–402
smoothfood by biozoon (2025). www.smoothfood.de. Zugegriffen am 24.06.2025
Spittel S, Maier A, Kettemann D, Walter B, Koch B, Krause K, Norden J, Münch C, Meyer T (2021) Non-invasive and tracheostomy invasive ventilation in amyotrophic lateral sclerosis: utilization and survival rates in a cohort study over 12 years in Germany. Eur J Neurol 28(4):1160–1171. https://doi.org/10.1111/ene.14647. Epub 2020 Dec 16. PMID: 33210770
Su WM, Cheng YF, Jiang Z, Duan QQ, Yang TM, Shang HF, Chen YP (2021) Predictors of survival in patients with amyotrophic lateral sclerosis: a large meta-analysis. EBioMedicine 74:103732. https://doi.org/10.1016/j.ebiom.2021.103732. Epub 2021 Dec 1. PMID: 34864363; PMCID: PMC8646173
Sugarman EA, Nagan N, Zhu H, Saadi I, Allitto BA, Kazazian HH (2012) Pan-ethnic carrier screening and prenatal diagnosis for spinal muscular atrophy: clinical laboratory analysis of >72,400 specimens. Eur J Hum Gene 20(1):27–32
UK im Blick [online] (2019). www.uk-im-blick.de. Zugegriffen am 26.10.2019
Vandenbogaerde I, Van den Block L, Deliens L, Carduff E, van der Heide A, De Bleecker J, De Vleminck A (2024) Experiences with advance care planning in amyotrophic lateral sclerosis: qualitative longitudinal study with people with amyotrophic lateral sclerosis and their family carers. Palliat Med 38(5):572–581. https://doi.org/10.1177/02692163241242320. Epub 2024 Apr 12. PMID: 38610119
Vrijsen B, Buyse B, Belge C, Vanpee G, Van Damme P, Testelmans D (2017) Randomized cross-over trial of ventilator modes during non-invasive ventilation titration in amyotrophic lateral sclerosis. Respirology 22:1212–1218. https://doi.org/10.1111/resp.13046
Wallace S, McGowan S, Sutt AL (2023) Benefits and options for voice restoration in mechanically ventilated intensive care unit patients with a tracheostomy. J Intensive Care Soc 24(1):104–111. https://doi.org/10.1177/17511437221113162. Epub 2022 Jul 10. PMID: 36874291; PMCID: PMC9975806
Wasner M (2008) Resilienz bei Patienten mit amyotropher Lateralsklerose (ALS) und ihren Angehörigen. Schweiz Arch Neurol Psychiatr 159:500–505
Wijngaarde CA, Blank AC, Stam M, Wadman RI, van den Berg LH, van der Pol WL (2017) Cardiac pathology in spinal muscular atrophy: a systematic review. Orphanet J Rare Dis 12:67. https://doi.org/10.1186/s13023-017-0613-5
Wijngaarde CA, Veldhoen ES, van Eijk RPA, Stam M, Otto LAM, Asselman FL, Wösten-van Asperen RM, Hulzebos EHJ, Verweij-van den Oudenrijn LP, Bartels B, Cuppen I, Wadman RI, van den Berg LH, van der Ent CK, van der Pol WL (2020) Natural history of lung function in spinal muscular atrophy. Orphanet J Rare Dis 15(1):88. https://doi.org/10.1186/s13023-020-01367-y. PMID: 32276635; PMCID: PMC7149916

Wirth B, Karakaya M, Kye MJ, Mendoza-Ferreira N (2020) Twenty-five years of spinal muscular atrophy research: from phenotype to genotype to therapy, and what comes next. Am J Hum Genet 106(2): 219–245

Yaguchi H, Sakuta K, Mukai T, Miyagawa S (2022) Fiberoptic laryngoscopic neurological examination of amyotrophic lateral sclerosis patients with bulbar symptoms. J Neurol Sci 440:120325. https://doi.org/10.1016/j.jns.2022.120325

Muskelerkrankungen 5

Martin Groß, Kevin Grewe, Regina Lomako,
Bodil Wilkens, Marnie Birke, Kerrin-Marie Mönnich,
Reinhard Kropp, Matthias Boentert,
Hannah Stebel, Rawah Khalaf, Victoria Ohla,
Merle Stulken, Mariacristina Eckhardt
und Dorothee Steinker

Inhaltsverzeichnis

M. Groß (✉)
MEDIAN Klinik Bad Tennstedt,
Bad Tennstedt, Deutschland

K. Grewe
Bürgerhilfe Lingen e.V., Lingen, Deutschland

R. Lomako
Agaplesion Diakonieklinikum Rotenburg,
Bremen, Deutschland

B. Wilkens
Asklepios Klinikum Harburg, Hamburg, Deutschland

M. Birke
Oldenburg, Deutschland

K.-M. Mönnich · M. Stulken
Evangelisches Krankenhaus Oldenburg,
Oldenburg, Deutschland

R. Kropp
Bad Zwischenahn, Deutschland

M. Boentert
Department für Schlafmedizin,
Klinik für Neurologie und Neurologische
Frührehabiitation Klinikum Osnabrück, Osnabrück,
Deutschland

H. Stebel
Berufsfachschule für Logopädie,
Oldenburg, Deutschland

R. Khalaf
Wilhelmshaven, Deutschland

V. Ohla
Deutsche Interdisziplinäre Gesellschaft für
Außerklinische Beatmung und Intensivversorgung
(DIGAB) e.V., Göttingen, Deutschland

M. Eckhardt
Burgstetten, Deutschland

D. Steinker
Rastede, Deutschland

M. Groß et al. (Hrsg.), *Lebensqualität und Teilhabe bei neurologischer Erkrankung*,
https://doi.org/10.1007/978-3-662-72944-1_5

5.1 Muskeldystrophie Typ Duchenne

5.1.1 „Das Leben, eine lohnenswerte Herausforderung"

Kevin Grewe

Mein Name ist Kevin, 28 Jahre, und ich bin seit Geburt an einer Muskeldystrophie Duchenne (DMD) erkrankt. Anders als bei den meisten anderen Erkrankten konnte keine Vererbung mütterlicherseits der Erkrankung festgestellt werden. Daher handelt es sich um keine vererbte Muskeldystrophie Duchenne, sondern um eine sogenannte Neumutation.

Die Erkrankung wurde mit einer Muskelbiopsie im Alter von 2 Jahren an einem Universitätsklinikum bei mir diagnostiziert. Meiner Mutter war vor der Diagnose immer wieder die geringere körperliche Aktivität im Vergleich zu Gleichaltrigen aufgefallen. Ich war körperlich weniger ausdauernd, hatte Schwierigkeiten beim Aufstehen und wies den für die Erkrankung typischen Watschelgang sowie eine vergrößerte Wadenmuskulatur auf. Nach der Diagnose mussten meine Eltern, insbesondere meiner Mutter, sich zunächst mit meiner Erkrankung abfinden.

Da es damals wie auch heute nur die Möglichkeiten gibt, das Fortschreiten einer Muskeldystrophie Duchenne mit ausreichender eigener Bewegung und Physiotherapie so gut es geht zu verlangsamen, erhalte ich seit meiner Kindheit mehrmals wöchentlich Physiotherapie. Zusätzlich hat sich meine Mutter in ihrem Heimatland Taiwan mit Universitätsprofessoren ausgetauscht und so über die Jahre viele Informationen angesammelt, um alle Möglichkeiten auszuschöpfen.

Mir selbst ist meine Erkrankung erst zur Mitte der Grundschulzeit richtig bewusst geworden. Denn ich konnte nicht so toben oder so schnell rennen wie die anderen Kinder. Außerdem war auch die Ablehnung anderer Kinder mir gegenüber offensichtlich, da ich mit meinem damaligen Zehenspitzengang und meinem unsicheren Gang sehr unnatürlich wirkte. Der unsichere Gang führt auch bei mir oft zum Umknicken. Mein Zehenspitzengang wurde zwar in einer mehrstündigen Operation mit Fokus auf Sehnenverlängerung im Jahr 2005 in der 3. Klasse behoben, aber der unsichere Gang blieb. Um mir und meiner Mutter etwas die Sorgen zu nehmen, erhielt ich nach der OP eine vom Landkreis bezahlte Schulassistenz und einen Rollator. Da um diese Zeit Schulassistenz noch ein Novum war und generell Inklusion noch fremd war, musste meine Mutter regelrecht darum kämpfen. Neben der Herausforderung der Schulassistenz zeigte ebenfalls der Rektor eine gewisse Ablehnung gegenüber einem weiteren Schulbesuch von mir an der Grundschule. Die Begründung bestand aus einem unzureichenden Sicherheitsaspekt und die Schule wollte nicht die Verantwortung übernehmen, falls mir während des Schulbesuchs etwas passieren würde.

Meine Mutter musste auch in diesem Fall für den Verbleib von mir an einer regulären Grundschule kämpfen, denn mein Wunsch war es, weiterhin eine reguläre Schule zu besuchen. Aus diesem Grund wandte sie sich an eine lokale Tageszeitung, um über meine Situation und meine Erkrankung aufzuklären. Durch diese Öffentlichkeitsarbeit konnte ich auch auf Druck anderer Eltern die Grundschule weiterhin besuchen.

Aufgrund der nicht vorhandenen Erfahrung mit der Schulassistenz gab es immer wieder kleinere Probleme, die zu häufigen Wechseln der schulassistenz führten. Ich konnte die Grundschule dennoch bis zum Ende besuchen und erhielt eine Empfehlung für die Realschule.

Nach meiner Grundschulzeit gab es dann die Entscheidung, ob ich eine Gesamtschule oder eine normale Realschule besuchen sollte. Die Entscheidung fiel auf eine normale Realschule, da sich diese in meinem Wohnort befand und meine Mutter im Notfall schnell vor Ort sein konnte. Mit Beginn der Realschule musste ich immer öfter einen Aktivrollstuhl mit elektrischer Anschubhilfe benutzen.

Die Thematik der Inklusion und Schulassistenz kam langsam auf und es wurde einfacher, diese zu finden. Jedoch hatte ich auch während der Realschulzeit immer wieder Probleme mit der Schulassistenz aufgrund von

Unzuverlässigkeit oder Kompetenzüberschreitung (z. B. Lehrkraftaufgaben zu übernehmen). Auch das Klima zwischen mir und meinen Mitschülern litt hierunter. Hinzu kam noch, dass meine Erkrankung weiter voranschritt und viele Unterrichtsräume nur mit Treppen erreichbar waren. Erst als ich in der 9. Klasse war, konnte ein Fahrstuhl installiert werden.

Es war für mich schwierig, festen Anschluss zu finden. Insbesondere während meiner Pubertät war der Schulbesuch eine große Herausforderung für mich. Zur Mitte meiner Realschulzeit war ich aufgrund des Fortschreitens meiner Erkrankung auf einen vollständig elektrischen Rollstuhl angewiesen. Im Jahr 2010 in der 8. Klasse wurde ich erneut für eine Sehnenverlängerung an den Füßen operiert. Ab diesem Zeitpunkt kam auch immer wieder zusammen mit den Ärzten die Überlegung einer operativen Wirbelsäulenversteifung auf, die ich bis heute ablehne. Das Risiko-Nutzen-Verhältnis ist in meinem Fall ungünstig. Dafür bin ich auf eine feste Begurtung in meinem Rollstuhl angewiesen.

Mein Ziel war es, nach der Realschule ein Gymnasium zu besuchen, um ein Abitur zu erhalten. Daher habe ich meinen Fokus im Laufe der Realschulzeit auf gute Schulnoten gesetzt und mich weniger mit den anderen Problemen herumgeschlagen. Auch meine Mutter war eine sehr wichtige Stütze während meiner gesamten Schullaufbahn, da sie immer wieder für Ausfälle der Schulassistenz einspringen musste. Denn mit häufiger Abwesenheit vom Unterricht hätte ich mein gesetztes Ziel nicht erreichen können. Letztlich konnte ich meine Realschulzeit als Jahrgangsbester abschließen und anschließend ein Gymnasium in der nächstgrößeren Stadt besuchen. Auf dem Gymnasium musste ich die 10. Klasse wiederholen, weil das Abitur bereits mit der 12. Klasse endete.

Rückblickend waren die drei Jahre am Gymnasium die schönsten Jahre meiner Schullaufbahn und ich konnte Freundschaften schließen, die noch heute anhalten (Abb. 5.1). Das Verhältnis von mir zu den Mitschülern war deutlich angenehmer als noch zu Realschulzeiten. Leider gab es dennoch immer wieder Problematiken mit der Schulassistenz, die mittlerweile von der

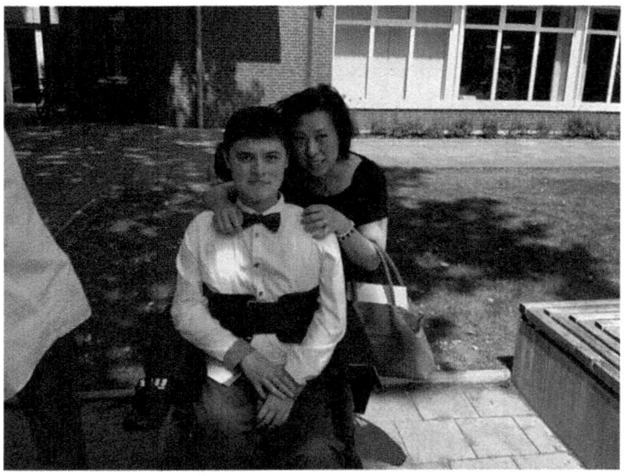

Abb. 5.1 Abschlussfeier nach dem Abitur

örtlichen VHS gestellt und mit Mitteln vom Landkreis vergütet wurde. Erst als ich zwei Teilzeitkräfte als Schulassistenz bekam, konnten Ausfälle besser vermieden werden. Das Gymnasium verfügte über einen Fahrstuhl, sodass ich alle Unterrichtsräume erreichen konnte. Auch die Leistungsanforderungen waren nur zu Beginn für mich eine Umstellung und im Einklang mit meinem körperlichen Zustand. Ich konnte das Abitur im guten Zweier-Notenbereich abschließen. Zum Ende meiner Gymnasialzeit ist meine Familie dann ebenfalls in die Stadt des Gymnasiums gezogen, da mein Bruder dieselbe Schule besuchte. Zusätzlich hatten wir in der Stadt besseren Zugriff auf Gesundheitseinrichtungen für mich.

Nach dem Abitur habe ich mich zunächst für eine Ausbildung beworben, doch aufgrund einer Vielzahl an Absagen ein Betriebswirtschaftsstudium am Zweitstandort der Hochschule Osnabrück begonnen. Während meines Bachelorstudiums wurde ich von einer Studienassistenz begleitet. Die Genehmigung und Beschaffung einer Studienassistenz war deutlich einfacher gestaltet als noch bei einer Schulassistenz. Dies erleichterte mir das Studium enorm. Meine körperliche Ausdauer war zu diesem Zeitpunkt bereits deutlich geringer geworden, sodass ich für viele Prüfungen einen Nachteilsausgleich in Form einer längeren Schreibzeit beantragen musste. Meine Bachelorarbeit konnte ich in Zusammenarbeit mit einem örtlichen Unternehmen im Bereich Logistik und im Zuge eines drei-

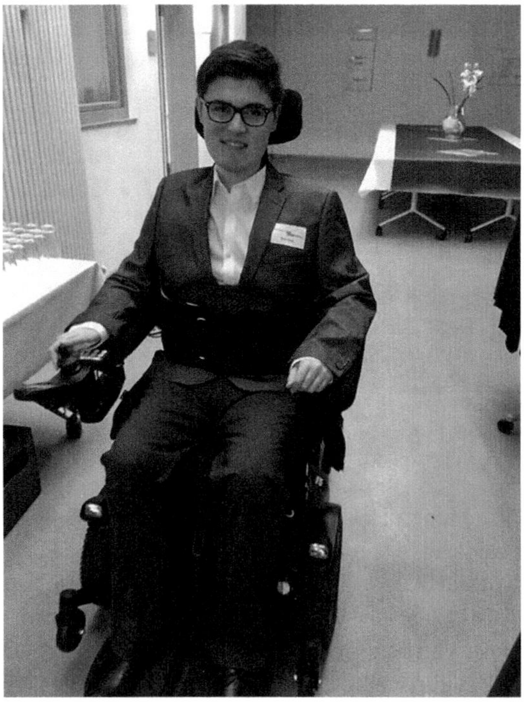

Abb. 5.2 Während des Bachelorstudiums

monatigen Praktikums anfertigen (Abb. 5.2). Das Bachelorstudium konnte ich in Regelstudienzeit und ebenfalls im guten zweier Notenbereich abschließen.

Nach meinem Bachelor hatte ich zunächst geplant, bei dem örtlichen Unternehmen in die Arbeitswelt zu starten. Leider hatte das Unternehmen im Bereich Logistik keinen Bedarf an einem Mitarbeiter. Aus diesem Grund habe ich mich zusätzlich für ein Masterstudium im Bereich Gesundheitsökonomie beworben. Meine Motivation war hierbei, besser über das Gesundheitswesen in Deutschland informiert zu werden und als Patient einen tieferen Einblick zu erhalten. Im zweiten Anlauf, kurz vor Beginn des Semesters, wurde ich angenommen. Durch den zeitnahen Beginn des Semesters konnte keine neue Studienassistenz gefunden werden und meine Mutter hat mich während meines Masterstudiums als Studienassistenz begleitet. Im Zuge dieses Studiums musste ich einige Studienmodule nachholen. Daher hatte ich bereits zu Beginn geplant, das Masterstudium um zwei Semester zu verlängern. Ebenfalls spielte die lange Anfahrtszeit zur Hochschule Osnabrück und meine körperliche Ausdauer in die Entscheidung hinein. Die Stundenpläne konnte ich glücklicherweise so planen, dass ich während der Semester an zwei Tagen der Woche alle Module besuchen konnte. Auch alle schriftlichen Prüfungen konnte ich dank des Nachteilsausgleichs in mündlicher Form ablegen. Ebenfalls erhielt ich ausreichend technische Hilfestellung, z. B. eine Notebooksteuerung per Augenbewegung. Die letzten drei Semester fanden aufgrund der Coronapandemie nur noch online statt, was für mich deutlich angenehmer war.

Meine Masterarbeit konnte ich im Bereich der Beatmungsentwöhnung und außerklinischen Intensivpflege zusammen mit meinem damaligen Facharzt als Zweitprüfer anfertigen. Ich hatte dieses Thema gewählt, da ich zur Mitte meines Masterstudiums 2019/2020 bereits auf eine nächtliche Beatmung über eine Nasenmaske angewiesen war. Da dieses Thema für mich als Betroffener komplett neu war, hatte ich den Entschluss gefasst, mich im Zuge der Abschlussarbeit genauer hierüber zu informieren. Zum Ende meines Masterstudiums fiel es mir bereits schwerer, längere Texte zu sprechen, und auch das Gefühl der Kurzatmigkeit kam in stressigen Situationen vermehrt auf. Daher war ich sehr glücklich, als ich das Masterstudium im guten Zweier-Bereich mit einer sehr guten Masterarbeit abgeschlossen hatte.

Ungefähr anderthalb Jahre nach Abschluss des Studiums konnte ich einen Arbeitsplatz als Qualitätsmanager bei einem ambulanten Pflegedienst finden. Die vorangehende längere Bewerbungsphase konnte ich dazu nutzen, alle wichtigen Informationen in Bezug auf Schwerbehinderung und Teilhabe am Arbeitsleben zu sammeln. Innerhalb dieser anderthalb Jahre griff meine Erkrankung immer mehr auf die Atmung über, sodass ich mittlerweile auch tagsüber phasenweise auf eine Beatmung über ein Mundstück angewiesen bin.

Meine gesamte Schul- und Studienzeit ist mit vielen Hindernissen und Herausforderungen einhergegangen, doch letztlich haben mich diese Erfahrungen geprägt und gestärkt. Natürlich hat auch meine Mutter viel dazu beigetragen, dass ich diese Herausforderungen meistern und eine normale Schullaufbahn einschlagen konnte. Daher kann ich jetzt sagen, dass es sich lohnt, seine Teilhabe am sozialen Leben zu erkämpfen.

5.1.2 Muskeldystrophie Typ Duchenne

Regina Lomako

Einleitung

Die Muskeldystrophie Typ Duchenne (DMD) gehört zu den häufigsten Muskeldystrophien. Sie wird durch eine Mutation im DMD-Gen auf dem X-Chromosom verursacht und betrifft aufgrund der x-chromosomal rezessiven Vererbung fast ausschließlich das männliche Geschlecht. Frauen, die über das mutierte Gen verfügen, sind zwar fast immer klinisch unauffällig, können das mutierte gen aber an ihre Nachkommen weitergeben. Das DMD-Gen kodiert für das Protein Dystrophin, welches die Zellmembran bei der Muskelkontraktion stabilisiert. Ein Fehlen von oder Mangel an Dystrophin führt zur Schädigung der Muskelzellen.

Verlauf

Der Verlauf der Erkrankung bei Herrn Grewe war typisch. Die Symptome der DMD beginnen spätestens im fünften Lebensjahr: Zu den ersten Anzeichen gehören Schwierigkeiten beim Gehen, häufiges Hinfallen und Probleme beim Treppensteigen. Spätestens als Teenager verlieren die Patienten dann die Gehfähigkeit (Ciafaloni et al. 2016). Vor dem achtzehnten bis zwanzigsten Lebensjahr benötigen die Patienten dann in der Regel eine nicht-invasive Beatmung (NIV) (MacKintosh et al. 2020). Mittels der 24-h-NIV kann eine Tracheotomie über Jahrzehnte vermieden werden (McKim et al. 2013). Im Erwachsenenalter entwickeln die Patienten eine Kardiomyopathie, und die Herzinsuffizienz ist die häufigste Todesursache (Gandhi et al. 2024). Kau- und Schluckstörungen sind häufig, gastrointestinale Störungen können ebenfalls vorkommen (Lo Cascio et al. 2016). Aufgrund von Dysphagie oder Gewichtsverlust kann eine PEG-Sonde erforderlich werden. Die Lebenserwartung steigt aufgrund der verbesserten medizinischen Versorgung und wird mit ca. 30 Jahren angegeben (Broomfield et al. 2021).

Behandlung und Management

Es gibt derzeit keine Heilung für DMD, aber verschiedene Medikamente können helfen, das Fortschreiten der Krankheit zu verlangsamen. Ataluren sorgt bei Nonsense-Mutationen im Dystrophin-Gen dafür, dass trotz vorzeitigen Stop-Codons in der mRNA eine Translation stattfindet und wieder Dystrophin in voller Länge produziert wird. So verzögert Ataluren den Verlust der Gehfähigkeit und den Abfall der Vitalkapazität (Mercuri et al. 2023). Kortikosteroide wie Prednison verbessern die Muskelkraft und die Gehfähigkeit und erhöhen die Lebenserwartung (Krishna et al. 2024). Das synthetische Steroid Vamorolon ist ebenfalls effektiv und hat ein günstigeres Nebenwirkungsprofil (Mah et al. 2022). Eine Vielzahl weiterer Medikamente wie die gentherapie oder Antisense-Oligonukleotide werden zurzeit beforscht, sind aber in Deutschland noch nicht zugelassen (Krishna et al. 2024).

Physiotherapie dient dem Erhalt der Kraft und der Funktion, sollte aber eine milde bis moderate Intensität nicht überschreiten (Lott et al. 2021). Zudem müssen Kontrakturen vermieden werden, wofür auch Orthesen zum Einsatz kommen (Weichbrodt et al. 2018). Ergotherapie kommt hinzu, wobei sich hier Überschneidungen mit dem Gebiet der Physiotherapie ergeben können, zum Beispiel im Bereich der Hilfsmittelversorgung. Eine besondere bedeutung für die Lebensqualität und die Teilhabe hat die stadiengerechte Ausstattung mit Hilfsmitteln. Insbesondere der Einsatz von Mobilitätshilfsmitteln ist zentral. Im fortgeschrittenen Stadium handelt es sich hierbei in der Regel um Elektrorollstühle mit Stehfunktion und Sondersteuerung. Weitere Pflege- und Alltagshilfsmittel kommen hinzu. Die logopädische Therapie schließlich dient dem Erhalt des Schluckens und – bei tracheotomierten Patienten – auch dem optimalen Trachealkanülenmanagement. In Bezug auf die atmungstherapeutischen Besonderheiten wird auf das Folgekapitel verwiesen (Siehe 5.1.3).

Zusammenfassung
Duchenne-Muskeldystrophie ist eine schwere genetische Erkrankung, die durch den fortschreitenden Verlust der Muskelkraft gekennzeichnet ist. Obwohl es derzeit keine Heilung gibt, können verschiedene therapeutische Ansätze Lebensqualität und Teilhabe der Betroffenen erheblich verbessern und ihr Leben verlängern. Tatsächlich wird trotz nicht-invasiver oder invasiver Beatmung die Lebensqualität meist als gut oder sehr gut und die eigene Gesundheit meist als zufriedenstellend oder sehr zufriedenstellend angegeben (Pangalila et al. 2015).

5.1.3 Sekretmanagement und Hustenunterstützung

Bodil Wilkens

Einleitung
Kevin Grewe beschreibt sein Leben mit Morbus Duchenne, einer neuromuskulären Erkrankung, die fortschreitend ist und auch bereits seine Atemmuskulatur betrifft. Therapeutisch kommen Geräte und Manöver zum Einsatz, die eine Ein- und Ausatemmuskelschwäche kompensieren können. Kevin nutzt seit 2019 eine nicht-invasive Beatmung. Aufgrund der Beatmungszeiten von ca. 18 h pro 24 h stehen dafür zwei baugleiche Beatmungsgeräte zur Verfügung mit jeweils 4 eingestellten Beatmungsprogrammen für unterschiedliche Anforderungen. Beide Beatmungsgeräte sind gleich eingestellt, damit im Falle eines Ausfalls auf das jeweils andere zurückgegriffen werden kann.

Für die nächtliche Beatmung und zwischendurch am Tag nutzt Kevin eine individuell angepasste Nasenmaske im ersten Standardbeatmungsprogramm. Ein zweites Beatmungsprogramm steht für den Fall eines Infekts zur Verfügung, ein drittes zur Mundstückbeatmung tagsüber und ein viertes zum Air Stacking („Luftstapeln“) zum Abhusten mit Mundstück. Zusätzlich kommt ein mechanischer Insufflator-Exsufflator („Hustenassistent“) zur Unterstützung des Abhustens von Sekret zum Einsatz.

In diesem Kapitel wird vor allen Dingen auf das spezielle Sekretmanagement eingegangen, welches aufgrund der neuromuskulären Erkrankung notwendig ist. Das übergeordnete Ziel des Sekretmanagements ist es, Ansammlungen von Sekret im Tracheobronchialsystem zu verhindern oder zu beseitigen und damit Lungenentzündungen zu vermeiden. Die Notwendigkeit, ein Sekretmanagement zu erlernen und regelmäßig durchzuführen, kann bereits vorliegen, wenn der Patient noch keine Beatmungstherapie benötigt.

Sekretclearance
Bei einem gesunden Menschen dienen zwei Mechanismen der Entfernung und Reinigung von z. B. Staubpartikeln aus den Bronchien/der Lunge. Zum einen wird fortwährend Bronchialsekret gebildet, welches kleinste Partikel einschließen kann. Diese werden durch feine Flimmerhärchen, die mit einer Frequenz von 13 Hz/min schlagen, mundwärts bewegt und, wenn sie den Rachenbereich erreicht haben, durch Schlucken entfernt. Ist dieser Selbstreinigungsprozess der Lunge gestört, so ist Abhusten die zweite Möglichkeit, Sekrete („Schleim“) aus den Bronchien/der Lunge zu entfernen.

Im Rahmen eines Infektes kommt es zu einer Änderung der Sekretkonsistenz und Schleimmenge und zu einer Einschränkung der Flimmerhärchenaktivität. Umso wichtiger wird dann das effektive Abhusten des vorhandenen Sekrets. Die Konsistenz des Sekrets kann gezielt durch eine Inhalationstherapie mit Kochsalzlösung oder Medikamenten beeinflusst werden.

Physiologischer Hustenstoß
Für einen effektiven physiologischen Hustenstoß sind erforderlich:

- Eine ausreichend tiefe Einatmung (ca. 1–1,5 l)
- Ein Verschluss der Stimmritze
- Das Halten des Verschlusses der Stimmritze bei gleichzeitiger Anspannung der Bauchmuskulatur
- Die rasche Öffnung der Stimmritze bei fortgesetzter Anspannung der Bauchmuskulatur

Während der forcierten Ausatmung beim Husten nimmt der Durchmesser der Luftröhre ab. Es wird im Normalfall ein Luftfluss mit einer Geschwindigkeit von mindestens 350 l/min erzeugt.

Pathophysiologie und Diagnose der Husteninsuffizienz

Um den Hustenstoß zu beurteilen, wird der Hustenspitzenfluss gemessen. Ein Hustenspitzenfluss > 350 l/min gilt als normal kräftig. Bei einem Hustenspitzenfluss < 270 l/min sollten assistierte Hustentechniken wie manuell assistiertes Husten, Air Stacking oder die mechanische Insufflation-Exsufflation zum Einsatz kommen. Wenn der Hustenspitzenfluss nicht messbar ist, begründet auch ein klinisch schwacher Hustenstoß die Indikation für assistierte Hustentechniken, vor allem bei tracheobronchialer Sekretretention (Stanzel et al. 2024).

Bei Motoneuronerkrankungen und neuromuskulären Erkrankungen wie der Muskeldystrophie Typ Duchenne können folgende Bereiche, die für einen effektiven Hustenstoß erforderlich sind, betroffen sein:

- Einatemmuskulatur
- Ausatemmuskulatur
- Zungengrund, Schlund- und Kehlkopfmuskulatur (bulbäre Muskulatur)

Im Beispiel von Kevin sind Einatemmuskulatur und Ausatemmuskulatur geschwächt. Im Folgenden werden die von Kevin benutzten Techniken vorgestellt und Varianten erläutert. Kevin hat die Technik des Air Stackings zum Abhusten mit Mundstück und Beatmungsbeutel erlernt, nutzt hierfür aber inzwischen das Programm 4 am Beatmungsgerät. Außerdem nutzt er täglich mehrmals den mechanischen Insufflator-Exsufflator. Individuelle anatomische Gegebenheiten wie z. B. die Beweglichkeit des Brustkorbs können die Effektivität des Sekretmanagements beeinflussen.

Air Stacking mit Beatmungsbeutel und Mundstück

Das Air Stacking ist eine Technik, um eine Einatemmuskelschwäche über das „Stapeln“ der Einatemluft zu kompensieren. Dabei wird wiederholt eingeatmet – was zumeist über einen Beatmungsbeutel oder ein Beatmungsgerät unterstützt wird –, ohne dass zwischendurch ausgeatmet wird. Hierfür ist ein effektiver Schluss der Stimmritze zwischen den Einatmungen erforderlich. Abschließend wird gehustet, sobald ausreichend Luft für einen kräftigen Hustenstoß gestapelt wurde. Für einen effektiven Hustenstoß sind mindestens 1–1,5 l Luft einzuatmen. Um die notwendige Menge an Luft zu sammeln, werden ca. 3–4 Atemzüge benötigt. Für diese Technik werden meist ein Mundstück, eine Gänsegurgel und ein Beatmungsbeutel sowie gegebenenfalls eine Nasenklemme verwendet. Alternativ zu einem Mundstück und ggf. einer Nasenklemme kann auch eine Maske verwendet werden, die Mund und Nase abdeckt. Das Luftstapeln kann auch ganz ohne Hilfsmittel erfolgen oder mit einem Beatmungsgerät angewendet werden (siehe unten).

Manchmal ist für das „klassische Luftstapeln“ mit Beatmungsbeutel und Mundstück eine Hilfsperson notwendig. Dann ist diese Technik aufgrund der notwendigen Abstimmung zwischen Betroffenem und Hilfsperson anspruchsvoll zu erlernen. Zusätzlich ist eine gute bulbäre Koordination (Koordination im Schlund-, Kehlkopf- und Zungengrundbereich) notwendig, um mehrere Atemzüge stapeln zu können, ohne zwischendurch auszuatmen.

Air Stacking mit Beatmungsgerät

Von einer Hilfsperson unabhängig kann das Luftstapeln mit Beatmungsgerät durchgeführt werden. Hier ist eine Hilfsperson nur zum Umschalten in das „richtige“ Programm am Beatmungsgerät notwendig. Die Anwendung mit dem Beatmungsgerät kann sowohl mit Mundstück als auch mit einer Nasenmaske erfolgen (Abb. 5.3).

Husten mit mechanischem Insufflator-Exsufflator

Ein mechanischer Insufflator-Exsufflator bläst Luft in den Nutzer hinein und saugt die Luft wieder heraus. Daher ist die Nutzung bei Schwächung der Ein- und Ausatmungsmuskulatur sinnvoll. Es können sowohl der Einatemdruck (je höher der Einatemdruck, desto tiefer die Einatmung) als auch der Unterdruck bei der Ausatmung (je niedriger, desto stärker die Husten-

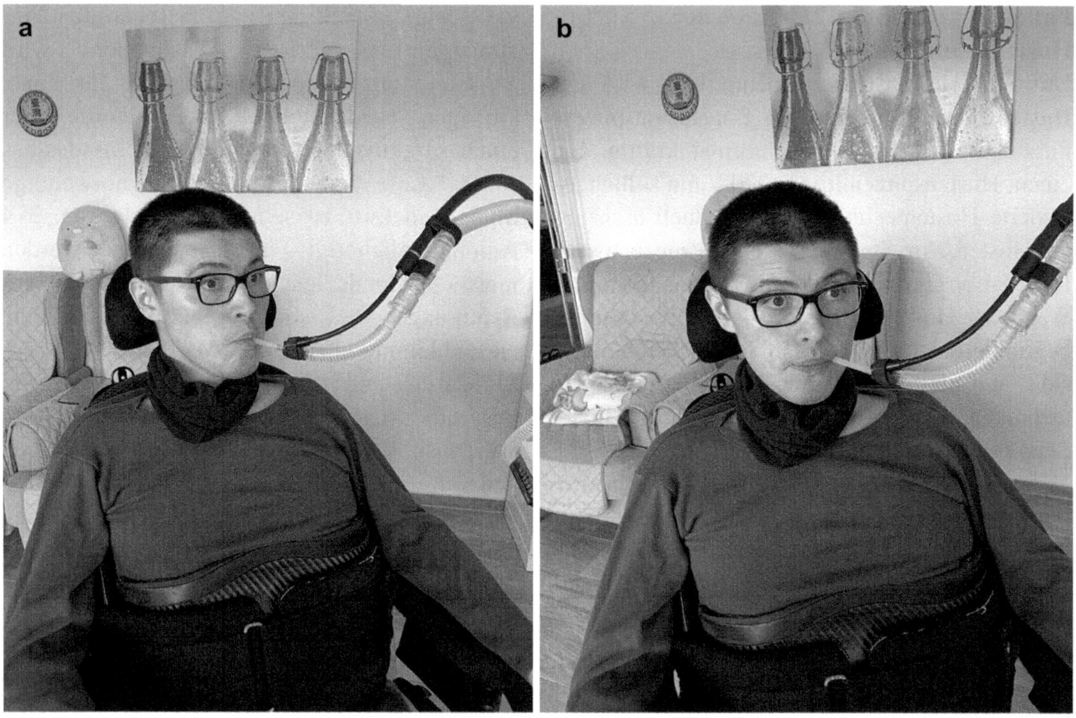

Abb. 5.3 Air Stacking mit dem Beatmungsgerät. **a** Einatmung, **b** Ausatmung

unterstützung) sowie die Ein- und Ausatemzeit individuell angepasst werden. Die Einatmung und das Abhusten können durch den Nutzer oder eine Hilfsperson mit einer Fernbedienung ausgelöst werden, oder es kann über ein Automatikprogramm die Zeit für Einatmung und den Hustenstoß eingestellt werden. Für eine effektive Nutzung ist auch hierbei eine gute bulbäre Koordination notwendig.

Kevin nutzt einen mechanischen Insufflator-Exsufflator mehrmals täglich mit einer Mund-Nasen-Maske. Es sind zwei Programme eingestellt: eines mit und eines ohne Oszillation. Einige Hersteller von Hustenassistenten bieten die Möglichkeit einer Oszillations- oder Perkussionseinstellung, bei der es zu hochfrequenten Schwankungen im Druckniveau kommt. Wissenschaftliche Daten, die einen Nutzen dieser Funktion belegen, liegen bisher nicht vor. Für die Nutzung eines Insufflator-Exsufflators kann entweder ein Mundstück oder eine Mund-Nasen-Maske verwendet werden (Abb. 5.4). Auch die Nutzung über eine Trachealkanüle ist möglich.

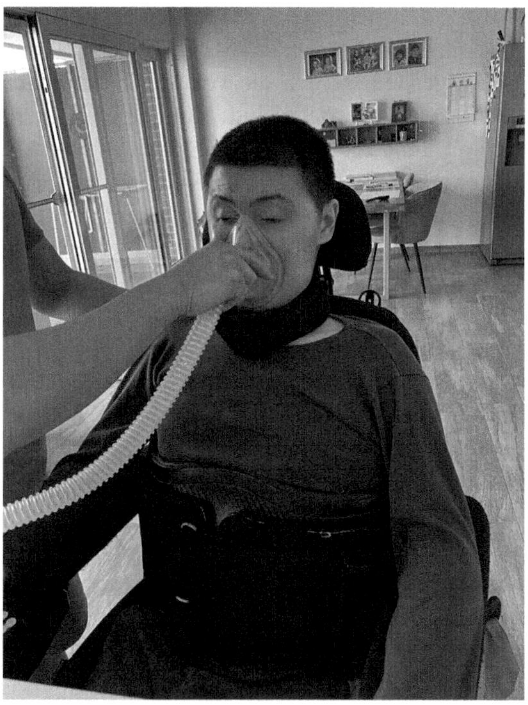

Abb. 5.4 Anwendung des mechanischen Insufflator-Exsufflators mit Mund-Nasen-Maske

Auswahl, Anpassung, Überprüfung und Umsetzung des Sekretmanagements

Für die richtige Auswahl eines geeigneten Sekretmanagements sind viele Faktoren wichtig. Eine exakte Anamnese und Diagnostik sollten durch erfahrenes Personal in einer spezialisierten Einrichtung erhoben werden. Dies können z. B. spezielle Zentren für neuromuskuläre Erkrankungen sein. Die Verordnung eines spezialisierten Sekretmanagements sollte dabei nur durch erfahrene Ärzte erfolgen, wobei die Einleitung und Anwendungsschulung durch befähigtes Personal wie Ärzte, Atmungstherapeuten, Pflegekräfte oder Physiotherapeuten erfolgen kann.

Für die beschriebenen Techniken des Sekretmanagements kann bei Beeinträchtigung der Schlund- Kehlkopf- und Zungengrundmuskulatur in manchen Fällen eine Effektivität erreicht werden, wenn erfahrenes Personal eine individuelle Anpassung oder Einstellung der Werte vornimmt. Es sollte evaluiert werden, ob die Anwendung mit einem Mundstück oder einer Mund-Nasen-Maske effektiver ist. Außerdem sollten regelmäßige Überprüfungen und falls erforderlich, Anpassungen in einer spezialisierten Einrichtung erfolgen, um einen nachhaltigen Therapieerfolg zu gewährleisten.

Es stehen unterschiedliche mechanische Insufflatoren-Exsufflatoren von unterschiedlichen Medizintechnikfirmen zur Verfügung. Werte können nicht von dem einen auf das andere Gerät übertragen werden, da die Geräte unterschiedlich leistungsfähig sind.

In den Entscheidungsprozess, welches Sekretmanagement für welchen Anwender am sinnvollsten ist, sollte auch der notwendige Unterstützungsbedarf für eine Technik mit einfließen, denn die Einleitung eines speziellen Sekretmanagements kann zu einer Änderung des Pflegebedarfs führen und eine ständige Interventionsbereitschaft erforderlich machen.

Ebenso sollte der in der Klinik erprobte und effektive Aufbau in Bezug auf Schlauchlänge, Filternutzung, Gänsegurgellänge und die Entscheidung, ob ein Mundstück oder eine Maske zum Einsatz kommt, auch zuhause umgesetzt werden, da sonst die Effektivität beeinträchtigt sein kann. Für die Einleitung einer Therapie mit dem mechanischen Insufflator-Exsufflator sollten auch Kontraindikationen beachtet werden wie bullöses Emphysem, tracheale Instabilität mit Kollaps, Pneumothorax, Lungenverletzungen, Wirbelsäuleninstabilität, akutes Atemnotsyndrom, tracheoösophageale Fistel und kürzlich stattgehabtes Barotrauma.

Manuelle Hustenunterstützung:

Die manuelle Hustenunterstützung kann zusätzlich zu den oben beschriebenen Techniken zur Erhöhung des Hustenspitzenflusses angewendet werden. Hier wird durch eine Hilfsperson direkt unter dem Brustbein oder alternativ über den unteren Rippenbogen beidseits manuell ruckartig zu Beginn des Hustens Druck ausgeübt, was die Ausatmung unterstützt.

Steuerung des Sekretmanagements mittels Pulsoxymetrie

Eine Überprüfung der Effektivität des Sekretmanagaments ist mit einer intermittierenden Pulsoxymetrie möglich. Dabei wird die Sauerstoffsättigung über einen Fingerclip gemessen. Fällt diese unter 93 % bei einem Menschen mit einer gesunden Lunge, so ist davon auszugehen, dass sich Sekrete in den Atemwegen befinden und ein spezielles Sekretmanagement mit einer der oben beschriebenen Techniken angewendet werden sollte. Diese Vorgehensweise nennt man auch Oxymetrieprotokoll nach John Bach (Bach et al. 2025).

Fazit

In diesem Kapitel wurden die Möglichkeiten des Sekretmanagements bei M. Duchenne beschrieben und erklärt. Kevin hat das Luftstapeln mit Beatmungsbeutel und Mundstück erlernt. Inzwischen nutzt er vor allem das Sekretmanagement mit dem mechanischen Insufflator-Exsufflator regelmäßig mehrmals am Tag und bei Bedarf. Das Luftstapeln mit dem eingestellten 4. Beatmungsprogramm und Mundstück kann Kevin ohne weitere Unterstützung selbstständig durchführen, wobei zum Umstellen in das Programm 4 eine Hilfsperson notwendig ist. Das Sekretmanagement wird regelmäßig und konsequent auch prophylaktisch angewendet, um vor Komplikationen, z. B. einer Lungenentzündung, zu schützen. Nur bei stabiler Atmung unter effektivem Sekretmanagement ist eine möglichst gute Teilhabe und hohe Lebensqualität möglich.

5.2 Fazioskapulohumerale Muskeldystrophie und myotone Dystrophie Typ 2

5.2.1 „Glücklich leben trotz zweier Muskelerkrankungen? Und ob!"

Marnie Birke

Zu Beginn möchte ich mich gerne kurz vorstellen.

Ich heiße Marnie, bin 27 Jahre alt und arbeite als Speditionskauffrau (Abb. 5.5).

Seit dem 01.01.2024 studiere ich zusätzlich nebenberuflich Psychologie.

Zwar macht mir mein Job Spaß, doch wollte ich nach reiflicher Überlegung noch mal was ganz Neues starten, um mein Wissen zu erweitern und neue Wege gehen zu können.

Meine Freizeit versuche ich immer abwechslungsreich zu gestalten.

Zum Entspannen lese ich gerne Bücher, höre Podcasts oder gucke einfach eine gute Serie oder einen Film.

Mein größtes und wichtigstes Hobby ist mittlerweile jedoch der Sport (Abb. 5.6).

Seit mehreren Jahren ist dieser schon ein fester Bestandteil meines alltäglichen Lebens.

Er besteht aus Fitness- und Krafttraining, doch genauso gerne mache ich auch Yoga und Pilates.

Im Sommer gehe ich auch schwimmen.

Dass ich Sport so gerne mag, war aber nicht immer so. Früher mochte ich Sport nie besonders, vor allem nicht in der Schule im Jugendalter. Einiges hat Spaß gemacht, aber ein Fan war ich eher nicht.

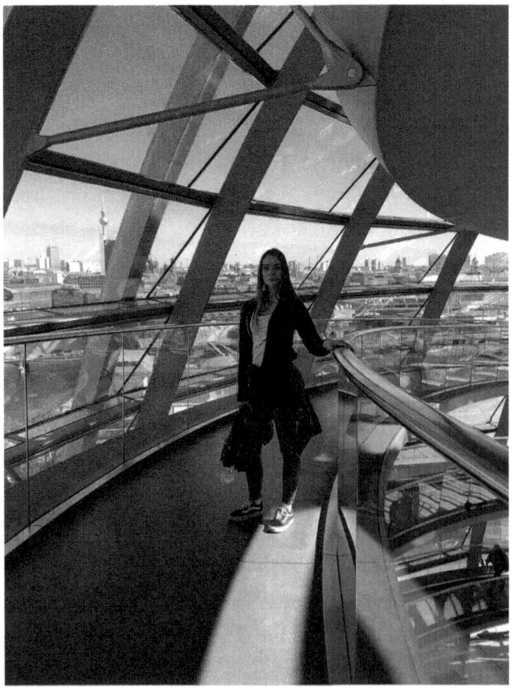

Abb. 5.5 Unterwegs

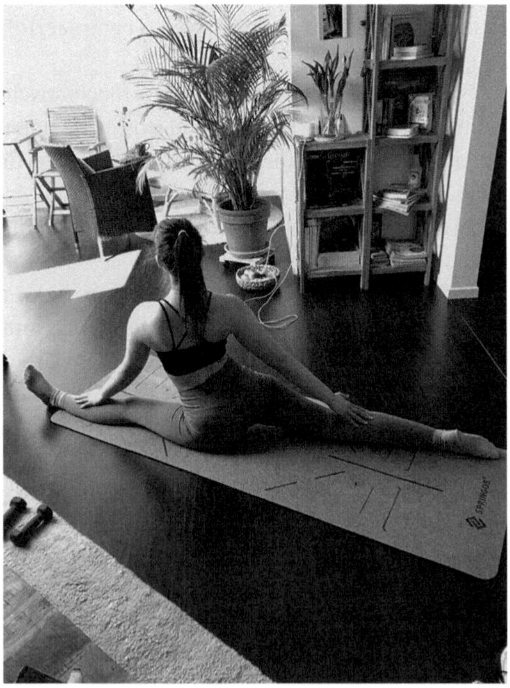

Abb. 5.6 Beim Sport

Ich konnte auch nie die Lust aufbringen, in meiner Freizeit Sport zu machen, da ich mich lieber anders beschäftigt habe.

Kurz gesagt, ich dachte immer, ich sei einfach keine Sportskanone und mir fehle für einige Aktivitäten halt das nötige Talent.

Doch irgendwann hat sich mein Gangbild verändert. Das ist mir selbst nicht aufgefallen, aber meiner Familie und Bekannten. Es wurden natürlich Fragen gestellt, ob ich Schmerzen hätte oder warum ich humpeln würde.

Ich kann mich an manche solcher Situationen noch lebhaft erinnern. Es wurde mir zunehmend unangenehmer und ich war teilweise überfordert, da ich ja selbst absolut keine Ahnung hatte, was los war.

Im Sommer 2016 habe ich dann nach dem Abitur meine Ausbildung angefangen. Ich erinnere mich, dass in diesem Zeitraum von drei Jahren eine Verschlechterung eintrat, die ich auch zum ersten Mal richtig wahrgenommen habe. Diese zeigte sich vor allem darin, dass ich bereits nach kurzen Strecken zu Fuß aus der Puste war, weil es einfach anstrengender wurde als gewohnt.

Nach vielen Besuchen und Fehldiagnosen bei Neurologen und Ärzten hat man mir dann endlich geraten, zum Uniklinikum in Münster (UKM) zu gehen.

Meine Erstuntersuchung dort war im Juni 2017, und die Ärztin hatte bereits nach einer kurzen in Augenscheinnahme den Verdacht, dass ich eine seltene Muskelkrankheit namens FSHD habe.

Sie machte eine umfangreiche Untersuchung und nahm mir Blut ab, um dieses im Labor testen zu lassen.

Da man meine Mutter aufgrund von Beschwerden ebenfalls an diesem Tag untersuchte und bei ihr danach eine myotone Dystrophie Typ 2 (PROMM) diagnostizierte, wurde mein Blut auch daraufhin getestet.

Einige Wochen später war das Ergebnis da und wir hatten die Gewissheit, dass ich tatsächlich zwei Muskelkrankheiten (FSHD und PROMM) habe.

Natürlich war das ein Schock! Es wäre gelogen, wenn ich sagen würde, dass ich nicht damit zu kämpfen hatte und dies erstmal verdauen musste.

Aber ich bin froh, sagen zu können, dass ich es merkwürdigerweise sofort akzeptierte und mich am meisten interessiert hat, wie man das Fortschreiten verlangsamen und den Krankheiten entgegenwirken kann, da sie nicht heilbar sind.

Damit meine Beeinträchtigungen für Außenstehende besser nachzuvollziehen sind, werde ich diese im Folgenden näher beschreiben.

Meine rechte Körperhälfte ist generell schwächer als die linke. Die rechte Hüft- und Beinmuskulatur sind besonders betroffen, weshalb mir weitere Strecken zu Fuß schwerfallen.

Generell fühle ich mich oft unsicher beim Gehen und vor allem auf rutschigem Untergrund besteht leicht Sturzgefahr.

Meine Rumpfmuskulatur und der Schultergürtel sind ebenfalls geschwächt, weshalb ich ein leichtes Hohlkreuz habe und die Arme nicht über dem Kopf halten kann. Die Beweglichkeit ist vorhanden, aber die Haltemuskulatur ist nicht stark genug.

Natürlich bleiben Verspannungen, vor allem im Schulter- und Nackenbereich, durch die Fehlbelastungen nicht aus.

Auch fallen mir das Treppensteigen und Aufsteigen auf das Fahrrad schwerer als noch vor einigen Jahren.

Wichtig zu erwähnen ist, dass die Belastungsgrenze immer variiert, da sie tagesformabhängig ist.

Trotz all dieser Einschränkungen zahlt sich das stetige Training aus, denn alle Muskeln in meinem Körper sind viel kräftiger geworden und ich fühle mich so gut wie nie.

Zusätzlich zeigen sich die Erfolge in besserer Stabilität und verbesserter Körperhaltung.

Nach diesem ersten Termin im UKM bin ich noch am selben Tag zu einer Praxis für Physiotherapie gegangen und habe nach einem Termin gefragt. Seitdem bin ich dort zweimal wöchentlich Stammpatientin.

Ein halbes Jahr später meldete ich mich dann noch in einem Fitnessstudio an, da sich seit den Diagnosen plötzlich dieses Bewusstsein in mir entwickelt hat, wie wichtig Bewegung für meinen Körper und speziell für meine Muskeln ist. So wurde Sport mein essenzieller Begleiter im Alltag – bis heute.

Da die Studios während Corona lange geschlossen waren, musste ich mir Alternativen überlegen und bin so zu Home-Workouts gekommen. Diese haben sich bis heute als feste Routine durchgesetzt und das Fitnessstudio abgelöst. Für mich sind sie effektiver und schonender, da ein Training mit zu hohem Gewicht bei Erkrankungen wie den meinen eher kontraproduktiv wirken könnte.

Die Grundlage meiner Home-Workouts bilden YouTube-Videos. Damit können sämtliche Muskelgruppen (Bauch, Rücken, Beine usw.) auf unterschiedliche Weise trainiert werden.

Nach meiner ersten Reha im Jahre 2020 habe ich mit Ergotherapie begonnen, die ich seitdem auch zweimal in der Woche besuche.

Nach der zweiten Reha im Jahre 2022 kam noch Rehasport einmal wöchentlich dazu.

So habe ich meinen geregelten Wochenablauf mit festen Terminen.

Für den einen oder anderen mag das vielleicht viel klingen, aber für mich ist es so genau richtig. Ich weiß, wofür ich das alles mache, und die sicht- und spürbaren Erfolge (Körperhaltung, Kräftigung der Muskulatur, Gleichgewicht) motivieren mich immer und machen mich glücklich!

Dank regelmäßigem Stretching und Yoga ist die generelle Beweglichkeit meines Körpers so gut wie nie. Ich konnte zum Beispiel vorher nie einen Spagat.

Meine Therapeuten tragen aber ebenfalls einen großen Teil zu meiner positiven Lebenseinstellung bei, denn ihr Lob und die Bestätigung geben mir Mut und Hoffnung, was mich sehr beflügelt.

Trotzdem ertappe ich mich öfters dabei, wie ich mir um vermeintliche Kleinigkeiten Gedanken mache, ob ich dieses oder jenes überhaupt kann und schränke mich selbst ein. Doch da hole ich mich auch selber wieder heraus, indem ich sage: „Na klar geht das! Mit der richtigen Herangehensweise kann ich alles schaffen."

Ein gutes Beispiel ist da das Reisen. Ich liebe Verreisen, entdecke gerne neue Orte und schaffe Erinnerungen.

Aber ich weiß auch, dass vor allem Städtetrips meistens ziemlich anstrengend sind, da man viel unterwegs ist und viel läuft. Natürlich mache ich mir dann vorher Gedanken, ob ich daran Spaß hätte oder einfach nur überanstrengt wäre.

Doch es kommt zu 100 % darauf an, mit wem du unterwegs bist.

Dank guter Freunde und meiner Eltern weiß ich, dass ich alles entdecken und erleben kann, was ich mir in den Kopf setze, und das gilt für jeden Menschen mit körperlicher Einschränkung.

Erlebnisse, Ideen oder Ziele müssen einfach nur an die eigenen Bedürfnisse angepasst werden.

„Was nicht passt, wird passend gemacht", wie man so schön sagt.

Nach dieser doch etwas lang geratenen Erzählung möchte ich nun auf die Botschaft zu sprechen kommen, die meiner Ansicht nach für jeden Menschen von größter Bedeutung sein sollte:

Die Lebensfreude!

Dabei spielt es keine Rolle, ob man gesund oder eingeschränkt ist, denn wirklich jeder hat sein Päckchen zu tragen. Man sieht es von außen vielleicht nur nicht jedem an.

Seitdem ich von meiner Erkrankung weiß, habe ich viele unterschiedliche Leute kennengelernt. Darunter sind die mit einem Handicap teilweise die Zufriedensten, und das finde ich ansteckend, weil ich mich selbst in solchen Menschen wiedererkenne, mich also mit ihnen identifiziere.

Ich möchte eine glückliche und zugleich starke Persönlichkeit ausstrahlen und freue mich jedes Mal, wenn mich Mitmenschen dann auch genauso wahrnehmen.

Natürlich kann eine Beeinträchtigung vieles erschweren, aber sie hat keinen Zugriff auf die eigenen Gedanken und das Mindset. Wichtig ist, auf den eigenen Körper zu hören und seinem Bauchgefühl zu vertrauen, wenn man sich unsicher ist.

Es kann nicht jeder Tag super sein, und manchmal fühlt man sich einfach nicht gut, ist schlecht gelaunt. Dann kann man negative Gedanken auch mal zu- und sich hängenlassen. Wichtig ist aber, dass man sich nicht selbst fertig macht, denn solche Tage machen nur einen Bruchteil unseres gesamten Lebens aus.

Du kannst und solltest dir deine Träume erfüllen und keine Ausreden suchen für alles, was vielleicht nicht geht, denn wo ein Wille ist, da ist auch ein Weg.

Du musst eventuell manchmal nur einen kleinen Umweg einplanen, und da finde ich das Sprichwort

„Alles passiert aus einem Grund" für viele Lebenslagen sehr beruhigend und zufriedenstellend.

5.2.2 Auswirkungen des Zusammentreffens von fazioskapulohumeraler Muskeldystrophie und myotoner Dystrophie Typ 2

Regina Lomako

Einleitung

In der wissenschaftlichen Literatur finden sich bislang nur vereinzelt dokumentierte Fälle, in denen eine Person gleichzeitig an einer fazioskapulohumeralen Muskeldystrophie Typ 1 (FSHD1) und einer weiteren genetisch nicht verwandten neuromuskulären Erkrankung wie der myotonen Dystrophie Typ 2 (auch DM2 oder PROMM genannt) leidet. Solche Doppeldiagnosen sind extrem selten und stellen eine besondere Herausforderung für Diagnostik und Therapie dar, da sich klinische Symptome überlagern, verstärken oder in ihrer Ausprägung verändern können.

Fazioskapulohumerale Muskeldystrophie Typ 1

Die autosomal-dominant vererbte FSHD1 beruht auf einer Verkürzung der D4Z4-Repeatsequenz auf Chromosom 4q35, in Verbindung mit einem sogenannten permissiven 4qA-Haplotyp, woraus eine erhöhte Expression des DUX4-Gens resultiert. DUX4 hat unter anderem einen negativen Effekt auf die Myogenese, verursacht Caspase-3-vermittelte Apoptose und führt zu einer perivaskulären Immunreaktion (Aguirre et al. 2023). Typischerweise führt die FSHD1 zu einer Muskelschwäche, die besonders die Schultergürtelmuskulatur betrifft, einer Scapula alata und einer Fazies myopathica. Die Krankheitsschwere variiert erheblich (Zheng et al. 2023). Sie umfasst ein Spektrum von Patienten mit normaler Lebenserwartung bis hin zu Patienten, die eine Tracheotomie und invasive Beatmung benötigen, wenn auch die Schluck- und Atemmuskulatur betroffen sind. Ebenfalls ist an eine kardiale Beteiligung im Sinne von Herzrhythmusstörungen oder Herzinsuffizienz zu denken (Ducharme-Smith et al. 2021).

Myotone Dystrophie Typ 2 (DM2)

Die autosomal-dominant vererbte DM2 (PROMM) wird durch eine instabile CCTG-Repeatexpansion im ZNF9-Gen (auch CNBP genannt) auf Chromosom 3q21 verursacht. Die Repeatexpansion führt zu RNA-Toxizität und beeinträchtigt zahlreiche zelluläre Prozesse (Meola und Cardani 2017). Es kommt zu einer fortschreitenden Muskelschwäche, Myotonie (verlängerter Anspannung nach Aktivierung eines Muskels) und Muskelschmerzen. Auch ein Tremor kann vorkommen. Symptome der multisystemischen Erkrankung sind Diabetes mellitus und Katarakt. Autoimmunerkrankungen treten bei bis zu einem Drittel der Patienten mit DM2 auf (Kleefeld und Schoser 2023). Wie bei der FSHD1 muss die Möglichkeit des Auftretens von kardialen Symptomen Beachtung finden, insbesondere von diastolischer Dysfunktion und Herzrhythmusstörungen (Peric et al. 2019).

Die Kombination fazioskapulohumeraler Muskeldystrophie Typ 1 und myotoner Dystrophie Typ 2 bei Frau Birke

Bei Frau B. wurden gleich zwei genetische Erkrankungen diagnostiziert: eine FSHD1 und eine DM2. Nur eine sorgfältige genetische Diagnostik kann die intrinsische klinische Variabilität der FSHD1 von klinischen Auffälligkeiten abgrenzen, die nichts mit der FSHD1 zu tun haben (Puma et al. 2025). Frau Birke zeigte allerdings klinisch lediglich die typischen Symptome der FSHD1. Die genetische Testung auf FSHD1 bestätigte die Diagnose molekulargenetisch. Nur aufgrund einer bekannten Erkrankung der Mutter der Patientin wurde zudem die genetische Testung bezüglich myotoner Dystrophie Typ 2 (PROMM/DM2) durchgeführt. Diese bestätigte zusätzlich das Vorliegen einer zweiten, unabhängigen genetischen Muskelerkrankung. Somit liegt eine äußerst seltene Kombination von FSHD und DM2 bei derselben Person vor.

Fazit

Frau Birke hat für sich ein sehr ausgefeiltes Übungsprogramm etabliert, welches möglicherweise dazu beigetragen hat, dass sie trotz der Doppeldiagnose FSHD1 und DM2 ein relativ normales Leben führen kann. Auch im Arbeitsleben setzt sie sich ehrgeizige Ziele und arbeitet an ihrer Karriere. Ihre Lebensqualität ist hoch, und sie beobachtet auch bei anderen das sogenannte „Disability Paradox", welches besagt, dass mehr als die Hälfte der Personen mit moderater oder schwerer Behinderung eine gute oder exzellente Lebensqualität haben (Albrecht und Devlieger 1999): „Seitdem ich von meiner Erkrankung weiß, habe ich viele unterschiedliche Leute kennengelernt. Darunter sind die mit einem Handicap teilweise die Zufriedensten, und das finde ich ansteckend, weil ich mich selbst in solchen Menschen wiedererkenne, mich also mit ihnen identifiziere." Nichtsdestotrotz ist der regelmäßige kardiale Check-up bei Frau B. von besonderer Bedeutung, da die Herzbeteiligung eine Schnittmenge der FSHD1 und der DM2 ist. Hinzu kommt, dass den Frühsymptomen von Autoimmunerkrankungen besondere Aufmerksamkeit geschenkt werden muss.

5.2.3 Die Bedeutung von körperlicher Bewegung bei Muskeldystrophie – einen Teufelskreis durchbrechen

Kerrin Mönnich

Einleitung

Muskeldystrophien betreffen häufig die Skelettmuskulatur, was zu erheblichen Einschränkungen des Bewegungsapparats führen kann. Diese Beeinträchtigungen veranlassen Betroffene oft dazu, ihre körperliche Aktivität einzuschränken oder diese zu vermeiden. Hierdurch kann der Krankheitsverlauf jedoch negativ beeinflusst werden. Daraus folgt ein Teufelskreis (Darras et al. 2015). Doch welche Maßnahmen können ergriffen werden, um die Symptome zu lindern oder die Lebensqualität der Betroffenen zu verbessern? Wie bereits von Frau Birke dargelegt, spielt körperliche Aktivität in jeglicher Form eine wichtige Rolle für Betroffene von Muskeldystrophien. Eine gezielte Förderung der körperlichen Aktivität, kombiniert mit therapeutischen Ansätzen wie Physiotherapie, kann für sie von großem Nutzen sein (Vita et al. 2020). Im Folgenden wird daher auf die Bedeutung von Sport und Physiotherapie eingegangen. Beides fördert die Beweglichkeit und Lebensqualität der Betroffenen und verlangsamt das Fortschreiten der Erkrankung. Die psychischen und sozialen Aspekte durch sportliche Betätigung zeigen, dass es sich um einen Ansatz zur ganzheitlichen Unterstützung von Betroffenen handelt (Diniz und Souza 2018).

Die Symptome bei Muskeldystrophieerkrankungen variieren stark. Ein Symptom, das mittels körperlicher Aktivität beeinflusst werden kann, ist die Muskelatrophie. Hierbei kommt es zur Reduktion der Muskelmasse und -kraft. Typisch bei der fazioskapulohumeralen Muskeldystrophie (FSHD) ist beispielsweise die Scapula alata, auch Engelsflügel genannt. Hierbei kommt es aufgrund der Parese der Schultergürtelmuskulatur zu abstehenden Schulterblättern, und die Verwendung der Arme ist beeinträchtigt. Ebenfalls kann eine Parese der Rumpf-, Hüft- und Gesäßmuskulatur auftreten, was zu einem erhöhten Sturzrisiko führt (Darras et al. 2015).

Die Physiotherapie ist bei der Behandlung von Muskeldystrophien erforderlich, um den Krankheitsverlauf zu verlangsamen sowie die Muskelkraft und Beweglichkeit bestmöglich zu erhalten. Da die Therapieeinheiten oft nur zweimal pro Woche stattfinden, ist es besonders wichtig, dass die Betroffenen zusätzlich körperlich aktiv bleiben, um den „IST-Zustand" zu stabilisieren oder gar Fortschritte zu erzielen. Sportliche Aktivitäten und regelmäßige Bewegung können dabei unterstützend wirken. Sowohl die Physiotherapie als auch die sportliche Betätigung dürfen allerdings keinen Muskelkater verursachen, der nämlich ein Zeichen für Muskeluntergang ist (Abresch et al. 2012). Auf die Bedeutung der sportlichen Aktivität wird im Anschluss an die Ausführungen zur Physiotherapie eingegangen.

Physiotherapie

Die Physiotherapie setzt in der Behandlung von Muskeldystrophien ihren Schwerpunkt auf:

- Verbesserung von Bewegungsmustern
- Verbesserung der Stabilität des Gangs

Physiologische Bewegungsmuster sind Bewegungsabläufe, die so optimiert sind, dass sie der natürlichen Biomechanik des Körpers entsprechen. Diese Bewegungen beanspruchen die Muskulatur, Gelenke und Nerven auf eine Art und Weise, die Überlastungen und Schäden minimiert. Der Körper bewegt sich effizient, und die Bewegung ist schmerzfrei (Shumway-Cook und Woollacott 2016).

Bei Muskeldystrophien oder anderen neuromuskulären Erkrankungen kommt es häufig zu pathologischen Bewegungsmustern. Diese entstehen, weil betroffene Muskeln geschwächt sind oder gar nicht aktiviert werden können, wodurch der Körper kompensatorische Strategien (Ausweichbewegungen) entwickelt, um Bewegungen dennoch ausführen zu können. Ein Beispiel ist das Anheben des Arms in die Flexion (nach vorne oben). Ein gesunder Mensch kann dies direkt ausführen. Bei einer an einer Muskeldystrophie erkrankten Person kann es jedoch sein, dass der Arm zuerst seitlich angehoben (Abduktion) und dann erst nach vorne gebracht wird, da bestimmte Muskelgruppen geschwächt oder nicht ansteuerbar sind (Magill und Anderson 2017).

In der Physiotherapie stehen bei vorhandenen pathologischen Bewegungsmustern Schmerzlinderung, Funktionssteigerung und die Optimierung der Körpermechanik im Vordergrund. Bei eingeschränkter Beweglichkeit funktionieren Gelenke nicht korrekt und der Betroffene ist gezwungen, eine alternative Bewegungsstrategie zu entwickeln. Dies kann zu Fehlhaltungen (Überbelastung von Muskelgruppen und Schmerzen), sekundären Verletzungen (Überbelastung von anderen Muskeln) und Bewegungseinschränkungen (langfristige Einschränkungen mit strukturellem Umbau) führen. Die Wiederherstellung oder Verbesserung der Funktionalität ist wesentlich, um Alltagstätigkeiten zu erleichtern oder wieder zu ermöglichen. Eine optimierte Körpermechanik trägt dazu bei, Bewegungen effizienter und gelenkschonender auszuführen (Carr und Shepherd 2010).

Physiotherapeuten nutzen visuelles und verbales Feedback, um Patienten während der Bewegungsausführung zu unterstützen. So können Patienten lernen, Bewegungen physiologisch durchzuführen. Ein weiterer wichtiger Ansatz ist das funktionsorientierte Training, das Alltagsbewegungen gezielt trainiert und verbessert. Zusätzlich werden bei Bewegungseinschränkungen Mobilisationstechniken eingesetzt, um die Beweglichkeit zu fördern, und die Bewegungswahrnehmung wird durch Fazilitationstechniken geschult. Bei diesen Techniken wird der Person mittels taktiler Informationen vermittelt, wie die Bewegung auszuführen ist. Beispiel: Wenn der Therapeut in der Behandlung möchte, dass die Person mit dem Oberkörper weiter vorne bleibt, gibt er ihr vorne am Brustkorb einen taktilen Reiz. So bleibt die Person aktiv vorne und muss nicht wiederholt akustisch darauf hingewiesen werden. Die Körperwahrnehmung wird ebenfalls gestärkt, was hilft, den eigenen Körper besser zu kontrollieren und Fehler in der Bewegung zu erkennen (Carr und Shepherd 2010).

Ergänzend dazu wird den Patienten empfohlen, eigenständig gezielte Kräftigungs- und Dehnübungen durchzuführen, um den Therapieerfolg langfristig zu unterstützen. Dadurch wird die Therapie um eine aktive Komponente erweitert, die es dem Patienten ermöglicht, selbstständig Fortschritte zu erzielen. Dies zeigt, dass Physiotherapie bei pathologischen Bewegungsmustern sowohl körperliche als auch mentale Aspekte berücksichtigt, um einen ganzheitlichen Ansatz zur Verbesserung der Bewegungsqualität zu ermöglichen (Magill und Anderson 2017).

Die Verbesserung der Gangstabilität ist ein zentrales Ziel der Physiotherapie, insbesondere für Menschen mit pathologischen Bewegungsmustern. Um dies zu erreichen, wird auf der Vermeidung von Ausweichbewegungen und der Schulung physiologischer Bewegungsmuster aufgebaut. Eine effektive Methode zur Steigerung der Stabilität im Gang ist das Training auf unebenen Untergründen, wie z. B. auf Dynair-

Ballkissen® (Abb. 5.7), Jumper® (Abb. 5.8), Balance Pad (Abb. 5.9) und Trampolin.

Aufgrund des Sturzrisikos sollte die Verwendung dieser Geräte in der Therapie unter Absicherung erfolgen. Das Arbeiten auf diesen instabilen Untergründen aktiviert gezielt die stabilisierenden Muskeln im Rumpf und in den Beinen. Diese Muskeln stützen und kräftigen das Knie- und Sprunggelenk, was wiederum zur Erhöhung der Stabilität und Sicherheit beim Gehen beiträgt. Darüber hinaus werden durch diese Übungen auch die Propriozeption und Sensorik gefördert. Die Propriozeption – auch das „innere Gefühl" für die Lage und Bewegung der Gelenke – hilft, die Position unserer Gelenke im Raum wahrzunehmen. Durch das Training der Propriozeption und Sensorik wird die Fähigkeit gestärkt, in unterschiedlichen Umgebungen sicher zu agieren und das Gleichgewicht zu halten. Dies führt nicht nur zu einer stabileren Gangbewegung, sondern auch zu einer besseren Anpassungsfähigkeit an wechselnde Umgebungen im Alltag (Carr und Shepherd 2010).

Abb. 5.7 Dynair-Ballkissen®. (mit freundlicher Genehmigung der TOGU GmbH)

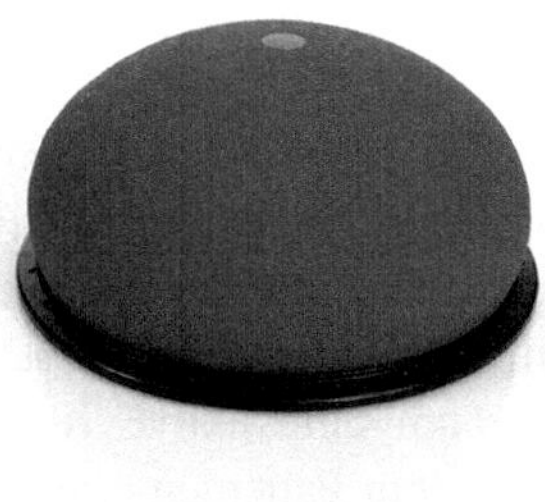

Abb. 5.8 Jumper®. (Mit freundlicher Genehmigung der TOGU GmbH)

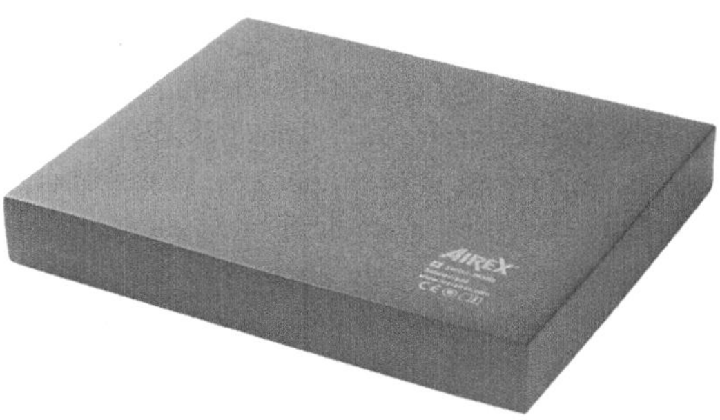

Abb. 5.9 Balance-Pad. (Mit freundlicher Genehmigung von Airex®)

Physiotherapie trägt also zur besseren Bewegung und Lebensqualität von Menschen mit Muskeldystrophie bei. Jedoch ist zusätzlich auch sportliche Betätigung notwendig.

Sportliche Aktivität

Sport ist ein wichtiger Einflussfaktor für das Selbstvertrauen, die emotionale Regulation und die Lebensqualität von Menschen mit neuromuskulären Erkrankungen (Vita et al. 2020). Regelmäßige sportliche Betätigung kann:

- Das Selbstwertgefühl steigern
- Symptome von Depressionen mindern
- Soziale Interaktionen fördern
- Die Physiotherapie unterstützen
- Die Lebensqualität verbessern

Die Sportart und die Übungen, die im Home-Workout oder Fitnessstudio absolviert werden, sollten individuell angepasst und im Vorfeld mit dem Physiotherapeuten besprochen oder angebahnt werden. Auf diese Weise können mögliche Fehlhaltungen oder -belastungen vermieden werden. Niedrige oder moderate Kraftintensitäten sind zu empfehlen. Exzentrische Kraftübungen und Sportarten sollten vermieden werden, die die Wirbelsäule und Gelenke stark belasten (Vita et al. 2020).

Doch wie kann ein Trainingsreiz gesetzt werden, ohne Muskelkater zu erzeugen? Die Aktivität muss langsam gesteigert werden, um so die Grenze zu ermitteln, an der die Betroffenen trainieren dürfen. Es muss ein Gleichgewicht zwischen Trainingseffekt und der Gesundheit des Muskels geschaffen werden. Für den Trainingseffekt ist die Superkompensation ein zentrales Konzept: bei der Superkompensation steigt nach einer Belastung die Leistungsfähigkeit des Körpers über das ursprüngliche Niveau hinaus an. Dieser Mechanismus ist entscheidend, um eine Verbesserung der Ausdauer oder Kraft der Menschen zu erzielen. Die Superkompensation wird in drei Phasen eingeteilt. In der Belastungsphase erfolgt die sportliche Aktivität. Der Körper verbraucht seine Ressourcen und der Muskel wird ermüdet (Bompa und Haff 2009). In dieser Phase muss darauf geachtet werden, dass keine Verletzungen am Muskel stattfinden, durch die Muskelkater entstehen würde. Muskelkater entsteht durch mikroskopisch kleine Verletzungen in den Muskelfasern infolge ungewohnter oder besonders intensiver Belastung, besonders bei exzentrischen Bewegungen, bei denen der Muskel unter Spannung gedehnt wird (Proske und Morgan 2001). Daher sollten diese vermieden werden. An die Belastungsphase schließt sich die Regenerationsphase an, in der die verbrauchten Energiereserven aufgefüllt werden und die Funktionsfähigkeit der Muskulatur wieder hergestellt wird. Die Dauer dieser Phase beträgt circa 48 bis 72 h. In der dritten Phase, der Superkompensationsphase, ist die Erholung abgeschlossen, und das Leistungsvermögen der Muskulatur ist erhöht. Dieser Leistungsanstieg kann neben körperlichen auch psychische Aspekte umfassen. Die Regenerationsphase ist bei Muskeldystrophien von zentraler Bedeutung. Ein zu frühzeitiger Reiz kann einen negativen Effekt auf die Muskelstruktur bewirken (Bompa und Haff 2009). Die sportliche Aktivität muss bei Patienten mit Muskeldystrophie also individuell angepasst werden, um einen Trainingseffekt zu erzielen.

Nachfolgend werden Sportarten dargestellt, die aufgrund der Studienlage sinnvoll scheinen und von Frau Birke auch ausgeübt wurden. Hierbei wird auf die Definition und die Wirkung der jeweiligen Sportart eingegangen und dargestellt, weshalb genau diese Sportarten sich als zielführend bei Muskeldystrophien herausgestellt haben.

Rehasport

Rehasport ist ein speziell für Menschen mit gesundheitlichen Einschränkungen oder chronischen Erkrankungen entwickeltes Trainingsprogramm. Es wird von qualifizierten Therapeuten geleitet und ist darauf ausgerichtet, die körperliche Fitness zu verbessern, Schmerzen zu lindern und die Lebensqualität der Teilnehmenden zu erhöhen. Rehasport kann bei einer Vielzahl von Erkrankungen genutzt werden. Darunter fallen auch neurologische Erkrankungen und im Speziellen Muskeldystrophien. Rehasport findet in Gruppen statt und beinhaltet Übungen, die gezielt auf die individuellen Bedürfnisse der Teilnehmenden abgestimmt sind. Die Trainingseinheiten dauern in der Regel 60 Minuten und werden mehrmals die Woche durchgeführt.

Die Programme kombinieren:

- Krafttraining für den Muskelaufbau
- Koordinationstraining zur Verbesserung der Beweglichkeit und Balance
- Ausdauertraining zur Steigerung der allgemeinen Fitness und Belastbarkeit
- Entspannungstechniken zur Stressreduktion und Förderung des allgemeinen Wohlbefindens

Rehasport hat viele positive Wirkungen:

- Verbesserung der körperlichen Fitness: Eine Steigerung von Kraft, Ausdauer, Beweglichkeit und Koordination führt zu einer besseren Alltagsbewältigung und mehr Selbstständigkeit.
- Schmerzlinderung: Schmerzen, die durch Verspannungen oder eine zu hohe Gelenkbelastung entstanden sind, können durch die gezielten Übungen gelindert werden.
- Prävention: Regelmäßige Bewegung führt zum Erhalt des Zustandes und zur Reduzierung des Risikos für sekundäre Erkrankungen, wie beispielsweise Herz-Kreislauf-Erkrankungen.
- Psychische Effekte: Das Selbstbewusstsein wird gefördert, die Stimmung angehoben.

Ängste und Depressionen werden reduziert und die Motivation wird erhöht.
- Soziale Interaktion: Die Gruppendynamik in diesen Kursen ermöglicht soziale Kontakte und stärkt das Gemeinschaftsgefühl, was wiederum positive Effekte auf die psychische Gesundheit hat.

Aus den Inhalten und Wirkungen des Rehasports wird deutlich, dass diese sportliche Betätigung für die Betroffenen effektiv ist und die physiotherapeutischen Bemühungen unterstützt. Wichtig ist auch der psychische und soziale Effekt, denn durch mangelnde Bewegung und reduzierte Belastbarkeit fallen häufig soziale Kontakte weg und die Motivation sinkt (Brüggemann et al. 2017).

Yoga
Yoga ist den meisten Menschen bekannt und wird vor allem mit Dehnungs- und Atmungsübungen in Verbindung gebracht. Yoga beinhaltet mehrere Techniken und Wirkungsweisen, die sich auf Betroffene positiv auswirken (Ross und Thomas 2010). Dazu zählen folgende Techniken:

- Asanas: Förderung von Körperhaltung, Flexibilität, Kraft und Körperbewusstsein
- Pranayama: Atemübungen zur Regulation der Lebensenergie und Verbesserung der Atemkapazität
- Meditation: Techniken zur Fokussierung des Geistes, Stressreduktion und Förderung der Achtsamkeit
- Entspannungstechniken: Methoden, den Körper und Geist zu entspannen und innere Ruhe zu finden

Die Wirkung von Yoga:

- Körperliche Fitness: Yoga verbessert die Flexibilität, Kraft und Balance. Die Asanas dehnen und kräftigen verschiedene Muskelgruppen, was zu einer besseren Köperhaltung und Körperwahrnehmung bei den Betroffenen führt.
- Stressreduktion: Durch die Kombination von Atemübungen und Meditation hilft Yoga, Stress abzubauen und ein Gefühl der Entspannung zu fördern. Regelmäßige Praxis kann das Stressniveau senken und somit die Lebensqualität erhöhen.
- Psychische Gesundheit: Yoga verringert Symptome von Angst und Depressionen. Die Achtsamkeit, die durch Meditation und bewusste Atmung entwickelt wird, fördert die positive Selbstwahrnehmung und die emotionale Stabilität.
- Schmerzlinderung: Durch gezielte Dehnung und Stärkungsübungen werden die Muskeln entspannt, und die Beweglichkeit wird verbessert.
- Förderung der Achtsamkeit: Yoga schult die Achtsamkeit, die es den Praktizierenden ermöglicht, sich ihrer Gedanken und Gefühle bewusster zu werden. Dies ist in Bezug auf die Wahrnehmung von Grenzen relevant. So können Betroffene lernen wahrzunehmen, wie viel sie körperlich leisten können, ohne Muskelkater zu provozieren.
- Förderung der Gesundheit: Regelmäßiges Yoga kann das Immunsystem stärken und das allgemeine Wohlbefinden fördern.
- Soziale Aspekte: Gruppenkurse bieten die Möglichkeit zur sozialen Interaktion (Ross und Thomas 2010).

Yoga ist eine ganzheitliche Praxis, die sowohl auf der körperlichen als auch auf der psychischen Ebene Vorteile bietet. Die Vielfalt der Techniken ermöglicht es den Praktizierenden, individuell passende Übungen auszuwählen, die ihren Bedürfnissen entsprechen. Bei Yoga ist vor allem der Aspekt der Achtsamkeit und Verbesserung der Körperwahrnehmung hervorzuheben.

Pilates
Pilates ist ein ebenfalls ganzheitliches Trainingsprogramm. Es zielt darauf ab, die körperliche Fitness durch gezielte Übungen zu verbessern, die insbesondere die Körpermitte (also die Rumpfmuskulatur) stärken. Die Pilates-Methode betont die Kontrolle über die Bewegung, die richtige Atmung und die Verbesserung der Flexibilität und Haltung (Cruz-Ferreira et al. 2011). Pilates beinhaltet:

- Krafttraining: Insbesondere die Bauch-, Rücken- und Beckenbodenmuskulatur mit resultierender Verbesserung der Rumpfstabilität.
- Beweglichkeitsübungen: Diese fördern die Flexibilität und Beweglichkeit der Gelenke und Muskeln.
- Atmungstechniken: Durch die Atmungskontrolle können die Übungen effektiver durchgeführt werden.
- Konzentration: Der Fokus wird auf die exakte Durchführung der Übungen gelegt, wodurch die Körperwahrnehmung verbessert wird.

Diese Inhalte zielen auf folgende Wirkungen ab:

- Stärkung der Körpermitte: Dies verbessert die Stabilität und Körperhaltung. Das Gangbild der Betroffenen kann sicherer werden. Ebenfalls hat die Rumpfstabilität einen positiven Effekt auf das Bewegungsausmaß der Arme.
- Verbesserung der Flexibilität: Durch die Dehn- und Mobilisationsübungen werden Muskelverkürzungen oder geschrumpfte und verklebte Gelenkkapseln und letztlich Kontrakturen vermieden.
- Steigerung der Körperwahrnehmung: Pilates fördert das Bewusstsein für die eigene Körperhaltung und -bewegung, was zu einer besseren Körperkontrolle führt.
- Atemkontrolle: Durch die speziellen Atemtechniken kann Stress abgebaut und Entspannung gefördert werden.
- Rehabilitation: Die Übungen sind sanft und den individuellen Bedürfnissen anpassbar, weshalb eingeschränkte körperliche Möglichkeiten den Betroffenen in der Durchführung nicht begrenzen.

Pilates ist für von Muskeldystrophie Betroffene gut geeignet, da der Fokus auf der Rumpfstabilität liegt. Durch eine verbesserte Rumpfstabilität können die Gangsicherheit, die Körperhaltung und das Bewegungsausmaß der Extremitäten gesteigert werden. Zudem lassen sich die Übungen individuell anpassen.

Schwimmen

Schwimmen ist eine vielseitige Sportart mit zahlreichen positiven Auswirkungen auf den Körper. Hier wird ausschließlich auf die relevanten Wirkungsweisen in Bezug auf Muskeldystrophien eingegangen.

- Muskelkräftigung: Beim Schwimmen werden nahezu alle Muskeln im menschlichen Körper beansprucht. Im Bereich des Oberkörpers werden die Schulter-, Arm- und Brustmuskeln gestärkt, welche das Schulterblatt am Thorax fixieren. Dies hat einen positiven Effekt auf das Bewegungsausmaß der Arme. Ebenfalls findet eine Kräftigung der Bauch-, Rücken- und Beinmuskulatur statt.
- Gelenkschonung: Schwimmen stellt eine sehr gelenkschonende Sportart dar. Der Körper wird im Wasser von der Schwerkraft entlastet. Aus diesem Grund können Menschen mit Muskeldystrophien im Wasser häufig ein größeres Bewegungsausmaß in beeinträchtigten Gelenken erreichen. Ein weiterer Vorteil ist auch das reduzierte Verletzungsrisiko. Bei Betroffenen muss allerdings darauf geachtet werden, dass die Armbeweglichkeit ausreichend ist, um sich über Wasser zu halten.
- Flexibilität: Regelmäßiges Schwimmen kann Verspannungen lösen und die Mobilität der Gelenke und Muskeln erweitern.
- Stressabbau und mentale Gesundheit: Die rhythmischen Bewegungen und das Eintauchen in das Wasser können beruhigend wirken und Stress abbauen (Weston und Hoffmann 2011).

Beim Schwimmen ist der große Vorteil, dass ohne Schwerkraft gearbeitet werden kann. Dies ermöglicht den Betroffenen, ein Ausmaß der Bewegung zu erleben, das an Land in dem Umfang nicht möglich ist. Auch kann diese Sportart allein ausgeübt werden, ohne sich von anderen unter Druck gesetzt zu fühlen. Jedoch muss darauf geachtet werden, dass die Betroffenen sich vorsichtig steigern. Das tatsächliche Ausmaß der Anstrengung ist den Menschen in der Situation des Schwimmens häufig nicht bewusst.

Fitnessstudio und Home-Workout
Die körperliche Belastung im Fitnessstudio oder zu Hause in den eigenen vier Wänden erzielen für den Körper die gleiche Wirkung. Also ist ausschließlich relevant, welche Maßnahme für die Person leichter umzusetzen ist. Nachfolgend werden die Wirkungsweisen und Vorteile für Menschen mit Muskeldystrophie aufgezeigt (Ratamess 2012).

- Muskelkräftigung & Flexibilität: Hier kann flexibel danach agiert werden, welche Muskelgruppen gestärkt werden müssen. Somit können dementsprechende Übungen ausgewählt werden. An körperlichen Schwachstellen kann isoliert gearbeitet werden.

Fitnessstudio und Home-Workout haben den Vorteil, zeitlich flexibel an den Alltag anpassbar zu sein. Bei den Home-Workouts spielt auch die Zeit- und Geldersparnis eine Rolle. Ebenfalls ist die Möglichkeit der Fokussierung ein Vorteil, denn die Trainingsinhalte und -schwerpunkte können in jeder Trainingseinheit variiert werden. Stehen beispielsweise Rückenschmerzen im Vordergrund, können Kräftigungs- und Dehnungsübungen dafür durchgeführt werden. Liegen die Schmerzen später eher im Bereich des Schultergürtels, können die Trainingsinhalte sofort dahingehend verändert werden. Jedoch muss auch berücksichtigt werden, dass die Betroffenen im Vorfeld Anleitung und bei der Umsetzung eine gute Körperwahrnehmung benötigen. Es können leicht Fehler bei der Durchführung entstehen, wodurch die Übungen kontraproduktiv werden.

Aerobic
Aerobic ist eine Form des Ausdauertrainings, welche die Fitness steigert und den Körper durch rhythmische, kontinuierliche Bewegungen fordert. Beim klassischen Aerobic wird eine Kombination aus Bewegungsformen zu Musik durchgeführt. Hierbei kommen oft Elemente aus Tanz und Fitness zum Einsatz.

Aerobic wirkt wie folgt:

- Steigerung der Ausdauer: Durch Aerobic werden Ausdauer und Leistungsfähigkeit verbessert. Das Ausdauertraining ermöglicht es den Betroffenen, alltägliche Aktivitäten leichter und länger durchzuführen.
- Verbesserung der Stimmung: Durch die rhythmischen Bewegungen und den Einsatz von Musik hat Aerobic einen positiven Effekt auf die Stimmung.

Aerobic eignet sich vor allem für Betroffene, die Spaß an Tanzen und Musik haben. Zudem verbessert Aerobic die Ausdauerleistung (Andersen et al. 2015).

Fazit
Jede der sechs in diesem Kapitel geschilderten sportlichen Aktivitäten weist ihre eigenen Vorteile für Betroffene auf. Diese werden zusammenfassend in Tab. 5.1 dargestellt.

Von Bedeutung ist vor allem, dass die Betroffenen verschiedene Sportarten ausprobieren, um den erläuterten Mehrwert zu erfahren. Da die Menschen unterschiedliche Interessen oder Veranlagungen haben, kann im Vorfeld nicht festgelegt werden, welche Sportart den besten Effekt erzielt. Vorsicht ist insbesondere beim Trainieren im Fitnessstudio, den Home-Workouts und dem Schwimmen geboten. Im Fitnessstudio existiert meist kein Fachpersonal, welches sich mit Muskeldystrophien auskennt, sodass Übungen falsch oder zu intensiv durchgeführt werden könnten. Schwimmen birgt das Risiko, über die eigene Grenze zu gehen. Alle in diesem Kapitel geschilderten sportlichen Aktivitäten sind individuell anpassbar. Aktuell ist nicht bekannt, welche Aktivität die zielführendste ist, jedoch sind angepasste Bewegung und sportliche Betätigung in Ergänzung zur Physiotherapie von hoher Bedeutung.

Frau Birkes Beitrag zeigt beispielhaft, wie mit der Erkrankung umgegangen werden sollte. Es wird deutlich, wie wichtig Sport auch für die mentale Gesundheit ist. Aus diesem Grund sollten die Betroffenen versuchen, den Teufelskreis zu durchbrechen und eine sportliche Aktivität für sich zu finden, die ihnen Freude bereitet.

Tab. 5.1 Wirkungsweisen der Sportarten im Überblick

	Rehasport	Yoga	Pilates	Schwimmen	Fitness	Aerobic
Kräftigung	X	X	X	X	X	
Ausdauer	X			X	X	X
Beweglichkeit	X	X	X	X	X	
Balance		X				
Soziale Interaktion	X	X				
Selbstbewusstsein und Motivation	X	X	X			X
Stressreduktion		X	X	X		
Körperwahrnehmung		X	X			

5.3 Okulopharyngeale Muskeldystrophie (OPMD)

5.3.1 „Angesichts der Diagnose ‚OPMD' hat die Ausübung eines Ehrenamtes meinen Leidensdruck bei einer Erwerbsunfähigkeit deutlich gesenkt"

Reinhard Kropp
Ein Betroffener, Ehemann, Vater und Opa aus Bad Zwischenahn kämpft für ein lebenswertes Leben trotz unheilbarer Krankheit. Hier erzähle ich meine Geschichte, die Mut machen kann und soll.

Zunächst verläuft mein Leben ganz normal, nach einer erfolgreichen Lehre als Zimmermann, einem Praktikum als Betonbauer, einem fast einjährigen Praktikum in der Gemeindeverwaltung und einer zweijährigen Bundeswehrzeit schloss ich 1971 mit einem Diplom des Allgemeinen Ingenieurbaus meine berufliche Ausbildung ab.

Während der Studienzeit lernte ich meine Frau kennen, die ich 1969 heiratete. Wir haben drei Kinder, mittlerweile 6 Enkelkinder und wohnen seit 1975 in einem Eigenheim mit einem 1500 m^2 großen Grundstück in Petersfehn II, einer kleinen Bauerschaft der Gemeinde Bad Zwischenahn.

Sechs Jahre lang arbeitete ich bei zwei namhaften Firmen in der Region als Bauingenieur.

Die Arbeit erfüllte mich vollends, obwohl Arbeitszeiten von 10 bis 12 Stunden keine Seltenheit waren. Trotzdem konnte ich nebenbei auch noch regelmäßig den Dienst bei der Schwerpunktfeuerwehr Bad Zwischenahn, der ich bereits im April 1963 beigetreten war, ausüben. Im Januar 1973 wurde mir hier das Amt des Ortsbrandmeisters und im Januar 1979 auch noch das des stellvertretenden Gemeindebrandmeisters übertragen. In dieser Zeit kümmerte ich mich intensiv um einen Neubau des Feuerwehrhauses in Bad Zwischenahn. Vor allen Dingen war die organisatorische Arbeit eine besondere Herausforderung, da der Altbau abgerissen werden musste, um an gleicher Stelle den Neubau zu errichten (Abb. 5.10).

1977 wechselte ich von der Privatwirtschaft in den öffentlichen Dienst. Die nunmehr verlässlicheren regelmäßigen Dienstzeiten ermöglichten nun auch meiner Frau den Wiedereinstieg in ihren Beruf als Lehrerin.

Ich konnte so meinen Beruf voll ausüben, gleichzeitig aber auch mehr Zeit mit meiner Familie verbringen und weiterhin ehrenamtlich als Ortsbrandmeister und stellvertretender Gemeindebrandmeister tätig sein. Mein Leben gestaltete sich erfüllt und zufrieden, bis am 13. Juli 1985 mit einem Bandscheibenvorfall im Segment L4/L5 sich künftig alles radikal ändern sollte.

Nach einer Operation und anschließender Reha hatte ich ein Rezidiv, welches eine nochmalige Operation nach sich zog. Da mich danach die Einsätze bei der Feuerwehr körperlich doch sehr belasteten, quittierte ich nach 13 verantwortungsreichen und erfolgreichen Jahren den aktiven Dienst bei der Feuerwehr. Als Anerkennung für die bis dahin geleistete Arbeit wurde ich vom Deutschen Feuerwehrverband mit dem Verdienstkreuz in Silber ausgezeichnet.

Nach Beendigung meiner aktiven Dienstzeit werde ich seither in der Altersabteilung geführt.

Stattdessen folgte nun eine Zeit intensiver konservativer Behandlungen. Die zahlreichen

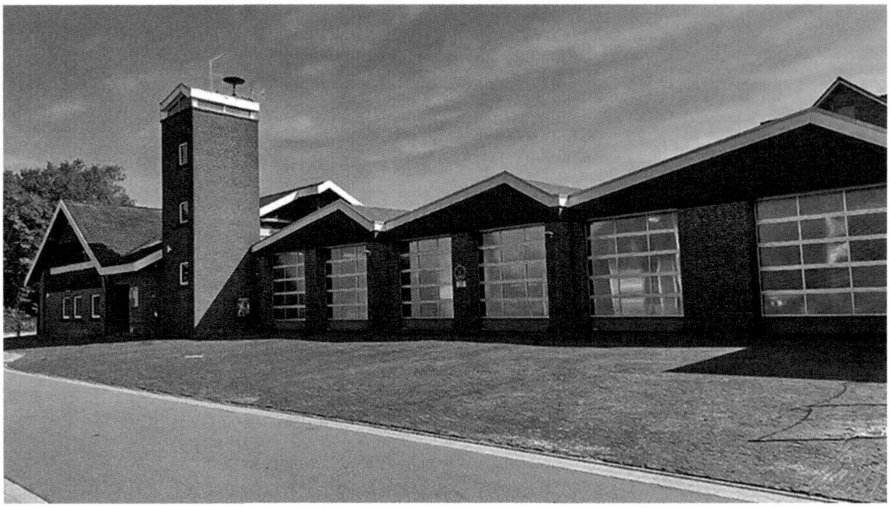

Abb. 5.10 Feuerwehrhaus im Jahr 2024. (Neubau errichtet im Jahr 1983, seither äußerlich unverändert und überwiegend nach meinen Vorstellungen erbaut)

physikalischen Anwendungen beanspruchten natürlich auch einen wesentlichen Teil meiner Dienstzeit. Das ständige schlechte Gewissen meinen Kollegen gegenüber machte die Situation für mich nicht gerade besser.

Die Schmerzen nahmen trotz der physikalischen Behandlungen zu, und ein weiterer Bandscheibenvorfall im Segment L5/S1 musste erneut operativ behandelt werden, welcher auch eine Versteifung im Bereich L4/L5 erforderte. Insgesamt habe ich sieben Eingriffe an der Wirbelsäule überstanden, heute leide ich leider manchmal unter Vernarbungen, die zu zahlreichen Einschränkungen führen.

Hinzu kam, dass im Oktober 1999 ein Plattenepithelkarzinom an der Nase festgestellt wurde. Dieses wurde operativ entfernt, und eine intensive, ambulante Nachsorge fand dann in der dermatologischen Fachklinik Münster-Hornheide statt.

Vollständigkeitshalber erwähne ich an dieser Stelle, dass leider auch mein Darm des Öfteren gestreikt hat, so habe ich viermal einen Darmverschluss erlitten, der jeweils eine Notoperation erforderlich machte. Außerdem habe ich im Juli 2022 eine nächtliche, heftige Blutung des Darmes erlitten, die ebenfalls notfallmäßig operativ behandelt wurde.

Sowohl mein Hausarzt als auch mein Orthopäde waren schon damals der Ansicht, dass in mir eine Erkrankung schlummern müsse, die bis dahin nicht erkannt war. Ihr Satz lautete damals: „Irgendwann wird sich hoffentlich der Knoten lösen."

Da meine Schmerzen nur sehr schwer zu behandeln waren, meinte mein Orthopäde sinngemäß dann irgendwann: „Herr Kropp, so kann das mit Ihnen nicht weitergehen, bevor Sie wegen Ihrer Erkrankung und der notwendigen Behandlungen noch psychische Probleme bekommen, sollten Sie meinen Rat annehmen und sich überlegen, eine Erwerbsunfähigkeitsrente zu beantragen."

Das ist dann geschehen und ich bin 2000 als Sachgebietsleiter in der Häfen- und Schifffahrtsverwaltung ausgeschieden. Irgendwie fühlte ich mich befreit, obwohl ich total gerne gearbeitet hätte. Im Nachhinein kann ich gar nicht so genau beschreiben, wie mein Gefühlsleben zu der Zeit war.

Jedenfalls habe ich mir damals gesagt: „Irgendwas musst du noch tun und an die Solidargemeinschaft zurückgeben, aber alles im Einklang mit deiner Erkrankung und den notwendigen Anwendungen."

Dabei war mir wichtig, mein Leben darf sich nicht nur um meine Krankheit drehen und diese nicht die Oberhand gewinnen. Ich muss auch an meine Ehefrau, meine Familie und Bekannte denken, um nicht alle sozialen Kontakte zu verlieren.

So habe ich mich und meine Kenntnisse und Erfahrungen als Bauingenieur im Bürgerverein Petersfehn e. V eingebracht, dem ich seit Juli 1981 angehöre und wo ich von 2002 bis 2012 auch den Vorsitz innehatte. In dieser Zeit setzte ich mich für eine erfolgreiche Einführung von Einzelhandelsgeschäften ein, nachdem nach neun Jahren der Schließung des letzten Geschäftes wieder die Möglichkeit bestand, dass die Bevölkerung endlich von neuem vor Ort einkaufen konnte.

In einem Ortsteil ist aufgrund meiner Initiative ein Vorhaben angeschoben worden, damit ein Schmutzwasserkanal für 600 Personen gebaut werden konnte.

Außerdem konnte ich erfolgreich durchsetzen, dass ein Dorfplatz eingerichtet wurde. Hier haben eine Schutzhütte, ein Wasserspiel, einige Spielgeräte für Kinder, eine Boulebahn und etliche Blumenkübel Platz gefunden.

Nachdem auch die Gaststätte „Schützenhof" zum Bedauern aller Petersfehner Bürgerinnen und Bürger ihren Betrieb eingestellt hatte, sorgte ich dafür, dass die Ammerländer Wohnungsbau GmbH das Areal bebauen konnte. Zahlreiche Senioren haben dort eine bedarfsgerechte und barrierefreie Wohnung gefunden. Das DRK hat ebenfalls eine Wohnanlage für die Seniorenbetreuung als Tagespflege errichten können. Der Schützenverein konnte aufgrund des Verkaufs einer Fläche eine neue Unterkunft mit moderner Schießanlage beziehen.

Als Anerkennung für mein Wirken hat der Bürgerverein Petersfehn e.V. mich zu seinem Ehrenmitglied ernannt.

Da ich in der Gemeinde nicht unbekannt war und offensichtlich ein gewisses Ansehen genoss, wurde mir angetragen, das Amt eines Schiedsmannes zu übernehmen.

Am 06. Juli 2000 war es so weit; der Gemeinderat hatte mich zum Schiedsmann nach dem niedersächsischen Gesetz über gemeindliche Schiedsämter (NSchÄG) in der Gemeinde Bad Zwischenahn gewählt.

Das kam meinem Wunsch entgegen, eine Funktion auszuüben, die mir die Möglichkeit gab, mich terminlich flexibel zu verhalten. Diese übernommene Aufgabe ließ es für mich zu, wichtige physikalische Anwendungen sowie ärztliche Behandlungen variabel wahrnehmen zu können.

Trotz allem zeigte sich, dass sich mein Krankheitszustand langsam, aber kontinuierlich verschlechterte. Ich hatte starke bis sehr starke Muskelschmerzen, immer wieder Schluck- und heftige Darmbeschwerden. Ich bin in der Universitätsklinik Hamburg und in der Medizinischen Hochschule Hannover mit meinen Beschwerden vorstellig geworden und war zwischenzeitlich auch in einer renommierten Schmerzklinik. Leider alles ohne ersichtlichen Erfolg! Letztlich hatte ich mich schwerlich damit abgefunden, dass mir wohl nicht weitergeholfen werden könnte.

Nach einem erneuten, heftigsten Verschlucken unternahm ich aufgrund der Intention meiner Frau noch einmal einen Vorstoß und stellte mich in der Universitätsklinik Münster (UKM) vor. Zunächst suchte ich die Klinik für Allgemein-, Viszeral- und Transplantationschirurgie auf; von hier wurde ich dann in die Klinik der Neurologen weitergeleitet, wo ich exzellente Untersuchungen von diesem Team erfuhr.

Am 5. Dezember 2011 erhielt ich dann meine endgültige Diagnose:

okulopharyngeale Muskeldystrophie, kurz OPMD.

Diese Krankheit wurde molekularisch abgesichert durch den Nachweis einer homozygoten autosomal-rezessiven Repeatexpansion im PABP2-Gen. Die OPMD ist eine verhältnismäßig seltene Muskelerkrankung, so wurden in Deutschland in der Zeit von 2000 bis 2009 nur ca. 30 neu erkrankte Fälle jährlich diagnostiziert.

Der von meinem Hausarzt und meinem Orthopäden vor Jahren benannte Knoten war geplatzt. Endlich, nach zwölfjähriger Diagnosesuche, wusste ich, mit welcher Grunderkrankung ich umzugehen hatte. Von nun an war es für meine

Familie und mich einfacher, meine Beschwerden anzunehmen und entsprechend zu behandeln.

Leider war es zu dem Zeitpunkt der Diagnosestellung unumgänglich, dass mir ein paar Tage später eine PEG-Anlage gelegt werden musste, da ich mich ständig verschluckte; über zwei Jahre ernährte ich mich hierüber. Am 30. Oktober 2013 ist bei mir auf Anraten der behandelnden Ärzte eine Myotomie des oberen Ösophagussphinkters vorgenommen worden, mit dem Erfolg, dass mir drei Monate später bei gleichzeitig erfolgter Nahrungsumstellung die PEG-Anlage wieder entfernt werden konnte. Das ist alles nur geschehen, weil die mich behandelnden Ärzte der Neurologie der UKM, die Logopäden und meine Ehefrau gemeinsam mit mir gekämpft haben.

Meine Alltagssituation hatte sich in erheblichem Maße wieder verbessert. Ich bekam neuen Mut, mich wieder verstärkt als Schiedsmann für die Allgemeinheit nützlich zu machen. Bis Mitte 2024 habe ich dann das Amt ohne Unterbrechung mit großer Einsatzfreude ausgeübt.

Zum Aufgabenbereich eines Schiedsmannes zählen u. a. gütliche Schlichtungen vor allen Dingen in nachbarschaftlichen streitigen Rechtsangelegenheiten nach dem niedersächsischen Gesetz über gemeindliche Schiedsämter und dem niedersächsischen Schlichtungsgesetz.

Außerdem sind die Schiedsämter in Strafsachen die Vergleichsbehörde im Sinne des § 380 der Strafprozessordnung.

Sage und schreibe 419 Schlichtungsverhandlungen bzw. Sühneverfahren habe ich in den Jahren meiner Amtstätigkeit durchgeführt, welche in der Mehrzahl (über 80 %) der Fälle erfolgreich abgeschlossen werden konnten. Damit wurde für eine Vielzahl von Bürgern durch konsensuale Streitschlichtungen der Rechtsfrieden wieder hergestellt und ihnen ein oft mühsamer Weg durch gerichtliche Instanzen erspart.

Außerdem bin ich etwa in 1450 Fällen bei sogenannten Tür- und Angelfällen in Anspruch genommen worden, das sind Fälle, die keine Verhandlung nach sich gezogen haben.

Zur Optimierung meiner Verhandlungskompetenz ließ ich mich beim Bund Deutscher Schiedsmänner und Schiedsfrauen e.V. -Bundesverband-(BDS) zum Mediator ausbilden.

Ich bin berechtigt, die Bezeichnung „Mediator" nach den Grundsätzen des BDS zu führen.

Um die Institution „Schiedsamt" in meinem Amtsbezirk näher vorzustellen, entwickelte ich ein Informationsblatt zu diesem Thema und präsentierte dieses u. a. im Rahmen der Veranstaltungen von Orts- und Bürgervereinen sowie Bezirksvorstehertreffen und führte entsprechende Beratungs- und Informationstreffen mit der örtlich zuständigen Polizei durch.

Bei einem Tag der offenen Tür des Amtsgerichts Westerstede erstellte ich eine Präsentation über *Die außergerichtliche Streitschlichtung durch Mediatoren* und überließ diese dem Amtsgericht zur weiteren Verfügung.

Um das Schiedsamtswesen einer noch breiteren Öffentlichkeit bekannt zu machen, nutzte ich im Jahr 2002 die Landesgartenschau Niedersachsen in der Gemeinde Bad Zwischenahn.

Unter dem Motto „Auf gute Nachbarschaft" hielt ich einen Vortrag über nachbarrechtliche Vorschriften. Außerdem erstellte ich zusammen mit meiner Ehefrau in Eigeninitiative ein Modell zur Darstellung von zulässigen Grenzabständen und Baumhöhen in Gärten. Der Vortrag fand viel Beachtung im Publikum und in der örtlichen Presse.

Bald merkte ich, dass mich die Ausübung von mit dem Schiedsamt verbundenen Tätigkeiten häufig meine Krankheit für eine Weile vergessen ließen, dass sie mir und meiner Psyche guttaten. Das motivierte mich, neben meiner „amtlichen Tätigkeit" als Schiedsmann der Gemeinde Bad Zwischenahn mich in weiteren Funktionen beim Bund Deutscher Schiedsmänner und Schiedsfrauen e.V. (BDS) intensiv zu engagieren.

Der BDS ist der Zusammenschluss aller Schiedspersonen auf Bundes-, Landes- und Bezirksebene. Ziele sind u. a. die Förderung des Schiedsamtswesens, der vor- und außergerichtlichen Streitschlichtung und des Täter-Opfer-Ausgleichs, die Aus- und Fortbildung der Schiedspersonen sowie die Wahrung ihrer besonderen Interessen und Belange.

Auch auf diesem Sektor brachte ich mich intensiv und nachhaltig für die Organisation und ihre Aufgabenstellungen ein.

Zwischendurch bin ich des Öfteren nicht nur zu Untersuchungen in der Neurologie der UKM gewesen, sondern auch in der medizinischen Abteilung, wo mir mithilfe einer Ballondilatation der obere Ösophagussphinkter immer wieder aufgeweitet wurde, bis heute insgesamt neunmal.

Für den BDS führte ich in den Gliederungen der Bezirksvereinigung Oldenburg, des Landesverbandes Niedersachsen und des Bundesverbandes nachstehend aufgeführte Funktionen aus:

- Für die BDS-Bezirksvereinigung Oldenburg war ich seit 2002 im Vorstand tätig, zunächst als Geschäftsführer, danach als Schatzmeister und von 2018 bis 2021 als Vorsitzender.
- In der BDS-Landesvereinigung arrangierte ich mich ebenfalls langjährig als Vorstandsmitglied in der Funktion des Schatzmeisters von 2005 bis 2017 und von 2017 bis 2021 als Landesvorsitzender.
- Im BDS-Bundesverband bekleidete ich von 2012 bis 2017 das Amt eines Rechnungsprüfers.

Neben der regulären Vorstandsarbeit in den Gremien setzte ich mich besonders intensiv für eine Öffentlichkeitsarbeit des BDS ein, um auf die Vorteile einer außergerichtlichen Streitschlichtung hinzuweisen, so z. B. regelmäßig auf dem „Tag der Niedersachsen“ mit einem Informationsstand. Hier konnte ich zusammen mit meinen Kolleginnen und Kollegen durch viele persönliche Gespräche mit Besucherinnen und Besuchern die Aufgaben und Ziele von Schlichtungsverhandlungen durch ehrenamtliche Schiedspersonen in den Kommunen erfolgreich kommunizieren.

Zur Wahrnehmung der Interessen der ca. 950 niedersächsischen Schiedsfrauen und -männer bin ich mehrfach zu Gesprächen im Justizministerium des Landes Niedersachsen vorstellig geworden. Insbesondere war die Coronazeit sehr problematisch und der Gesetzgeber musste auf mein Drängen hin eine Verordnung in Niedersachsen ändern bzw. ergänzen.

Zur fachlichen Weiterbildung nahm ich regelmäßig an den vom niedersächsischen Justizministerium veranstalteten „Konflikt-Management-Kongressen“ beim Landgericht Hannover teil.

Die Landesvereinigung hat mich zu ihrem Ehrenvorsitzenden und die Bundesvereinigung zu ihrem Ehrenvorstandsmitglied ernannt und somit meinen Einsatz und meine Arbeit gewürdigt.

Außerdem durfte ich mich in vielen anderen Bereichen des gemeindlichen öffentlichen Lebens ehrenamtlich einbringen.

Von Januar 2005 bis 31. Dezember 2008 und von Januar 2014 bis Dezember 2018 war ich Hauptschöffe bei der Strafkammer des Landgerichtes Oldenburg.

Für die Zeit von Juli 2010 bis Juni 2015 wurde ich außerdem zum ehrenamtlichen Richter am Verwaltungsgericht Oldenburg bestellt.

Beide vorgenannten Tätigkeiten sind mir für das Schiedsamtswesen eine große Hilfe in den Argumentationen gewesen.

Eine besondere Aufgabe ist mir zusätzlich in der Zeit von 2003 bis 2016 übertragen worden. Ich war gesetzlich bestellter Betreuer für insgesamt vier Personen mit zum Teil sehr weitreichenden Vorsorgevollmachten.

Hinzu kommen für mich aber noch zahlreiche weitere Mitgliedschaften in Vereinen und Verbänden, in denen ich mich zum Teil mit Leitungsfunktionen eingebracht habe.

Alle Mitgliedschaften beziehen sich auf Einrichtungen bzw. Vereine, welche kulturellen, sozialen und damit öffentlichen Zwecken im weitesten Sinne dienen.

- Seit Januar 1982 Mitglied des Heimatvereins Bad Zwischenahn e.V.
- Seit Juli 1983 Mitglied im Schützenverein Petersfehn
- Von 1985 bis 2002 Mitglied im Arbeitskreis Musik in der Jugend in Wolfenbüttel (AMJ)
- Von März 1992 bis Dezember 2010 Mitglied der Heimatdiele Petersfehn e.V.
- Seit Juni 2000 Mitglied des Sozialverbandes VdK Niedersachsen Bremen e.V.
- Von April 2002 bis Juni 2010 Mitglied im Glockenturmbauverein Petersfehn e.V.
- Seit Januar 2004 Mitglied im Heimatbund für Niederdeutsche Kultur „De Spieker"
- Unter anderem Schriftführer, Schatzmeister und Beiratsmitglied
- Seit 2014 Bürgerbusverein Bad Zwischenahn e.V.
- Von 2014 bis 2021 ehrenamtlicher Busfahrer im Bürgerbusverein (s. Abb. 5.11)
- Seit Juli 2014 Mitglied im Verein zur Förderung der Gartenkultur e.V.
- Seit März 2016 Mitglied der Begegnungsstätte Heinrich Kunst e.V.
- Seit April 2016 Mitglied der Oldenburgischen Landschaft e.V.

All diese Aufgaben haben mir gezeigt, dass trotz größerer körperlicher Einschränkungen ein sinnerfülltes Leben geführt werden kann, welches Freude macht. Dieses Gefühl hat sich absolut positiv auf meine Familie und meinen Freundeskreis ausgewirkt.

Mein ehrenamtliches Engagement für die Allgemeinheit in dieser Vielfalt und Intensität ist offensichtlich von der Gesellschaft wertgeschätzt und anerkannt worden, sodass mir vom Herrn Bundespräsidenten Steinmeier am 16. Dezember 2022 die Verdienstmedaille des Verdienstordens der Bundesrepublik Deutschland verliehen wurde.

Auch wenn ich mich nun entschieden habe, mich nach und nach aus allen Ämtern zurückzuziehen, da mir seit März 2024 nach einer Pleuraempyemoperation die Ausübung zunehmend schwerer fällt, so bin ich all meinen behandelnden Ärzten und Therapeutinnen unsagbar dankbar, dass ich mein Leben trotz meiner Krankheiten und trotz der Beeinträchtigungen durch die Auswirkung der OPDM so vielfältig erleben durfte.

Ich bedanke mich bei meinem Hausarzt Herrn Dr. Budelmann, meinen Orthopäden, den Herren Dr. Horrig und Dr. Clavien und meinen Ärzten der UKM, Herrn Prof. Dr. Senninger, Herrn Prof.

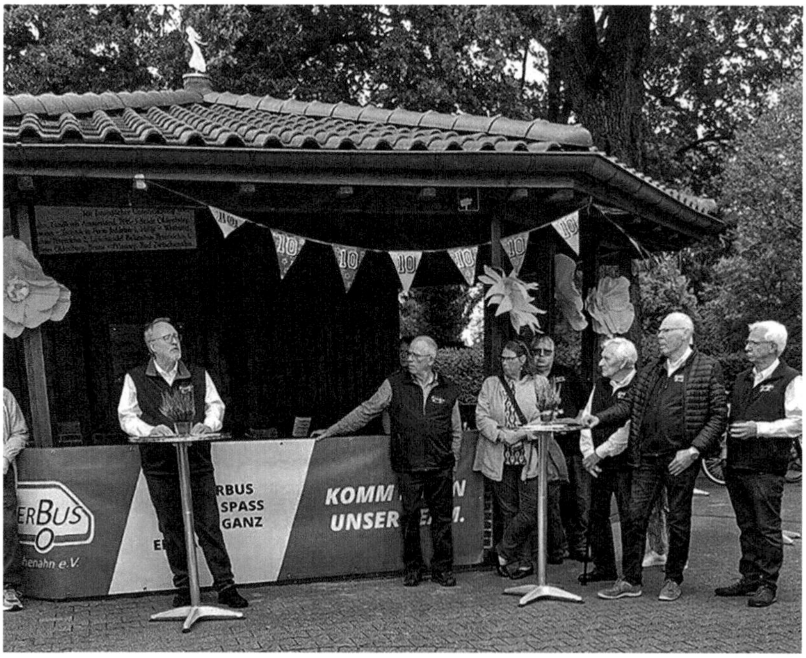

Abb. 5.11 Dorfplatz, 10 Jahre Jubiläum Bürgerbusverein, am 15.09.2024, 3. von rechts Kropp

Dr. Young, Herrn Prof. Dr. Dziewas, Herrn Prof. Dr. Boentert und Herrn Dr. Groß. Ebenfalls haben meine Krankengymnastin Frau Fabian und meine Logopädin Frau Stebel großen Anteil an der Umsetzung der ärztlichen Verordnungen und ihrer Erfolge.

Insbesondere aber danke ich meiner Ehefrau, die mir bei allen ärztlichen Terminen zur Seite stand, mich bei vielen ehrenamtlichen Tätigkeiten unterstützte und vor allem aufgepasst hat, dass ich mich nicht übernommen habe. Ohne das Verständnis meiner lieben Frau und natürlich auch meiner Familie hätte ich deutlich weniger in meinem Leben erreicht.

Danke!

5.3.2 Die okulopharyngeale Muskeldystrophie (OPMD)

Matthias Boentert

Einleitung

Die okulopharyngeale Muskeldystrophie (OPMD) ist eine seltene, genetisch bedingte Muskelerkrankung, die durch eine fortschreitende Schwäche der Augen-, Gesichts-, Rachen- und proximalen Extremitätenmuskulatur gekennzeichnet ist. Die OPMD manifestiert sich meist im mittleren bis späteren Erwachsenenalter. Die Häufigkeit der Erkrankung variiert stark zwischen unterschiedlichen Weltregionen. Während sie unter frankofonen Kanadiern häufig auftritt (Prävalenz 1:1000), wird für Deutschland von einem Erkrankten pro 100.000 Einwohner ausgegangen. Zuverlässige Zahlen stehen aber nicht zur Verfügung.

Genetischer Hintergrund

Genetisch werden zwei Unterformen der OPMD voneinander abgegrenzt: Die OPMD1 (OMIM #164300) wird durch Mutationen im PABPN1-Gen auf Chromosom 14, die OPMD2 (OMIM #620460) durch eine Mutation im HNRNPA2B1-Gen auf Chromosom 7 verursacht. Während die OPMD2 ausschließlich einer dominanten Vererbung folgt, kann die OPMD1 sowohl dominant als auch selten rezessiv vererbt werden. Das PABPN1-Gen (OPMD1) kodiert für das PAPB2-Protein (polyadenylate-binding protein 2), das im Skelettmuskel exprimiert wird und im Zellkern eine Rolle bei der Polyadenylierung und Regulation der mRNA eine Rolle spielt. Bei der pathogenen Mutation handelt es sich um die Expansion eines GCG-Repeats, welches bei Gesunden 6 Kopien enthält. Die Repeatexpansion ist meiotisch stabil und umfasst bei der dominanten OPMD1 8–13 Kopien auf einem Allel und bei rezessiver Vererbung 7 Kopien auf beiden Allelen. Die Repeatverlängerung hat eine Fehlfaltung und die toxische Aggregation des PABP2-Proteins mit nukleär nachweisbaren Einschlusskörpern zur Folge. Bei beiden Erbgängen der OPMD1 bedingt eine größere Repeatlänge eine höhere Penetranz und einen schwereren Phänotyp der Erkrankung. Bei der OPMD2 führen Punktmutationen im krankheitsverursachenden Gen zu einer Verschiebung des Leserasters und zur Akkumulation funktionsloser bzw. toxischer Genprodukte in den Muskelzellen.

Symptome

Die OPMD1 manifestiert sich typischerweise zwischen dem 40. und 60. Lebensjahr und nimmt einen langsam progredienten Verlauf mit klinischen Symptomen, die durch die charakteristische Beteiligung bestimmter Muskelgruppen zustandekommen:

- Ptosis: symmetrisches Herabhängen der oberen Augenlider durch Lähmung des M. levator palpebrae
- Dysphagie: Schluckstörung durch eine Schwäche der Pharynxmuskulatur
- Proximale, meist beinbetonte und symmetrische Tetraparese: durch Beteiligung der Gliedergürtelmuskulatur (Hüftbeuger und -strecker, M. deltoideus und M. supraspinatus)
- Paresen der mimischen Muskulatur (symmetrisch): buccaler und velärer Mundschluss, Augenschluss

Die fortschreitende Muskelschwäche ist primär nicht mit Schmerzen assoziiert. Vor allem infolge der Extremitätenparesen können bei zunehmender Immobilisierung sekundäre Schmerzen im Bewegungsapparat vorhanden sein. Bei der erst 2022 beschriebenen und genetisch geklärten OPMD2 treten die Symptome bereits im Kindes- und Jugendalter auf.

Verlauf und Prognose

Der Verlauf der OPMD1 ist chronisch fortschreitend. Die Ptosis und Dysphagie treten zuerst auf und stehen grundsätzlich im Vordergrund der Erkrankung. Die Schluckstörung geht mit einem Aspirationsrisiko einher und kann zu Mangelernährung führen. Trotz der chronischen Progression bleibt die Lebenserwartung häufig unbeeinträchtigt, sofern Komplikationen wie Pneumonien und Auszehrung effektiv behandelt bzw. verhindert werden. Bei der OPMD2 bedingt allein schon der frühe Krankheitsbeginn einen längeren Verlauf und eine mit der Zeit schwerere Symptomatik, die in Einzelfällen eine durchgehende Sondenernährung, einen Verlust der Gehfähigkeit und eine Atemmuskelschwäche mit Beatmungsnotwendigkeit nach sich ziehen kann.

Therapiemöglichkeiten

Ursächliche Therapiemöglichkeiten stehen für die OPMD nicht zur Verfügung. Die Behandlung beider OPMD-Unterformen ist daher rein symptomatisch und zielt darauf ab, funktionelle Einschränkungen zu lindern, Komplikationen zu vermeiden, die Lebensqualität der Patienten zu verbessern und ihre Teilhabefähigkeit zu fördern. Zu den Therapieoptionen gehören:

- Korrektur der Ptosis: ggf. chirurgische Blepharoplastik oder Frontalissuspension, ggf. Ptosisbrille
- Dysphagiemanagement: logopädische Therapie, Schlucktraining, ggf. Konsistenzanpassung von Speisen und Getränken, ggf. hochkalorische Nahrungsergänzung, in schweren Fällen PEG-Sonden-Anlage (perkutane endoskopische Gastrostomie)
- Physiotherapie: zur Erhaltung der Mobilität und zur Kräftigung der betroffenen Muskulatur
- Experimentelle Therapieansätze: z. B. autologe Myoblastentransplantation (laufende Studien)

Fallbericht

Bei Herrn K. traten zunehmende Schluckbeschwerden ab dem 47. Lebensjahr auf. Insbesondere bei festen Speisen bestand das Gefühl, der Nahrungsbolus bleibe im Hals stecken, sodass regelmäßig nachgetrunken oder ein Speiserest ausgespuckt werden musste. Unabhängig von der Schluckstörung traten im Verlauf eine verminderte Belastungsfähigkeit und belastungsabhängig verstärkte Schmerzen im unteren Rücken und in den Oberschenkeln auf. Ein geringes Herabhängen der Augenlider entwickelte sich fast unmerklich, hat dabei im Alltag aber zu keiner relevanten Beeinträchtigung geführt. Mit Anfang 60 waren erstmals ausführliche Untersuchungen erfolgt. Es zeigten sich eine konstante Erhöhung der Serumkreatinkinase um 400 U/l, myopathische Muster im EMG vor allem proximaler Muskeln, neurografisch eine distal-symmetrische sensomotorische Polyneuropathie der Beine und histologisch unspezifische myopathische Gewebsveränderungen im M. deltoideus. Das MRT der Schultergürtelmuskulatur zeigte kein Muskelödem und eine nur geringe Lipodystrophie der paravertebralen Muskulatur. Die fiberoptische Untersuchung des Schluckaktes (FEES) ergab als Leitsymptom eine Parese der Pharynxmuskulatur, die Röntgenkinematografie des Schluckaktes ein myopathisches Bild mit deutlich reduzierter pharyngealer Kontraktionswelle sowie Öffnungsstörung des oberen Ösophagussphinkters (OÖS). Der weitere Kontrastmitteltransport im Ösophagus war ebenso normal wie der Befund der Ösophagusmanometrie. Eine Störung der oralen Phase des Schluckakts, der pharyngealen Sensibilität oder der Schluckreflextriggerung lag nicht vor.

Als Differenzialdiagnosen standen anfangs neben der OPMD die spinale und bulbäre Muskelatrophie (Kennedy-Syndrom) und eine Einschlusskörperchenmyositis im Raum, konnten aber sukzessive ausgeschlossen werden. Die molekulargenetische Diagnostik erbrachte schließlich eine homozygote, biallelisch auf 7 Kopien expandierte Verlängerung des GCG-Repeats im PAPBN1-Gen als Beweis für eine rezessive OPMD1.

Im Vordergrund standen zu diesem Zeitpunkt die Schluckstörung und die chronischen Schmerzen im unteren Rückenbereich. Mit Blick auf die Dysphagie wurde eine regelmäßige logopädische Therapie eingeleitet. Da es zuvor zwar zu keinem Gewichtsverlust, aber häufig zum Verschlucken und sogar zu mehreren Aspirationspneumonien gekommen war, wurde die Anlage einer PEG-Sonde empfohlen und kurz nach Diagnosestellung 2011 auch durchgeführt. Die Konsistenz von Speisen wurde konsequent angepasst. Aufgrund einer Pseudohypersalivation mit Speichelverlust erfolgte über einen längeren Zeitraum die Injektionsbehandlung der Speicheldrüsen mit Botulinumtoxin A. Im Verlauf kam es deutlich seltener zu Aspirationen und antibiotikapflichtigen Atemwegsinfekten. Die in regelmäßigen Abständen durchgeführte dysphagiologische Diagnostik (FEES, Kinematografie, Endosonografie, Ösophagusmanometrie) zeigte ein nur geringes Voranschreiten der pharyngealen Hypomobilität, dafür aber eine zunehmende muskuläre Hypertrophie sowie Öffnungs- bzw. Relaxationsstörung des OÖS. Das wachsende Missverhältnis zwischen der pharyngealen Muskelschwäche und dem „Eingangswiderstand" der Speiseröhre führte wieder zu einer vermehrten Schluckerschwernis mit Regurgitationsneigung, sodass im Oktober 2013 eine cricopharyngeale Myotomie des OÖS durchgeführt wurde. In der Folge kam es zu einer deutlichen Besserung der Schluckfähigkeit, sodass Mahlzeiten weniger lange dauerten, Nahrungskonsistenzen nicht mehr angepasst werden mussten, keine nennenswerte Regurgitation mehr auftrat, die PEG-Sonde nicht mehr gebraucht wurde und sich die Speichelmenge auch ohne Injektionsbehandlung mit Botulinumtoxin in akzeptablen Grenzen hielt. Nachdem sich auch in den bildgebenden Verfahren eine Erleichterung des Bolusübertritts vom Pharynx in den Ösophagus gezeigt hatte, konnte die PEG-Sonde im März 2014 entfernt werden. In der Folge war die Schluckstörung über fast drei Jahre klinisch weitgehend stabil und anamnestisch in ihrem Schweregrad davon abhängig, mit welcher Intensität und Regelmäßigkeit logopädische Übungsbehandlung erfolgte (Siehe 5.3.3). Das Gewicht war konstant; Aspirationen und Atemwegsinfekte traten nicht auf. Parallel verschlechterten sich aber Kraft, Gleichgewicht und Ausdauer beim Gehen, was auf das Voranschreiten der Extremitätenparesen und die komorbide Polyneuropathie zurückgeführt wurde. Anfang 2017 stellte sich trotz konsequenter Logopädie wieder eine vermehrte Schluckerschwernis ein. Diagnostisch zeigte sich eine erneute Öffnungs- und Relaxationsstörung des OÖS mit Residuen in den Valleculae, sodass erstmals eine Ballondilatation des OÖS erfolgte. Dies führte zu einer zufriedenstellenden Verbesserung der Schluckfähigkeit, die aber erneut nur vorübergehend war, sodass 08/2018, 02/2019, 08/2022 und 03/2024 weitere Ballondilatationen durchgeführt wurden, jeweils ohne Komplikationen und verbunden mit einem wechselnd langanhaltenden Erfolg. Abb. 5.12 zeigt exemplarisch die Kinematografie des Schluckakts aus dem Jahre 2020.

2024 ist Herr K. am Rollator für 50–80 Meter gehfähig, kann sich weitgehend normal ernähren, hat sein Gewicht gehalten und musste in mehr als 12 Jahren nur einmal wegen einer Aspirationspneumonie hospitalisiert werden. Physiotherapie und Logopädie werden regelmäßig durchgeführt und als wesentliche Bestandteile der symptomatischen Therapie wertgeschätzt. Die Schluckstörung ist derzeit noch nicht wieder progredient; vermehrter Zeitbedarf beim Essen, moderat häufiges Verschlucken und gelegentliche Regurgitation von Speisen gehören aber zum Alltag. Beim Trinken dringt häufig Flüssigkeit durch den paretischen Weichgaumen in den Nasenrachen ein. Zur Therapie der multifaktoriell bedingten Schmerzen nimmt der Patient seit Jahren Pregabalin, Oxycodon/Naloxon und bei Bedarf Novaminsulfon ein. Eine schlafbezogene Hypoventilation und eine obstruktive Schlafapnoe konnten über die Jahre hinweg mehrfach ausgeschlossen werden.

Fazit

Die OPMD ist eine seltene, genetisch bedingte und ausschließlich symptomatisch behandelbare Muskelerkrankung des höheren Erwachsenen-

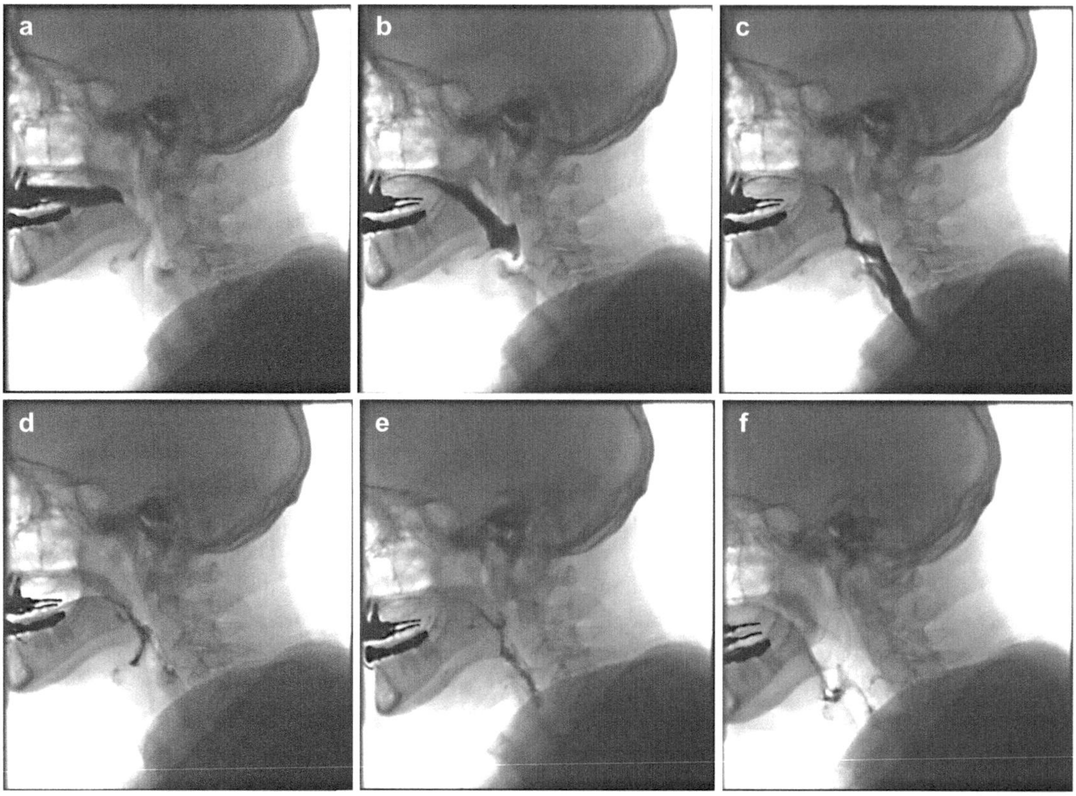

Abb. 5.12 (a–d) Kinematografie des Schluckakts. Seitliche Einstellung. Gabe von flüssigem Ultravist. **a** Regelrechter Mund- und Nasenschluss in der oralen Boluskontrolle, **b** Regelrechter oraler Bolustransport, regelrechter Kehldeckelschluss, **c** Fehlende dorsale Kontraktionswelle in der unwillkürlichen Phase, flüssige Nahrung wird passiv abtransportiert, **d** ein Kontrastmittel-Speisebrei-Gemisch wird in den Valleculae glossoepiglotticae retiniert, **e** und **f** nach dem Schluckakt geringfügiger Übertritt der flüssigen Nahrungsanteile in die Trachea

alters. Kardinalsymptome der Erkrankung sind eine bilaterale Ptose, eine Dysphagie und fortschreitende Paresen der Rumpf- und proximalen Extremitätenmuskulatur. Wie im obigen Fallbericht verdeutlicht, steht die Schluckstörung häufig im Vordergrund und stellt ein komplikationsträchtiges Problem dar. Regelmäßiges und intensives logopädisches Schlucktraining ist ein wesentlicher Bestandteil der Behandlung, sodass eine Langzeitverordnung gerechtfertigt und vom Heilmittelkatalog formal auch abgedeckt ist. Die Schwäche der Rachenmuskulatur begünstigt eine Fehlkoordination und ein gestörtes Kräfteverhältnis beim Übergang von der pharyngealen zur ösophagealen Phase des Schluckaktes, sodass die Inzision oder Ballondilatation des OÖS eine hilfreiche therapeutische Maßnahme darstellen kann, die im Krankheitsverlauf ggf. auch wiederholt werden muss.

5.3.3 Therapie der Dysphagie

Hannah Stebel

Einführung

Der Begriff der *Dysphagie* leitet sich von *dys- (griech.)*: krankhaft und *phagein (griech.)*: schlucken ab und bedeutet Schluckstörung. Bei der *oropharyngealen Dysphagie* werden Nahrung oder Flüssigkeiten nicht wie bei Gesunden „ohne Gefährdung der unteren Atemwege und in ausreichender Tagesmenge von der Nahrungsaufnahme, über die Nahrungsvorbereitung und den -transport in und aus der Mundhöhle, durch den Rachen in die Speiseröhre" transportiert. Bei der *ösophagealen Dysphagie* ist der Transport des Bolus durch die Speiseröhre gestört (Frank et al. 2021).

Die Dysphagie kann die Teilhabe und Lebensqualität Betroffener beeinträchtigen, Pneumonien verursachen und zum Tod führen. Daher hat die Therapie der Dysphagie für die Betroffenen eine außerordentlich hohe Bedeutung. In diesem Kapitel werden die Ursachen, Symptome und Folgen der Dysphagie vorgestellt und die Ziele und Maßnahmen der Behandlung der Dysphagie am Beispiel von Herrn K. erläutert.

Ursachen

Eine Dysphagie kann aufgrund struktureller Defizite wie z. B. Kopf-Hals-Tumore entstehen, aber auch neurogene Ursachen haben. Je nach zugrunde liegender neurologischer Erkrankung ist die Schluckstörung das Haupt- oder ein Begleitsymptom, oder sie entwickelt sich erst im Verlauf der Erkrankung.

Zu den neurogenen Ursachen, die den größten Teil der Schluckstörungen ausmachen, zählen nach Eibl (2019) der Schlaganfall, Schädel-Hirn-Traumata (SHT), das idiopathische Parkinson-Syndrom (IPS), atypische Parkinson-Syndrome, Morbus Huntington, Multiple Sklerose, amyotrophe Lateralsklerose, Guillain-Barré-Syndrom (GBS), Myasthenia gravis, Muskeldystrophien, Demenz, Hirntumore.

Symptome

Zu den Leitsymptomen von Dysphagien zählen das anteriore Leaking, das posteriore Leaking, Residuen, Penetrationen sowie Aspirationen. **Leaking** (engl. Leck/leckschlagen) ist das unkontrollierte vorzeitige Entweichen oraler Bolusanteile – entweder nach vorn, also aus dem Mund (anteriores Leaking) oder nach hinten in den Rachenraum (posteriores Leaking). Das posteriore Leaking wird auch als Pooling (engl. Ansammlung/sich ansammeln) bezeichnet *(Prosiegel und Weber 2013b, S. 36)*. Klinisch relevant und somit pathologisch zu bewerten ist es, wenn es als Folge des posterioren Leakings zu Penetrationen oder Aspirationen kommt.

Unter **Residuen** (lat. Reste) versteht man das Verbleiben von Bolusresten nach dem Schluckakt in den Wangentaschen, Valleculae epiglotticae, den Sinus piriformes, in der Postcricoid-/Interarytenoid-Region/hinteren Kommissur oder Pharynxwand. Diese Residuen können im oralen oder pharyngealen Bereich zu einer Penetration oder Aspiration führen, wenn z. B. auch die Sensibilität gestört ist.

Bei den **Penetrationen** unterscheidet man laryngeale Penetrationen (Eintreten von Speichel, Speiseresten, Flüssigkeiten und anderem Material in den Kehlkopfeingang (Aditus laryngis), ohne dass die Stimmlippen passiert werden) und nasale Penetrationen oder Regurgitationen. Bei nasalen Penetrationen oder Regurgitationen dringt das Material in den Nasenraum ein.

Insbesondere bei unzureichenden Schutzreflexen wie Hustenstoß, Räuspern oder Glottisschluss kann im Kehlkopf angesammeltes Material zu einer **Aspiration** führen. Das Material passiert somit die Stimmlippen und gelangt in die Luftwege. Treten Speichel, Sekret, Speisereste, Flüssigkeit oder anderes Material unterhalb der Stimmlippen in die Luftwege ein, wird also von einer Aspiration gesprochen. Diese kann vor (prädeglutitiv), während (intradeglutitiv) oder nach der Schluckreflexauslösung (postdeglutitiv) stattfinden.

Folgen der Dysphagie

Folgen einer bestehenden Dysphagie können eine Malnutrition, d. h. eine Mangelernährung aufgrund eines Missverhältnisses zwischen Nahrungsbedarf und zugeführter Nahrung, oder eine Dehydration, also ein Wassermangel aufgrund zu geringer Flüssigkeitszufuhr sein. Liegt eine Aspiration vor, kann dies eine Lungenentzündung auslösen. In diesem Zusammenhang spricht man von der Aspirationspneumonie, die bakterielle Ursachen hat. Nach Prosiegel und Weber (2013a) sind diese die häufigste mittelbare Todesursache schwerer Dysphagien. Schließlich kann die Aspiration selbst dann die Notwendigkeit der Trachealkanülenversorgung begründen, wenn der Patient über eine PEG-Sonde ernährt wird und „nur" Speichel aspiriert. Schließlich beträgt die Speichelproduktion beim Erwachsenen 0,5 l bis 1,5 l (Iorgulescu 2009).

Neben diesen körperlichen Folgen erfahren viele der Betroffenen durch die Dysphagie auch soziale Einschränkungen. Therapeutische, adaptive Maßnahmen wie eine Kostanpassung oder kompensatorische Schluckmanöver können dazu führen, dass Betroffene beispielsweise nicht gern in Gesellschaft essen und Restaurantbesuche meiden, da sie nicht mehr in der Lage sind, selbstständig oder in angemessener Zeit auf „kulturell akzeptierte Weise" zu essen. Die Auswirkungen der Funktionsstörung beeinträchtigen somit die selbstständige Lebensführung und Teilhabe der Betroffenen.

Diagnostik

Eine klinische Schluckdiagnostik sollte dem behandelnden Therapeuten Auskunft über zugrunde liegende Pathomechanismen und Schweregrad der Dysphagie, eine geeignete Ernährungsweise, die Therapieindikation und die Art der Therapieverfahren geben (vgl. Prosiegel und Weber (2013c)).

Mittels Screeningverfahren wie dem *Gugging Swallowing Screen (GUSS)* von Trapl et al. (2007) kann eine schnelle Einschätzung des Aspirationsrisikos erfolgen. Nach einer Voruntersuchung (auch als „indirekter Schluckversuch" bezeichnet) erfolgen direkte Schluckversuche mit breiiger, flüssiger und fester Konsistenz. Der GUSS unterteilt die Dysphagie in vier Schweregrade – von schwerer Dysphagie mit hohem Aspirationsrisiko bis zu minimaler oder nicht vorhandener Dysphagie und minimalem Aspirationsrisiko. Bei Patienten mit Trachealkanüle bietet der *Modified Evan's Blue Dye Test (MEBDT, „Blauschluck")* (Belfasky et al. 2003) eine Möglichkeit, aspirierte Nahrung oder Flüssigkeit aufgrund einer Blaufärbung mittels blauer Lebensmittelfarbe zu erkennen.

Bei einem positiven Schnelltest mit Hinweisen auf Aspiration führt der Schlucktherapeut eine ausführliche **klinische Schluckuntersuchung** (KSU) durch. Diese beinhaltet: Anamnese unter Berücksichtigung der ganzkörperlichen Problematik, Ruhebeobachtung und Überprüfung schluckrelevanter motorischer und sensorischer Funktionen sowie eine direkte Schlucküberprüfung. Derzeit existiert kein Goldstandard für die KSU. Mithilfe des *Münchner Schluckscore (MUCSS)* (Bartolome et al. 2021) ist eine Beurteilung des Dysphagieschweregrades und somit die Erfassung alltagsrelevanter Schluckbeeinträchtigungen möglich, welcher zur Evaluation der Therapie immer wieder neu angewendet werden sollte.

Die **transnasale Videoendoskopie des Schluckvorgangs (FEES)** und die Röntgenschluckuntersuchung **Videofluoroskopie (VFSS)** sind die beiden wichtigsten apparativen Verfahren der instrumentellen Diagnostik des Schluckaktes und gelten bei den oropharyngealen Dysphagien als Goldstandard. Beide Untersuchungen werden im Tandem Arzt und Schlucktherapeut durchgeführt. Bei der FEES wird ein flexibles Endoskop so durch die Nase eingeführt, dass von oben auf die Epiglottis, den Larynx und den Zungengrund geschaut wird. Es erfolgt dann eine Ruhebeobachtung sowie eine Beobachtung des Schluckakts bei der Gabe verschiedener Nahrungskonsistenzen. Diese Untersuchung ist bettseitig möglich, zum Beispiel auf der Intensivstation. Bei der Videofluoroskopie wird eine Durchleuchtung vorgenommen. Der Patient erhält mit Röntgenkontrastmittel angereicherte Nahrungsmittel verschiedener Konsistenzen und der Schluckakt wird ebenfalls beobachtet (Abb. 5.12).

Dysphagiekost

Die Anpassung der Konsistenz von Speisen und Getränken spielt häufig eine zentrale Rolle bei der Behandlung von Schluckstörungen. Die *International Dysphagia Diet Standardisation Initiative (IDDSI)* hat dazu verschiedene Konsistenzstufen (IDDSI-Stufen) entwickelt, um die Festigkeit von angedickten Flüssigkeiten und Speisen zu beschreiben. Der IDDSI-Stufenplan stellt ein Kontinuum von acht Stufen (0–7) dar, wobei Getränke oder Flüssigkeiten die Stufen 0 bis 4 und Lebensmittel die Stufen 3 bis 7 haben können.

- **Stufe 0: „Dünnflüssig"** – fließt wie Wasser, fließt leicht durch jeglichen Trinkhalm, Schnabel-, Saug- oder Schnulleraufsatz
- **Stufe 1: „Leicht dickflüssig"** – ist dicker als Wasser, kann durch einen Trinkhalm, Schnabel-, Saug- und Schnulleraufsatz getrunken werden
- **Stufe 2: „Mäßig dickflüssig"** – kann aus einer Tasse und mit geringer Anstrengung durch einen Trinkhalm, Schnabel-, Saug- und Schnulleraufsatz getrunken werden
- **Stufe 3: „Stark dickflüssig"** – kann mit einem Löffel gegessen oder aus einer Tasse getrunken werden, kann nicht mit einer Gabel gegessen werden, weil es langsam durch die Zinken tropft, nur mit einiger Anstrengung durch einen großen Trinkhalm trinkbar
- **Stufe 4: „Extrem dickflüssig/breiig und püriert"** – ist glatt ohne Klumpen, nicht klebrig, muss nicht gekaut werden; kann mit einem Löffel gegessen werden
- **Stufe 5: „Zerkleinert & Durchfeuchtet"** – ist weich, enthält kleine feuchte Partikel, minimales Zerbeißen erforderlich
- **Stufe 6: „Weich & Mundgerecht"** – ist weich und mundgerecht, zart und feucht ohne Separation von Flüssigkeit/Eigensaft, kauen erforderlich
- **Stufe 7: „Leicht zu kauen/Normalkost"** – beschreibt normale alltägliche Lebensmittel von weicher/zarter Konsistenz, die entwicklungs- und altersgerecht sind, die Fähigkeit zu beißen und zu kauen ist erforderlich

Ziele und therapeutische Maßnahmen
Bei der Dysphagietherapie handelt es sich um eine interdisziplinäre Aufgabe. So sind neben der reinen Schlucktherapie auch andere Fachdisziplinen wie Ärzte, Ernährungsassistenz, Atemtherapeuten, Pflegekräfte oder auch Physiotherapeuten beteiligt.

Grundsätzlich lassen sich nach Eibl (2019) auf Basis der ICF folgende Globalziele der Dysphagietherapie formulieren:

- Verbesserung der Schluckfunktionen zur Sicherstellung einer ausreichenden Nahrungs- und Flüssigkeitszufuhr
- Vermeiden von Aspirationen und Penetrationen und somit von Aspirationspneumonien
- Vermeiden bzw. Reduktion von Sondenernährung
- Vermeiden von Malnutrition und Dehydration
- Erhalt der Lebensqualität

Betrachtet man die Ebenen der Aktivitäten und Teilhabe sowie der Körperfunktionen und -strukturen, lassen sich nach Eibl (2019) folgende Ziele definieren (Tab. 5.2):

Unter Funktionszielen werden in der Dysphagietherapie therapeutische Feinziele, die die Verbesserung einzelner Komponenten des Schluckens beinhalten, verstanden. Die Alltagsziele beziehen sich auf die alltägliche Ernährungssituation.

Die Formulierung der Ziele sollte analog der Behandlung von Aphasien nach der SMART-Regel erfolgen (Siehe 6.1.4), und die Ziele soll-

Tab. 5.2 Ziele auf Ebene der Aktivitäten und Teilhabe sowie der Körperfunktionen und -strukturen

Ebene der Aktivitäten/ Teilhabe	Ebene der Körperfunktionen und -strukturen
Sicherstellung oraler oder teil-oraler Ernährung unter Berücksichtigung verschiedener Kostformen und weiterer adaptiver Maßnahmen wie Haltungsänderung (z. B. pürierte Kost wird in aufrechter Haltung zusätzlich zur Sondenkost zu sich genommen) Möglichkeiten des Essens in Gesellschaft durch adaptive und kompensatorische Maßnahmen (z. B. Essen von pürierter Kost unter Einhaltung einer Kopf-nach-unten-Schlucktechnik).	Wiederherstellen oder Aufrechterhalten von Funktionen der am Schlucken beteiligten Schluckorgane und Muskeln (z. B. Kräftigung der Wangenmuskulatur für einen verbesserten Mundschluss) Anbahnen von Bewegungsmustern für einen physiologisch korrekten Schluckablauf (z. B. Zungenbewegungen für das Reinigen von oralen Residuen).

ten gemeinsam mit dem Betroffenen und seinen Angehörigen festgelegt werden. Transparenz über erreichbare kurzfristige und mittelfristige Ziele für den Betroffenen und sein Umfeld ist dabei unerlässlich.

In der Therapie werden restituierende, kompensatorische sowie adaptive Maßnahmen eingesetzt. Während die restituierenden Maßnahmen auf die vollständige oder teilweise Wiederherstellung von Schluckfunktionen abzielen, umfassen die kompensatorischen Maßnahmen Haltungsänderungen und Schlucktechniken, die während des Schluckens eingesetzt werden, mit dem Ziel, ein möglichst effizientes und sicheres Schlucken zu gewährleisten. Im Rahmen der adaptiven Maßnahmen wird mittels externer Faktoren wie diätetischen Maßnahmen oder Hilfsmitteln die Ernährung des Betroffenen sichergestellt. Die konkrete Umsetzung wird im Folgenden anhand der Falldarstellung von Herrn K. erläutert.

Falldarstellung

Seit dem Jahr 2001 litt Herr K. durch die bei ihm bestehende okulopharyngeale Muskeldystrophie (OPMD) an einer Schluckstörung. Die Ernährung erfolgte seit 2011 über eine PEG-Sonde. Im September 2013 wurde aufgrund einer progredienten Verschlechterung eine bildgebende Schluckdiagnostik mittels Videofluoroskopie durchgeführt. Diese ergab eine Öffnungsstörung und eine deutliche muskuläre Verdickung des oberen Ösophagussphinkters (OÖS). Eine Ösophagusmanometrie zeigte eine insuffiziente schluckreflektorische Relaxation des OÖS. Aufgrund dieses Befundes erfolgte eine cricopharyngeale Myotomie mit Muskelstreifenexzision („Spaltung"), um einen besseren Durchgang von Nahrung und Flüssigkeit aus der Speiseröhre in den Magen zu ermöglichen. Zur Reduktion der Speichelmenge wurde Herr K. erfolgreich mittels Injektion von Botulinumneurotoxin A in die Speicheldrüsen behandelt. Aufgrund einer nachhaltigen Besserung der Schluckfunktionen konnte Herr K. danach wieder vollumfänglich essen und trinken, sodass die PEG im März 2014 entfernt werden konnte. Die bildgebende Schluckdiagnostik (FEES) zeigte im März 2014 eine mittelgradige neuromuskuläre Dysphagie mit Paresen der Pharynxwand und verminderter pharyngealer Kontraktilität. Residuen, Leaking, Penetration oder Aspiration waren nicht zu beobachten. Im Juni 2014 zeigte sich nach Angaben des Betroffenen eine erneute Verschlechterung der Schluckfunktionen. Das Schlucken war für Herrn K. wieder mühsamer und sehr viel schwerfälliger geworden.

Im Juli 2014 stellte sich Herr K. daher im angegliederten AWO-Therapiezentrum für Logopädie der heutigen Berufsfachschule für Logopädie gGmbH in Oldenburg vor. Der Eingangsbefund der klinischen Schluckuntersuchung (KSU) der behandelnden Therapeutin ist Tab. 5.3 zu entnehmen.

Es lag zu dem Zeitpunkt eine leichte oropharyngeale Dysphagie (Bogenhausener Dysphagie Score/BODS 3) vor. Seit Juli 2014 erhält Herr K. mit Unterbrechungen ein- bis zweimal wöchentlich ambulantes logopädisches Schlucktraining sowie ambulante Physiotherapie. Herr K. führt zudem regelmäßig häusliche Schluckübungen durch. Die Schluckfunktionen zeigen sich trotz des grundsätzlich langsam progredienten Verlaufs der OPMD in den vergangenen zehn Jahren weitestgehend stabil. Herr K. konnte über den gesamten Zeitraum mit leichten Einschränkungen oral ernährt werden (IDDSI-Stufe 7: „leicht zu kauen"). Herr K. berichtete immer wieder über bessere und schlechtere Phasen in Bezug auf das Essen und Trinken. Es traten jedoch keine schwerwiegenden Bolusereignisse sowie Aspirationspneumonien auf.

Die bildgebende Verlaufsdiagnostik (FEES) im März 2024 im UKM ergab eine leichte bis mäßiggradige oropharyngeale Dysphagie mit Aspirationsgefahr bei allen Konsistenzen, aber guten Reinigungsmechanismen. Die pharyngeale Muskulatur war hypoton und atrophiert, die seitliche pharyngeale Muskulatur kontrahierte kaum, und der nasopharyngeale Verschluss war schwach. In der Schlucküberprüfung kam es bei Flüssigkeiten zu mäßiggradigen Residuen in den „Spalträumen" (in den Valleculae, den seitlichen

Tab. 5.3 Übersicht Ergebnisse der klinischen Schluckuntersuchung 2014

	Befund
Ernährungsstatus	Orale Ernährung (IDDSI* Stufe 7: „leicht zu kauen")
Mobilität:	Mobil
Zahnstatus:	Vollprothese
Haltungshintergrund	Schulter- und Beckengürtelmuskulatur eingeschränkt
Motorik (Zunge/Lippen/ Kiefer/Wangen/ Velum/Larynx)	Mittelschwer beeinträchtigt Zunge: Kraft beidseits leicht gemindert, Zungenmotilität eingeschränkt Lippen: unauffällig Kiefer: unauffällig Wangen: Kraft beidseits leicht gemindert Velum: velopharyngealer Abschluss beeinträchtigt Larynx: Hebung eingeschränkt
Sensibilität:	Unauffällig
Reflexe/ Schluckreflex:	Leicht beeinträchtigt Würgreflex: auslösbar; Schluckreflex: leicht verzögert; keine pathologischen Reflexe
Reinigungs-mechanismen:	Suffizienter reflektorischer Hustenstoß beobachtbar mit effektivem Nachschlucken
Stimme:	Leicht gepresst, heiser, z. T. rauh, leise
Speichelschlucken	unauffällig
Flüssigkeiten	Nachschlucken beobachtbar, Stimme danach klar
Breikost	Nachschlucken erforderlich und suffizient möglich, Stimme danach klar
Feste Kost	Nachschlucken erforderlich, reflektorischer Husten beobachtbar, intraorale Residuen werden bemerkt, Nachschlucken suffizient, Stimme danach klar/V. a. Penetration/Aspiration
Mischkonsistenzen	Mehrfaches Nachschlucken erforderlich, reflektorisches Husten beobachtbar, Stimme danach klar

**International Dysphagia Diet Standardisation Initiative (IDDSI) (www.iddsi.org)*

Kommissuren und im Sinus piriformis). Diese konnten jedoch mit mehrfachem Nachschlucken gereinigt werden. Ebenso konnten die Residuen im Aditus laryngis gut gereinigt werden. Bei der Gabe breiiger Kost zeigten sich deutliche Residuen in den „Spalträumen" sowie im Aditus laryngis und auf den Stimmlippen (Penetration). Auch diese konnten mit deutlichem Aufwand mittels mehrfachen Nachschluckens gut gereinigt werden. Beim Schlucken von festen Konsistenzen benötigte Herr K. mehrfaches Nachschlucken in Kombination mit Flüssigkeiten, um den Bolus restlos abzuschlucken. Zur Aufrechterhaltung der Lebensqualität wurde entschieden, das Risiko von Mikroaspirationen zu akzeptieren und folgende Kost - teils unter Beachtung bestimmter Vorsichtsmaßnahmen - einzunehmen:

- Durchfeuchtete bis weiche feste Kost (IDDSI-Stufe 5–6), nach jedem Bolus mit genügend Flüssigkeit nachschlucken
- Bei Flüssigkeiten jeden Bolus mehrfach nachschlucken mit Reinigungsmechanismen (husten, räuspern)
- Breiige Konsistenzen nur mit glatter Oberflächenstruktur (z. B. Pudding); Mischkonsistenzen nicht breiig/fest, besser fest/flüssig.

Im März 2024 wurde eine zweimalige Aufweitung (Ballondilatation) des oberen Ösophagussphinkters durchgeführt. Es ergab sich eine subjektiv spürbare geringgradige Verbesserung des Schluckens. In einer Videofluoroskopie im Mai 2024 zeigten sich deutliche Störungen der Motilität des Pharynx und des oberen Ösophagusdrittels. Bei Flüssigkeiten war ein erschwertes pharyngeales Abschlucken zu beobachten. Nach Aussage des Betroffenen kam es nun häufiger zu einer nasalen Penetration aufgrund des paretischen Weichgaumens. Eine Indikation für eine erneute PEG-Anlage bestand nicht, zumal keine Aspirationspneumonie und keine Bolusereignisse auftraten und das Körpergewicht stabil war. Es wurde empfohlen, Flüssigkeiten versuchsweise anzudicken und hochkalorische Nahrungsergänzung einzunehmen, um das Gewicht konstant zu halten. Die Fortführung der ambulanten Logopädie und Physiotherapie sowie der regelmäßige Einsatz des vorhandenen mechanischen Insufflator-Exsufflators („Hustenassistent") wurden zudem empfohlen.

Therapieziele Herr K.

Da es sich bei der Grunderkrankung (OPMD) um eine – wenn auch langsam – fortschreitende genetische Erkrankung handelt, ist eine Verbesserung der Funktionen nur bedingt möglich (Kroon et al. 2021). Im Hinblick darauf spielen bei der Formulierung von Therapiezielen auch „Krankheitsverarbeitung, Anpassung und Kompensation eine wesentliche Rolle, um ein möglichst hohes Maß an Lebensqualität zu erreichen" (Eibl 2019, S. 228). Umso wichtiger ist es, den Betroffenen in die Zielformulierung und Therapieplanung einzubeziehen. „Die Entwicklung einer aktiven Haltung und die Zuversicht, ein weitgehend selbstbestimmtes Leben zu führen, spielen eine zentrale Rolle für einen gelungenen Therapieprozess" (Eibl 2019, S. 228). Nach Eibl (2019) muss Ziel der Therapie sein, den Betroffenen in eine „aktive, souveräne Haltung" gegenüber seiner Erkrankung zu bringen und somit in die Lage zu versetzen, aktiv die Krankheitsannahme und -verarbeitung zu gestalten.

Herr K. äußerte zu Beginn der Therapie den Wunsch, langfristig und längst möglich uneingeschränkt essen und trinken zu können und somit Speisen und Getränke auf „kulturell akzeptierte Weise" zu sich nehmen zu können. Im Rahmen der vielfältigen ehrenamtlichen Tätigkeiten möchte Herr K. auch weiterhin an gesellschaftlichen Veranstaltungen teilnehmen können. Somit sollte der Fokus der Therapie auf dem Erarbeiten von Strategien für eine befriedigende Nahrungs- und Getränkeaufnahme (adaptive und kompensatorische Maßnahmen), dem Erarbeiten von Notfallstrategien bei einer Verschlechterung der Schluckfunktionen sowie restituierenden Maßnahmen liegen.

Auf Basis der ICF lassen sich für Herrn K. folgende Therapieziele formulieren:

Körperfunktionen

- Förderung der fazio-oralen Kraft und Beweglichkeit
- Förderung der Larynxelevation und verbesserter dreifacher Kehlkopfverschluss
- Förderung des pharyngealen Bolustransports
- Förderung der Öffnungsfunktion des oberen Ösophagussphinkters
- Förderung der Reinigungseffektivität bei pharyngealen Residuen

Aktivitäten

- Sicheres, aspirationsfreies Abschlucken von Speichel, Nahrung und Flüssigkeiten (Kostform IDDSI 5–6)

Partizipation

- Vollständige orale Ernährung mit allen Konsistenzen
- Langfristig und längstmöglich selbstständig und in angemessener Zeit in „kulturell akzeptierter Weise" Essen und Getränke zu sich nehmen können
- Störungsbild der progredienten Dysphagie im Rahmen der OPMD verstehen und für sich einordnen können

Therapie Herr K.

Aus den gemeinsam mit Herrn K. formulierten Zielen, den Ergebnissen der klinischen Schluckuntersuchung und den bildgebenden Diagnostiken wurden die Inhalte der Therapie abgeleitet. Insbesondere die schwankende körperliche und psychische Verfassung des Betroffenen und die Beobachtungen in der Therapie mussten bei der Planung berücksichtigt und daraufhin die therapeutischen Schritte und das Niveau stetig angepasst werden.

Das Partizipationsziel *„Störungsbild der progredienten Dysphagie im Rahmen der OPMD verstehen und für sich einordnen können"* war von Beginn an ein wichtiger Teil der Therapie, der immer wieder mit wechselnder Intensität in den Vordergrund trat. Mittels Arztbriefen, Therapieberichten, endoskopischen und radiologischen Befunden und Videos (Videofluoroskopie und FEES) wurden Herrn K. das abstrakte Störungsbild der Dysphagie und der Ablauf des Schluckens verdeutlicht. Wiederholte Aufklärung über Risiken einer Schluckstörung und insbesondere die Grenzen der Behandlung aufgrund der Progredienz der Grunderkrankung war Teil der Dysphagietherapie. Darüber hinaus wurden immer wieder unterstützende Gespräche über Zukunftsängste und Sorgen in Bezug auf das Fortschreiten der Erkrankung geführt. Beratung und Unterstützung spielten somit auch eine zentrale Rolle in der Behandlung.

Auf Funktionsebene wurden sowohl restituierende als auch kompensatorische und adaptive Verfahren angewendet. An dieser Stelle soll auf eine detaillierte Darstellung der einzelnen Therapieverfahren verzichtet werden (vgl. Bartolome und Schröter-Morsch 2018). Restituierende Übungen verfolgen im Rahmen einer progredienten Erkrankung das Ziel, dem Muskelabbau entgegenzuwirken und somit eine Stabilisierung und den Erhalt der Strukturen zu erreichen. Dabei muss immer der aktuelle Status des Betroffenen berücksichtigt werden, und die Übungen müssen angepasst werden, um eine Überanstrengung zu vermeiden. Beispielhaft sei erwähnt, dass zur Förderung der Öffnungsfunktion des oberen Ösophagussphinkters restituierende Verfahren wie Kehlkopfelevationsübungen, das Shaker-Manöver oder auch das Masako-Manöver durchgeführt wurden. Beim Shaker-Manöver oder auch Kopfhebeübung wird der Patient im Liegen dazu aufgefordert, seinen Kopf für eine Minute so anzuheben, dass er seine angezogenen Zehenspitzen oder Füße sehen kann. Diese Aufgabe wird insgesamt dreimal mit jeweils einer Minute Pause wiederholt. Nach dem dritten Durchgang hebt der Betroffene den Kopf 30-mal kurz an. Diese gesamte Übungssequenz sollte dreimal täglich durchgeführt werden, an fünf Tagen die Woche über einen Zeitraum von mindestens sechs Wochen. Die Wirksamkeit dieses Trainings konnte mittels Studien belegt werden (Shaker et al. 1997, 2002). Beim Masako-Manöver wird der Patient dazu aufgefordert, seine Zunge so weit wie möglich herauszustrecken, die Zungenspitze zwischen den Schneidezähnen festzuhalten und dann zu schlucken. Dadurch bedingt kommt es zu einer Vorwölbung der Rachenhinterwand und somit zu einem stärkeren Kontakt zwischen der hinteren Rachenwand und der Zungenbasis, welches den Abschluckdruck erhöht.

Kompensatorisch wurde u. a. für die reduzierte Larynxelevation das Mendelsohn-Manöver angewandt. Hierbei soll mithilfe der Vorstellung, den Zungenrücken beim Schlucken länger als normal an den Gaumen zu drücken, der Kehlkopf für ca. zwei bis drei Sekunden oben gehalten werden. Es konnte gezeigt werden, dass das Mendelsohn-Manöver zu einer Zunahme der Dauer der Kehlkopfhebung und zu einer verlängerten Öffnungsdauer des oberen Ösophagussphinkters führt (Kahrilas et al. 1991).

Eine Kopf-zum-Kinn-Neigung (Chin-Tuck-Manöver) wurde kompensatorisch in der Essenssituation genutzt. Herr K. wurde zudem zu häuslichen Schluckübungen angeleitet, welche er regelmäßig durchführte.

Therapieergebnisse aktueller Stand und Ausblick Herr K.

Herr K. konnte im Lauf der vergangenen zehn Jahre seine Schluckfunktion bei einem langsam progredienten Verlauf der Grunderkrankung (OPMD) weitestgehend stabil halten. Auf der Ebene der Funktionsziele konnte der Status quo so weit gehalten werden, dass weiterhin Essen und Trinken (Koststufe IDSSI 5–6) möglich ist. Für Herrn K. steht fest, *„ohne die regelmäßige Logopädie und Physiotherapie wäre all das nicht mehr möglich"*. Neben den wöchentlichen ambulanten Therapien übte Herr K. auch nahezu täglich zuhause. Das seitens Herrn K. formulierte Teilhabeziel *„langfristig und längst möglich selbstständig und in angemessener Zeit in‚kulturell akzeptierter Weise' Essen und Getränke zu sich nehmen können"* konnte erreicht werden, auch bedingt durch die Beratung, Aufklärung und unterstützenden Gespräche innerhalb der Therapie. Mithilfe dieser konnte die Akzeptanz der bestehenden Schluckstörungen und ihrer Auswirkungen erhöht werden, sodass Herr K. trotz möglicherweise stigmatisierender adaptiver Maßnahmen wie Kinn-zur-Brust-Neigung oder angepasster weicher Kost die soziale Situation des gemeinsamen Essens nicht meidet. Eine entscheidende Rolle beim Erreichen dieser Ziele spielte sicherlich auch Herrn K.'s immenser Wille, den Lebensmut nicht zu verlieren und die Krankheit nicht das Leben und den Alltag bestimmen zu lassen. Dies ist im Sinne der ICF als persönlicher Förderfaktor zu bewerten. Das Teilhabeziel *„Störungsbild der progredienten Dysphagie im Rahmen der OPMD verstehen und für sich einordnen können"* konnte auch erreicht werden. Es ist jedoch zu beobachten, dass im Rahmen der Therapie stetig weiter an diesem Ziel gearbeitet werden muss.

Es lassen sich folgende Empfehlungen formulieren:

- Weiterführung der ambulanten Schlucktherapie (1–2-mal pro Woche)
- Tägliches selbstständiges Durchführen des Eigenübungsprogramms

Fazit

Herrn K.'s Fall zeigt, dass die logopädische Behandlung der Dysphagie eine interdisziplinäre Aufgabe darstellt und dass die logopädische Versorgung bei progredienten Erkrankungen in der Regel dauerhaft erforderlich ist. Die Funktions- und Aktivitätsziele, die mit den Betroffenen und Angehörigen gemeinsam formuliert werden, sollten regelmäßig überprüft werden. Dafür sind klinische und apparative Verlaufskontrollen unabdingbar.

Jede Veränderung hat Auswirkung auf alle Ebenen der ICF und muss daher kontinuierlich beurteilt werden. Gerade bei progredienten Schluckstörungen können sich die Wünsche und Bedürfnisse der Betroffenen und Angehörigen im Verlauf ändern, sodass wiederholte Ziel- und Beratungsgespräche von zentraler Bedeutung sind.

Neurologische Patienten sollten in der Regel eine logopädische Anamnese und bei Hinweisen auf eine Schluckstörung ein Dysphagiescreening erhalten. Jeder Patient mit Dysphagie und Einschränkungen der Teilhabe oder Lebensqualität oder mit dem Risiko für Komplikationen sollte schlucktherapeutisch behandelt werden. Der Goldstandard der Dysphagiediagnostik sollte neben einer neurologischen Untersuchung eine logopädische Anamnese- und Befunderhebung (KSU) und eine FEES oder Videofluoroskopie sein, um auf deren Grundlage individuelle Funktions- und Aktivitätsziele zu formulieren. Insbesondere bei degenerativen Erkrankungen ist zu berücksichtigen, dass es nur teilweise zu einer Verbesserung der Funktionen kommen kann und langfristig mit einer Verschlechterung zu rechnen ist, sodass Krankheitsverarbeitung, Anpassung und Kompensation eine wesentliche Rolle in der Therapie spielen. Die Dysphagietherapie leistet somit einen sehr bedeutsamen Beitrag zu klinischer Stabilität, Lebensqualität und Teilhabe der Patienten.

5.4 Kongenitale Muskeldystrophie Typ Ullrich

5.4.1 „Das bin ich: Rawah"

Rawah Khalaf

Das bin ich: Rawah

Mein Name bedeutet auf Arabisch „großartig". Ich komme aus dem Irak und lebe mit meiner Familie seit Januar 2016 in Deutschland. Ich hatte keine richtige Kindheit, aber war trotzdem dankbar für das, was ich hatte.

Warum ich keine Kindheit hatte? Weil ich ein anderes Nasip (Schicksal) habe als die anderen. Ich leide seit meiner Geburt an Muskeldystrophie Typ Ullrich. Als mein kleiner Bruder anfing zu krabbeln und ich versuchte, es ihm nachzumachen, es aber nicht schaffte, weil mir die Kraft in den Armen fehlte, merkte ich, dass ich anders bin als die anderen. Das war ein sehr beängstigendes Gefühl, das ich jedoch zunächst unterdrückte, weil ich es nicht wahrhaben wollte. Heute habe ich den Eindruck, dass ich, seit ich denken kann, ständig beim Arzt bin oder mein Leben im Krankenhaus verbringen muss. Aber obwohl diese Krankheit bis jetzt unheilbar ist, gebe ich meine Hoffnung nicht auf und kämpfe dagegen.

Ich hatte in meiner Heimat keine Schule und auch keinen passenden Rollstuhl. Ich wurde überall hingetragen. Meine Eltern hatten oft schmerzende Arme und Krämpfe, wenn wir zu einem Ort gefahren sind und eine Strecke laufen mussten.

Wenn ich zur Schule gegangen wäre, hätte ich keine angemessene Betreuung gehabt. Die LehrerInnen haben Kinder geschlagen, wenn sie Fehler gemacht haben, und ich wäre von den SchülerInnen stark gemobbt worden, nur weil ich anders bin. Aber ich bin trotzdem gemobbt geworden. Ich wurde beleidigt, indem mir gesagt wurde, dass ich nicht laufen könne, und dabei wurde ich ausgelacht. Meine Geschwister, Cousinen und Freunde haben immer zu mir gestanden und mich beschützt.

Ich habe manchmal das Gefühl, dass ich meine Kindheit nie richtig ausleben konnte. Mir wurde immer gesagt, ich soll nicht viel sitzen oder mit Puppen spielen, sondern Trainingsübungen machen, weil das gut für meine Gesundheit sei. Ich habe das nie verstanden und mich oft gefragt, warum andere Kinder es so leicht hatten und ich nicht.

Ich habe versucht, meiner Mutter beim Haushalt zu helfen. Oft habe ich das Geschirr gewaschen, Salat zubereitet und andere Aufgaben im Haushalt erledigt, die ich gut machen konnte. Ich habe auch gerne gezeichnet, ferngesehen (weshalb ich auch ein bisschen Arabisch verstehen kann) oder mit Puppen gespielt. Ich hatte Freunde und Cousinen, mit denen ich zuhause mit Puppen spielen konnte, aber wenn sie zur Schule gingen, habe ich sie vermisst.

Ich habe als Kind immer davon geträumt, zur Schule gehen zu können, aber hatte nie die Möglichkeit. Schule ist in meiner Heimat auch Pflicht, aber nicht für Menschen, die eine Behinderung haben. Die haben einfach keinen Wert, sie werden nur als behinderte Menschen gesehen, die nichts können, obwohl doch eigentlich in jeder und jedem von uns etwas Großartiges steckt. In der Yezidischen Religion wird Krankheit oder Behinderung nicht als Strafe Gottes angesehen. Stattdessen betont die Religion Mitgefühl, Respekt und Fürsorge für kranke Menschen. Es wird gelehrt, dass es eine Pflicht ist, den Kranken zu helfen und ihnen Beistand zu leisten. Yezidische Gläubige werden ermutigt, Kranken Trost und Unterstützung zu bieten, sei es durch Gebete, Besuche oder praktische Hilfe wie Bereitstellung von Medikamenten oder Nahrung. Pflege und Unterstützung von Kranken wird als eine Möglichkeit gesehen, Gottes Liebe und Güte zu zeigen.

Meine Mutter brachte mir vieles bei: Wie man die Uhr liest, wie man näht (ich habe immer Kleider für meine Puppen genäht) und wie man Stifte hält. Außerdem hat sie mir persönliche Dinge beigebracht. Sie hat mich gelehrt, niemanden zu verraten oder zu betrügen, niemanden absichtlich zu verletzen, darauf zu achten, was ich zu anderen sage und sie nicht mit meinen Worten zu verletzen. Immer treu zu bleiben, egal was andere mir antun, und auch immer geduldig zu bleiben, dankbar zu sein und andere zu respektieren.

Meinen Vater sah ich wenig, weil er jeden Tag arbeiten war und dafür gekämpft hat, dass ich ein besseres Leben führen kann, so wie jedes Kind. Er hatte ein Bürobedarfsgeschäft, und jeden Cent, den er verdient hat, hat er für uns verwendet und den besten Arzt für mich gesucht – sechs Stunden entfernt, wir waren mit dem Taxi unterwegs und schliefen im Hotel.

2014 sind Tausende von uns Yeziden vor dem IS geflüchtet. Wer frühzeitig geflüchtet ist, hatte Glück. Frauen und Mädchen wurden verschleppt, vergewaltigt und verkauft, Männer ermordet oder zu Soldaten, selbst Kinder. All das, nur weil wir Yeziden sind und nicht zum Islam konvertieren möchten. Dabei habe ich nichts gegen den Islam. Jede Religion und Herkunft ist auf ihre Art und Weise schön, und jeder Mensch verdient es, auf dieser Welt friedlich zu leben und akzeptiert zu werden.

Mein Onkel Hadi war immer für mich da wie ein Vater. Er hat mich immer unterstützt und wollte, dass ich glücklich bin, egal was passiert. Er hat mich wie eine Tochter behandelt und immer versucht, meine Wünsche zu erfüllen. Er kam nie ohne Geschenke zu uns. Er wollte mich immer zu den schönsten Orten bringen und die besten Momente mit mir teilen. Obwohl er mein Onkel war und nicht mein Vater, habe ich seine Liebe und Fürsorge in jedem Moment gespürt.

Hadi war Soldat. Während er andere Leben gerettet hat, brachte er seines in Gefahr. Er starb 2015 bei einer Bombenentschärfung. Unsere Welt brach zusammen. Mein Cousin weinte und sagte zu mir: „Ich hab Angst, dass mein Vater gestorben ist.“ Ich meinte: „Nein, er ist im Krankenhaus und kommt wieder gesund nach Hause“, obwohl ich bereits wusste, dass er tot dort lag. Der Schmerz seines Verlustes ist immer noch da, aber ich lerne, damit umzugehen und die schönen Erinnerungen zu schätzen. Es tut mir immer weh, wenn ich ein kleines Mädchen sehe, das die Liebe ihres Onkels bekommt und wie er alles für sie tut. Denn das erinnert mich an uns.

Mein Vater und mein kleiner Bruder kamen zuerst alleine nach Deutschland. Nach einem Jahr brachten sie mich, meine Mutter und meine drei Geschwister aus dem Irak (Erbil) in die Türkei. Dort verbrachten wir ungefähr eine Woche, bevor wir nach Deutschland flogen.

Im Januar 2016 kam ich nach Deutschland und musste direkt 15 Tage mit Lungenentzündung im Krankenhaus verbringen. Ein Jahr später ging ich das erste Mal zur Schule. Ich konnte gar kein Deutsch, musste alles üben und lernen und mich daran gewöhnen, mit fremden Menschen zusammen zu sein. Manchmal weinte ich vor Angst – ich kannte ja nur das Leben zuhause mit der Familie.

Im Oktober 2017 bin ich wieder so schwer an Lungenentzündung erkrankt, dass ich die Schule abbrechen musste. Ich konnte meine Augen nicht mehr öffnen, die Ärzte gaben mich praktisch auf. Meine Mutter und meine Schwestern schliefen abwechselnd bei mir im Krankenhaus.

Eines Tages bestellten die Ärzte meine Eltern und einen Übersetzer ein. Eine Ärztin, die mich immer „Süße“ nannte, kam und nahm meine Eltern ins Gesprächszimmer. Ich sagte zu meiner Schwester: „Stell dir vor, wir wären heimlich mitgegangen, um zuzuhören.“ Ich dachte mir jedoch nicht viel dabei, ich war erst dreizehn oder vierzehn. Die Ärzte sagten meinen Eltern: „Wir möchten eure Tochter an eine Herz-Lungen-Maschine anschließen und ihr könnt sie dann ja einmal im Monat besuchen. Dann entscheiden wir, wann die Maschine abgeschaltet werden kann.“ Meine Eltern waren sehr schockiert und erklärten: „Niemals geben wir unsere Tochter auf, wir werden sie bis zum letzten Atemzug behalten.“ Darauf sagten die Ärzte, wenn sie noch einmal so schwer krank wird, nehmen wir es einfach in die Hand. Ich persönlich finde das falsch, weil es im Leben immer Hoffnung geben muss, egal, in welcher Situation man ist. Man darf nicht vergessen, dass es eventuell besser wird, bevor man alles wegschmeißt. Solche Menschen sollten sich immer in die Situation hineinversetzen, Gedanken machen und sich bemühen, anstatt alles einfach zu beenden. Wenn ich an ihrer Stelle wäre, hätte ich als Ärztin niemals so etwas zu den Eltern gesagt, denn das ist deren Kind. Man kann einfach nicht das Leben eines Kindes so in die Hand nehmen, wenn die Eltern ihr Kind behalten wollen und sich bemühen, dass ihr Kind am Leben bleibt. Wenn das Kind dann trotzdem stirbt, hat immerhin niemand Schuld auf sich geladen.

Es ging mir von Tag zu Tag besser und ich durfte nach Hause, aber nicht zur Schule, weil mein Eltern Angst hatten, dass ich wieder schwer krank werde. Ich habe zuhause gelernt und dreimal am Tag ein Inhalationsgerät benutzt. Im April 2018 durfte ich wieder in die Schule gehen mit meinem Inhalationsgerät und einer Wärmflasche. So entwickelte ich mich besser weiter.

Als ich gut Deutsch konnte, habe ich bemerkt, dass Mathe meine größte Schwäche ist. Ich habe viel gelitten wegen MathelehrerInnen, die mich abwertend behandelt haben. Die Lehrerin hat mich oft mit anderen verglichen, vor der ganzen Klasse gesagt, dass ich faul bin, hat mich nicht aussprechen lassen und nicht zugehört, wenn ich ausdrücken wollte, wie ich mich durch ihr Verhalten fühlte. Und sie hat mir so viele Steine in den Weg gelegt. Sie meinte, dass ich es im Leben nicht schaffen würde. Daher habe ich in der achten Klasse geschwänzt. Ich musste immer eine Ausrede suchen, warum ich nicht zur Schule gehe. Ich behauptete oft, Bauchschmerzen oder Kopfschmerzen zu haben. Die Lehrerin schrieb einen Brief an meinen Arzt vom Oldenburger Kinderkrankenhaus. Ich nahm den Brief mit, ohne zu wissen, was darinstand. Der Arzt fragte mich, ob ich oft Bauchschmerzen oder Kopfschmerzen habe. Ich verneinte und erzählte, warum ich die Lehrerinnen anlüge. Ich musste einfach schwänzen, ich wusste nicht, wie ich mir sonst helfen konnte, weil ich keine Kraft mehr hatte, diskriminiert zu werden wegen meiner Dyskalkulie.

Manche Menschen glauben, dass sie dich zum Lernen motivieren, indem sie dich vor anderen schlechtmachen, dich runterziehen und dir deinen Mut nehmen, dass du dann mehr für deine Noten tust. Aber nein, genau das Gegenteil passiert. Je mehr ein Mensch versucht, dich vor anderen kleinzumachen, dir Steine in den Weg legt und dir Selbstbewusstsein nimmt, desto unmotivierter bist du. Du wirst nachdenklicher, zweifelst an dir selbst und fühlst dich hoffnungslos. Ich habe aus diesem Grund nach der Schule oft geweint.

2020 machte ich die neunte Klasse fertig, hatte meine B1 für fortgeschrittene Sprachverwendung und den Förderschulabschluss in der Hand, aber wusste nicht, was ich gerne machen möchte. Anstatt auf meine Fähigkeiten zu achten, brachte mich die Schule in eine Behindertenwerkstatt, um dort im Bürobereich zu arbeiten. Damals hatte ich keine Computerkenntnisse. Der Chef hat versucht, mir ein bisschen beizubringen, aber dann ist er krank geworden, und ich war allein. Monatelang kam niemand, der für den Bereich Computer zuständig war. Die Arbeit war total langweilig, weil es jeden Tag die gleichen Aufgaben waren. Das war überhaupt nicht das, was ich mir vorgestellt hatte. Ich war sehr unterfordert. Die Ausbildung dauert drei Jahre, aber ich brach nach einem halben Jahr ab, weil ich sehr schwer depressiv geworden war.

Ich sagte mir immer selber „wenn du wie deine Geschwister normal wärst, könntest du was anderes arbeiten", obwohl ich genauso wie jeder Mensch eine Arbeit ausüben kann. Ich gab mir selber die Schuld. Ich hatte von Anfang an zu jedem gesagt, es ist nicht das, was ich machen möchte, aber sie brachten mich trotzdem dazu und meinten, es sei das Beste für mich.

Dann lernte ich Dr. Martin Groß kennen, der mich dann über Jahre als mein behandelnder Arzt begleitet hat. Ich wusste sofort, dass er ein toller Mensch mit einem sehr großen Herz ist. Er motiviert mich immer, und ich komme dann mit einem Lächeln nach Hause (Abb. 5.13). Ich ging damals immer mit einer Begleitperson zu Ärzten, also war ich mit meiner Mutter bei ihm. Damit meine Mutter nicht mitkriegt, wie es mir wirklich geht, fragte ich Dr. Groß, ob wir unter vier Augen sprechen können. Ich wollte immer, dass meine Mutter mich als das starke Mädchen sieht. Ich weiß, wie sie sich fühlt, wenn es mir innerlich nicht gut geht. Es hätte ihr das Herz gebrochen, wenn ich vor ihr geweint und dabei den Grund erklärt hätte. Sie war schon genug wegen mir traurig, wegen meines Schicksals und der Diskrimi-

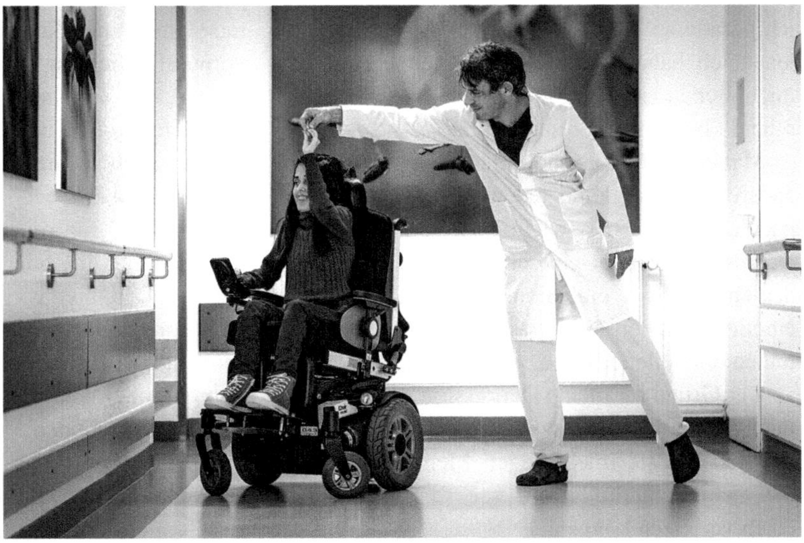

Abb. 5.13 Fotosession bei Dr. Groß, mit freundlicher Genehmigung der Evangelischen Krankenhausstiftung Oldenburg. (Foto: Izabela Mittwollen)

nierung. Ich erzählte Dr. Groß unter Tränen, wie ich mich wirklich fühle (müde, lustlos, ohne Appetit, immer am Weinen und hoffnungslos). Darauf meinte er, das seien Zeichen für eine psychische Erkrankung, also eine Depression. Ich hatte es gewusst, aber mir immer gesagt „Nein, jeder hat mal so einen schlechten Tag", bis ich mich jeden Tag müde und hoffnungslos gefühlt habe. Ich hatte Gedanken, mir etwas anzutun, damit ich nicht mehr fühle, ich wollte einfach nur, dass die Schmerzen aufhören. Aber ich tat mir nichts an und lebte ungefähr drei bis vier Jahre mit den Depressionen.

Die letzten Jahre waren nicht mehr so schlimm wie am Anfang. Ich beschäftige mich immer zuhause mit etwas, damit ich nicht so viel nachdenke. Ich habe immer an meine Eltern und Freunde gedacht, wie die sich fühlen werden, wenn ich nicht mehr da bin. Vor allem mein Vater, der ja gerade wegen mir nach Deutschland wollte. Das hat mich am Leben gehalten.

Egal, wie du dich fühlst, musst du immer eine Sache finden, die dir hilft, nicht aufzugeben. Das Schlimmste an Depressionen ist, dass man nicht mehr weiß, wie sich mal „das glückliche Ich" angefühlt hat, und man fragt sich, warum bin ich so, du findest einfach keinen Grund. Wenn jemand dich fragt, wie es dir geht, entweder sagst du direkt ins Gesicht „scheiße", oder lügst einfach, dass es dir gut geht. Wenn du nicht lügst, wollen alle immer den Grund wissen, aber bei Depressionen fragt man sich ja selber: „Warum bin ich gerade so? Ich habe doch alles, ich hab Talente, ich habe Menschen um mich herum, die mich lieben, ich hab das Leben von Gott geschenkt bekommen, also warum?"

Manche haben Gründe, depressiv zu werden, andere nicht, es kann jeden betreffen, ob jung oder alt. Aber es ist wichtig zu verstehen, dass Depressionen nicht einfach nur traurig sein bedeuten, sondern eine komplexe Mischung aus emotionalen, körperlichen und kognitiven Symptomen darstellen können.

Der Grund für meine Depression war, dass ich mich selbst nicht so akzeptieren konnte, wie ich bin. Ich musste mich wegen Menschen heilen, die nicht gemerkt haben, wie sehr ihre Worte einen verletzen können.

Erst spät habe ich meiner Mutter beschrieben, wie ich mich fühle. Ich meinte: „Die Welt ist vor meinen Augen nur bewölkt, und niemand ist drin außer ich (so allein habe ich mich gefühlt) und ich fühle mich leer." Antworten wie: „Du hast doch alles, dir fehlt nichts, wir versuchen immer, deine Wünsche zu erfüllen, wir haben dich lieb." Oder: „Jeder hat mal schlechte Tage" helfen mir nicht, weil ich das schon alles selber weiß – ich möchte nur verstanden werden. Aber es ist sehr schwer, einen Schmerz zu fühlen oder sich in eine Situation hineinzuversetzen, die man nicht selbst erlebt hat. Oft verstehen dich die Menschen gut, die denselben Schmerz erlebt haben.

Ich bin ein Mensch, der immer gut aussehen möchte – schon als kleines Kind – aber auf einmal war ich nicht mehr das Mädchen, das Spaß an ihrem Hobby hatte und sich schön gemacht hat oder gezeigt hat, dass sie sich schön findet. Meine Schwester kannte mich nicht so und sagte öfter zu mir „Warum bist du so faul geworden? Du liegst nur im Bett und machst gar nichts." Ich konnte nicht erzählen, wie ich mich fühle, weil ich wusste, die werden es nie verstehen oder mir Liebeskummer unterstellen. Gibts nichts Wichtigeres als Liebeskummer?

Auf einmal sagte ich mir: „Rawah steh auf, das Bett bringt dir nichts, weinen bringt dir nichts." Also beschloss ich, meine Ausbildung abzubrechen und mich bei einer berufsbildenden Schule anzumelden. Erst mithilfe eines Beraters wurde ich dort angenommen. Jetzt mache ich gerade meinen Hauptschulabschluss und bin voraussichtlich im Sommer 2024 fertig. Danach schaue ich, welche Möglichkeiten es für mich gibt. Ich will ein so normales Leben wie möglich führen, auch wenn ich weiß, dass ich dabei an Grenzen stoße.

Ich hoffe für mich und alle Menschen mit einer Erkrankung oder einem anderen Aussehen, dass es normal ist, von jemandem geliebt zu werden, ohne sich Sorgen darüber machen zu müssen, was die Eltern denken oder ob sie es akzeptieren. Außerdem wünsche ich mir, dass andere Menschen nicht denken, man werde nur aus Mitleid geliebt.

Ich komme mit meiner Situation klar, weil ich sie als mein Schicksal akzeptiert habe. Und ich finde sehr doof, wenn andere mir einreden wollen, dass ich etwas nicht kann – „denn das darf man nicht glauben" – ich mache trotzdem mein Ding. Man muss die Dinge eben einfach ausprobieren und anderen das Gegenteil zeigen. Wenn wir nicht kämpfen, gewinnen die Bösen!

Als ich noch ein Kind war, konnte ich nicht an Nasip, das Schicksal, glauben. Ich war immer sauer, wenn jemand darüber geredet hat, dass alles, was uns im Leben geschieht, Schicksal ist. Erst jetzt, dank meiner Mutter und des deutschen Rappers Mudi, der das Lied „Nasip" rausgebracht hat. Es hat viele Menschen auf unterschiedliche Weise berührt. In dem Song geht es um Schicksal, Hoffnung und darum, dass man trotz schwieriger Zeiten nicht aufgeben sollte.

Was ich allerdings durch meine depressive Phase gelernt habe, ist, dass niemand dich verändern kann außer du selbst. Ich habe versucht, mich durch Psychologen zu heilen, aber ehrlich gesagt hat mir das nicht geholfen. Ich hatte alle drei Monate Termine und dann habe ich immer wieder alles von vorne erzählt. Dann empfahl die Psychologin mir, einen neuen Psychologen zu suchen mit wöchentlichen Terminen und zusätzlich bei ihr Gruppentherapie zu machen. Das lehnte ich ab, weil ich mit meinen eigenen Schmerzen genug zu kämpfen hatte.

Ich suchte vergeblich einen neuen Psychologen, also musste ich mich dann selber irgendwie heilen. Auf einmal sagte ich zu mir selbst: „Schluss mit allen Themen, die dich zum Weinen bringen, und egal wer dir sagt, dass du darüber reden sollst, du tust es nicht und du wirst auch versuchen, nicht mehr daran zu denken, indem du dich mit Sachen beschäftigst, die dir Spaß machen, oder du suchst dir neue Hobbys und machst das, was dich glücklich macht."

Ich dachte, ich würde es nicht schaffen, und heute gebe ich Menschen Ratschläge, die in der Situation sind, in der ich damals war. Aber in dem Moment fühle ich mich auch nutzlos, weil ich genau weiß, dass man sich da am Ende alleine rausholen muss. Und wenn du es einmal geschafft hast, dann weißt du, dass du es immer schaffen kannst, dich aus jedem Loch zu ziehen. Du lernst, wie du damit umgehen kannst und wie du immer wieder die Depression besiegen kannst.

Ich habe mich von allen Menschen und Orten entfernt, die mir nicht guttaten. Ich habe mich nur auf mich selbst fokussiert. Meine Freunde meinten zu mir, dass ich mich verändert habe. Das stimmt auch, weil ich jetzt viel weniger mit ihnen kommuniziere. Ich war auf niemanden sauer, aber es gab Menschen in meinem Leben, mit denen ich einfach fertig war – nicht sauer, nicht enttäuscht, einfach nur fertig.

Ich sage trotzdem jedem, dass ich für sie da bin, egal wann sie mich brauchen. Egal, wie es mir geht, ob ich selbst Probleme habe oder vielleicht sogar in einer ähnlichen Situation bin wie sie.

Früher habe ich sofort mit meinen Freunden über Dinge gesprochen, die mich beschäftigt oder verletzt haben. Heute schlafe ich oft, um den Schmerz zu überwinden. Ich mag nicht mehr gerne darüber reden, was mich beschäftigt, wenn man es mir nicht persönlich ansieht. Sei so nett, dass sich der Mensch, der dich verletzt hat, eines Tages schämt, dich verletzt zu haben.

Jetzt kenne ich meinen Wert, entferne mich von jedem, der mir nicht guttut und versuche, mit mir selbst glücklich zu sein. Ich freue mich auf die Zukunft, darauf, meine Ziele zu erreichen, und bin stolz auf die Person, die ich geworden bin.

In Liebe Rawah

5.4.2 Kongenitale Muskeldystrophie Typ Ullrich: die Erkrankung

Victoria Ohla

Einleitung

Der biografische Bericht von Frau Khalaf verdeutlicht eindrucksvoll die Herausforderungen und Barrieren, denen Menschen mit Behinderungen im Alltag begegnen, insbesondere im Kontext von gesellschaftlicher Teilhabe und Bildung. Überdies musste Frau Khalaf mit weiteren potenziell zu Diskriminierung führenden Umständen wie ihrer Migrationsgeschichte und ihrer religiösen Zugehörigkeit umgehen. Eine depressive Episode und eine Dyskalkulie stellten zusätzliche Herausforderungen dar. Wie sie trotz allem ihren Weg gegangen ist, ist ein eindrucksvolles Zeugnis der Stärke des menschlichen Charakters und stellt das Bild des schwachen, hilfebedürftigen Menschen mit Behinderung infrage. Frau Khalafs Erfahrungen unterstreichen auch die Notwendigkeit eines tiefgreifenden Verständnisses der zugrunde liegenden Muskelerkrankung, etwaiger psychischer Komorbiditäten und der Lebensumstände, um angemessene Maßnahmen zur Förderung von Lebensqualität und Teilhabe ergreifen zu können. Im folgenden Kapitel werden die kongenitalen Muskeldystrophien vorgestellt, mit besonderem Augenmerk auf die Ullrich-kongenitale Muskeldystrophie (UCMD).

Kongenitale Muskeldystrophien

Kongenitale Muskeldystrophien (CMDs) sind eine heterogene Gruppe genetisch bedingter neuromuskulärer Erkrankungen, die durch vor dem Erwerb der Gehfähigkeit einsetzende Muskelschwäche, Muskelhypotonie, verzögertes Erreichen der motorischen Meilensteine und dystrophische Veränderungen der Muskulatur charakterisiert sind. Die klinische Manifestation kann neben motorischen Beeinträchtigungen auch andere Organsysteme betreffen wie die Herzmuskulatur, die Atemmuskulatur, das Zentralnervensystem, okuläre Strukturen und das Bindegewebe. Gelenkhypermobilität, Gelenkkontrakturen oder spinale Deformitäten können ebenfalls hinzukommen (Fu und Xiong 2017; Zambon und Muntoni 2021).

Genetische Grundlagen

CMDs sind sehr seltene Erkrankungen, die überwiegend autosomal-rezessiv vererbt werden. Die genetische Vielfalt dieser heterogenen Gruppe von Erkrankungen umfasst Mutationen in verschiedenen Genen, die unter anderem für Proteine der Basalmembran, der extrazellulären Matrix, des endoplasmatischen Reticulums oder der Kernhülle oder für Alpha-Dystroglycan kodieren (Fu und Xiong 2017; Zambon und Muntoni 2021). Die UCMD und die Bethlem-Myopathie werden durch Mutationen in den Genen *COL6A1*, *COL6A2* und *COL6A3* verursacht, die für die α-Ketten des Kollagens Typ VI kodieren (Yonekawa und Nishino 2015). Diese Mutationen führen zu einer Defizienz oder Dysfunktion des mikrofibrillären Kollagens VI in der extrazellulären Matrix (Bönnemann 2011). Die UCMD stellt die schwerere Verlaufsform dar, während die Bethlem-Myopathie deutlich leichter verläuft. Beide Erkrankungen können autosomal-rezessiv oder autosomal-dominant vererbt werden.

Pathophysiologie

Das Kollagen Typ VI ist ein wichtiger Bestandteil der extrazellulären Matrix (ECM) von Skelettmuskulatur, Nervensystem, Fettgewebe, Knorpel, Haut, Herz und anderen Gewebestrukturen (Cescon et al. 2015). Kollagen VI bildet ein mikrofibrilläres Netzwerk zwischen der Basalmembran der Muskelfasern und dem interstitiellen Raum. Bei UCMD kommt es infolge der Mutationen zu einer reduzierten oder dysfunktionalen Ablagerung von Kollagen VI. Die Folge ist eine mechanisch instabile ECM, die die Muskelfasern nicht mehr ausreichend verankert und schützt. Hinzu kommt eine Störung der mitochondrialen Homöostase und eine verstärkte Apoptose. Der apoptotische Muskelzellverlust unterscheidet die UCMD von anderen dystrophischen Erkrankungen, bei denen nekrotische Degeneration im Vordergrund steht. Angesichts der oben genannten Verbreitung des Kollagens Typ IV in den Gewebestrukturen des Körpers muss die UCMD als kombinierte Muskel- und Bindegewebserkrankung verstanden werden, was auch die klinisch beobachtete Kombination aus Paresen, Kontrakturen und distaler Gelenklaxität erklärt.

Symptome

UCMD zeichnet sich durch eine Kombination aus proximalen Gelenkkontrakturen und distaler Gelenkhypermobilität aus. Bereits bei Geburt oder in der frühen Kindheit zeigen betroffene Patienten eine generalisierte Muskelschwäche, die insbesondere den Rumpf und die proximalen Extremitäten sowie die Nackenflexoren betrifft. Ein weiteres typisches Merkmal ist die Hyperlaxität der distalen Gelenke. Mit dem Fortschreiten der Erkrankung entwickeln sich eine spinale Rigidität, eine Skoliose und proximale Gelenkkontrakturen. Weitere charakteristische Befunde umfassen protrudierende Fersen (Calcanei), eine follikuläre Hyperkeratose, eine Neigung zur Keloidbildung und eine charakteristische Gesichtsform mit etwas hängenden Augenlidern und prominenten Ohren. Die intellektuelle Entwicklung ist normal (Yonekawa und Nishino 2015). Eine Atemmuskelschwäche tritt bei der UCMD auf, zeigt jedoch einen eher schleichenden Verlauf. Kardiale Komplikationen, die beispielsweise bei LMNA-assoziierten Formen der CMD früh auftreten können, sind bei UCMD nicht zu erwarten.

Diagnostik

Die Diagnostik der Ullrich-kongenitalen Muskeldystrophie stützt sich auf die charakteristischen klinischen Hauptmerkmale – insbesondere die Kombination aus frühkindlicher Muskelschwäche, proximalen Gelenkkontrakturen und distaler Gelenkhypermobilität – bei gleichzeitig normaler Kognition – sowie auf die gezielte molekulargenetische Analyse der *COL6A*-Gene (*COL6A1*, *COL6A2*, *COL6A3*). Die Muskelbiopsie zeigt typischerweise ein dystrophisches Bild mit ausgeprägter Fibrosierung, kann aber je nach Stadium auch relativ unspezifisch sein. Die Immunhistochemie zum Nachweis von Kollagen VI kann reduzierte oder fehlende Expression im Muskel oder in kultivierten Hautfibroblasten zeigen. Letztere gelten als besonders sensitiv, da Kollagen VI vornehmlich in Fibroblasten produziert wird (Zou et al. 2008). Auch das Muskel-MRT kann zur Differenzierung beitragen, da es bei UCMD ein spezifisches Muster der selektiven Muskelinvolvierung zeigt (Mercuri et al. 2003). Wichtig ist, dass Herz- und ZNS-Bildgebung bei UCMD typischerweise unauffällig sind, was bei der Abgrenzung zu anderen CMD-Formen hilfreich ist. Die definitive Diagnose wird durch den Nachweis pathogener Varianten in einem der *COL6A*-Gene gestellt.

Therapie

Da *kongenitale Muskeldystrophien* bislang nicht heilbar sind, konzentriert sich das therapeutische Management auf eine multidisziplinäre, symptomorientierte Versorgung. Ziel ist es, die Lebensqualität zu verbessern, eine gleichberechtigte Teilhabe zu ermöglichen, Komplikationen vorzubeugen und die individuelle Selbstständigkeit so lange wie möglich zu erhalten. Zentrale Säulen sind die regelmäßige Physio- und Ergotherapie zur Erhaltung der Gelenkbeweglichkeit, Kontrakturprophylaxe und Förderung der motorischen Fähigkeiten. Orthopädische Maßnahmen, etwa die Versorgung mit Orthesen, Korsetten oder chirurgische Korrekturen von Kontrakturen und Skoliosen, gehören ebenso zum Behandlungsspektrum wie die rechtzeitige Einleitung einer nicht-invasiven Beatmung bei beginnender Atemmuskelschwäche. Personell oder apparativ unterstütztes Husten sind bei Husteninsuffizienz essenziell (Siehe 5.1.3). Je nach Subtyp kann auch die Überwachung bezüglich kardiologischer oder gastrointestinaler Begleitkomplikationen erforderlich sein. Zudem muss die psychosoziale Unterstützung der Angehörigen gewährleistet werden.

Aufgrund der früh einsetzenden progredienten Gelenkkontrakturen und gleichzeitig distalen Gelenklaxität ist bei der *UCMD* eine gezielte orthopädische Betreuung besonders wichtig. Zum Einsatz kommen Dehnübungen, Orthesenversorgung und gegebenenfalls wirbelsäulenchirurgische Maßnahmen, zumal eine rasch fortschreitende Skoliose für die UCMD typisch ist (Faldini et al. 2021). Ateminsuffizienz entwickelt sich schleichend, oft mit beginnender nächtlicher Hypoventilation im Schulalter. Die frühzeitige Einleitung einer nicht-invasiven Beatmung (NIV) ist entscheidend für Prognose und Lebensqualität. Kardiologische Komplikationen sind bei UCMD hingegen untypisch, sodass auf regelmäßige Herzuntersuchungen verzichtet werden kann. Eine Besonderheit stellt die häufige Beteiligung von Haut und Bindegewebe dar, was ein angepasstes Wundmanagement und Narbenmonitoring erforderlich machen kann. Die genetische Beratung spielt ebenfalls eine zentrale Rolle.

Prognose
Dank der in den letzten Jahren deutlich verbesserten Beatmungstechniken und orthopädischen Interventionen hat sich die Lebenserwartung auch bei der UCMD substanziell verlängert. Mit frühzeitiger Einleitung nicht-invasiver Beatmung, konsequenter orthopädischer Therapie und interdisziplinärem Management erreichen viele UCMD-Patienten heute das junge Erwachsenenalter. Ein Teil lebt auch darüber hinaus, abhängig vom individuellen Verlauf und der Versorgungsqualität. Kognitive Funktionen bleiben erhalten, was sich günstig auf die schulische und soziale Teilhabe auswirkt. Bei guter Versorgung kann trotz körperlicher Einschränkungen eine hohe Lebensqualität erreicht werden. Eine frühzeitige Diagnosestellung, regelmäßige multidisziplinäre Beratung, Begleitung und Behandlung sind entscheidend für den langfristigen Verlauf.

Ausblick
Die rasanten Fortschritte in der molekulargenetischen Diagnostik haben in den letzten Jahren nicht nur die Klassifikation kongenitaler Muskeldystrophien deutlich verfeinert, sondern auch neue Ansätze für krankheitsspezifische Therapien ermöglicht. Der Fokus der aktuellen Forschung liegt zunehmend auf gentherapeutischen Verfahren (Benati et al. 2024). Besonders bei monogenen Erkrankungen wie der COL6A1/A2/A3-basierten UCMD erscheint eine ursächliche Therapie mittelfristig machbar. Parallel dazu werden pharmakologische Interventionsstrategien zur Hemmung pathologischer Apoptoseprozesse bei der UCMD entwickelt (Foley et al. 2024). Obwohl eine Heilung gegenwärtig noch nicht in Sicht ist, lässt sich erwarten, dass die Kombination aus genetischer Diagnostik, neuen medikamentösen Therapieansätzen und multidisziplinärer Langzeitbetreuung die Lebensqualität und Prognose von Patienten mit kongenitalen Muskeldystrophien in den kommenden Jahren weiter verbessern wird.

Fazit
Die bisherigen Abschnitte haben die genetischen Grundlagen, pathophysiologischen Mechanismen, klinischen Merkmale sowie diagnostischen und therapeutischen Strategien bei der Ullrich-kongenitalen Form dargestellt. Doch über die medizinische Versorgung hinaus stellt sich für Betroffene und ihre Familien vor allem eine zentrale Frage: Wie kann ein möglichst selbstbestimmtes, würdevolles und aktives Leben trotz einer chronisch progredienten neuromuskulären Erkrankung gelingen? Das folgende Kapitel widmet sich daher der psychosozialen Dimension der Erkrankung und der Teilhabe an Alltag, Bildung, sozialem Leben und Beruf.

5.4.3 Teilhabe und Bildung

Merle Stulken

Einleitung
Teilhabe, auch Partizipation genannt, steht für das Einbezogensein in verschiedene Lebensbereiche, in denen eine Person handeln möchte. Teilhabe setzt Selbstbestimmung, Selbstverantwortung und Eigenaktivität voraus. Dementsprechend ist Teilhabe individuell zu betrachten.

Nichtsdestotrotz gibt es Voraussetzungen, die eine angemessene Teilhabe erst ermöglichen. Ein wichtiger Bereich für Teilhabe ist die Bildung. Dabei zielt der Begriff Bildung nicht hauptsächlich auf den Kompetenzerwerb von Wissensgebieten ab, welche für die Teilhabe am Arbeitsmarkt unabdingbar scheinen. Stattdessen sollte der Fokus von Bildung auf einen Prozess der Persönlichkeitsentwicklung gelegt werden, denn ein Mensch möchte sich um seiner selbst willen entwickeln, nicht wegen des Alltagsgeschehens, der Arbeit oder politischer Beteiligung (Klepacki et al. 2009).

Obwohl Teilhabe jeden Menschen betrifft, wird der Begriff im deutschen Sozialrecht insbesondere durch SGB IX im Zusammenhang mit dem sozialpolitischen Behindertenkonzept verwendet und definiert. Die Teilhabe von behinderten Menschen in Deutschland hat durch die UN-Behindertenrechtskonvention einen Wandel durchlebt: vom Konzept der Fürsorge und Versorgung von Behinderten hin zur gleichberechtigten umfassenden gesellschaftlichen Teilhabe.

Teilhabe im Alltag

Alltag beschreibt die Durchführung von Verrichtungen, die regelmäßig das Leben und dementsprechend das Verhalten der Person bestimmen. Teilhabe findet bei allen Aktivitäten des täglichen Lebens statt. Dies sind überwiegend vertraute und routinierte Handlungsabläufe, welche letztendlich zu einer Selbstorganisation verhelfen (Wirth 2024). Sowohl Alltag als auch Teilhabe sind individuell und personenbezogen und beziehen sich auf die Bereiche Freizeit, Kultur, Wohnen, Mobilität, Politik, Arbeit und Bildung. Diese Bereiche bedingen einander gegenseitig. Bildung umfasst neben schulischem Wissen auch kulturelle, soziale und ethische Kompetenzen und stellt damit eine Grundlage für alle Bereiche dar.

Teilhabe und Bildung

Im Bereich der Bildung sollte die standardisierte Wissensvermittlung in den Hintergrund und die Förderung der Persönlichkeitsprozesse in den Vordergrund treten. Behinderung wird mittlerweile als Folge von umweltbedingten Barrieren verstanden, welche abgebaut werden müssen. Im Bereich der schulischen Bildung wird von Inklusion gesprochen. Inklusion umfasst eine Teilhabe, welche unabhängig von individuellen Faktoren, wie Fähigkeiten, ethischer Herkunft, Geschlecht oder Alter ist. Inklusive Pädagogik berücksichtigt bewusst Wertschätzung und Anerkennung dieser Diversität in Bildung und Erziehung (Luder et al. 2014). Leider wird die Umsetzung der Inklusion durch verschiedene Faktoren wie fehlende Personalkapazitäten beeinträchtigt.

Bildung ist einer der wichtigsten Faktoren, welche Teilhabe erst ermöglichen können. Gleichzeitig ist aber auch die Teilhabe an Bildung Grundvoraussetzung dafür, dass gesellschaftliche Teilhabe möglich wird (Miethe et al. 2017). Liebau forderte bereits 1998, dass die Gesellschaft Teilhabe früh gewährleisten muss, um der Bildung zu dienen, denn Teilhabe lerne sich nur durch Teilhaben. Dabei sieht er Teilhabe und Bildung als sich bedingende Systeme, welche ohne einander nicht umsetzbar sind. Auch Sprache ist grundlegend für Teilhabe am gesellschaftlichen Leben und Bildung. Sie spiegelt die jeweilige Kultur wider und bietet persönliche Ausdrucksmöglichkeiten. Obwohl Kommunikation überwiegend nonverbal stattfindet, ist die verbale Kommunikation unabdingbar (Link und Stein 2017). Zum einen ermöglicht sie die Teilnahme an schulischer Bildung und zum anderen den Ausdruck von individuellen Persönlichkeitsmerkmalen, welche notwendig sind, um gesellschaftlich teilhaben zu können. Für die Umsetzung der Teilhabe von behinderten Menschen, insbesondere im Bildungsbereich, müssen gewisse Voraussetzungen in Bezug auf materielle und strukturelle Gegebenheiten erfüllt werden (Klepacki et al. 2009). Materielle Gegebenheiten sind individuell und in der Umsetzung flexibler als strukturelle Gegebenheiten, welche großflächiger greifen und die gesamte Gesellschaft betreffen. Zu den strukturellen Gegebenheiten zählt unter anderem das Konzept der Inklusion. Zu den materiellen Gegebenheiten zählen beispielsweise Hilfsmittel wie ein Rollstuhl oder Griffverdickungen bei Schwierigkeiten, einen Stift zu halten.

Schulsystem in Deutschland und im Irak

Sowohl in Deutschland als auch im Irak gibt es eine Schulpflicht von neun Jahren. Die Teilnahme an der schulischen Bildung ist kostenfrei. Allerdings unterscheiden sich die Schulpflichten der Länder hinsichtlich des Umgangs mit behinderten Kindern. In Deutschland gibt es verschiedene Möglichkeiten für behinderte Kinder, die Schulpflicht wahrzunehmen, zum Beispiel durch Förderschulen und Inklusionsmodelle. Laut Definition ist eine Förderschule eine Schule für Lernbehinderte, für körperlich oder geistig behinderte oder für schwer erziehbare Kinder und Jugendliche, welche aufgrund der Behinderung in allgemeinen Schulen nicht ausreichend gefördert werden können. Diese Definition scheint der Teilhabe an Bildung entgegenzustehen, dennoch ist es eine allgemeinbildende Schule, in der vorübergehend oder langfristig eine sozialpädagogische Unterstützung ermöglicht werden kann. Durch diesen sozialpädagogischen Schwerpunkt und die individuelle Betreuung, welche strukturell bedingt in einer Regelschule nicht möglich wäre, können Grundlagen für gesellschaftliche Teilhabe gelegt werden. Bei inklusiven Schulen soll jede Person mit ihren individuellen Fähig- und Fertigkeiten und den sich daraus ergebenden Bedarfen individuell gefördert werden. Diese Heterogenität wird als Grundlage und Chance der Bildung angesehen. Heterogenität, welche gesellschaftliches Leben erst ermöglicht, in den Bildungsbereich zu integrieren, ist zwingend notwendig unter dem Aspekt der Persönlichkeitsentwicklung. Im Jahre 2015 wurden 17 Ziele der Agenda 2030 von den Mitgliedern der Vereinten Nationen, unter anderem auch dem Irak, unterzeichnet. Die Reduzierung von Ungleichheit und die Verbesserung der Lebenssituation besonders benachteiligter Bevölkerungsgruppen steht dabei im Fokus. Ziel vier umfasst eine Gewährleistung von inklusiver, gleichberechtigter und hochwertiger Bildung und die Möglichkeit des lebenslangen Lernens für alle (Martens und Obenland 2017). Dessen Umsetzung unter anderem im Irak ist bisher wenig erfolgreich, schon deshalb, weil behinderte Kinder von sozialer Ausgrenzung betroffen sind und überwiegend nicht an der Schule teilnehmen dürfen oder können. Vermutlich liegt dies an mangelnder gesellschaftlicher Akzeptanz von Menschen mit Behinderungen, einem unklaren Status inklusiver Bildung und einem Mangel an qualifizierten Lehrkräften, die dies umsetzen können (Bartels et al. 2024).

Fazit
Rawah Khalaf hat zwei unterschiedliche Systeme mit unterschiedlichen Herausforderungen miterlebt. Auf der einen Seite hatte sie im Irak nicht die Möglichkeit, Hilfsmittel in Anspruch zu nehmen, wodurch ihr Mobilität und dementsprechend Teilhabe verwehrt blieb. Einer der wesentlichen Aspekte war die verweigerte Schulbildung, da behinderte Kinder ausgeschlossen werden. Diese Ausgrenzung bezieht sich sowohl auf Kinder mit geistiger Behinderung und daraus resultierenden deutlich höheren Anforderungen an das Schulwesen als auch auf Kinder mit ausschließlich körperlicher Behinderung, welche mit Hilfsmitteln überwiegend selbstständig agieren könnten. Die yezidische Religion, welche den zentralen Wert der Gleichwertigkeit aller Menschen annimmt und dementsprechend keine diskriminierende Haltung gegenüber Menschen mit Behinderung duldet, und die gesellschaftlichen Sichtweisen auf behinderte Menschen im Irak, wo insbesondere in konservativen, ländlichen Regionen Ausgrenzung von behinderten Menschen existiert, stehen dabei im Widerspruch. Nach der Flucht nach Deutschland konnte Rawah Khalaf unter anderem durch den Einsatz eines Rollstuhls an der Schule teilnehmen. Voraussetzung für die Teilhabe an Schule und Arbeit ist allerdings nicht nur das Vorhandensein eines Hilfsmittels, sondern auch eine barrierefreie Umgebung. Ein unerwarteter Nachteil des vermehrten Kontakts mit anderen Menschen war allerdings die Infektionsgefahr, weshalb Rawah Khalaf zwischenzeitlich aufgrund von Krankenhausaufenthalten die Schule pausierte. Aber auch Diskriminierung musste sie erleben, wodurch sie unter anderem auch die Schule schwänzte und depressive Symptome entwickelte. Dies zeigt, wie wichtig es ist, dass alle Kinder früh über Behinderung und andere Diskriminierungsgründe wie unterschiedliche Herkunftsländer, Kulturen und Religionsangehörigkeiten aufgeklärt werden.

Die Behandlung der Depression hat einen starken Einfluss auf die Wiederkehr der Teilhabe genommen. Rawah Khalafs Eigeninitiative ist besonders hervorzuheben, welche es ihr ermöglichte, den Hauptschulabschluss an einer berufsbildenden Schule zu absolvieren.

5.5 Emery-Dreifuss-Muskeldystrophie

5.5.1 „Patricks Geschichte"

Mariacristina Eckhardt

> „Einfach schön zu wissen, dass der Weg, den man einschlägt, von Gott vorgezeichnet ist. Deswegen mache ich mir keine Sorgen oder habe Angst. Hab ich nicht nötig, da Gott alles in seinen Händen hält." Zitat Patrick

Patrick hatte eine glückliche Kindheit. Er wuchs mit seinen zwei Brüdern in einer geborgenen, ländlichen Umgebung auf. In der Schule tat er sich sehr schwer. Trotzdem gab er nie auf und schaffte gerade so den Abschluss. Im Anschluss absolvierte er eine Mechatronikerausbildung, in der er regelrecht explodierte. Man erkannte ihn kaum wieder. Er entschied sich dazu, nach seiner Ausbildung noch Maschinenbau zu studieren. Im Alter von 25 Jahren, mitten im Bachelorstudium, manifestierte sich seine genetische Herzerkrankung, ihm musste ein Defibrillator implantiert werden. Dies veränderte sein Leben, es folgten zahlreiche Krankenhausaufenthalte und gesundheitliche Einschränkungen. Trotz dieser Hindernisse absolvierte er aufgrund seiner technischen Begabung und seiner Disziplin sein Bachelorstudium mit Auszeichnung.

Als er 28 Jahre alt war, lernte ich Patrick kennen. Er erwies sich als Gentleman und gab alles dafür, dass es seinen Liebsten immer gut geht. Er besaß so viele und schöne Talente, z. B. war er immer hilfsbereit, ausgeglichen, immer lösungsorientiert und hatte einen tiefen Glauben. Ich verliebte mich total in ihn und wir heirateten im März 2020 standesamtlich und im folgenden Jahr kirchlich. Wir versprachen uns, in guten wie in schlechten Zeiten füreinander da zu sein. Ich ahnte nicht, was da alles auf uns zukommen und bewältigt werden würde, um dieses Versprechen zu halten. Leider war uns nur eine kurze gemeinsame Zeit vergönnt.

Zwei Monate nach der kirchlichen Hochzeit musste sich Patrick einer Katheterablation am Herzen unterziehen. Trotzdem verschlechterte sich sein Zustand danach radikal, seine Herzleistung nahm weiter ab. Die nächsten acht Monate waren sehr schwer. Es folgten insgesamt neun Krankenhausaufenthalte, unzählige Arztbesuche und immer diese schwere Atemnot, die er hilflos ertragen musste. Trotz dieser für Patrick unglaublich schweren Zeit freute er sich intensiv über meine Schwangerschaft, wobei ihm seine Gebete und sein Gottvertrauen sehr geholfen haben. Unser größter Wunsch war es, Eltern zu werden, und nach kürzester Zeit klappte es auch. Meine Schwangerschaft verlief nicht ganz ohne Übelkeit und Schmerzen, trotzdem holte ich ihn jedes Mal aus dem Krankenhaus ab, ging jede Woche mit ihm zum Arzt und war für Patrick da. So, wie auch seine Eltern immer auf Abruf dastanden, und ihn nachts öfters in die Klinik bringen mussten. Auch unser Umfeld war stark involviert, unsere Freunde unterstützten uns durch biblisches Fasten, auch die Ältesten unserer Gemeinde kamen zum Heilungsgebet zu uns nach Hause. Wir wurden außerdem von einigen freikirchlich christlichen Pastoren betreut. In dieser Zeit bekamen wir viele gute biblische Verheißungen von Glaubensgeschwistern, und das half uns, nicht in Verzweiflung zu geraten. Patrick schaute immer hoffnungsvoll in die Zukunft, er war immer auf den nächsten Schritt fokussiert, der ihn voranbringen sollte.

Leider fanden wir bei unseren Ärzten nicht die erforderliche Hilfe und so wandten wir uns an eine Uniklinik. Schon nach dem ersten Gespräch wurden uns die Unterlagen für eine Herztransplantation ausgehändigt. Für mich war das ein regelrechter Schock. Nicht aber für Patrick – er sah dies als neue Chance. Er hatte keine Angst, auch wenn ihm bewusst war, dass es auch mit diesem Weg keine Garantie auf eine Heilung gab. Kurz danach kam dann der Anruf, er solle den großen Koffer packen und ins Transplantationszentrum der Uniklinik Freiburg kommen. Er wurde sofort auf die Warteliste aufgenommen und nach 4 Wochen bekam er endlich den Hochdringlichkeitsstatus.

Zwei Tage später kam das nächste dramatische Ereignis. Sein Herz begann zu flimmern, er musste reanimiert und an eine Herz-Lungen-Maschine angeschlossen werden. Sein Zustand war sehr kritisch. An diesem Tag beteten einige hundert Menschen für ihn – und ich stand hilflos da, hochschwanger mit unserem Kind. Meine Gebete waren, dass er die Geburt seiner Tochter nicht verpassen und vor allem, dass er sie noch kennenlernen würde.

Ein paar Tage später wurde ihm in einer schwierigen Operation ein Linksherzunterstützungssystem eingesetzt. Kurze Zeit danach musste er erneut wiederbelebt werden. Er wurde insgesamt zwölfmal wegen innerer Blutungen operiert, der Oberlappen und im Verlauf auch der Mittellappen der Lunge mussten entfernt werden.

In dieser Zeit durchlebte er eine Nahtoderfahrung, in der er die Hölle sah. Ihm war klar – da wollte er nicht hin! Wegen dieser vielen notwendigen Operationen war er einen Monat lang beinahe durchgängig sediert. Trotzdem schaffte er es jedes Mal, wenn ich ihn besuchte, mich wahrzunehmen und mit dem schönsten Lächeln anzustrahlen. In seinem Glauben war er sich sicher, dass alles gut werden würde. Er vertraute auf Gott. Ich spielte ihm immer die unzähligen Sprachnachrichten und Gebete vor, die uns von den vielen Menschen zugeschickt wurden. Dies gab ihm unglaublich viel Kraft. Trotz seines Beatmungsschlauches sprach er immer wieder seinen Psalm, den er von seinem Jugendfreund zugesprochen bekommen hatte. „Ich werde leben und nicht sterben, und die Taten des Herrn verkünden."

Er verlor in dieser Zeit so viel Muskulatur, dass er sich kaum bewegen konnte. Durch seinen genetischen Defekt war er ohnehin kein muskulöser Mensch.

Kurz darauf entband ich unsere Tochter im Nachbargebäude der Uniklinik. Anstatt im Kreissaal auf die Geburt zu warten, saß ich bis zum letzten Moment an seinem Bett auf der Intensivstation. Soley haben wir sie genannt. Dies bedeutet „Sonne" und sie wurde in dieser schweren Zeit das Licht unserer Familie. Die Ärzte auf der Intensivstation hatten geplant, ihn mitsamt seinen ganzen Geräten zum Zeitpunkt der Geburt in den Kreissaal zu schieben. An diesem Tag ging es ihm aber zu schlecht, sodass er diesen wunderschönen Moment in seinem Leben nicht live miterleben konnte. In dieser Situation gab es für ihn keinen Lichtblick mehr, er durchlitt eine tiefe depressive Episode, und durch die vielen Medikamente und Sedativa war er nicht mehr er selbst. Im Delirium wollte er sich den Beatmungsschlauch ziehen, weshalb er fixiert werden musste. Wenn man an einen solchen Tiefpunkt gelangt, ist es meiner Meinung nach verständlich, dass man seine Motivation und das Ziel aus den Augen verliert. Oft sagte er: „Ich freue mich auf zuhause."

Ein paar Tage später besuchte ihn sein Gemeindepastor und salbte ihn mit Öl. Es dauerte einige Wochen, bis sich sein psychischer Zustand verbesserte. Danach war er motivierter denn je. Sein Glaube zu Gott wurde in diesen schweren Momenten tiefer als zuvor. Zu keiner Zeit zweifelte er an Gott.

Ihm standen aber noch etliche weitere Operationen bevor. Er benötigte ein zweites Herzunterstützungssystem für das rechte Herz, viele Drainagen wegen Bauchwasser, Dialyse wegen Nierenversagen, antibiotische Therapien wegen Lungenentzündung, zahlreiche Infektionen und Krankenhauskeime, Wundentzündungen, Dekubitus, Schmerzpumpe, etliche Bluttransfusionen, Spitzfuß, künstliche Ernährung, Dauerbeatmung, operative Anlage einer Ernährungssonde. Es gab so viele Momente, an denen sein Leben an einem seidenen Faden hing.

In dieser Zeit gab es viele große und kleine Wunder. Der Spitzfuß bildete sich wieder zurück, die Nierenfunktion setzte wieder ein. Nachdem eine Glaubensschwester für ihn betete und sah, wie ein Engel einen Finger über seine Wunde legte, hat man am nächsten Tag im OP feststellen können, dass sich ein Blutgerinnsel entwickelte, das auf die blutende Stelle drückte, und somit wurde die Blutung gestoppt. Doch das größte Wunder war, dass er das alles überlebt hat. Auch den Ärzten fiel auf, dass ihn etwas von anderen Patienten unterscheidet. An dieser Stelle an großes Dankeschön für die Hochleistungsmedizin, die sie jeden Tag an ihm vollbracht haben.

Wie hat er das alles ausgehalten? Wie konnte er sich seiner Heilung so gewiss sein? Wie kann jemand nach so vielen Rückschlägen noch hoffnungsvoll in die Zukunft schauen? Wie kann es sein, dass er in dieser eigentlich hoffnungslosen Situation nicht aufgab?

Nachdem er aus der Sedierung nach den zahlreichen OPs aufgeweckt wurde, erkannten die Ärzte und der begleitende Psychologe ziemlich schnell, dass meine Besuche seine Stimmung und seine Leistungsbereitschaft drastisch verbesserten. Trotz der Einschränkungen durch die Coronapandemie machten die Ärzte es möglich, dass er täglich bis zu acht Stunden Besuche von seiner Familie, seinen Freunden, seinem Gemeindepastor empfangen durfte. Sogar sein

Großvater mit Gehwagen saß tagelang am Bett, als seine Mutter Sonja sich von den langen und zahlreichen Autofahrten von den Besuchen erholen musste. Sein Bruder Stefan, selbst Psychologiestudent, nahm mit dem Psychologen im Krankenhaus Kontakt auf, um eine möglichst umfangreiche und auf Patricks Persönlichkeit abgestimmte Betreuung zu erreichen und die Familie mit einzubeziehen. Seine Tochter sah er regelmäßig, sie erwies sich als Hauptmotivation. Als Familienmensch war er sich der Verantwortung ihr gegenüber bewusst, sodass er irgendwann begann, sich in die Babypflege einzulesen und einzumischen. Mit viel Aufwand haben wir alle gemeinsam es nur an drei Tagen während dieser elf Monate nicht geschafft, einen Besuch zu organisieren. Es war für alle sehr anstrengend.

Keine Motivationsmöglichkeit vonseiten der Familie und Freunden wurde ausgelassen. Er wurde trotz seiner Schmerzen und seines oft kritischen Zustandes in alle Aktionen und Entscheidungen, die es zuhause gab, miteinbezogen. Er wurde herausgefordert, Stellung zu beziehen. Man versuchte, in ihm den gesunden Patrick zu sehen, der gerne mitmischt, immer tausende Ideen im Kopf hat und es liebt, diese umzusetzen. Auch die Familie war bestrebt, die Zukunft für ihn hoffnungsvoll zu sehen und hier den Weg zu bereiten. Sein Vater Bernd kaufte ihm z. B. gewünschtes Werkzeug und besprach mit ihm zukünftige gemeinsame Bauprojekte. Die Familie bemühte sich sogar um einen Minibagger, um ihm einen Traum zu erfüllen. Auch ein Umbau der Wohnung war geplant.

Seine bedingungslose Loyalität gegenüber seiner Familie und mir war ein relevanter Antrieb für die lange Zeit, Rückschläge anzunehmen, diese Situation auszuhalten und täglich mit der Hilfe von Psychologen, Ärzten, Pflegekräften, Physiotherapeuten und Logopäden die Atmung und den Aufbau der Muskulatur zu trainieren. Die Familie erwartete es von ihm, dass er wie ein Löwe kämpfte. Die Freude und die Hoffnung, seiner Tochter Soley ein guter Papa und mir ein Ehemann zu sein war so groß, dass sie das Leid im Krankenhaus linderten (Abb. 5.14). Seine Worte: „Mir ist letztendlich nur wichtig, dass sie

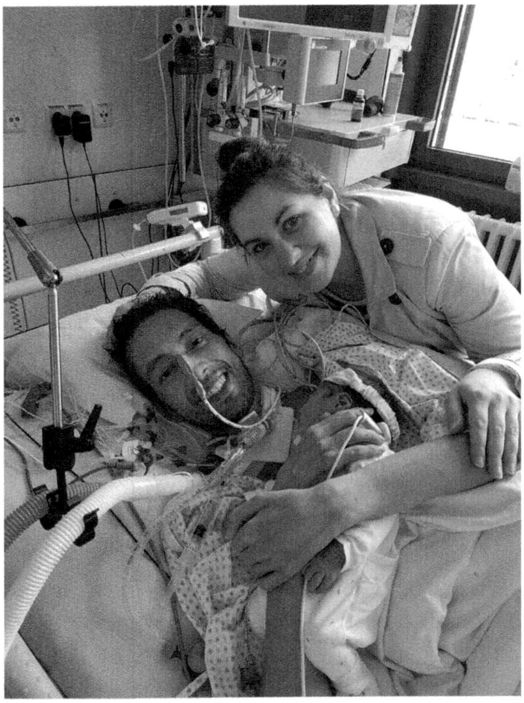

Abb. 5.14 Patrick, Mariacristina und Soley Eckhardt

(Soley) weiß, dass da jemand ist, der ihr Halt gibt und sie unendlich liebt. Das Lächeln meiner Tochter ist für mich wertvoller als alles andere auf der Welt und heilsamer als die beste Medizin. Du und deine Mutter, ihr werdet mich wieder gesund machen."

Kognitiv war Patrick unverändert fit, nur konnte er wegen des Beatmungsschlauchs nicht sprechen. Er fand Hilfsmittel für sich, um zu kommunizieren. Ich bestellte ihm eine Handyhalterung fürs Bett und anstatt zu reden, schrieb er. So konnten unsere Gespräche stattfinden. Und mittlerweile war ich zu einer Meisterin im Lippenlesen geworden.

WhatsApp und Videokonferenzen erwiesen sich ebenfalls als ein Segen, denn so konnte er Kontakt zu seinem Umfeld halten. Trotz seiner Kraftlosigkeit meldete er sich oft. Er bekam viele Videos von zu Hause, von seinem Garten und seinen Hühnern. Auch schickte ich ihm täglich Bilder und Videos von seiner Tochter, sodass er das Gefühl bekam, er verpasse keinen Entwicklungsschritt. Irgendwann entdeckte er ein Onlinespiel

(Rummikub), das man oft mit ihm spielen konnte, um die Zeiten für ihn zu überbrücken, wenn kein Besucher vor Ort war. Auch wenn es für uns sehr anstrengend war.

Trotz seiner Schmerzen und seiner Kraftlosigkeit trainierte Patrick auch außerhalb der Physioeinheiten, um möglichst schnell voranzukommen. Auch hier wurden alle Besucher miteinbezogen. Dazu haben wir die Übungen per Video aufgenommen und an unsere dafür eingerichtete WhatsApp-Gruppe „Training" verschickt. Jeder Erfolg wurde gefeiert, und war er noch so klein. Misserfolge und Rückschläge versuchte man zu ignorieren, wobei hier Patrick der größte Trost für uns andere war. „Morgen wird es wieder besser" war seine Bemerkung dazu. Auch hier kamen seine extrem positive Grundeinstellung und der Glaube an das immer Gute zutage.

Sein Charakter war wie für diese Zeit gemacht. Ständig auf den nächsten Schritt fokussiert, der die gewünschte Heilung bringt. Wenn man ihn fragte: „Wie hältst du das aus?", war seine Antwort ein schulterzuckendes „Was soll ich machen?!" Er konnte die Situation annehmen. Sein Durchhaltevermögen, seine anhaltende Disziplin und sein Ehrgeiz, den er schon im Studium bewiesen hatte, waren hier von Vorteil. Natürlich hatte auch er Einbrüche, aber er wurde immer wieder von uns und den regelmäßigen Besuchen des Krankenhauspsychologen aufgefangen und motiviert.

Die Arztgespräche überließ er der Familie, er selbst zeigte ein vermindertes Interesse für den Krankheitsverlauf. Sein Glaube und Vertrauen zu Gott machten das möglich. Er hat alles in Gottes Hände gegeben. So wurden negative Aussagen über seinen Zustand von ihm relativiert. Nicht der Arzt bestimmt über mein Leben, sondern Gott. Gott hat das letzte Wort und nicht die Ärzte. Die Unwissenheit über seinen Gesundheitszustand, darüber, wie gering seine Überlebenschance war, war von Vorteil und half ihm, die Situation zu bewältigen. Es half ihm, das Abendmahl einzunehmen, Predigten anzuhören und sich mit gläubigen Menschen auszutauschen, was über WhatsApp einfach war. Er hat von Gott den Zuspruch bekommen, dass er ein neues Herz bekommen werde. Als es unbequem wurde, sagte er immer: „Gott ist gut." Und zeigte mit dem Finger nach oben. Dieses Vertrauen in der schwersten Zeit seines Lebens hat ihn getragen.

Die Ärzte reagierten immer sofort, wenn es zu irgendwelchen unklaren Situationen kam. Sie ließen keine Möglichkeit der Motivation aus. Ihr Ziel war es, ihn soweit wieder aufzubauen, dass er nach Hause konnte. Sie beschrieben es immer als einen Marathon. Es wurde klar, dass das kein einfacher Weg werden würde.

Ein Zitat des Gemeindepastors möchte ich an dieser Stelle gerne wiedergeben: „Bei meinen Besuchen in der Uniklinik habe ich einen Freund vorgefunden, dessen Leben buchstäblich am seidenen Fanden hängt. Und trotzdem war Patrick für mich voller Hoffnung und Leben. Nicht immer wollte er weiterleben. Aber sein Glaube an Gott war inspirierend. Wir haben zusammen gebetet, die Bibel gelesen und Abendmahl gefeiert. Jeder Besuch bei Patrick hat mich zutiefst bewegt. Die Treffen waren sogar eine Ermutigung, meinen eigenen Glauben zu leben. Bei Patrick konnte man das Wort aus Psalm 23 förmlich spüren – *Wenn ich wandere im finsteren Tal, fürchte ich kein Unheil, denn DU bist bei mir...*"

An seinem Geburtstag durfte ich bei ihm übernachten und zur Überraschung gab es ein einstündiges Gratulationsvideo, mit dem ihm unterschiedliche Freundesgruppen, die Familie und das Umfeld Lieder sangen und Glückwünsche übermittelten. Das Intensivzimmer wurde mit Girlanden dekoriert, es gab Kuchen und zahlreiche Geschenke. Unter anderem eine Drohne, die ab diesem Tag gelegentlich durch das Intensivzimmer flog.

Auch wurde er regelmäßig mit einem Aufgebot an Ärzten, Psychologen und Pflegern in den Garten oder in die Krankenhauskapelle geschoben. Jedoch war ihm das eher unangenehm, sodass er das Angebot nicht oft annahm. Ich denke, das Zurückgehen war für ihn das Problem, wie der Vogel, der wieder im Käfig eingesperrt wird.

An Heiligabend stellte er einen Weihnachtsbaum in seinem Zimmer auf. Er wollte mit Frau und Tochter das erste gemeinsame Weihnachten als Familie feiern. Auch wurde es von Ärzten und

Pflegern freudig wahrgenommen. Sein Wunschgeschenk zu Weihnachten war eine Überwachungsanlage für Hof und Garten, mit der er sein Zuhause vom Intensivbett aus beobachten wollte. Für seine Tochter und mich bestellte er sogar ein Weihnachtsgeschenk.

Trotz allem gab er seinem Umfeld auch viel zurück. Er fragte oft nach, wie es uns dabei geht und sorgte sich darum, wie seine Eltern, Brüder und ich das alles bewältigen konnten. Neben den vielen Besuchen und der ständigen Sorge um ihn mussten wir auch noch unseren Alltag meistern. Ich bekam am ersten Hochzeitstag überraschenderweise einen riesigen Blumenstrauß zugestellt, obwohl er in diesem Zeitraum wegen notwendiger Maßnahmen über mehrere Tage sediert war.

Patrick und ich planten, nach seiner Heimkehr ein Buch über seine Geschichte zu schreiben. Um die Rolle des Glaubens im Umgang mit Krankheit und die Ewigkeitsperspektive zu vermitteln. Damit er anderen in ähnlichen Situationen ein Wegweiser sein konnte.

Nach fast einem Jahr auf der Intensivstation sollte die Verlegung in das Evangelische Krankenhaus Oldenburg zum Weaning von der Atemunterstützung stattfinden.

Es war schön zu sehen, wie Patricks letzte Tage von Gott geführt worden sind. Sein Rechtsherzsystem meldete einen Tag vor der Verlegung nach Oldenburg eine Fehlermeldung, sodass die Ärzte entschieden, den Transport um ein paar Tage zu verschieben. In dieser Zeit konnte sein älterer Bruder Markus ihn noch für drei Tage besuchen, den er seit mehreren Wochen nicht mehr gesehen hatte. Patrick genoss sehr die Zeit mit ihm. Es war nämlich geplant, dass Markus ihn erst in Oldenburg besuchen kommt. Gott schenkte ihm Zeit mit seinem Bruder.

Berührend war auch der letzte Besuch seiner Eltern. An dem Tag gab es etwas Chaos, Patrick hatte einige Untersuchungen. Als die Eltern sein Zimmer verließen, drehte sich sein Vater Bernd nochmal um, schaute ihn an und fragte: „Sehen wir uns wieder?“ Patrick nickte lächelnd. Nur hatte sein Vater Angst, ihn zu fragen, wo sie sich wieder sehen. Jetzt wissen wir schmerzlich, dass sie sich tatsächlich erst im Himmel wiedersehen.

An dieser Stelle möchte ich noch ein letztes Zitat meines Vaters wiedergeben, bei seinem letzten Besuch: „Patrick, mein lieber Schwiegersohn, ich sehe, wie deine Seele rein und vollkommen weiß ist.“ Anfangs war es uns nicht klar, was dies bedeutete. Doch dann haben wir es verstanden, Gott hatte ihn vorbereitet.

An dem Tag vor der Verlegung schenkte Gott uns noch einmal einen Familientag. Patrick genoss die Zeit mit seiner Tochter und mir. Am Abend schrieben wir uns noch über zwei Stunden, wie sehr wir uns liebten, wie verliebt er in seine Tochter ist und wie der ganze Weg von Gott geführt worden war.

Nach 354 Tagen Intensivstation verstarb er mit 33 Jahren am 13. Januar 2023 nach dem Transport im evangelischen Krankenhaus Oldenburg. Er verabschiedete sich, bevor er für den Intensivflug ans andere Ende Deutschlands sediert wurde – „Jetzt zum Weaning und dann geht es heim.“

In seinen letzten Momenten begleiteten wir ihn alle. Wir fuhren nachts los, um rechtzeitig bei ihm sein zu können. Ab dem Zeitpunkt haben wir ihn keine einzige Minute mehr allein gelassen. Ich versprach ihm weinend, dass ich bis zum Schluss bei ihm sein werde, und hielt dabei seine Hand fest. Wir verbrachten die ganze Nacht mit ihm auf dem Intensivzimmer.

Seine Brüder entschieden am Sterbebett, den Weg mit Jesus zu gehen und machten eine Lebensübergabe. So ging einer der größten Wünsche von Patrick in Erfüllung. Nachdem man ihm versprach, dass man sich zuhause um alles kümmern würde, seine Tochter und Frau versorgt wären, konnte er loslassen und friedlich gehen.

Er verstarb mit der Gewissheit, dass er zurück nach Hause zu seiner Familie kommen würde. Genau genommen ist er nicht gestorben, er ist uns nur vorausgegangen. Er ist jetzt lebendiger und gesünder denn je, im Himmel bei unserem Vater. Und er lebt in seiner Tochter weiter.

Der Psalm, den er vor über einem Jahr zugesprochen bekommen hatte, hat sich durch diesen Buchbeitrag erfüllt. „Ich werde nicht sterben, sondern am Leben bleiben und erzählen, was der Herr getan hat!“ Psalm 118–17

5.5.2 Versorgung schwerkranker neurologischer und neurochirurgischer Patienten an der Schnittstelle von Beatmungsentwöhnung, Frührehabilitation und Palliative Care

Martin Groß

Einführung

Auf ca. 5000 Behandlungsplätzen wird in Deutschland für schwerkranke neurologische und neurochirurgische Patienten sowie für Patienten mit neurologischen Komplikationen der intensivmedizinischen Behandlung nicht neurologischer Erkrankungen die neurologisch-neurochirurgische Frührehabilitation (NNFR) angeboten. Auf ca. 1100 dieser Behandlungsplätze wird zudem die Entwöhnung von der Beatmung angeboten. Vor allem Patienten, die aus den Intensivbereichen von Akutkrankenhäusern in die NNFR übernommen werden, können während der Behandlung in der NNFR schwere Komplikationen erleiden, die dann entweder auf der Grundlage des Patientenwillens oder fehlender medizinischer Indikationen für die Einleitung oder Weiterführung medizinischer Maßnahmen einen Wechsel des Therapieziels nach sich ziehen. Die Anforderungen an die moderne NNFR sind also hoch: Sie muss die intensiv- und palliativmedizinische Behandlung in die Rehabilitation integrieren. Außerdem muss sie im Hinblick auf die palliative Begleitung auch die Spiritualität des Patienten und seiner Angehörigen berücksichtigen. Die Geschichte von Herrn E. zeigt eindrücklich die Rolle von Religiosität und Spiritualität für die Lebensqualität des Patienten, für die Bewältigung der Belastung durch die Angehörigen und für die Entscheidungsfindung in der letzten Lebensphase. Dieses Kapitel wird spezialisierte Versorgungsstrukturen für neurologische und neurochirurgische Patienten darstellen, die dort auftretenden komplexen Behandlungs- und Entscheidungssituationen erläutern und die Rolle von Palliative Care und Spiritual Care in diesem Zusammenhang darlegen.

Spezialisierte Versorgungsstrukturen

Aufgrund der Häufigkeit neurologischer Erkrankungen, der Komplexität ihrer Behandlung sowie der aus neurologischen Erkrankungen oftmals resultierenden Behinderungen sind neurologische Patienten in vielen Strukturen der medizinischen und pflegerischen Versorgung anzutreffen. Die Behandlung findet im *Akutkrankenhaus* auf neurologischen Normalstationen, Schlaganfalleinheiten (Stroke Units), Intermediate-Care- und Intensivstationen statt.

Die neurologische *Rehabilitation* wiederum ist nach dem Phasenmodell der Bundesarbeitsgemeinschaft für Rehabilitation organisiert. In der Phase B, die auch als neurologisch-neurochirurgische Frührehabilitation (NNFR) bezeichnet wird, müssen noch intensivmedizinische Behandlungsmöglichkeiten vorgehalten werden (Bundesarbeitsgemeinschaft für Rehabilitation 1995) (Siehe 6.2.5). Mittlerweile existieren in Deutschland zudem ca. 1100 Betten für die Beatmungsentwöhnung in mehr als 50 Einrichtungen der NNFR (Platz et al. 2020). Ca. 30 dieser Einrichtungen sind nach den von der Deutschen Gesellschaft für Neurorehabilitation (DGNR) e.V. festgelegten Kriterien als „Zentrum für Beatmungsentwöhnung in der neurologisch-neurochirurgischen Frührehabilitation" zertifiziert. Von der Phase C zur Phase D der neurologischen Rehabilitation nimmt der Pflegebedarf ab und die Fähigkeit der Mitarbeit nimmt zu. Die Phase E schließlich umfasst berufliche Rehabilitation und nachgehende Rehabilitationsleistungen. In der Phase F wiederum sind „dauerhaft unterstützende, betreuende und/oder zustandserhaltende Leistungen erforderlich" (Bundesarbeitsgemeinschaft für Rehabilitation 1995).

Viele neurologische Patienten benötigen – beispielsweise nach einer NNFR – *außerklinische Intensivpflege (AKI).* Grundvoraussetzung des Anspruchs auf AKI ist nach SGB5, § 37c, Abs. 1, Satz 2, dass „die ständige Anwesenheit einer geeigneten Pflegefachkraft zur individuellen Kontrolle und Einsatzbereitschaft oder ein vergleichbar intensiver Einsatz einer Pflegefachkraft erforderlich ist". Die meisten dieser Patienten befinden sich in absteigender Häufigkeit in einer der folgenden Versorgungssituationen: 1. Trachealkanüle, keine Beatmung, 2. invasive Beatmung oder 3. nicht-invasive Beatmung. Die AKI findet am häufigsten in sogenannten Intensivpflege-Wohngemeinschaften mit bis zu 12 Patienten oder in der Häuslichkeit statt (Deutsche Fachpflege 2025). Die Lebensqualität der Patienten der AKI variiert. Beispielsweise haben drei Viertel der beatmeten Patienten mit Muskeldystrophie Typ Duchenne eine gute oder hervorragende Lebensqualität (Pangalila et al. 2015). Andererseits konnte gezeigt werden, dass im Falle der dauerhaften Unmöglichkeit, Intensivpatienten von der Beatmung zu entwöhnen, eine erhebliche Beeinträchtigung der Lebenszufriedenheit und der gesundheitsbezogenen Lebensqualität besteht, hauptsächlich durch Beeinträchtigungen in den Bereichen Mobilität, Kommunikation, Sozialkontakte und Selbstversorgung (Huttmann et al. 2018).

Palliative Care in der neurologisch-neurochirurgischen Frührehabilitation

In der Neurologie, insbesondere in der NNFR, kommen regelmäßig Patienten zur Behandlung, die durch eines oder mehrere der folgenden Charakteristika gekennzeichnet sind: lebensbedrohliche neurologische Erkrankung, Multimorbidität, höheres Lebensalter, schwere Behinderung, Abhängigkeit von lebenserhaltenden Technologien und fehlende Entscheidungsfähigkeit. In vielen Fällen ist daher die Abschätzung der medizinischen Prognose und die Bestimmung des Patientenwillens schwierig. Außerdem ist die Mortalität in der NNFR hoch, insbesondere bei beatmeten Patienten. Daher sind das Vorhandensein eines Palliativteams und eines Palliativkonzepts Kriterien für die Zertifizierung von Zentren für Beatmungsentwöhnung in der neurologisch-neurochirurgischen Frührehabilitation (Siehe 5.5.3).

Der Verlauf bei Herrn E.

Herr E. litt an einer Muskelkrankheit, die auch die Funktion seines Herzmuskels beeinträchtigte. Daher mussten ihm zwei Kunstherzsysteme implantiert werden, die jeweils die linke und die rechte Herzkammer unterstützten. Der intensivmedizinische Verlauf war außerordentlich kompliziert, und auch nach einem Jahr Behandlung auf der herzchirurgischen Intensivstation eines Universitätsklinikums war die Beatmungsentwöhnung nicht gelungen. In diesem Zeitraum kam sein erstes Kind zur Welt, und das Team der Intensivstation sowie seine Ehefrau taten alles, damit er die Nähe zu seinem Kind erleben konnte. Nach Verlegung in die NNFR zeigte sich bei Herrn E. eine schwere und nicht mehr medizinisch behandelbare Infektion im Bereich des Brustkorbs. Zu diesem Zeitpunkt war der Patient nicht mehr entscheidungsfähig. Sowohl der Patient als auch seine Angehörigen waren außerordentlich lebenszugewandt, und daher fiel es den Angehörigen schwer, die Tatsache der aussichtslosen medizinischen Situation anzunehmen. Ein Gespräch über die spirituellen und religiösen Hintergründe schaffte eine Kommunikationsebene, die es den behandelnden Ärzten und der zutiefst christlichen Familie ermöglichte, sich über die Bedeutung der Erkrankung und der fehlenden Heilungsmöglichkeiten im spirituellen Kontext auszutauschen. Eine zentrale Bedeutung im Gespräch erhielt der Begriff des „Wunders“. Während die Angehörigen auf das medizinische Wunder hofften, gelang es im Gespräch herauszuarbeiten, dass bereits ein Wunder stattgefunden hatte: Herr E. hatte trotz der außerordentlich belastenden Krankheitssituation intensives Glück in den Beziehungen zu seiner Ehefrau, Familie, Freunden und seinem neugeborenen Kind erleben dürfen, das von außen betrachtet völlig unmöglich erscheinen mag. Das Annehmen dieses Wunders machte es möglich, auch die Unumkehrbarkeit des Krankheitsprozesses anzunehmen. Ein palliatives Behandlungskonzept wurde vereinbart, und der Patient verstarb ruhig im Kreis seiner Familie.

Fazit

Die Möglichkeiten der modernen Intensivmedizin können zu einem Zustand führen, in dem Patienten nur noch auf der Intensivstation im Krankenhaus überleben können. Spiritualität kann den Erhalt von Hoffnung, Lebensqualität und Teilhabe unter prolongierter Intensivtherapie ermöglichen.

Palliative Care ist aufgrund hoher Sterblichkeit, ausgeprägten Leidensdrucks, unklarer Prognosen und erheblicher Belastung der Angehörigen ein unverzichtbarer Bestandteil der Intensivmedizin. Entscheidungen zum Verzicht auf lebenserhaltende Technologien gelingen einfacher, wenn spirituelle Aspekte explizit angesprochen werden.

Mein großer Dank gebührt der Ehefrau und der Familie des Patienten für die Bereitschaft, seine Geschichte für dieses Kapitel aufzuschreiben. Vieles, was in diesem Kapitel theoretisch abgeleitet wurde, wird durch ihren Beitrag sichtbar und erfahrbar.

5.5.3 Palliative Care – ein Beitrag zur Lebensqualität während des gesamten Erkrankungsverlaufs

Dorothee Steinker

Einleitung
Am Beispiel von Herrn E. wird deutlich, dass Palliative Care keine reine Sterbebegleitung, sondern eine ganzheitliche Betreuung bedeutet, die Patienten mit unheilbaren, lebenslimitierenden Erkrankungen von der Diagnosestellung bis zum Versterben begleitet. Bei Erkrankungen, die mit sich verändernden Symptomen und fortschreitendem Funktionsverlust einhergehen, wie die Erkrankung von Herrn E., gewinnt die frühzeitige Einbindung palliativer Versorgung zunehmend an Bedeutung. Unter dem Begriff *Early Integration* versteht man die zeitgerechte, bereits während der krankheitsspezifischen Behandlung stattfindende palliative Begleitung mit dem Ziel, Lebensqualität zu erhalten, Leid zu lindern und Patienten sowie Zugehörige langfristig zu unterstützen. Diese Herangehensweise stellt einen Paradigmenwechsel dar, der nicht nur medizinische, sondern auch ethische, psychosoziale und organisatorische Aspekte der Versorgung schwerstkranker Menschen betrifft. Die palliative Begleitung beginnt also mit der Diagnosestellung, begleitet in der noch vorhandenen Selbstständigkeit, hilft bei der Integration von notwendigen Hilfsmitteln zu Hause oder begleitet auf der Akutintensivstation und später in spezialisierten Einrichtungen wie zum Beispiel den Zentren für Beatmungsentwöhnung in der neurologisch-neurochirurgischen Frührehabilitation. Palliative Care bleibt auch dann weiter an der Seite des Patienten und seiner Zugehörigen, wenn es um die letzte Versorgung am Lebensende geht, unabhängig davon, an welchem Ort diese stattfindet: Zu Hause, in einer Intensivpflege-Wohngemeinschaft, auf einer Palliativstation oder in einem Hospiz.

Medizinische Herausforderungen
Die Emery-Dreifuss-Muskeldystrophie (EDMD) ist eine seltene genetisch bedingte Muskeldystrophie. Es besteht neben einer oft langsam fortschreitenden Muskelschwäche ein stark erhöhtes Risiko schwerster kardialer Symptome, die innerhalb von 10 Jahren mehr als ein Drittel der Patienten betreffen (Marchel et al. 2021). Die EDMD ist nicht heilbar, kann aber durch eine symptomatische Behandlung, supportive Maßnahmen und – in schweren Fällen – durch ein Palliative-Care-Team, von Anfang an begleitet werden.

Kurative und palliative Medizin – ein Widerspruch?
Herrn E.'s Behandlungen und Operationen waren dazu gedacht, seine Beschwerden zu lindern und ihm mehr Lebensqualität zu geben. Kurative und palliative Behandlung stehen nicht im Widerspruch. Es geht in beiden Fällen darum, dem Patienten eine bessere Lebensqualität und eine erfülltere Lebenszeit zu verschaffen. Die Bedeutung von Palliative Care ist am Anfang noch sehr klein und nimmt im Laufe der Erkrankung deutlich zu. Am Lebensende nimmt die Begleitung durch Palliative Care für den Patienten und seine Zugehörigen einen großen Raum ein, und sie ist häufig auch nach dem Tod noch erforderlich.

Spiritualität
Spiritualität – auch unabhängig von religiösem Glauben – kann helfen, mit Krankheit umzugehen. Sie fördert Reflexion und Sinnfindung. Spirituali-

tät hilft auch bei der Auseinandersetzung mit existenziellen Fragen wie „Was bedeutet mein Leben?" oder „Was bleibt von mir?" Die Planung der eigenen Zukunft ist manchmal schwierig und schmerzvoll. Gespräche mit Zugehörigen, Seelsorgern, Palliative-Care-Fachkräften oder Mitgliedern des Hospizdienstes können Klarheit und Hilfe bieten. Persönliche Rituale wie das Anzünden einer Kerze, Meditation oder künstlerische Ausdrucksformen helfen, Emotionen zu verarbeiten. Symbole wie Steine, Bilder oder Amulette geben Kraft und Trost. Der Glaube hilft bei der Sinnsuche und der Akzeptanz der Erkrankung. Er schafft Hoffnung und Resilienz (psychische Widerstandskraft). Mittels spiritueller Praktiken (z. B. Meditation oder Gebet) werden Hoffnung und innere Stärke bewahrt. Spiritualität ermöglicht Verbundenheit und Trost: Der Glaube an etwas Höheres oder die Zugehörigkeit zu einer Gemeinschaft kann emotionale Unterstützung bieten.

Umsetzung von Palliative Care

Palliative Care setzt dort an, wo Heilung nicht möglich ist, und zielt darauf ab, die Lebensqualität zu erhalten oder zu verbessern. Palliative Care spielt daher eine zentrale Rolle in der Versorgung schwerstbetroffener Menschen, insbesondere bei unheilbaren, lebenslimitierenden Erkrankungen. Sie stellt die Lebensqualität in den Mittelpunkt, indem sie körperliche, psychische, soziale und spirituelle Bedürfnisse in den Vordergrund stellt und berücksichtigt. Palliative Care hilft außerdem dabei, Leiden zu lindern.

Palliative Care sollte zeitgerecht nach Diagnosestellung begleiten („Early Integration"). Alle helfenden Disziplinen sollten von Anfang an zusammenarbeiten. Alle Disziplinen stehen gleichwertig nebeneinander. Palliative Care findet als interdisziplinäre Zusammenarbeit zwischen Ärzten, Pflegekräften, Therapeuten, Psychologen, Seelsorgern und Sozialarbeitern statt. Dabei soll auch die Zusammenarbeit zwischen dem ambulanten und stationären Sektor gut organisiert werden, z. B. bei der Weiterversorgung im Hospiz, auf Palliativstationen oder durch spezialisierte Palliativdienste.

Palliative Care ermöglicht ein würdevolles Sterben und berücksichtigt individuelle Wünsche und Bedürfnisse am Lebensende. Sie fördert einen friedlichen Sterbeprozess z. B. durch eine sogenannte palliative Sedierung, eine ärztliche Maßnahme, bei der Medikamente eingesetzt werden, um das Bewusstsein eines Patienten zu dämpfen und so unerträgliche Leiden zu lindern. Sie begleitet Angehörige auch über den Tod hinaus (Trauerbegleitung).

Kernaspekte der Palliativversorgung sind:

- Symptomkontrolle: Schmerzmanagement, Atemunterstützung, Therapie von Atemnot, Verbesserung der Lebensqualität
- Psychosoziale Betreuung: Unterstützung bei Angst, Depression und familiären Belastungen.
- Spirituelle Begleitung: Seelsorge, Rituale oder Gespräche über existenzielle Fragen
- Würde und Autonomie: Hilfe bei Entscheidungen zur Patientenverfügung und zum Lebensende.

Das Palliative-Care-Team

Ein Palliative-Care-Team ist interdisziplinär aufgestellt und arbeitet gemeinsam daran, die bestmögliche Versorgung von Schwerkranken und sterbenden Menschen zu gewährleisten. Das Team setzt sich aus verschiedenen Fachkräften zusammen, die ihre jeweilige Kompetenz einbringen:

Palliativmediziner, Hausärzte, Fachärzte

Schmerz- und Symptombehandlung, Beratung zu Therapieoptionen und medikamentöser Versorgung, Entscheidung über palliative Maßnahmen und Abstimmung mit Patienten und ihren Zugehörigen.

Palliative-Care-Pflegekräfte

Spezialisierte Pflege zur Linderung von Beschwerden wie z. B. Atemnot und Schmerzen, Begleitung am Lebensende.

Psychosoziale Begleitung, Sozialarbeiter

Unterstützung bei emotionalen Belastungen, Ängsten und Trauer, Hilfe bei sozialen und finanziellen Fragen wie z. B. Patientenverfügungen und Beantragung von Pflegeleistungen

Seelsorger, spirituelle Begleitung
Gesprächspartner für Sinn- und Glaubensfragen unabhängig von Religionen, Unterstützung bei der Abschiedsgestaltung und der Sterbebegleitung, rituelle oder spirituelle Angebote zur inneren Stärkung

Physiotherapeuten, Ergotherapeuten und Logopäden
Unterstützung bei Schmerz und verminderter Beweglichkeit, Atemtherapie zur Erleichterung der Atmung, Verbesserung der Ernährungssituation und Vermeidung von Aspiration, Hilfsmittelversorgung für mehr Selbstständigkeit.

Ehrenamtliche Hospizhelfer
Gespräche, Zuhören, gemeinsame Aktivitäten, Entlastung der Zugehörigen durch Begleitung und Präsenz.

Zugang zur Palliativversorgung
Der Zugang zur Palliativversorgung hängt von der individuellen Situation ab. Hausarzt oder behandelnder Arzt sind die erste Anlaufstelle für Informationen und Überweisungen. Hierbei unterscheiden sich die allgemeine ambulante Palliativversorgung (AAPV) und die spezialisierte ambulante Palliativersorgung (SAPV). Die SAPV verfügt im Vergleich zur AAPV über eine höhere Teamqualifikation und eine 24-Stunden-Rufbereitschaft.

Als nächster Schritt kommt bei schwerer Symptomlast die stationäre Palliativversorgung auf einer Palliativstation im Krankenhaus. Sollte der Patient schon in einem Krankenhaus auf einer kurativen Station liegen, kann ein Palliativkonsildienst dem Patienten sowie den pflegerischen und ärztlichen Kollegen zur Seite stehen. Zudem hilft das Palliative-Care-Team im weiteren Verlauf, zum Beispiel in einem Hospiz, bei einer intensiven Betreuung und einer würdevollen Sterbebegleitung.

Fazit
Palliative Care ist keine „Aufgabe der letzten Tage", sondern kann frühzeitig beginnen, um die Lebensqualität über die gesamte Krankheitsdauer zu erhalten. Besonders in der Schwerstbetroffenenversorgung geht es darum, ein würdevolles, möglichst beschwerdearmes Leben bis zuletzt zu ermöglichen. Palliative Care ist also ein ganzheitlicher Ansatz, der emotionale und existenzielle Bedürfnisse berücksichtigt. Es ist ratsam, sich frühzeitig über die Möglichkeiten der Palliativversorgung zu informieren, um in der Krise schnelle Unterstützung zu erhalten. Inanspruchnahme von Palliativversorgung kann helfen, Leid zu reduzieren und individuelle Wünsche zu erfüllen.

Literatur

Abresch RT, Carter GT, Han JJ (2012) Bewegungstraining bei neuromuskulären Erkrankungen: Sichere und effektive Methoden. PM&R 4(11):856–864

Aguirre AS, Astudillo Moncayo OM, Mosquera J, Muyolema Arce VE, Gallegos C, Ortiz JF, Andrade AF, Oña S, Buj MJ (2023) Treatment of facioscapulohumeral muscular dystrophy (FSHD): a systematic review. Cureus 15(6):e39903. https://doi.org/10.7759/cureus.39903. PMID: 37404420; PMCID: PMC10316996

Albrecht GL, Devlieger PJ (1999) The disability paradox: high quality of life against all odds. Soc Sci Med 48(8):977–988. https://doi.org/10.1016/s0277-9536(98)00411-0. PMID: 10390038

Andersen G, Prahm K, Dahlqvist J, Citirak G, Vissing J (2015) Aerobic training and postexercise protein in facioscapulohummeral muscular dystrophy. RCT study 85(5):396–403. https://doi.org/10.1212/WNL.0000000000001808

Bach J, Huang K, Ishikawa Y (2025) Continuous noninvasive ventilatory support and mechanical insufflation-exsufflation for long-term management, extubation, and decannulation of patients with ventilatory pump failure. In: Groß M et al (Hrsg) Clinical neurorespiratory medicine. Cambridge University Press, Cambridge

Bartels F, Vieregg N, Mauf-Clausen C, Vierbuchen M (2024) LAYA im Einsatz für inklusive (Grundschul-) Lehrkräftebildung im Irak: Eine digitale Lösung für barrierefreies Lernen in Krisenzeiten. In: Flügel A et al (Hrsg) Grundschulforschung meets Kindheitsforschung reloaded. Verlag Julius Klinkhardt, Bad Heilbrunn, S 464–468

Bartolome G et al (2021) Validation of the Munich Swallowing Score (MUCSS) in patients with neurogenic dysphagia: a preliminary study. NeuroRehabilitation 49:445–457

Belfasky PC, Blumenfeld L, LePage A, Nahrstedt K (2003) The accuracy of the modified Evan's blue dye test in predicting aspiration. Laryngoscope 113:1969–1972

Benati D, Cattin E, Corradi F, Ferrari T, Pedrazzoli E, Patrizi C, Marchionni M, Bertorelli R, De Sanctis V, Merlini L, Ferlini A, Sabatelli P, Gualandi F, Recchia A (2024) Restored collagen VI microfilaments network in the extracellular matrix of crispr-edited ullrich congenital muscular dystrophy fibroblasts. Biomolecules 14(11):1412. https://doi.org/10.3390/biom14111412. PMID: 39595588; PMCID: PMC11591638.

Bompa TO, Haff GG (2009) Periodization: theory and methodology of training. Human Kinetics, Champaign

Bönnemann CG (2011) The collagen VI-related myopathies: muscle meets its matrix. Nat Rev Neurol 7(7):379–390. https://doi.org/10.1038/nrneurol.2011.81. PMID: 21691338; PMCID: PMC5210181

Broomfield J, Hill M, Guglieri M, Crowther M, Abrams K (2021) Life expectancy in duchenne muscular dystrophy: reproduced individual patient data meta-analysis. Neurology 97(23):e2304–e2314. https://doi.org/10.1212/WNL.0000000000012910. Epub 2021 Oct 13. PMID: 34645707; PMCID: PMC8665435

Brüggemann S, Sewöster D, Kranzmann A (2017) Bewegungstherapeutische versorgung in der medizinischen rehabilitation der rentenversicherung – eine analyse auf basis quantitativer routinedaten. Rehabilitation 57:24–30

Bundesarbeitsgemeinschaft für Rehabilitation (1995) Empfehlungen zur Neurologischen Rehabilitation von Patienten mit schweren und schwersten Hirnschädigungen in den Phasen B und C. https://www.bar-frankfurt.de/fileadmin/dateiliste/_publikationen/reha_vereinbarungen/pdfs/Empfehlung_neurologische_Reha_Phasen_B_und_C.pdf. Zugegriffen 25.03.2026

Carr JH, Shepherd RB (2010) Neurologische Rehabilitation: Optimierung der motorischen Leistungsfähigkeit. Elsevier Health Sciences, New York

Cescon M, Gattazzo F, Chen P, Bonaldo P (2015) Collagen VI at a glance. J Cell Sci 128(19):3525–3531. https://doi.org/10.1242/jcs.169748. Epub 2015 Sep 16

Ciafaloni E, Kumar A, Liu K, Pandya S, Westfield C, Fox DJ, Caspers Conway KM, Cunniff C, Mathews K, West N, Romitti PA, McDermott MP (2016) Age at onset of first signs or symptoms predicts age at loss of ambulation in Duchenne and Becker muscular dystrophy: data from the MD STARnet. J Pediatr Rehabil Med 9(1):5–11. https://doi.org/10.3233/PRM-160361. PMID: 26966795; PMCID: PMC5868738

Cruz-Ferreira A, Fernandes J, Laranjo L, Bernardo LM, Silva A (2011) Eine systematische überprüfung der auswirkungen der pilates-trainingsmethode auf gesunde menschen. Arch Phys Med Rehabil 92(12):2071–2081

Darras BT, Jones HR, Ryan MM, De Vivo DC (Hrsg) (2015) Neuromuskuläre Störungen im Säuglingsalter, in der Kindheit und Jugend: Ein klinischer Ansatz. Elsevier,

Deutsche Fachpflege (2025) Unternehmens- und Qualitätsbericht 2024. deutschefachpflege.de/assets-qb24/downloads/QB2024.pdf?utm_source=webseite&utm_medium=link&utm_campaign=QB24

Diniz LR, Souza LM (2018) Physiotherapeutische Ansätze für Personen mit Duchenne-Muskeldystrophie: eine systematische Übersicht. Neurol Int 10(3):7898

Ducharme-Smith A, Nicolau S, Chahal CAA, Ducharme-Smith K, Rehman S, Jaliparthy K, Khan N, Scott CG, St Louis EK, Liewluck T, Somers VK, Lin G, Brady PA, Milone M (2021) Cardiac involvement in facioscapulohumeral muscular dystrophy (FSHD). Front Neurol 12:668180. https://doi.org/10.3389/fneur.2021.668180. PMID: 34108930; PMCID: PMC8181417

Eibl K (2019) Dysphagie. In: Eibl K (Hrsg) Sprachtherapie in Neurologie, Geriatrie und Akutrehabilitation, 1. Aufl. Elsevier-Verlag, München, S 364–426

Faldini C, Viroli G, Fiore M, Barile F, Manzetti M, Merlini L, Ruffilli A (2021) Surgical treatment of scoliosis in Ullrich congenital muscular dystrophy: a case series of 3 patients. Intractable Rare Dis Res 10(2):75–80. https://doi.org/10.5582/irdr.2020.03162. PMID: 33996351; PMCID: PMC8122316

Foley AR, Yun P, Leach ME, Neuhaus SB, Averion GV, Hu Y, Hayes LH, Donkervoort S, Jain MS, Waite M, Parks R, Bharucha-Goebel DX, Mayer OH, Zou Y, Fink M, DeCoster J, Mendoza C, Arévalo C, Hausmann R, Petraki D, Cheung K, Bönnemann CG (2024) Phase 1 open-label study of omigapil in patients with lama2- or col6-related dystrophy. Neurol Genet 10(3):e200148. https://doi.org/10.1212/NXG.0000000000200148. PMID: 38915423; PMCID: PMC11139016

Frank U, Pluschinski O, Hofmayer A, Duchac S (2021) Grundlagen. In: Frank U, Pluschinski O, Hofmayer A, Duchac S (Hrsg) FAQ Dysphagie. Antworten – prägnant und praxisnah, 1. Aufl. Elsevier Verlag, München, S 1–5

Fu XN, Xiong H (2017) Genetic and clinical advances of congenital muscular dystrophy. Chin Med J 130(21):2624–2631. https://doi.org/10.4103/0366-6999.217091. PMID: 29067961; PMCID: PMC5678264

Gandhi S, Sweeney HL, Hart CC, Han R, Perry CGR (2024) Cardiomyopathy in duchenne muscular dystrophy and the potential for mitochondrial therapeutics to improve treatment response. Cells 13(14):1168. https://doi.org/10.3390/cells13141168. PMID: 39056750; PMCID: PMC11274633

Huttmann SE, Magnet FS, Karagiannidis C, Storre JH, Windisch W (2018) Quality of life and life satisfaction are severely impaired in patients with long-term invasive ventilation following ICU treatment and unsuccessful weaning. Ann Intensive Care 8(1):38. https://doi.org/10.1186/s13613-018-0384-8. PMID: 29549456; PMCID: PMC5856853

Iorgulescu G (2009) Saliva between normal and pathological. Important factors in determining systemic and

oral health. J Med Life 2(3):303–307. PMID: 20112475; PMCID: PMC5052503
Kahrilas PJ, Logemann JA, Krugler C, Flanagan E (1991) Volitional augmentation of upper esophageal sphincter opening during swalling. Am J Physiol 260:450–456
Kleefeld F, Schoser B (2023) The current clinical perception of myotonic dystrophy type 2. Curr Opin Neurol 36(5):474–478. https://doi.org/10.1097/WCO.0000000000001186. Epub 2023 Jul 18
Klepacki L, Schröer A, Zirfas J (Hrsg) (2009) Der Alltag der Kultivierung. Studien zu Schule, Kunst und Bildung. Waxmann Verlag GmbH, Münster
Krishna L, Prashant A, Kumar YH, Paneyala S, Patil SJ, Ramachandra SC, Vishwanath P (2024) Molecular and biochemical therapeutic strategies for duchenne muscular dystrophy. Neurol Int 16(4):731–760. https://doi.org/10.3390/neurolint16040055. PMID: 39051216; PMCID: PMC11270304
Kroon RHMJM, Kalf JG, de Swart BJM, van der Sluijs BM, Glennon JC, Raz V, van Engelen BG, Horlings CGC (2021) Longitudinal assessment of strength, functional capacity, oropharyngeal function, and quality of life in oculopharyngeal muscular dystrophy. Neurology 97(15):e1475–e1483
Link P, Stein R (2017) Schulische Inklusion und Übergänge. Frank & Timme GmbH, Berlin
Lo Cascio CM, Goetze O, Latshang TD, Bluemel S, Frauenfelder T, Bloch KE (2016) Gastrointestinal dysfunction in patients with duchenne muscular dystrophy. PLoS One 11(10):e0163779. https://doi.org/10.1371/journal.pone.0163779. PMID: 27736891; PMCID: PMC5063332
Lott DJ, Taivassalo T, Cooke KD, Park H, Moslemi Z, Batra A, Forbes SC, Byrne BJ, Walter GA, Vandenborne K (2021) Safety, feasibility, and efficacy of strengthening exercise in Duchenne muscular dystrophy. Muscle Nerve 63(3):320–326. https://doi.org/10.1002/mus.27137. Epub 2020 Dec 22. PMID: 33295018; PMCID: PMC9254904
Luder R, Kunz A, Müller Bösch C (Hrsg) (2014) Inklusive Pädagogik und Didaktik. hep Verlag, Bern
MacKintosh EW, Chen ML, Benditt JO (2020) Lifetime care of duchenne muscular dystrophy. Sleep Med Clin 15(4):485–495. https://doi.org/10.1016/j.jsmc.2020.08.011. Epub 2020 Oct 5. PMID: 33131659; PMCID: PMC7534837
Magill RA, Anderson D (2017) Motorisches Lernen und Kontrolle: Konzepte und Anwendungen. McGraw-Hill Education, New York
Mah JK, Clemens PR, Guglieri M, Smith EC, Finkel RS, Tulinius M, Nevo Y, Ryan MM, Webster R, Castro D, Kuntz NL, McDonald CM, Damsker JM, Schwartz BD, Mengle-Gaw LJ, Jackowski S, Stimpson G, Ridout DA, Ayyar-Gupta V, Baranello G, Manzur AY, Muntoni F, Gordish-Dressman H, Leinonen M, Ward LM, Hoffman EP, Dang UJ; NorthStar UK Network and CINRG DNHS Investigators Efficacy and safety of vamorolone in Duchenne muscular dystrophy: a 30-month nonrandomized controlled open-label extension trial. JAMA Netw Open. 2022;5(1):e2144178.
Marchel M, Madej-Pilarczyk A, Steckiewicz R, Stolarz P, Peller M, Tymińska A, Ostrowska E, Ozierański K, Balsam P, Grabowski M, Opolski G (2021) Predictors of mortality and cardiovascular outcomes in Emery-Dreifuss muscular dystrophy in a long-term follow-up. Kardiol Pol 79(12):1335–1342. https://doi.org/10.33963/KP.a2021.0159. Epub 2021 Nov 16
Martens J, Obenland W (2017) Die Agenda 2030 – Globale Zukunftsziele für nachhaltige Entwicklung. Deutsche Nationalbibliothek, Frankfurt
McKim DA, Griller N, LeBlanc C, Woolnough A, King J (2013) Twenty-four hour noninvasive ventilation in Duchenne muscular dystrophy: a safe alternative to tracheostomy. Can Respir J 20(1):e5–e9. https://doi.org/10.1155/2013/406163
Meola G, Cardani R (2017) Myotonic dystrophy type 2 and modifier genes: an update on clinical and pathomolecular aspects. Neurol Sci 38(4):535–546. https://doi.org/10.1007/s10072-016-2805-5
Mercuri E, Cini C, Pichiecchio A, Allsop J, Counsell S, Zolkipli Z, Messina S, Kinali M, Brown SC, Jimenez C, Brockington M, Yuva Y, Sewry CA, Muntoni F (2003) Muscle magnetic resonance imaging in patients with congenital muscular dystrophy and Ullrich phenotype. Neuromuscul Disord 7(8):554–558. https://doi.org/10.1016/s0960-8966(03)00091-9
Mercuri E, Osorio AN, Muntoni F, Buccella F, Desguerre I, Kirschner J, Tulinius M, de Resende MBD, Morgenroth LP, Gordish-Dressman H, Johnson S, Kristensen A, Werner C, Trifillis P, Henricson EK, McDonald CM, STRIDE and CINRG DNHS Investigators (2023) Safety and effectiveness of ataluren in patients with nonsense mutation DMD in the STRIDE Registry compared with the CINRG Duchenne Natural History Study (2015–2022): 2022 interim analysis. J Neurol 270(8):3896–3913
Miethe I, Tervooren A, Ricken N (Hrsg) (2017) Bildung und Teilhabe – Zwischen Inklusionsforderung und Exklusionsdrohung. Springer VS, Wiesbaden
Pangalila RF, van den Bos GA, Bartels B, Bergen MP, Kampelmacher MJ, Stam HJ, Roebroeck ME (2015) Quality of life of adult men with Duchenne muscular dystrophy in the Netherlands: implications for care. J Rehabil Med 47(2):161–166. https://doi.org/10.2340/16501977-1898
Peric S, Bjelica B, Aleksic K, Kovacevic M, Cvitan E, Mandic Stojmenovic G, Stojanovic VR (2019) Heart involvement in patients with myotonic dystrophy type 2. Acta Neurol Belg 119(1):77–82. https://doi.org/10.1007/s13760-018-1052-3. Epub 2018 Dec 7
Platz T, Bender A, Dohle C, Gorsler A, Knecht S, Liepert J, Mokrusch T, Sailer M (2020) German hospital capacities for prolonged mechanical ventilator weaning in neurorehabilitation – results of a representative survey. Neurol Res Pract 2(1):18. https://doi.org/10.1186/s42466-020-00065-1. Epub 2020 Jul 1. PMID: 32835164; PMCID: PMC7326531
Prosiegel M, Weber S (2013a) Folgen von Dysphagien. In: Thiel MM, Frauer C, Weber S (Hrsg) Praxiswissen

Logopädie, 2. Aufl. Springer Verlag, Heidelberg, S 82–88

Prosiegel M, Weber S (2013b) Leitsymptome von Dysphagien. In: Thiel MM, Frauer C, Weber S (Hrsg) Praxiswissen Logopädie, 2. Aufl. Springer Verlag, Heidelberg, S 36–45

Prosiegel M, Weber S (2013c) Vorstellung verschiedener Therapiekonzepte. In: Thiel MM, Frauer C, Weber S (Hrsg) Praxiswissen Logopädie, 2. Aufl. Springer Verlag, Heidelberg, S 140–147

Proske U, Morgan DL (2001) Muscle damage from eccentric exercise: mechanism, mechanical signs, adaptation and clinical applications. J Physiol 537(2):333–345

Puma A, Tammam G, Ezaru A, Slioui A, Torchia E, Tasca G, Villa L, Cavalli M, Salviati L, van der Vliet PJ, Lemmers RJ, Pini J, van der Maarel SM, Sacconi S (2025) Double trouble: a comprehensive study into unrelated genetic comorbidities in adult patients with Facioscapulohumeral Muscular Dystrophy Type I. Eur J Hum Genet 33(8):1006–1014. https://doi.org/10.1038/s41431-024-01770-0. Epub ahead of print

Ratamess NA (2012) ACSMs Grundlagen des Krafttrainings und der Konditionierung. Lippincott Williams & Wilkins, Philadelphia

Ross A, Thomas S (2010) Die gesundheitlichen Vorteile von Yoga und Bewegung: eine Übersicht über Vergleichsstudien. J Altern Complement Med 16(1):3–12

Shaker R, Kern M, Bardan E, Taylor A, Stewart ET, Hoffmann RG, Arndorfer RC, Hofmann C, Bonnevier J. Augmentation of deglutitive upper esophageal sphincter opening in the elderly by exercise. Am J Physiol. 1997 Jun;272(6 Pt 1):G1518–22. https://doi.org/10.1152/ajpgi.1997.272.6.G1518. PMID: 9227489.

Shaker R, Easterling C, Kern M, Nitschke T, Massey B, Daniels S, Grande B, Kazandjian M, Dikeman K. Rehabilitation of swallowing by exercise in tube-fed patients with pharyngeal dysphagia secondary to abnormal UES opening. Gastroenterology. 2002 May;122(5):1314–21. https://doi.org/10.1053/gast.2002.32999. PMID: 11984518.

Shumway-Cook A, Woollacott MH (2016) *Motorische Kontrolle: Forschung in die klinische Praxis umsetzen.*. Lippincott Williams & Wilkins, Philadelphia

Stanzel S et al (2024) S3 Leitlinie: Nichtinvasive Beatmung als Therapie der chronischen respiratorischen Insuffizienz,Version: V1.3 (17.07.2024). 020-008l_S3_Nichtinvasive-Beatmung-Therapie-chronische-respiratorische-Insuffizienz_2024-07.pdf. Zugegriffen am 16.03.2025

Trapl M, Enderle P, Nowotny M, Teuschl Y, Matz K, Dachenhausen A, Brainin M (2007) Dysphagia bedside screening für acute-stroke patients: the Gugging Swallowing Screen. Stroke 38:2948–2952

Vita GL, Stancanelli C, La Foresta S, Faraone C, Sframeli M, Ferrero A, Fattore C, Galbo R, Ferraro M, Ricci G, Cotti Piccinelli S, Pizzighello S, Filosto M, Martinuzzi A, Padua L, Trimarchi G, Siciliano G, Mongini T, Lombardo ME, Berardinelli A, Vita G (2020) Psychosocial impact of sport activity in neuromuscular disorders. Neurol Sci 41(9):2561–2567. https://doi.org/10.1007/s10072-020-04345-1. Epub 2020 Apr 4

Weichbrodt J, Eriksson BM, Kroksmark AK (2018) Evaluation of hand orthoses in Duchenne muscular dystrophy. Disabil Rehabil 40(23):2824–2832. https://doi.org/10.1080/09638288.2017.1347721. Epub 2017 Jul 7

Weston M, Hoffman JR (2011) Auswirkungen von Wassergymnastik auf körperliche Funktion und Lebensqualität bei Patienten mit Multipler Sklerose. Disabil Rehabil 33(17–18):1581–1588

Wirth J (2024) Alltag. In: Wirth J, Kleve H (Hrsg) Lexikon des systemischen Arbeitens. Carl-Auer Verlag, Heidelberg

Yonekawa T, Nishino I (2015) Ullrich congenital muscular dystrophy: clinicopathological features, natural history and pathomechanism(s). J Neurol Neurosurg Psychiatry 86(3):280–287. https://doi.org/10.1136/jnnp-2013-307052. Epub 2014 Jun 17

Zambon AA, Muntoni F (2021) Congenital muscular dystrophies: what is new? Neuromuscul Disord 10:931–942. https://doi.org/10.1016/j.nmd.2021.07.009. Epub 2021 Jul 28

Zheng F, Qiu L, Chen L, Zheng Y, Lin X, He J, Lin X, He Q, Lin Y, Lin L, Wang L, Lin F, Yang K, Lin M, Lin Y, Fu Y, Wang N, Wang Z (2023) Association of 4qa-specific distal d4z4 hypomethylation with disease severity and progression in facioscapulohumeral muscular dystrophy. Neurology 101(3):e225–e237. https://doi.org/10.1212/WNL.0000000000207418. Epub 2023 May 24. PMID: 37225433; PMCID: PMC10382269.

Zou Y, Zhang RZ, Sabatelli P, Chu ML, Bönnemann CG (2008) Muscle interstitial fibroblasts are the main source of collagen VI synthesis in skeletal muscle: implications for congenital muscular dystrophy types Ullrich and Bethlem. J Neuropathol Exp Neurol 67(2):144–154. https://doi.org/10.1097/nen.0b013e3181634ef7

6 Erkrankungen des Zentralnervensystems

Stephan Groß, Joachim Schäbitz, Victoria Ohla, Merle Stulken, Eva Rilling, Myriam Mantz-Clemens, Anastasia Stefanakaki, Sandra Hagen, Lars Hauer, Alexandra Hauer, Birgit Hennig, Vadim Dumbravanu, Eleanor Claire Horsbrugh, Tjark Schimmel, Kerrin Mönnich, Karin Cordes-Zabel, Frank Cordes, Joël Delvaux, Christiane Schneider, Germain Weber, Kevin Grewe, Markus Noack, Maja Wiest, Gabriele Fierke, Christian Dohle, Nadja Freymüller, Tobias Knoop und Julia Guz

S. Groß (✉) · M. Noack
Berlin, Deutschland

J. Schäbitz · E. C. Horsbrugh
Oldenburg, Deutschland

V. Ohla
Deutsche Interdisziplinäre Gesellschaft für Außerklinische Beatmung und Intensivversorgung (DIGAB) e.V., Göttingen, Deutschland

M. Stulken · B. Hennig · K. Mönnich
Evangelisches Krankenhaus Oldenburg, Oldenburg, Deutschland

E. Rilling
Aphasie- und Seniorenzentrum Vechta, Vechta, Deutschland

M. Mantz-Clemens
Grevenmacher, Luxembourg

A. Stefanakaki
Philippusstift Essen, Essen, Deutschland

S. Hagen · V. Dumbravanu · C. Schneider
MEDIAN Klinik Bad Tennstedt, Bad Tennstedt, Deutschland

L. Hauer · A. Hauer
Bremen, Deutschland

T. Schimmel · K. Cordes-Zabel · F. Cordes
Bremerhaven, Deutschland

J. Delvaux
Luxemburg, Luxemburg

G. Weber
Universität Wien, Wien, Österreich

K. Grewe
Bürgerhilfe Lingen e.V, Lingen, Deutschland

M. Wiest
Forschungsabteilung, Fürst Donnersmarck-Stiftung zu Berlin, Berlin, Deutschland

G. Fierke
Stiftung Unionhilfswerk Berlin, Berlin, Deutschland

C. Dohle
P.A.N. Zentrum für Post-Akute Neurorehabilitation & Forschungsabteilung, Fürst Donnersmarck-Stiftung zu Berlin, Berlin, Deutschland

N. Freymüller · T. Knoop
Institut für Rehabilitationsmedizin, Martin-Luther-Universität Halle-Wittenberg, Halle (Saale), Deutschland

J. Guz
P.A.N. Zentrum für Post-Akute Neurorehabilitation, Fürst Donnersmarck Stiftung zu Berlin, Berlin, Deutschland

M. Groß et al. (Hrsg.), *Lebensqualität und Teilhabe bei neurologischer Erkrankung*,
https://doi.org/10.1007/978-3-662-72944-1_6

Inhaltsverzeichnis

6.1 Hirninfarkt

6.1.1 „Ein ziemlich normales Leben"

Joachim Schäbitz

Ein ziemlich normales Leben

Ein schöner Sommertag im August 2016 auf Wangerooge: Nach einem Abendessen beim Italiener ging meine Frau Uta mit unseren Enkelkindern zurück an den Strand in den Strandkorb. Ich blieb auf dem Balkon und las in einem Buch über Brasilien.

Es war kurz vor 20 Uhr, als Clara angelaufen kam und sagte: „Komm ganz schnell zum Strand, die Oma ist umgefallen." Ich konnte das nicht glauben, bin aber trotzdem ganz schnell losgesaust. Da hatten Strandkorbnachbarn aber schon die 112 angerufen, und wenig später kam der Notarzt und rief schon aus ein paar Metern Entfernung: „Die hat einen Apoplex." Zum Glück war Ebbe, und der sofort alarmierte Helikopter konnte am Strand landen. Mit ärztlicher Begleitung wurde sie dann in die nächste Stroke Unit nach Sanderbusch geflogen. Dort begann nach der bildgebenden Diagnostik circa zwei Stunden nach Krankheitsbeginn dann die Thrombolyse.

Die Behandlung erschien zunächst total effizient. Zurück blieben aber eine rechtsseitige Hemiparese und eine Sprachlähmung. Nach einigen Tagen erfolgte dann eine Verlegung nach Bielefeld und nach insgesamt circa 20 Tagen eine Überweisung in eine Rehaklinik nach Bad Oeynhausen. Dort wurde Frau Schäbitz knappe zwei Monate behandelt und machte schon erhebliche Fortschritte.

Zurückgeblieben sind aber erhebliche Restschäden in Form der erwähnten rechtsseitigen Hemiparese verbunden mit einer schweren Sprachlähmung. Neben einer umfassenden medikamentösen Behandlung unter anderem mit dem NOAK Dabigatran wurde sie zu Hause umfassend mit den sogenannten Heilmitteln – Krankengymnastik, Ergotherapie, Logopädie – versorgt. Als ein Jahr vergangen war, hatte sich der Befund mäßig gebessert, es bestand aber weiterhin Therapiebedarf. Wie heute leider üblich, „mauerte" die Krankenkasse – Uta war nämlich nicht privat versichert – und es gelang letztlich mit Klageandrohung seitens des VdK – ihnen gebührt ein ganz großes Lob – die Behandlungen regelmäßig fortzusetzen.

Uta lebte sich wieder in den Alltag ein. Sie hatte noch zwei Rehaverfahren mit logopädischem Schwerpunkt in Vechta-Langförden und zwei stationäre Behandlungen in einer Spezialabteilung der Neurologie der RWTH Aachen.

Leider ist eine Restitutio ad integrum bei Weitem nicht eingetreten, und es besteht permanent der Pflegegrad drei.

Auch privat wurde ganz viel Rehabilitation unternommen: Wiederaufnahme ihres geliebten Malens in einem Zirkel, Karten- und andere Spiele, Teilnahme an kulturellen Veranstaltungen und auch Reisen. So waren wir zum Beispiel vor einem reichlichen Jahr in der Antarktis, was ihr große Freude bereitet hat.

Sie ist inzwischen auch schon alleine mit der Bahn von Oldenburg nach München gefahren.

Die beigefügten Bilder zeigen ein kürzlich von ihr mit der linken Hand gemaltes Aquarell (Abb. 6.1) und eine Fotografie in der Antarktis (Abb. 6.2), wo wir mit der Hanseatic Nature waren. Und Dr. Wolfgang Wenzel, Absolvent der Meeresbiologie aus Oldenburg, sagte, sie müsse da überhaupt nicht herumlaufen. Entscheidend sei die Freude, die sie über die Pinguine empfinde. Alle auf diesem Schiff waren sehr zuvorkommend und verständnisvoll zu ihr. Außerdem waren wir noch in Montevideo und in Buenos Aires. Im vorigen Jahr haben wir dann eine Ostseekreuzfahrt, eine Flusskreuzfahrt ins Donaudelta und eine private Kur in Marienbad gemacht.

Sie versieht auch kleinere Gartenarbeiten und fährt mit ihrem Pedelec, was mit dem gelähmten rechten Bein nicht ganz einfach ist.

Schließlich wurde uns über die Logopädin ein Aufsuchen der Neuropalliativambulanz im EV empfohlen. Und da geschah fast wie ein Wunder eine völlig neue therapeutische Orientierung unter ständiger Teilnahme des Physiotherapeuten. Es geschah eine völlige Neuorientierung der Hilfsmittelversorgung in Form von Spezialschienen, die teilweise in Anwesenheit eines sehr kompetenten Mitarbeiters des Sanitätshauses ausgewählt wurden. Es wurde eine Ultraschallgestützte Injektionsbehandlung mit Xeomin eingeleitet, die fast wie ein Wunder wirkte und sie von den quälenden Spasmen befreite, ohne dass es zu einer schlaffen Parese kam. Für mich als Facharzt im Ruhestand war es total beeindruckend, was das Gesundheitswesen – und hier namentlich Dr. Martin Groß – in Deutschland zu leisten vermag, wenn nicht primär die Sparsamkeitsbrille aufgesetzt wird.

Uta war in den ersten Jahren der Erkrankung zweimal gestürzt mit Knochenfrakturen, aber das Sturzrisiko ist durch diese neue Behandlungsmaßnahme ganz maßgeblich zurückgegangen. Sie führt wieder ein ziemlich normales Leben und macht ganz viele Haus- und Küchenarbeiten wieder mit der gleichen Freude wie früher.

Dr. Joachim Schäbitz als Ehemann

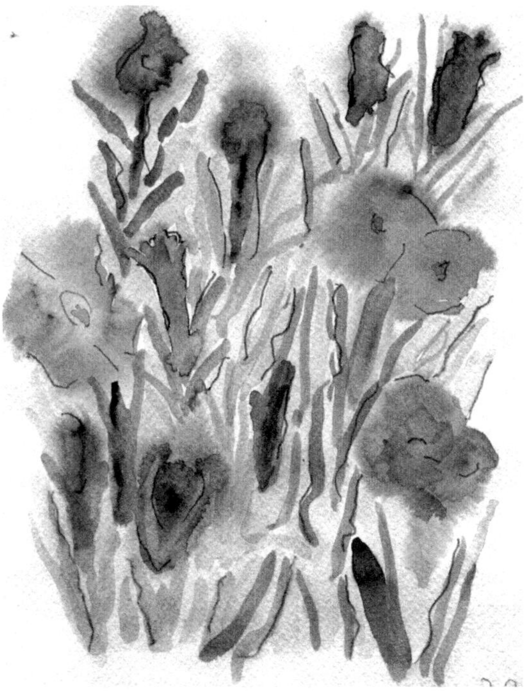

Abb. 6.1 Ein mit der linken Hand gemaltes Aquarell

6.1.2 Der Schlaganfall – ein medizinischer Blick auf ein lebensveränderndes Ereignis

Victoria Ohla

Einführung

Die Geschichte von Uta Schäbitz schildert eindrucksvoll, was ein ischämischer Schlaganfall für eine betroffene Person und ihr Umfeld bedeuten kann. Sie zeigt nicht nur die Herausforderungen auf, die mit diesem plötzlichen neurologischen Ereignis verbunden sind, sondern auch, wie entscheidend schnelle medizinische Hilfe, anschließende Rehabilitation, ein verlässliches therapeutisches Netzwerk und persönlicher Lebenswille für die längerfristige Teilhabe sind.

Vor allem aber wird deutlich, dass ein ischämischer Schlafanfall nicht nur ein medizini-

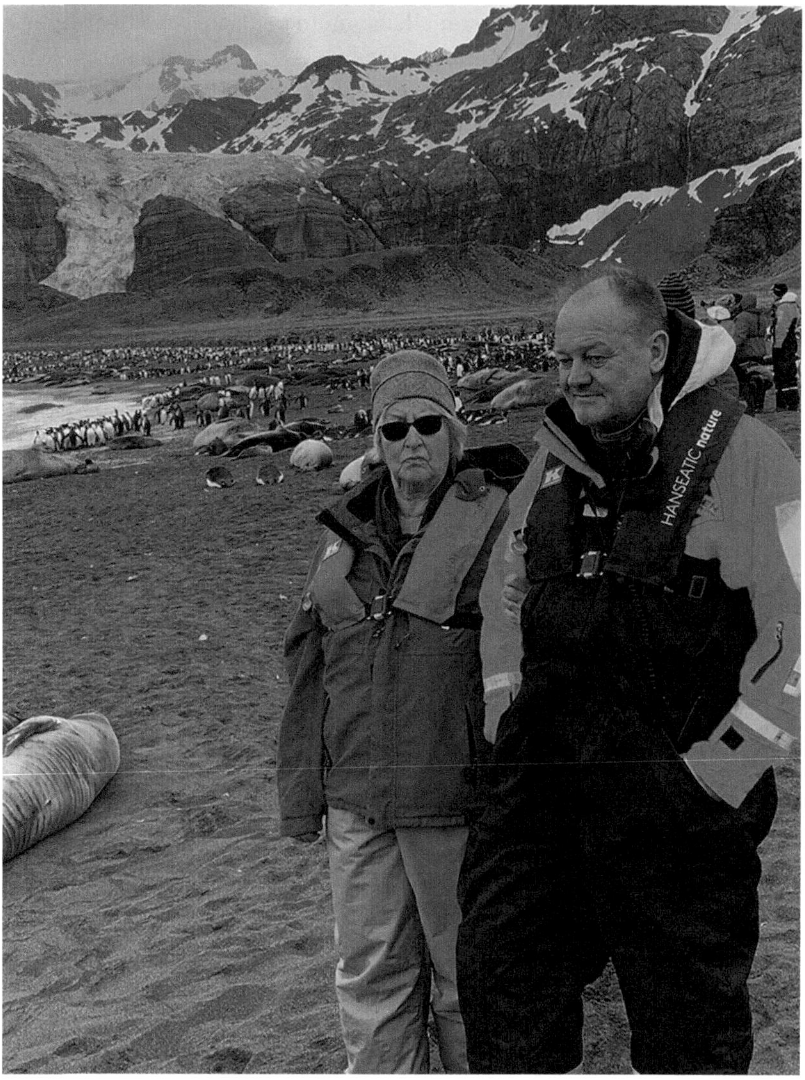

Abb. 6.2 In der Antarktis

scher Notfall ist, sondern ein lebensveränderndes Ereignis mit langfristigen Auswirkungen – körperlich, sprachlich, emotional und sozial. Die vielfältigen Maßnahmen, die im Fall von Frau Schäbitz ergriffen wurden, zeigen das breite Spektrum therapeutischer Ansätze, die heute zur Verfügung stehen – aber auch deren Grenzen. Dieses Kapitel zeigt, welche Aspekte von Akutversorgung, Sekundärprävention, Rehabilitation und langfristiger Versorgung nach einem ischämischen Schlaganfall besonders wichtig sind.

Definition
Die Weltgesundheitsorganisation (WHO) definiert den Schlaganfall als „ein akutes fokalneurologisches Defizit aufgrund einer vaskulären Läsion. Der Beginn ist plötzlich und die Symptome dauern länger als 24 Stunden, wenn der Patient den Schlaganfall überlebt.“ (WHO 2012). Umgangssprachlich als „Hirnschlag“ bekannt, umfasst der Begriff verschiedene Krankheitsentitäten mit unterschiedlicher Ätiologie und Prognose, jedoch vergleichbarem klinischem Erscheinungsbild. Der Begriff umfasst sowohl isch-

ämische als auch hämorrhagische Schlaganfälle. Ischämische Schlaganfälle machen etwa 85 % und hämorrhagische Schlaganfälle etwa 15 % aller Schlaganfälle aus.

Ätiologie
Ischämische Schlaganfälle entstehen durch eine plötzliche Unterbrechung des zerebralen Blutflusses (Adams et al. 1993). Die häufigsten Ursachen sind kardiale Embolien – vor allem im Rahmen eines Vorhofflimmerns –, eine Arteriosklerose der großen Hirnarterien sowie Verschlüsse kleiner Hirngefäße, wie sie bei chronischer Hypertonie und Diabetes mellitus vorkommen (Kolominsky-Rabas et al. 2001). Seltener sind arterielle Dissektionen, genetische Vasopathien (z. B. CADASIL), prothrombotische Diathesen oder entzündliche Gefäßerkrankungen. Bei den hämorrhagischen Schlaganfällen handelt es sich um – häufig hypertensiv bedingte – intrazerebrale Blutungen und subarachnoidale Blutungen, letztere in der Regel infolge von Aneurysmarupturen.

Pathophysiologie
Die Pathophysiologie des ischämischen Insults beruht auf einem energetischen Kollaps neuronaler Zellen infolge fehlender Sauerstoff- und Glukosezufuhr. Es kommt zu Neuroinflammation, Exzitotoxizität, oxidativem Stress, Apoptose und Autophagie (Salaudeen et al. 2024). In der sogenannten Penumbra, dem Randbereich um das zentrale Infarktareal, ist die neuronale Funktion gestört, aber ein irreversibler Schaden noch abwendbar (Astrup et al. 1981). Moderne Reperfusionsstrategien zielen auf die Rettung der Penumbra ab.

Diagnostik
Die akute Bildgebung hat beim ischämischen Schlaganfall zwei Hauptziele: den Ausschluss einer intrazerebralen Blutung und die Abschätzung des durch die Ischämie gefährdeten, aber noch vitalen Gewebes. Die native Computertomografie (CCT) gilt als Standard zur schnellen Unterscheidung zwischen hämorrhagischen und ischämischen Insulten. Die Magnetresonanztomografie (MRT), insbesondere mit Diffusions- und Perfusionssequenzen, bietet eine präzise Darstellung der Infarktfrühzeichen und der Penumbra. Zur Ursachensuche gehören neben der vaskulären Bildgebung mittels CT- oder MR-Angiografie auch die Duplexsonografie der hirnversorgenden Gefäße, die transthorakale oder transösophageale Echokardiografie sowie EKG und Langzeit-EKG zum Nachweis von Arrhythmien.

Akuttherapie
Die intravenöse Thrombolyse mit rtPA (Alteplase) stellt die wichtigste kausale Therapie bei ischämischem Schlaganfall dar. Ihre Wirksamkeit wurde erstmals in der NINDS-Studie 1995 belegt und seither in mehreren Studien bestätigt (The National Institute of Neurological Disorders and Stroke rt-PA Stroke Study Group 1995; Hacke et al. 2008). Die Therapie ist innerhalb von 4,5 h nach Symptombeginn indiziert, wobei die Effektivität mit jeder Minute Verzögerung deutlich abnimmt („time is brain") (Saver 2006). Die thrombolytische Therapie ist mit einem erhöhten Risiko für Hirnblutungen assoziiert, weshalb die korrekte Patientenselektion essenziell ist. Bei Verschlüssen großer intrakranieller Arterien, insbesondere im vorderen Kreislauf, hat sich in den letzten Jahren die mechanische Thrombektomie als neue Standardtherapie etabliert. Die endovaskuläre Entfernung des Thrombus ist mit signifikant besseren funktionellen Outcomes assoziiert – auch bei Patienten, die jenseits des 6-Stunden-Fensters behandelt werden (Berkhemer et al. 2015; Campbell et al. 2015; Nogueira et al. 2018). Die Auswahl erfolgt mittels Bildgebung basierend auf dem Alberta Stroke Program Early CT Score (ASPECTS) sowie Perfusionsmessungen. Zusätzlich zur Reperfusionstherapie erfolgt die engmaschige Überwachung und Behandlung vitaler Parameter, insbesondere des Blutdrucks und des Blutzuckers. Bei einem malignen Infarktödem reduziert die Kraniektomie das Auftreten von Tod, schwerer oder moderater Behinderung (Dower et al. 2022).

Die Akuttherapie eines hämorrhagischen Schlaganfalls verfolgt das vorrangige Ziel, die Ausbreitung der Blutung zu begrenzen, den intrakraniellen Druck zu kontrollieren und die Überlebenschancen sowie die funktionelle Erholung der Patient*innen zu verbessern. Zentrale Maßnahmen zielen dabei auf die rasche Stabilisierung des Kreislaufs, das Gerinnungsmanagement, die Blutdruckregulation sowie gegebenenfalls neurochirurgische Interventionen ab. Eine besondere Herausforderung stellt die antikoagulativ bedingte Gerinnungsstörung dar. Bei Patient*innen, die Vitamin-K-Antagonisten einnehmen, wird die Gerinnung durch die Gabe von Vitamin K und einem Prothrombinkomplexkonzentrat (PCC) normalisiert. Bei direkten oralen Antikoagulanzien (DOAKs) sind spezifische Antidots notwendig, wie Idarucizumab für Dabigatran oder Andexanet alfa für Faktor-Xa-Hemmer (Chaudhary et al. 2022). Diese Maßnahmen dienen der raschen Wiederherstellung der Hämostase und tragen maßgeblich zur Begrenzung der Blutungsausdehnung bei. Neurochirurgische Eingriffe sind bei bestimmten Konstellationen indiziert (Schreuder et al. 2025). Die intensivmedizinische Überwachung ist ein weiterer zentraler Pfeiler der Akutbehandlung. Die engmaschige Kontrolle von Vigilanz, Pupillenreaktion, Hirnstammreflexen und anderen neurologischen Befunden, Vitalparametern und Laborwerten ermöglicht die frühzeitige Erkennung und Behandlung von Komplikationen.

Rehabilitation und Langzeitversorgung

Die Rehabilitation beginnt unmittelbar nach der Akuttherapie. Ziele sind die Wiederherstellung verloren gegangener Fähigkeiten, die Vermeidung von Behinderung, die Verhinderung von Komplikationen und Sekundärschäden sowie die bestmögliche Teilhabe in allen Lebensbereichen. Die Rehabilitation ist Teil eines langfristigen Continuum of Care, das sich über Wochen, Monate und mitunter Jahre erstrecken kann. In Deutschland erfolgt die neurologische Rehabilitation abhängig vom Schweregrad der Erkrankung nach dem Phasenmodell der Bundesarbeitsgemeinschaft für Rehabilitation (BAR 1995) (Siehe 5.5). Im Zentrum der Rehabilitation stehen die Förderung motorischer, sensorischer, kognitiver und sprachlicher Funktionen.

Wirksame Prinzipien der motorischen Rehabilitation nach Schlaganfall sind Tab. 6.1 zu entnehmen. Der Einsatz elektromechanischer oder roboterassistierter Therapien zusätzlich zur Physiotherapie verbessert die Ergebnisse des Gangtrainings (Mehrholz et al. 2025). Eine Spastik tritt bei jedem vierten Patienten nach Schlaganfall auf und muss bei klinischer Relevanz und gegebenem Therapieziel multidisziplinär behandelt werden (Siehe 6.1.3, 6.3.2 und 6.3.3).

Sprachliche Defizite wie Aphasie oder Dysarthrie betreffen in der Akutphase ca. 2/3 aller Schlaganfallpatienten (Mitchell et al. 2020). Diese wirken sich gravierend auf die Lebensqualität aus. Logopädische Therapie ist wirk-

Tab. 6.1 Prinzipien der motorischen Rehabilitation nach Schlaganfall (Maier et al. 2019)

Prinzip	Erläuterung
Repetition	Prolongierter und wiederholter Gebrauch der betroffenen Extremität
Ruhephasen	Ruhephasen zwischen den Repetitionen
Dosierung	Asymptotische Annäherung an die maximale Leistung in einer Therapieeinheit
Aufgabenspezifisches Training	Fokussierung auf Aktivitäten des täglichen Lebens
Zielorientiertes Training	Zusammenspiel der Muskulatur, um ein Ziel zu erreichen
Variation	Abwechslung in Trainingsinhalten und zeitlichem Ablauf
Ansteigender Schwierigkeitsgrad	Geplante Steigerung des Schwierigkeitsgrads
Multisensorische Stimulation	Einsatz visueller und haptischer Reize, Kompensation unimodaler Defizite
Rhythmus	Bessere Behandlungsergebnisse durch auditorische Rhythmusvorgabe
Feedback	Diverse Möglichkeiten: verbal, visuell, auditorisch
Bewegungsbeobachtung	Beobachtung der Bewegung anderer oder Spiegeltherapie

sam und wirkt wahrscheinlich stärker bei höherer Frequenz und Dauer der Therapieeinheiten (Brady et al. 2016) (Siehe 5.4).

Nicht minder bedeutsam ist die Behandlung kognitiver Störungen, zum Beispiel von Gedächtnis, Aufmerksamkeit, Orientierung oder Visukonstruktion, bei denen neuropsychologische Diagnostik und Therapie erforderlich ist (Cicerone et al. 2019). Der Neglect als insbesondere nach rechtshemisphärischen Infarkten auftretende Störung der Aufmerksamkeit in Bezug auf eine Körperhälfte ist – falls vorhanden – ebenfalls zu adressieren. Allerdings ist aus wissenschaftlicher Sicht unklar, welche rehabilitative Strategie beim Neglect am effektivsten ist (Longley et al. 2021).

Die „Post-Stroke-Depression“ ist mit einer schlechteren Lebensqualität, einer schwereren Behinderung und einer höheren Mortalität assoziiert. Sie tritt laut Metaanalysen bei etwa 30 % der Betroffenen auf und sollte durch antidepressive Pharmakotherapie (z. B. SSRIs) und psychotherapeutische Begleitung behandelt werden (Ayerbe et al. 2013).

Sozialarbeiterische Unterstützung – etwa bei Fragen bezüglich der Pflegegrade, Rentenversicherung, Grad der Behinderung, Haushaltshilfe oder barrierefreiem Umbau – ist in der Rehabilitation von hoher Bedeutung. Technische Hilfsmittel – von Rollatoren über Spezialbesteck bis hin zu sprachgesteuerten Smart-Home-Anwendungen – nehmen in der häuslichen Versorgung eine wachsende Rolle ein.

Ein weiterer wichtiger Aspekt der Langzeitversorgung ist die berufliche Reintegration. Die medizinisch-beruflich orientierte Rehabilitation (MBOR) hat die „Besserung oder Wiederherstellung der erheblich gefährdeten oder bereits geminderten Erwerbsfähigkeit“ zum Ziel, oder, falls dies nicht erreichbar ist, den „möglichst nahtlosen Übergang in eventuell erforderliche nachfolgende Leistungen“, damit die „Bedingungen des Arbeitsplatzes und -verhältnisses an die dauerhaft geminderte Erwerbsfähigkeit“ angepasst werden können (Deutsche Rentenversicherung 2023).

Insgesamt ist die Rehabilitation ein zentrales Element der Versorgungskette nach einem Schlaganfall, das hohe Ressourcen erfordert, jedoch nachweislich die Selbstständigkeit, Lebensqualität und Teilhabe verbessert. Telerehabilitation könnte in ländlichen Regionen die rehabilitative Versorgung verbessern (Lloréns et al. 2015).

Neuropalliative Versorgung

Trotz intensiver rehabilitativer Bemühungen verbleiben bei einem erheblichen Teil der Schlaganfallpatientinnen und -patienten eine Pflegebedürftigkeit, eine Mobilitätseinschränkung oder eine Kommunikationsstörung. Ist eine Wiederherstellung verlorener Funktionen unwahrscheinlich, und ist die Lebensqualität massiv beeinträchtigt, tritt die neuropalliative Versorgung in den Vordergrund. Neuropalliative Care (NPC) richtet sich an Menschen mit schweren neurologischen Erkrankungen, zu denen auch schwere Schlaganfälle und deren Folgen zählen. Sie zielt auf die Verbesserung der Lebensqualität ab (Brizzi und Creutzfeldt 2018). NPC sollte früh im Erkrankungsverlauf implementiert werden (Oliver et al. 2016). Palliative-Care-Definitionen, die den lebenslimitierenden oder lebensbedrohlichen Charakter von Erkrankungen als Voraussetzung für die Palliativversorgung herausstellen (Radbruch et al. 2020), greifen bei neurologischen Erkrankungen zu kurz, vor allem wenn diese chronisch oder langsam chronisch-progredient verlaufen und eine hohe Symptomlast aufweisen. Im Jahre 2023 wurde unter der Federführung der Deutschen Gesellschaft für Neurologie (DGN) eine S2k-Leitlinie „Palliativmedizinische Versorgung neurologischer Erkrankungen“ herausgegeben (Deutsche Gesellschaft für Neurologie 2023).

Für die NPC relevante Symptome nach Schlaganfall sind Schmerzen, Spastik, epileptische Anfälle, Atemnot, Schluckstörungen, tracheobronchiale Sekretretention sowie kommunikative Einschränkungen. Psychisch leiden viele schwer betroffene Patienten unter Depression, Angst, Anpassungsstörungen oder einem Delir. Diese sollten ebenso palliativmedizinisch adressiert werden wie existenzielle und spirituelle Fragen. Ein weiterer Schwerpunkt liegt auf der Begleitung und Entlastung pflegender Angehöriger. Besonders in der häuslichen Versorgung kommen Familien an körperliche, psychische und finanzielle Grenzen. Hier bieten spezialisierte ambulante Palliativteams (SAPV) strukturierte Hilfe.

Ethisch ist ein klarer Fokus auf Patientenautonomie und partizipative Entscheidungsfindung zu legen. Vorausschauende Gespräche zur Festlegung von Therapiezielen und Therapielimitationen, zum Beispiel zur Frage der kardiopulmonalen Reanimation, künstlichen Ernährung, Beatmung, Tracheotomie und Intensivtherapie, helfen insbesondere bei abschätzbaren Erkrankungsverläufen zu vermeiden, dass wichtige Behandlungsentscheidungen unter Zeitdruck getroffen werden müssen. Patientenverfügungen und Vorsorgevollmachten sollten frühzeitig thematisiert werden (Deutsche Gesellschaft für Palliativmedizin 2023). Trotz allem kommt häufig den An- und Zugehörigen eine wesentliche Rolle bei der Entscheidungsfindung zu, ob im Rahmen der Ehegattennotvertretung, als Bevollmächtigte oder als gesetzliche Betreuer, indem sie den geäußerten oder mutmaßlichen Willen des Patienten vortragen.

NPC und Neurorehabilitation widersprechen einander nicht, sondern ergänzen einander. Lebensqualität, Teilhabe, Linderung von Leid, Selbstbestimmung und Erhalt von Würde haben in beiden Disziplinen einen festen Platz.

Zusammenfassung

Die Akuttherapie des ischämischen wie auch des hämorrhagischen Schlaganfalls ist eine zeitkritische, interdisziplinäre Herausforderung. Mit der überstandenen Akutphase rückt zunehmend die rehabilitative Versorgung in den Vordergrund, die maßgeblich über die langfristige Lebensqualität und Teilhabe der Betroffenen entscheidet. Die neuropalliative Versorgung ergänzt bei schweren Schlaganfällen die neurorehabilitative Versorgung und sollte zeitgerecht im Erkrankungsverlauf eingeleitet werden.

6.1.3 Multidisziplinäre Therapie der Spastik nach Schlaganfall

Merle Stulken

Einleitung

Eine spastische Bewegungsstörung entsteht durch eine Schädigung des ersten motorischen Neurons. Spastik ist charakterisiert durch eine geschwindigkeitsabhängige Zunahme des Muskeltonus bei Dehnung des Muskels. Die Spastik entwickelt sich verzögert mit zeitlichem Abstand zum Akutereignis. Eine Spastik und ihre Folgeerscheinungen führen zu einer reduzierten Beweglichkeit der betroffenen Körperregion, sowohl im aktiven als auch – bei schwerer Ausprägung – im passiven Bewegungsausmaß. Die Vermeidung von somatischen und psychischen Stressoren trägt zur Reduktion von Spastik bei. Beim sogenannten Teufelskreis der Spastik sind es die durch die Spastik ausgelösten Schmerzen, welche die Spastik wiederum verstärken. Als behandlungsbedürftig gilt eine Spastik, wenn sie Schmerzen verursacht, Aktivitäten, Teilhabe oder Lebensqualität beeinträchtigt oder pflegerische Maßnahmen erschwert. Die Behandlung setzt sich aus medikamentösen und nicht-medikamentösen Maßnahmen wie der physio- und ergotherapeutischen Behandlung und Hilfsmittelversorgung zusammen. In diesem Kapitel werden die bei der Spastik nach Schlaganfall bedeutendsten Therapieverfahren erläutert. Abschn. 6.3.3 geht auf die erweiterten Möglichkeiten der Physiotherapie ein, während Abschn. 6.3.2 die Eskalationsmöglichkeiten der Baclofenpumpentherapie und der chirurgischen Therapieverfahren bei der schwersten Spastik bei infantiler Zerebralparese schildert.

Therapeutische Behandlung

Im Rahmen der Heilmittelversorgung ist unter anderem ein gezieltes, aktivitätsbasiertes Training, welches auf den und mit dem Patienten abgestimmt ist, geeignet. Ein Beispiel ist die Anwendung von geräteunterstützten Trainingsmethoden wie Arm- oder Beinfahrrädern (Quel de Oliveira et al. 2017). Der beidseitige, zyklische Bewegungsablauf hat einen positiven Effekt auf die Spastik. Höherfrequente Behandlungseinheiten im Rahmen einer spezialisierten Rehabilitationsmaßnahme können einen großen Einfluss auf den Symptomverlauf haben. Entscheidend sind der Zeitpunkt und die Intensität der therapeutischen Maßnahmen (Sandrow-Feinberg und Houlé 2015).

Medikamentöse Behandlung

Als medikamentöse Behandlungsmöglichkeit der ersten Wahl einer Spastik, die nicht den gesamten Körper betrifft, gilt die lokale Injektion von Botulinumneurotoxin Typ A in die betroffenen Muskeln, welche regelmäßig im Abstand von etwa drei Monaten wiederholt werden sollte (DGN 2018). Die frühe Therapie erzielt gegenüber der späten Therapie bessere Ergebnisse (Wissel et al. 2023). Allerdings erhält nur 1 % der Patienten mit Spastik nach Schlaganfall die leitliniengerechte Therapie mit BoNT A (Rakers et al. 2023). Bei generalisierten Spastiken kommen systemische Medikamente infrage wie Baclofen oder Tizanidin. Da bei Uta Schäbitz eine Hemispastik vorliegt, wird die Anwendung in diesem Kapitel nicht erläutert. Ein Nachteil der medikamentösen Behandlung der Spastik ist, dass die Parese verstärkt werden könnte, denn die Spastik hat auch eine stabilisierende Wirkung und trägt damit zum Erhalt der Kraft und des Volumens der Muskulatur bei (Reebye et al. 2022).

Orthesen

Um die durch die Botulinumneurotoxin-Typ-A-Injektion erreichten Effekte zu erhalten oder zu verstärken, werden speziell angefertigte Schienen angewandt. Der Unterschied zu konventionellen Schienen liegt in der exakten Anpassung, welche sowohl Druckstellen verhindert als auch die Möglichkeit einer größeren Unterstützungsfläche bietet. Dementsprechend werden mehr taktile und propriozeptive Reize geboten, welche zusätzlich muskelentspannend und damit wiederum spastikreduzierend wirken können. Durch den frühzeitigen Einsatz von Maßnahmen zum Management der Spastik können irreversible Kontrakturen verhindert und Schmerzen gelindert werden.

Die Therapie der Spastik bei Frau Schäbitz

Uta Schäbitz hat ein stärkendes und unterstützendes Umfeld, welches psychische Stressoren reduziert und es ihr ermöglicht, Freizeitaktivitäten nachzugehen. Bei Letzteren erlebt sie soziale Teilhabe, welche wiederum die subjektive empfundene Lebensqualität verbessert. Für einige Betroffene insbesondere mit Sprech- oder Sprachstörungen sind soziale Kontakte eine große Herausforderung, sodass diese eher den sozialen Rückzug bevorzugen.

Uta Schäbitz erhielt eine auf ihre Symptome abgestimmte Heilmittelversorgung mit Physiotherapie, Ergotherapie und Logopädie, die während der Rehabilitationsmaßnahmen höherfrequenter war. Daneben führt sie mit Unterstützung der Familie eigenständig ein gezieltes, aktivitätsbasiertes Training durch, wie beispielsweise das Pedelecfahren.

Uta Schäbitz erhielt eine intramuskuläre Injektionsbehandlung mit Botulinumneurotoxin Typ A (BoNT A) im Bereich des paretischen Arms wie auch Beins. Die Spastik und das Sturzrisiko, welches vor der Behandlung zu Stürzen mit Frakturen geführt hatte, konnten schon durch die erstmalige Behandlung mit BoNT A reduziert werden, obwohl BoNT A erst relativ spät im Erkrankungsverlauf zum Einsatz kam. Eine Verstärkung der Parese trat nicht auf. Dieser Aspekt war Familie Schäbitz sehr wichtig, denn wäre es durch eine zu hochdosierte Injektion zu einer ausgeprägten Parese gekommen, hätten die von Uta Schäbitz durchgeführten Aktivitäten und dementsprechend die Teilhabe und Lebensqualität darunter leiden können.

Zusätzlich wurde Uta Schäbitz durch einen erfahrenen Therapeuten und Orthopädietechniker mit angepassten Schienen versorgt. Diese kombinierte Behandlung führt bei Uta Schäbitz dazu, dass sie den Aktivitäten des täglichen Lebens wie der Haushaltsführung wieder nachgehen kann.

Fazit
Spastik muss nach einem Schlaganfall möglichst rasch festgestellt und nachhaltig therapiert werden. Physiotherapie, Ergotherapie, die Therapie mit Botulinumtoxin Typ A und die Orthesenversorgung sind die wichtigsten Therapieoptionen für die ambulante Behandlung der Spastik nach Schlaganfall. Die Verfügbarkeit der ambulanten Therapie mit Botulinumtoxin Typ A muss allerdings verbessert werden.

6.1.4 Therapie der Aphasie

Eva Rilling

Einleitung
Die Sprache ist ein zentrales Element der menschlichen Kommunikation und ermöglicht den Transfer komplexer Informationen. Die Aphasie als erworbene Sprachstörung aufgrund einer Hirnschädigung beeinträchtigt schweregradabhängig Lebensqualität und Teilhabe und begünstigt die Entwicklung von Angst und Depression. Die sprachtherapeutische Behandlung verbessert wiederum die funktionelle Kommunikation, das Lesen, das Schreiben und das sprachliche Ausdrucksvermögen sowie das Sprachverständnis und hat daher für an Aphasie leidende Patienten herausragende Bedeutung. In diesem Kapitel werden die Grundprinzipien der Diagnostik und der zielorientierten Therapie der Aphasie geschildert und am Beispiel von Frau S. verdeutlicht, und es werden Empfehlungen in Bezug auf die Umsetzung gegeben.

Therapie der Aphasie
Unter einer Aphasie versteht man eine erworbene Sprachstörung, die nach Abschluss der Sprachentwicklung auftritt und aus einer Hirnschädigung resultiert. Die Störung kann in unterschiedlichem Ausmaß die sprachlichen Modalitäten Sprechen, Verstehen, Lesen und Schreiben betreffen und sich auf alle linguistischen Ebenen der Sprache (Lexikon, Morphologie, Syntax, Phonologie, Kommunikation und Pragmatik) auswirken (vgl. Eibl 2019).

Die Folgen der Sprachstörung zeigen sich auf allen drei Ebenen der ICF: Auf **funktioneller Ebene** können kognitiv-sprachliche Symptome wie z. B. Wortfindungsstörungen, semantische oder phonematische Paraphasien (Fehlbenennungen wie z. B. *Schwester* statt *Frau*, *lafen* statt *schlafen*) oder Automatismen (z. B. *do do do*) auftreten. Auf der Ebene der **Aktivität** sind vor allem die Einschränkungen in der Kommunikation zu nennen: In Gesprächen werden Äußerungen nicht verstanden, eigene Erlebnisse können nicht erzählt werden. Das Telefonieren und Einkaufen sowie das Schreiben von WhatsApp-Nachrichten oder das Zeitunglesen sind möglicherweise nicht oder nur sehr eingeschränkt möglich. Je nach Schweregrad und Ausprägung zeigen sich somit erhebliche Auswirkungen auf das persönliche Leben des Betroffenen: Auf **Partizipationsebene** kommt es zu Einschränkungen im selbstbestimmten Leben, in der Fähigkeit zu arbeiten oder am Gemeinschaftsleben teilzunehmen.

Die Behandlung der Aphasie zielt daher grundsätzlich auf die Steigerung der kommunikativen Fähigkeiten des Betroffenen ab. Die Inhalte und Zielsetzungen der Sprachtherapie richten sich dabei nach den verschiedenen Therapiephasen, in denen sich der oder die Betroffene befindet, und werden individuell formuliert.

Die Aphasiebehandlung wird als Heilmittel gemäß den Heilmittelrichtlinien verordnet und findet im stationären Rahmen im Akuthaus, in Rehakliniken oder spezialisierten Aphasie-Zentren (wie in Vechta oder Lindlar) statt. Im ambulanten Setting besuchen die Patienten Logopädie- oder Sprachtherapiepraxen oder werden im Hausbesuch versorgt. Die Berufsgruppe der Sprachtherapeuten umfasst verschiedene Professionen wie Logopäden, klinische Linguisten, Patholinguisten und Sprachheilpädagogen.

Im Folgenden werden die Konzepte, Ziele und Methoden der Aphasietherapie und ihre Anwendung am Beispiel von Frau S. beschrieben.

Fallbeschreibung Frau S.: Symptome
Der Ehemann von Frau S. schildert, dass seine Ehefrau durch den Apoplex (August 2016) neben den motorischen Einschränkungen eine

ausgeprägte Sprachstörung, eine Aphasie, davongetragen hat. Herr S., selbst Mediziner, hatte bis dato wenig Kenntnis von den tatsächlichen Auswirkungen einer Sprachstörung auf das alltägliche Zusammenleben (*„Ich hatte keine Vorstellung, was das für uns bedeuten würde“).*

In einem Gespräch mit Frau S. bringt sie den Kern ihrer Sprachstörung selbst auf den Punkt: *„Alles hören, aber nicht sprechen.“*

Frau S. hat eine Aphasie mit expressivem Störungsschwerpunkt: In der Spontansprache kommt es zu **Wortfindungsstörungen** (z. B. *Ähm … wie …, weiß ich nicht*) oder Fehlbenennungen, sogenannten **semantischen** (z. B. *Mikrofon → sprechen, Bagger → Traktor, Kanone → schießen, Hahn → kikeriki*) und **phonematischen Paraphasien** (Lautveränderungen, z. B. Berg → *Merg*). Vor allem die Wortfindungsstörungen führen zu einem hohen Leidensdruck der Patientin. Sie ärgert sich verständlicherweise über Begriffe, die sie nicht finden kann. Zusätzlich ist die Produktion von Zahlwörtern stark eingeschränkt. Im Gespräch benutzt Frau S. meist kurze Sätze *(„Es gab zwei Salate; dann gab es noch … wie heißt das noch … die ich nicht mit … ein Fleisch“).* Es kommt vereinzelt zur Auslassung von Funktionswörtern und zu Flexionsfehlern, die Satzstrukturen sind z. T. **agrammatisch**. Ihre Spontansprache kann insgesamt als **nicht flüssig** und **verlangsamt** bezeichnet werden. Während Frau S. also sehr klar weiß, welchen Gedanken sie vermitteln möchte, fehlen ihr die passenden Worte und Satzstrukturen.

Zusätzlich zu den aphasisch-expressiven Störungen zeigt sich bei Frau S. eine leichte **Sprechapraxie**. Hierbei handelt es sich im Gegensatz zur Aphasie nicht um eine Sprach-, sondern eine Sprechstörung, bei der gestörte Planungsprozesse Auswirkungen auf Artikulation, Prosodie und Sprechverhalten haben können (vgl. Ziegler et al. 2020).

Frau S.’ Fähigkeit zum Verstehen und Verarbeiten gesprochener Sprache (**auditives Sprachverständnis**) ist dagegen recht gut erhalten (unabhängig von ihrer normalen Hörfähigkeit). Im Gespräch kommt es nur bei komplexen Satzstrukturen oder schnellen Themenwechseln zu leichten Missverständnissen. Sie ist dann auf Wiederholungen und Erläuterungen des Ehemanns angewiesen.

Zusätzlich zeigen sich bei Frau S. Störungen im **Schriftsprachbereich**. Bereits beim Schreiben kurzer, einfacher Begriffe kommt es zu sogenannten **Paragrafien** (Abb. 6.3), auf Satzebene zeigen sich Wortfindungsstörungen und Einschränkungen in der Satzplanung. Auch bei der Schriftsprache ist die rezeptive Verarbeitung deutlich besser erhalten. Frau S. kann kurze Texte sinnentnehmend lesen, nur bei längeren Zeitungsartikeln oder beim Lesen von Romanen kommt es zu einer erhöhten Anstrengung und Unsicherheit im Lesesinnverständnis.

Zusammenfassend zeigt sich bei Frau S. eine **mittelgradige Aphasie** mit expressivem Störungsschwerpunkt sowie eine leichte Sprechapraxie. Betroffen sind die Aktivitäten Sprechen und Schreiben, es kommt in beiden Modalitäten zu ähnlichen Leistungsmustern: Wortfindungsstörungen, semantische und phonematische Paraphasien bzw. Paragrafien sowie syntaktischen Auffälligkeiten. Die Kommunikationsfähigkeit von Frau S. ist vor allem durch die Wortfindungs-

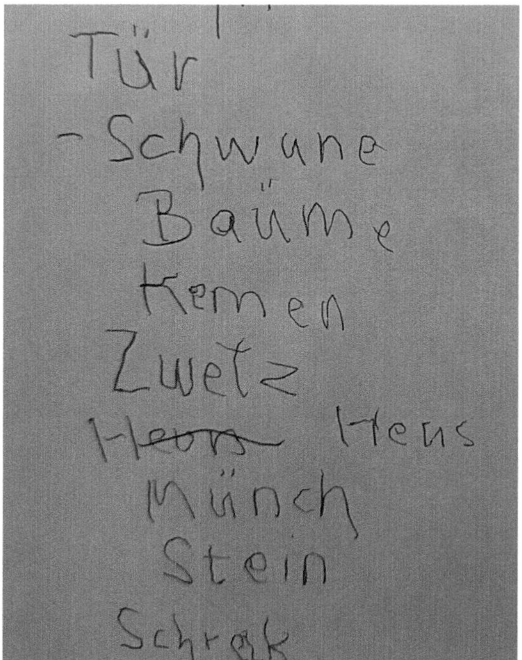

Abb. 6.3 Schriftliches Benennen durch Frau S.

störungen deutlich eingeschränkt: Sie kann personenbezogene Inhalte mit Unterstützung des Gesprächspartners übermitteln. Hierfür verwendet sie neben verbalen Äußerungen ergänzend Mimik und Gestik. Der Erfolg in der Vermittlung komplexer Zusammenhänge hängt von den Rückfragen des Gesprächspartners ab. Das Schreiben von Textnachrichten ist kaum möglich und der Austausch mit Familienangehörigen via soziale Medien beschränkt sich auf das Versenden von Emojis und Einzelwörtern. Im Kontakt mit unbekannten Personen hält sich Frau S. seit Bestehen ihrer Aphasie deutlich zurück.

Aphasietherapie im Rahmen der Internationalen Klassifikation der Funktionsfähigkeit, Behinderung und Gesundheit (ICF)

Bezogen auf die kognitiv-sprachlichen Teilleistungen (Körperstrukturen und -funktionen) ist die Einordnung der Aphasie von Frau S. in ein **psycholinguistisches Sprachverarbeitungsmodell** – wie das Logogen-Modell nach Patterson (1988) (zit. nach Eibl 2019) – hilfreich, da dieses ein tiefgehendes Verständnis für die funktionelle Ursache der sprachlichen Symptome liefert (vgl. Bartels 2006; Stadie und Schröder 2009; Stadie et al. 2019).

Zwei Annahmen, die allen Modellvorstellungen zugrunde liegen, sind die folgenden:

- Modularität: Für sprachliche Leistungen werden einzelne Module oder Verarbeitungsschritte postuliert, die selektiv gestört sein können (vgl. Eibl 2019).
- Transparenzannahme: Erhaltene Leistungen spiegeln die Funktion der nicht gestörten Module so wider, dass darauf geschlossen werden kann, welche Module gestört sind.

Das Logogen-Modell bildet normale Sprachverarbeitungsprozesse auf Wortebene ab und ist auf der Basis von psycholinguistischen Experimenten und Patientendaten entstanden (vgl. Eibl 2019; Stadie und Schröder 2009). Die Eigenständigkeit der vier sprachlichen Modalitäten ist in Abb. 6.4 so visualisiert, dass auch Patienten die Eigenständigkeit der einzelnen Module gut nachvollziehen können.

Exemplarisch und stark vereinfachend soll im Hinblick auf das eigentliche Logogen-Modell hier nur auf die sogenannten **Lexika**, die Langzeitspeicher für Wortformen, eingegangen wer-

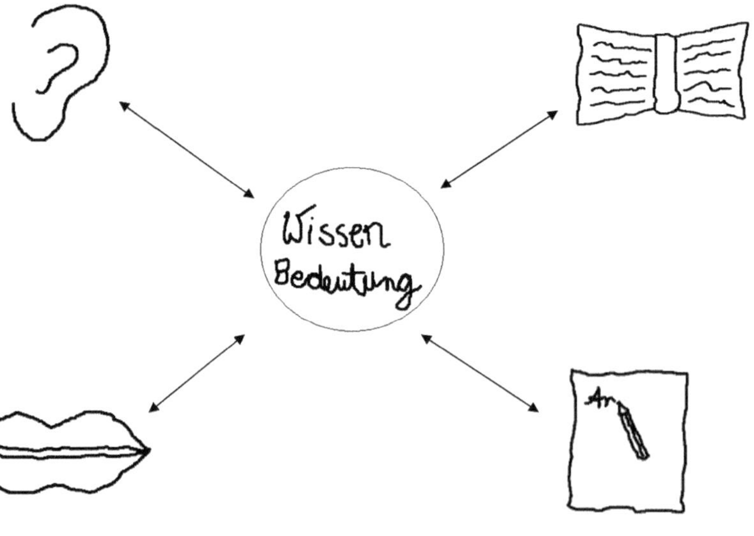

Abb. 6.4 Vereinfachtes Sprachverarbeitungsmodell

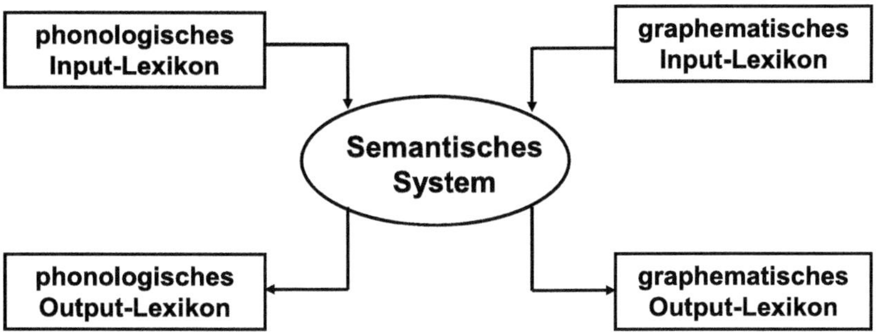

Abb. 6.5 Ausschnitt aus dem Logogen-Modell

den. Postuliert werden u. a. ein phonologisches Input-Lexikon (PIL), das zusammen mit anderen Komponenten für das Verstehen von gesprochenen Wörtern zuständig ist (vgl. Abb. 6.5). Das phonologische Output-Lexikon (POL) hingegen wird beim mündlichen Benennen aktiviert und ermöglicht die Produktion von Wörtern. Parallel dazu werden ein graphematisches Input-Lexikon (GIL) und ein graphematisches Output-Lexikon (GOL) angenommen, die analog ein Verstehen von geschriebenen Wörtern bzw. das Schreiben von Wörtern ermöglichen.

Wortfindungsstörungen oder Paraphasien können auf Basis dieses Modells z. B. durch selektive Störungen im Abruf von Wortformen aus dem phonologischen Output-Lexikon erklärt werden und z. B. abgegrenzt werden von Störungen im **semantischen System** (zentrale Verarbeitungskomponente für Wortbedeutungen) (vgl. Stadie et al. 2019).

Die Therapieplanung beginnt demnach mit einer hypothesengeleiteten Diagnostik (z. B.: Werden die Wortfindungsstörungen durch eine Abrufstörung aus dem phonologischen Output-Lexikon verursacht und ist die semantische Verarbeitung intakt?). Mithilfe von adäquaten Testverfahren, wie z. B. Lemo 2.0. (Stadie et al. 2013) oder Materialien für die neurolinguistische Aphasiediagnostik (Blanken 1996, 1999) werden diese Hypothesen überprüft und führen zu einem individuellen Patientenprofil von gestörten und erhaltenen kognitiv-sprachlichen Fähigkeiten (siehe Stadie und Schröder 2009). Anschließend wird aus sprachsystematischer und linguistischer Sicht der Fokus der Therapie ausgewählt: Für die Rehabilitation dieser gestörten Funktionen (wie z. B. der Zugriff auf lexikalische Einträge oder die Konvertierung von Phonemen zu Graphemen) wird angenommen, dass betroffene Verarbeitungsmechanismen reaktiviert oder neu erlernt werden können. So wird auch für Frau S. auf Basis der kognitiv-neurolinguistischen Therapie ein Fokus der Therapie nach Bestimmung ihrer funktionellen Defizite und Ressourcen ausgewählt.

Durch die Einführung der ICF (2001) erfolgte auch in der Aphasietherapie ein Paradigmenwechsel, durch den neben den funktionellen Störungen vor allem teilhabeorientierte Aspekte in den Vordergrund rücken. Der therapeutische Prozess wird geleitet von der Überlegung, welches Vorgehen für den Patienten den größten Benefit hat. Dabei spielt es keine Rolle, ob dieser Prozess *Top-down* (von Teilhabe- über Aktivitäts- zu funktionellen Zielen) oder *Bottom-up* (beginnend mit der Funktionsebene) erfolgt (vgl. Lauer et al. 2013). Solange die Ziele auf den Ebenen Partizipation, Aktivität und Funktion in einem erkennbaren Zusammenhang stehen, ist es unerheblich, welche der drei Ebenen als Ausgangspunkt für die Formulierung der Ziele gewählt wird (vgl. Stadie et al. 2019) (Tab. 6.2).

Um der Verwirklichung von Zielen in der logopädischen Behandlung gerecht zu werden, ist es sinnvoll, die Zielsetzung nach der **SMART**-Regel (vgl. Stadie et al. 2019) zu formulieren.

SMARTe Ziele:

- **S**pecific (spezifisch)
- **M**easurable (messbar)
- **A**chievable (erreichbar)
- **R**elevant (bedeutsam) und
- **T**imed (zeitlich festgelegt)

Beispiel: *Frau S. soll (nach 20 Therapieeinheiten bzw. 4 Wochen) in einem 5-minütigen Gespräch mindestens fünf Inhalte vollständig verbal oder nonverbal vermitteln und bei Wortfindungsstörungen eigenständig Umschreibungen vornehmen können.*

Nach Lauer et al. (2013) werden Teilhabeziele hierbei als übergeordnete Ziele verstanden, die langfristig angestrebt und daher nicht zwingend zeitlich fixiert und messbar formuliert werden. Funktions- und Aktivitätsziele spiegeln im Vergleich dazu kurz- und mittelfristige Ziele wider, die z. B. wöchentlich oder monatlich evaluiert werden können.

Neben der Betrachtung der drei Ebenen Teilhabe, Aktivität und Funktionen sieht die ICF auch die Einbeziehung der persönlichen sowie der Umweltfaktoren vor, die vor allem durch die Anamnese und den interdisziplinären Austausch erhoben werden. Alle fünf Bereiche können sich positiv oder negativ auswirken und somit Ressourcen oder Barrieren darstellen (Lauer et al. 2013). Am Beispiel von Frau S. zeigt sich dies wie folgt (Tab. 6.3).

Tab. 6.2 Mögliche ICF-orientierte Therapieziele für die Modalität *Sprechen*

Teilhabe	• Teilhabe am gesellschaftlichen Leben durch sicheres Führen von Gesprächen mit der Familie und Freunden und mit unbekannten Gesprächspartnern
Aktivität	• Sprechen: Wörter finden, Sätze bilden
Funktion	• Steigerung der mündlichen Sprachproduktion – Reaktivierung des Zugriffs auf das phonologische Output-Lexikon auf Wortebene (z. B. für hochfrequente Nomen in den semantischen Feldern *Konzert*, *Einkauf* etc.) – Neu-Erlernen einer semantischen Umschreibungsstrategie zur Deblockierung der Wortfindungsstörungen – Reaktivierung von einfachen Satzproduktionen (Subjekt-Prädikat-Objekt)

Häufig können Menschen mit Aphasie im Initialstadium oder auch später aufgrund ihrer Einschränkungen keine eigenen Ziele formulieren. Im Sinne eines *Shared Decision Making* (SDM) bzw. einer **partizipativen Zielvereinbarung** (Eibl 2019; Lauer et al. 2013) wurden die Ziele für die Therapie mit dem betroffenen Ehepaar vereinbart. Wichtig ist hier die **Kenntnis der persönlichen und Umweltfaktoren**, die vor allem durch eine ausführliche Anamnese ermittelt werden. Erst dann können teilhabeorientierte Ziele mit der betroffenen Familie so formuliert werden, dass im privaten Umfeld ein erkennbarer Mehrwert der Therapie zu erreichen ist. Idealerweise genügen die Zielsetzungen dabei dem oben beschriebenen SMART-Prinzip.

Therapie von Frau S.

Frau S. erhielt direkt zu Krankheitsbeginn eine logopädische Behandlung im Akuthaus, später in der neurologischen Reha und im Aphasie-Zentrum in Vechta-Langförden sowie im Anschluss eine ambulante Behandlung am Wohnort.

Im Folgenden wird der Verlauf der ersten von zwei Rehabilitationsmaßnahmen im Aphasie-Zentrum dargestellt. Die Patientin befand sich zu diesem Zeitpunkt (Mai 2017, 10 Monate post onset) in der störungsspezifischen Phase ihrer Erkrankung (Eibl 2019).

Tab. 6.3 Barrieren und Ressourcen am Beispiel von Frau S.

Barrieren von Frau S.	Ressourcen von Frau S.
Mittelschwere Aphasie: Wortfindungsstörungen, Dysgraphie, Dyslexie → mittelgradige Störung der Kommunikation	Unterstützendes Umfeld durch den Ehepartner, Familienmitglieder und Freundinnen
Leichte Sprechapraxie → leichte Störung der Kommunikation	Offenheit und Motivation
Leidensdruck und Frustration bei **Wortfindungsstörungen**	Interesse an Freizeitaktivitäten und an Nutzung von technischen Geräten (Smartphone)
Eingeschränkte Mobilität	Besuch einer Selbsthilfegruppe zur Unterstützung der Krankheitsverarbeitung

Intensiv-Rehabilitation im Aphasie-Zentrum Vechta-Langförden
Zentrale Idee der Intensiv-Rehabilitationen im Aphasie-Zentrum Vechta-Langförden ist – seit Gründung der Einrichtung (1994) und noch vor der Etablierung der ICF-Ebenen in das klinische Setting – die größtmögliche Rückkehr in einen selbstbestimmten Alltag und somit die Fokussierung auf die Teilhabe. Es gibt ein festes Gruppenkonzept, d. h. die Rehabilitanden reisen zum gleichen Zeitpunkt an, was gerade für Menschen mit Aphasie eine Voraussetzung für das Entwickeln von Selbstvertrauen in die aktuellen sprachlichen und kommunikativen Fähigkeiten ist. Die logopädische Behandlung erfolgt gemäß der FCET2EC-Studie (Breitenstein et al. 2014) hochfrequent (5–10-mal pro Woche), ist individuell angepasst, wird in Einzel-, Dialog- und Gruppensettings durchgeführt und zudem interprofessionell (in Zusammenarbeit mit Ergo- und Physiotherapie) und alltagsnah gestaltet (Rilling et al. 2010).

Anamnese & Diagnostik
In der **Anamnese** teilte das Ehepaar u. a. mit, dass Frau S. sich für Konzert- und Theaterbesuche interessiere und sie viel und gerne Kontakt mit ihren Enkelkindern habe. Sie lebe mit ihrem Mann in einem Haushalt, sei beim Aquarellmalen kreativ. Sie sei gelernte Hebamme und war in der Arztpraxis ihres Mannes tätig.

Gemäß den Leitlinien der Deutschen Gesellschaft für Neurologie (DGN) (Eibl 2019) erfolgte die Diagnostik im Sinne eines **hypothesengeleiteten, modellorientierten Vorgehens** (Stadie und Schröder 2009). Für Frau S. ergab die Diagnostik folgendes Bild (Tab. 6.4).

Tab. 6.4 Diagnostikergebnisse Frau S.

Kognitiv-sprachliche Funktion	Testverfahren/Assessments	Ergebnis
Mündliches Benennen	Lexikon Modellorientiert, LeMo 1.0, Test 30	12/20 korrekt (60 %), beeinträchtigter Bereich Wortfindungsstörungen, semantische u. phonematische Paraphasien, Selbstkorrekturen oft erfolgreich
Schriftliches Benennen	LeMo 1.0., Test 31	8/20 korrekt (40 %), beeinträchtigter Bereich Visuelle Paragrafien, nutzt z. T. segmentale Schreibstrategie
Semantische Verarbeitung	Bogenhausener Semantik-Untersuchung (BOSU)	48/50 korrekt, Normbereich
Lesesinnverständnis	Assessment Lesesinnverständnis Satzebene (Aphasie-Zentrum, hausintern)	28/30 korrekt (93 %): nur leicht gestört (verlangsamtes Lesetempo)
Visuelles Textverständnis	Klinische Beobachtung	Leichte Texte werden inhaltlich sicher erfasst, komplexe Details und Nebenpropositionen nicht

Die Leistungen werden im Sinne einer modellorientierten, hypothesengeleiteten Diagnostik (vgl. Stadie et al. 2019, 2009) interpretiert und zeigen folgende funktionelle Ressourcen und Defizite auf:
- Semantisches System: unauffällig
- Zugriff vom semantischen System zum phonologischen Output-Lexikon (POL) gestört/Abruf aus POL gestört
- Zugriff vom semantischen System zum graphematischen Output-Lexikon (GOL) gestört/Abruf aus GOL gestört
- Segmentale Schreibroute (Phonem-Graphem-Korrespondenz, PGK): leicht beeinträchtigt
- Visuelle Satzverarbeitung: auf Satzebene unauffällig
- Visuelle Textverarbeitung: Hauptpropositionen werden erfasst, komplexe Details und Nebenpropositionen nicht sicher

Therapieableitung

Für Frau S. wurden für die vierwöchige Intensiv-Rehabilitation im Aphasie-Zentrum Vechta-Langförden folgende Ziele formuliert (Tab. 6.5).

Therapieverlauf

Frau S. zeigt sich während der gesamten Rehabilitation hochmotiviert und engagiert. Auf die einzelnen ausgewählten methodischen Übungen soll hier nicht im Detail eingegangen werden, es wird auf Informationen in Stadie et al. (2019), Stadie und Schröder (2009) und Eibl (2019) verwiesen.

Grundsätzlich wurden der Patientin bei allen (funktionellen) Übungen die Verknüpfungen zu den von ihr ausgewählten Aktivitäten und Teilhabezielen transparent gemacht. So wurde Frau S. z. B. erläutert, welchen Nutzen eine PACE-Übung (vgl. Eibl 2019) für ihr kommunikatives Verhalten im Gespräch mit ihrer Tochter oder ihren Enkeln hat oder warum ein segmentales Lesetraining ihr beim Erlesen von Zeitungsüberschriften helfen kann.

Bei Frau S. zeigten sich nach Ende der vier Wochen Veränderungen auf allen funktionellen Ebenen, die im Sinne einer Qualitätssicherung überprüft wurden.

1. Funktionsziel: Steigerung des mündlichen Wortabrufs: Frau S. möchte Nomen, Verben und Adjektive (aus ihrem alltäglichen Kontext) schneller finden können

Frau S. erreichte nach vier Wochen ihr gestecktes Ziel. Sie profitierte insbesondere vom semantisch-lexikalischen Training des Abrufs von Wortformen aus dem phonologischen Output-Lexikon. Sie trainierte u. a. eine **semantische Umschreibungsstrategie** (in Anlehnung an die *Semantic Feature Analysis*, Stadie et al. 2019), bei der sie ihre erhaltenen semantischen Fähigkeiten als Ressource nutzen konnte. Sie steigert ihre mündliche Benennleistung von 60 auf 90 %, eine Leistung im Normalbereich (LeMo 1.0., Test 30). Im Abschlussbericht wird zudem eine erhöhte Anzahl spontan korrekt produzierter Satzstrukturen und eine verbesserte Fähigkeit zur Selbstkorrektur erwähnt.

2. Funktionsziel: Steigerung des Lesesinnverständnisses auf Textebene (WhatsApp, Nachrichten, Zeitungsartikel, Konzert- und Theaterprogramme)

Frau S. verzeichnete hier Fortschritte, ist aber mit dem Ergebnis (bzgl. des Lesetempos) noch nicht zufrieden. Das Lesesinnverständnis entwickelte

Tab. 6.5 Rehabilitationsziele von Frau S. während der Intensiv-Rehabilitation (Mai 2017)

Teilhabeziel (langfristig):	Frau S. möchte sich besser mitteilen können: Sie möchte Bedürfnisse, Anliegen und Erlebnisse an ihre Familienmitglieder verbal und nonverbal im Gespräch vermitteln können. Sie möchte (soziale) Medien nutzen können, d. h. Texte lesen und Nachrichten schreiben können.
Aktivitätsziel (mittelfristig)	Sie möchte besser sprechen, sicher zuhören und lesen sowie Wörter und kurze Sätze verschriftlichen können. Zudem möchte sie ihre nonverbalen Möglichkeiten steigern (Gestik, Mimik, Einsatz des Smartphones). Der Ehemann soll Frau S. möglichst optimal im Gespräch unterstützen.
Funktionelle Ziele: (kurz- bis mittelfristig)	1. Steigerung des mündlichen Wortabrufs, Abruf von Wortformen aus dem phonologischen Output-Lexikon: Frau S. möchte Nomen, Verben und Adjektive (aus ihrem alltäglichen Kontext) schneller finden können 2. Steigerung des Lesesinnverständnisses auf Textebene (WhatsApp, Nachrichten, Zeitungsartikel, Konzert- und Theaterprogramme) 3. Steigerung des Schreibens, Abruf von Wortformen aus dem graphematischen Output-Lexikon (vor allem Nomen, Verben und kurze Phrasen, Schreiben von WhatsApp-Nachrichten) 4. Steigerung des Einsatzes nonverbaler Mittel im Gespräch (Mimik, Gestik, Hilfsmittel) 5. Anleitung des Ehemanns bzgl. Dialogführung, Verständnissicherung und Fragetechniken

sich auf komplexer Satzebene weiter, auf Textebene werden weiterhin Informationen überlesen oder fehlerhaft kombiniert. Dies konnte durch **wiederholendes Lesen** gut kompensiert werden. In der Abschlussevaluation zeigt sich ein unauffälliges visuelles Textverständnis für leichte Texte (Assessment visuelles Textverständnis leicht, Aphasie-Zentrum, 16/16 Punkte) und ein mittelgradig auffälliges für komplexe Texte (Assessment visuelles Textverständnis schwer, Aphasie-Zentrum, 12/16 Punkte).

3. Funktionsziel: Steigerung des Schreibens, Abruf von Wortformen aus dem graphematischen Output-Lexikon (vor allem Nomen, Verben, kurze Phrasen, Schreiben von WhatsApp-Nachrichten)

Auch beim Schreiben zeigen sich deutliche Fortschritte. Die Patientin profitierte von einer **segmentalen Schreibstrategie** über die sogenannte Phonem-Graphem-Korrespondenz (PGK), zum Vorgehen siehe Stadie und Schröder (2009). Die ohnehin gute Fehlerwahrnehmung steigerte sich weiterhin, das Korrigieren der Paragrafien gelang vereinzelt selbstständig. In der Überprüfung zeigte sie eine von 40% auf 70% gesteigerte schriftliche Benennleistung (LeMo 1.0., Test 31). Frau S. verfasste mit therapeutischer Hilfestellung erstmals eine WhatsApp-Nachricht (auf Satzebene) an ihre Tochter (*Hallo F., ein Foto von unserem Ausflug ins Moorhaus. Ich hatte ein schönes Wochenende. Liebe Grüße*).

4. Funktionsziel: Steigerung des Einsatzes nonverbaler Mittel im Gespräch (Gestik, Mimik, Hilfsmittel wie Smartphone oder Schrift)

Frau S. konnte auch dieses kurzfristige Ziel erreichen. Im Hinblick auf die Vermittlung von Inhalten im Gespräch zeigte sie mehr Kommunikationsinitiative und nutzte ergänzend die sich bessernde Schriftsprache, um sich mündlich zu deblockieren. Sie setzte vor allem in der Gruppentherapie in **PACE-Settings** spontan Hilfsmittel ein und verwendete beispielsweise einen Atlas, um auf Urlaubsziele hinzuweisen oder vermittelte per Geste („Flugzeug"), welches Transportmittel sie genutzt hat.

5. Funktionsziel: Anleitung des Ehemanns bzgl. Dialogführung, Verständnissicherung und Fragetechniken

Ein weiterer wichtiger Baustein in jeder Aphasietherapie, so auch in diesem Beispiel, ist die **Einbindung der Angehörigen** in den therapeutischen Prozess. Neben der Aufklärung und Beratung ist auch die Anleitung bezüglich geschlossenen und offenen Fragetechniken, nonverbalen Strategien und Verständnissicherung notwendig („*Wie bekomme ich heraus, was meine Frau mir sagen will?*"). So beschreibt Herr S., dass vor allem das „Zeit lassen" und das Stellen von differenzierten Rückfragen im Gespräch hilfreich sind. Weitere Hilfsmittel, die nicht von dem Ehepaar verwendet werden, aber prinzipiell hilfreich sein können, sind Kommunikationsbücher, Smartphones oder Sprachapps (vgl. Eibl 2019)).

Resümee und aktueller Stand (2024)

Durch die Intensiv-Rehabilitation im Mai 2017 konnten einzelne funktionelle Fähigkeiten bei Frau S. deutlich und messbar gesteigert werden. Dies wirkte sich positiv auf die Aktivitäten (Sprechen, Lesen, Schreiben) aus und führte zu einer gesteigerten Teilhabe. Die weiter bestehenden kommunikativen Einschränkungen versucht Frau S., die sich nun in einer chronischen Phase befindet, durch weitere ambulante logopädische Behandlung sowie durch den Besuch einer Aphasie-Selbsthilfegruppe zu reduzieren.

Im November 2024 gibt es weiterhin Bereiche, in denen Frau S. in ihrer Teilhabe eingeschränkt bleibt: Der Besuch der Rommé-Runde wurde – auch aufgrund der eingeschränkten Zahlenverarbeitung – aufgegeben. Arztbesuche, Gespräche mit unbekannten Personen oder Telefonate mit Behörden mit komplexen sprachlichen Anforderungen kann Frau S. nicht allein wahrnehmen.

Zugleich zeigt sich Frau S. in Gesprächen kommunikativ aktiv und hat sich diverse Lebensbereiche zurückerobert. So kann sie z. B. ihren Friseurtermin allein wahrnehmen (Teilhabe), da sie dort vertraute Gesprächspartner vorfindet. Auch die geschätzten Theater- und Konzertbesuche mit ihrem Ehemann sind Frau S. wieder möglich. Hier fühlt sich Frau S. durch ihre guten rezeptiven sprachlichen Fähigkeiten sicher und kann Informationen verlässlich aufnehmen.

Der Ehemann sagt über seine Frau „*Sie ist sehr tough*“ – das ist vermutlich *ein*, wenn nicht *der* wesentliche persönliche Faktor, der Frau S. mit ihrer Aphasie ein möglichst selbstbestimmtes Leben führen lässt.

Fazit
Das Beispiel von Frau S. zeigt, dass durch eine individuell angepasste und konsequente Aphasietherapie die kommunikativen Möglichkeiten von Betroffenen deutlich erweitert werden können. Teilhabe und Lebensqualität können so schrittweise verbessert werden.

Die aktuelle Versorgung und Verordnungspraxis sind vor allem im ambulanten Bereich und somit für die chronisch betroffenen Patienten jedoch nicht optimal, auch Frau S. hat dies erlebt. Wünschenswert wäre eine sprachtherapeutische Versorgung, die nicht an ein bestimmtes Zeitfenster – wie aktuell das erste Jahr nach Ereignis – geknüpft ist, sondern eine Behandlung, die sich vor allem danach richtet, inwieweit SMART gesetzte und alltagsbezogene Ziele für den Patienten erreicht werden. Das Beispiel von Frau S. macht deutlich, dass dies auch in einer späten chronischen Phase möglich ist (vgl. FCET2EC-Studie, Breitenstein et al. 2014). Eine enge Abstimmung zwischen Patient, Angehörigen, behandelnden Ärzten und Logopäden ist hierbei zentral für eine erfolgreiche Rehabilitation und somit für mehr Lebensqualität.

6.1.5 „Wie wird es wohl weitergehen?“

Myriam Mantz-Clemens
1984 haben Claude und ich uns kennengelernt. Zwei Jahre später wurden wir ein Paar.

1988 fing Claude mit dem Bau unseres Hauses an. Da Claude handwerklich sehr begabt war, konnte er die meisten Arbeiten selbst ausführen. Nach genau zwei Jahren konnten wir einziehen.

Im September 1991 haben wir geheiratet. Wir feierten eine schöne Hochzeit im Kreise unserer Familie und Freunde. Am 28. März 1993 kam unsere Tochter Lynn zur Welt und am 14. März 1996 unser Sohn Kevin. Die Jahre vergingen und unsere Kinder wurden erwachsen.

Lynn schloss ihr Studium als Lehrerin ab, zog aus, lernte ihren jetzigen Partner kennen. 2022 kam unsere kleine Enkelin zur Welt.

Kevin begann 2020 sein Studium „Soziale Arbeit“ in Heidelberg. Im März 2023 erhielt er sein Diplom und zog wieder zu Hause bei uns ein.

Mit dem Auszug unserer Kinder begann für uns ein neues Leben. Wir schmiedeten neue Pläne, waren viel unterwegs, verbrachten viele schöne Stunden mit unseren Freunden, der Familie und hauptsächlich mit unserer kleinen Enkelin Camie.

Die große Leidenschaft von Claude war sein Fußballclub in Grevenmacher. Er war mittlerweile sehr engagiert im Verein und verbrachte dort jede freie Minute. Claude war auch sonst ein sehr engagierter und hilfsbereiter Mann. Ob Familie oder Freunde, jeder konnte auf ihn zählen und er half, wo er nur konnte.

Im Oktober 2022 wurde Claude 60 Jahre alt und beschloss in Rente zu gehen. Er hatte viele Pläne. Er wollte im Haus so einiges renovieren und wollte mit mir auf Reisen gehen. Wir wollten einfach nur eine schöne gemeinsame Zeit verbringen und das Leben genießen.

Da Claude seinen 60. Geburtstag mit der ganzen Familie und all seinen Freunden feiern wollte, begannen wir eine große Geburtstagsparty zu organisieren. Leider kam es jedoch nicht dazu und dieses Fest sollte nicht stattfinden. Am 29. November 2022 veränderte sich unser ganzes Leben und unsere Welt brach entzwei.

Nach einer erholsamen Nacht wachte Claude morgens gegen 8 Uhr auf, duschte, zog sich an und wollte zum Bäcker fahren. Ausnahmsweise war ich an diesem Tag zu Hause. Nach dem Frühstück wollten wir nämlich zusammen Weihnachtseinkäufe besorgen, und am Nachmittag wollte Claude mich zum Arzt begleiten.

Plötzlich hörte ich Geräusche aus dem Treppenhaus, und Claude rief mir zu, er würde meine Hilfe brauchen. Ich fand ihn dann zusammengesackt im Flur liegend. Er meinte zu mir, er hätte ein komisches Gefühl in den Beinen, und seine Hände würden kribbeln. Ich rief sofort unseren Hausarzt an. Da dieser jedoch keinen freien Termin hatte, riet er uns, sofort ins Krankenhaus zu fahren. Unterwegs im Auto war Claude sehr müde und sprach nur noch sehr langsam. Nun begann er das Kribbeln auch im Kopf zu spüren.

Als wir endlich im Krankhaus ankamen, schleppte ich ihn zur Notaufnahme, denn er konnte fast nicht mehr gehen. Vor der Notaufnahme meinte Claude noch zu mir, er hätte sicherlich einen Schlaganfall erlitten. Claude wurde sofort mitgenommen, um einige Untersuchungen durchzuführen.

Es vergingen zwei Stunden, bis ich von einer Krankenschwester aufgerufen wurde. Diese meinte dann, sie hätte eine gute Nachricht: Mein Mann hätte weder einen Herzinfarkt noch einen Schlaganfall erlitten. Sie informierten mich ebenfalls darüber, dass er jedoch sehr unruhig im Scanner war, sich dort übergeben musste und sie somit den Scanner abbrechen mussten.

Claude wurde auf die neurologische Station verlegt. Als ich dort ankam, war ich geschockt: Claude rang nach Luft, konnte sich sehr schlecht verständigen. Als ich ihm in die Augen blickte, sah ich pure Panik. Er klagte über starke Schmerzen und Krämpfe in den Beinen, ihm ging es sehr schlecht. Zwei Neurologen waren bei ihm, diese sagten mir, sie hätten viele Untersuchungen und Tests gemacht, jedoch lägen noch nicht alle Resultate vor. Mittlerweise stießen meine Tochter und meine Schwägerin zu uns.

In den nächsten Stunden verschlechterte Claudes Zustand sich drastisch, und wir mussten machtlos dabei zuschauen. Am Nachmittag wurde Claude also auf die Intensivstation verlegt. Die Neurologin kam dann noch einmal kurz vorbei und teilte uns mit, dass es sich höchstwahrscheinlich um das Guillain-Barré-Syndrom handeln würde, jedoch hätte sie noch nicht alle Auswertungen der Untersuchungen erhalten.

Am folgenden Tag teilte ein Arzt uns mit, dass sich bei Claude eine Thrombose im Bein sowie eine doppelseitige Lungenembolie gebildet hätten. Ich fragte nach, ob man Claude Blutverdünner verordnet hatte und wie es mit seinem Kopf aussah. Er antwortete mir, dass Claude wegen der Rückenmarkpunktion keine Blutverdünner bekommen konnte, und dass ihnen am Vortag nichts Ungewöhnliches auf den Bildern des Scanners vom Kopf aufgefallen war.

Am Abend, während unseres Besuches auf der Intensivstation, fragte eine Ärztin uns, ob wir ihr die Einwilligung geben würden, Claude ins künstliche Koma zu legen wegen seiner Atemprobleme. Claude selbst versuchte uns mitzuteilen, dass er keine Kraft mehr hätte und einfach nur schlafen wolle.

Die behandelnde Neurologin kam dazu, teilte uns mit, dass sie, wenn Claude im künstlichen Koma läge, noch einen Scanner vom Kopf machen würden. Einige Ergebnisse der Analysen würden nämlich nicht mit dem Guillain-Barré-Syndrom übereinstimmen.

Am 2. Dezember rief die Neurologin an. Sie entschuldigte sich bei mir, da sie sich in der Diagnose geirrt habe. Mein Mann war gar nicht am Guillain-Barré-Syndrom erkrankt. Im Scanner hatte sie festgestellt, dass es sich um einen ischämischen Hirninfarkt handeln würde. Es befand sich ein Blutgerinnsel im Stammhirn, welches man leider nicht operativ entfernen konnte.

Ich stellte der Neurologin viele Fragen über seinen jetzigen Zustand und wie es nach dem Koma aussehen werde. Sie antwortete mir, Claude hätte einen sehr schweren Hirninfarkt erlitten, und leider wüsste man nicht, ob Claude erwachen würde, und wenn ja, in welchem Zustand er dann wäre. Mir wurde klar, dass Claude über sehr viele Stunden falsch behandelt wurde. Später in Claudes Zimmer erklärte uns ein anwesender Krankenpfleger, Claude hätte mittlerweile eine Lungenentzündung und hohes Fieber. Leise sprach ich zu Claude und versprach ihm, ich würde ihn begleiten und mit ihm zusammen kämpfen.

Zweimal am Tag besuchten wir Claude für je eine Stunde auf der Intensivstation. Wir verbrachten alle eine sehr traurige Adventszeit. Einige Tage später erklärte uns einer der anwesenden Ärzte bei der Visite, man müsse bei Claude operativ eine Tracheotomie durchführen und ebenfalls eine Magensonde legen. Immer wieder hatte Claude hohes Fieber, ausgelöst durch diverse Infektionen.

Kurz vor Weihnachten wurde Claude langsam aus dem Koma geholt. Sehr schnell stellten wir fest, dass Claude uns wahrnahm und erkannte, jedoch nicht sprechen konnte. Er konnte sich auch nicht bewegen.

An Heiligabend hatte Claude sehr hohes Fieber, wieder war es eine Lungeninfektion. Die Kinder und ich besuchten ihn zusammen. Am ersten Weihnachtstag besuchte ich Claude alleine. Er hatte noch immer sehr hohes Fieber. Ich legte meinen Kopf an seine Schulter und merkte plötzlich, wie er ganz langsam seinen Kopf bewegte.

Claude selbst schien sich nicht bewusst zu sein, wieso er im Krankenhaus war und was ihm passiert war. Eine Ärztin und die Psychologin waren dabei, als wir Claude von seinem Schlaganfall erzählten. Es war für uns alle ein sehr schwerer Moment, danach war Claude erschüttert und weinte.

Zwischen den Feiertagen besuchte Claude ein Arzt des Reha-Centers. Wir alle, aber vor allem Claude selbst, hofften dass er eine Chance bekommen würde, sich dort zurück ins Leben kämpfen zu können. Er war zu diesem Zeitpunkt sehr motiviert und hatte große Hoffnungen, durch hartes Arbeiten und Trainieren wieder „gesund" zu werden.

Kurz nach Neujahr teilte mir die Neurologin telefonisch mit, dass man Claude ins Reha-Center verlegen würde. Alles ging sehr schnell, und am 14. Januar wurde er schließlich verlegt. Die ersten Tage und Wochen waren für uns alle schwierig. Die Medikation wurde umgestellt, und man fing dort bei null mit der Behandlung an. Es war für Claude eine sehr schwere Zeit. Er musste viele Untersuchungen über sich ergehen lassen und litt unter neurologischen Schmerzen. Claude war moralisch sehr angeschlagen. Er hatte sich die Rehabilitation anders vorgestellt.

Durch innerliche Lähmungen hatte Claude Schluckbeschwerden, die ihm die Nahrungszufuhr erheblich erschwerten. Mithilfe der Sprachtherapeutin erlernte Claude ganz langsam wieder zu essen. Über Monate hin wurden verschiedene Texturen und Lebensmittel probiert. Immer wieder wurde die flüssige Nahrung ausgewechselt, da Claude sehr viele Probleme mit der Verdauung hatte. Er klagte andauernd über Magenschmerzen und Darmkrämpfe.

Neben den vielen Orthophoniestunden hatte Claude auch viel Physiotherapie und Ergotherapie auf seinem Therapieplan. Claude waren diese Stunden besonders wichtig, da er unbedingt viel und hart an sich arbeiten wollte.

Nach ein paar Wochen entschieden die Ärzte sich dazu, die Tracheotomie zu entfernen. Claude war sehr erleichtert, endlich bekam er wieder ein kleines Stück Normalität zurück.

Sehr schnell wurden wir in einer Versammlung mit den Ärzten und Therapeuten des Reha-Centers nach Claudes Zukunft gefragt. Was hatte er nach dem Reha-Center vor? Wo und wie würde es für ihn und uns als Familie weitergehen? Wir fühlten uns komplett überrumpelt und wussten keine Antwort darauf. Wir wussten ja nicht, wie sich Claude und sein Zustand entwickeln würden. Trotzdem fingen wir an, uns mit dem Thema auseinanderzusetzen. Schnell wurde uns klar, dass es für jemanden wie Claude nicht sehr viele Möglichkeiten gab. Das Offensichtlichste und die Alternative, die wir wohl am meisten angegeben bekamen, war ein Pflegeheim. Weder Claude noch die Kinder und ich konnten und wollten uns mit dieser Lösung zufriedengeben. Claude ist doch erst 60 Jahre alt. Soll er nun wirklich bis ans Ende seines Lebens in solch einer Institution verbleiben?

Kurze Zeit später, nach einem Gespräch mit Bekannten, hatte man Lynn auf die Familie Scheer und ihre Vereinigung „Wäertvollt Liewen" aufmerksam gemacht. Sie war sofort Feuer und Flamme und begann Kontakt aufzunehmen und Informationen zu sammeln.

Mittlerweile erlernte Claude, sein Tablet nur anhand seines Kopfes zu bedienen. Nun hatte er wieder Möglichkeit, Kontakt mit der Außenwelt aufzunehmen und sich während der vielen Stunden in seinem Zimmer zu beschäftigen.

Zu seiner großen Enttäuschung fielen nun aber etliche Therapiestunden aus, da er immer häufiger krank wurde. Er bekam immer wieder hohes Fieber mit anschließender Lungenentzündung. Zweimal wurde er mit diesen Symptomen ins Krankenhaus eingeliefert. Leider waren alle Krankenhausaufenthalte sehr traumatisierend für Claude, aber auch für uns als Familie. Da Claude sich selbst nicht helfen konnte und sehr pflegebedürftig war, merkten wir schnell, dass das Personal im Krankenhaus total überfordert war.

Ungefähr alle 3 Wochen erlitt Claude nun eine Infektion und musste medikamentös behandelt werden. Durch das wiederholte Einsetzen von Antibiotika baute sein Körper eine Resistenz dagegen auf, sodass die Infekte sehr schwer abklangen. Da die Ärzte davon ausgingen, dass diese hauptsächlich durch falsches Schlucken ausgelöst wurden, beschlossen sie mit Claude zusammen wieder eine Tracheotomie vorzunehmen. Claude war enttäuscht, dass er wieder einen Rückschlag erlitten hatte. Sein Wunsch nach „richtiger" Nahrung war jedoch so groß, dass er sich dafür entschied.

Die Verdauung bereitete Claude sowie der Ärztin viele Sorgen. Anfangs glaubte man, es sei durch die Unverträglichkeit der künstlichen Nahrung, dann durch die vielen Antibiotika, die er über Monate nehmen musste. Nach vielen Untersuchungen stellte sich dann heraus, dass ein Teil seines Darmes gelähmt ist und er so ohne zusätzliche Hilfe nicht richtig abführen kann.

In den nächsten Wochen und Monaten setzten wir uns intensiv mit unserem Plan für nach dem Reha-Center auseinander. Nach vielen Gesprächen mit der Familie Scheer, der Sozialarbeiterin, den Ärzten und Therapeuten des Reha-Centers waren wir fest entschlossen: Claude soll nach dem Reha-Center zurück nach Hause kommen. Wir fingen an uns zu überlegen, ob dies in unserem Haus, das Claude selbst errichtet hatte, möglich war und machten uns gleichzeitig auf die Suche nach einer Wohnung. Wir nahmen Kontakt mit der Pflegeversicherung und Adapth auf und fingen mit der groben Planung an.

Am 23. 06. 2023, dem Nationalfeiertag, saß ich neben Claude an seinem Bett und bemerkte plötzlich, wie er seine Hände ganz leicht bewegte. Ich konnte es kaum fassen. Ich rief sofort meine Kinder an und wir weinten gemeinsam vor Glück.

In den nächsten Wochen wurden Claudes Hände intensiv trainiert. Er war wieder motivierter und wir schienen etwas gestärkt. Leider aber, auch nach nun vielen Monaten, ist die Bewegung, die Claude ausführen kann, so schwach, dass er seine Hände im Alltag nicht einsetzen kann.

Ende 2023 waren unsere Pläne für den Umbau in unserem eigenen Haus fertig, und die ersten nötigen Anträge wurden gestellt. Im Januar erhielten wir die Baugenehmigung und hatten wichtige Versammlungen mit den verschiedenen Beteiligten, um Claudes Intensivpflege zu planen. Kurze Zeit später stellten wir den Antrag beim Ministerium, um finanzielle Unterstützung bei der Intensivpflege zu erhalten. Wir waren voller Hoffnung, Claude noch in diesem Jahr nach Hause nehmen zu können.

Im Frühjahr 2024 begann Claude, sich nach sehr langem Weigern und Zögern doch mit dem Thema „elektrischer Rollstuhl" auseinanderzusetzen. Nach vielem Testen haben die Therapeuten sich gemeinsam mit Claude für ein passendes Modell entschieden. Claude gewöhnte sich sehr gut an sein „Rennauto", das er anhand seines Hinterkopfes bedient.

Claude hatte in den folgenden Monaten viele moralische Tiefs und stellte sich und sein Leben sehr oft in Frage. Dass wir mit der Planung seiner Rückkehr einfach nicht weiterkamen, brachte uns alle zum Verzweifeln. Monatelang kämpften wir nun schon für die Genehmigungen und Unterstützungen für unser Herzensprojekt. Viele Telefonate und Gespräche wurden geführt, E-Mails geschrieben und Tränen vergossen. Niemals hätten wir uns erträumt, dass dieses Projekt uns so viel Energie und Kraft kosten wird und wir so dafür kämpfen müssen.

Immer wieder haben wir als Familie sowie Claude schwierige Phasen, in denen es uns sehr schwer fällt zu akzeptieren, dass unser aller Leben sich so schnell und so drastisch verändert hat. Immer wieder trauern wir unserem vorherigen Leben nach. Täglich vermissen wir Claude als

Partner, Vater, Großvater und Freund. Immer wieder stellen wir uns die Frage nach dem „Warum?“ und dem „Wie wird es wohl weitergehen?“

Immer wieder müssen wir Hürden überwinden, erleben Rückschläge, und doch stehen wir immer wieder auf, kämpfen weiter mit dem großen Ziel vor Augen, dass Claude, meine Kinder und ich sehr bald wieder in Grevenmacher vereint sind.

Da wir aber immer noch auf die Genehmigungen warteten, musste Claude nun leider das Reha-Center verlassen und als Zwischenlösung in einem Pflegeheim wohnen – wieder eine schwierige Etappe, die wir ihm eigentlich ersparen wollten. Zeitgleich mit seinem Wechsel vom Reha-Center ins Pflegeheim erhielten wir im August letzten Jahres immerhin die lang ersehnten Genehmigungen, um mit den Umbauarbeiten beginnen zu können. Meine Kinder und ich waren überglücklich, dass es nun endlich so weit war.

Zu diesem Zeitpunkt wussten wir nicht, dass eine sehr schwere Zeit auf uns zukommen würde und die Freude über die Genehmigungen schnell verblassen würde. Claude teilte uns nämlich mit, dass er sich umentschieden hatte und wir unser ganzes Vorhaben stoppen sollten. Nach vielen Monaten, in denen er sich intensiv damit beschäftigt hatte, wollte er den Schritt zur Euthanasie wagen. Gespräche mit Ärzten, der Familie sowie seinen Freunden folgten. Wir waren geschockt. Wir hatten uns zwar schon mehrmals mit diesem Thema beschäftigt und auseinandergesetzt, doch war Euthanasie die letzten Monate kein Thema mehr gewesen. Außerdem konnten wir doch nun mit unserem Projekt beginnen.

Zu unserer Verzweiflung hatte Claude dann auch noch einen Unfall. Er fiel aus dem Bett und brach sich unglücklicherweise einen Wirbel. Er war, ironischerweise, dem Tod um zwei Millimeter entwischt. Nun durfte er das Bett wochenlang nicht verlassen und wurde so wenig wie möglich mobilisiert. Claudes Zustand hatte sich also wirklich noch einmal verschlimmert.

Zwei Monate davor hatte Lynn uns mitgeteilt, dass sie ihr zweites Kind erwarten würde. Für Claude war dies eine freudige, aber zugleich traurige Neuigkeit. Dieses Mal würde er sein Enkelkind nämlich nicht im Arm halten oder mit dem Kinderwagen fahren können.

Trotzdem waren es die Kinder, die Claude doch noch einmal zum Umdenken brachten. Nach einem Telefonat mit Camie entschied sich Claude, es weiter zu versuchen. Schließlich erklärte er uns, würde er Camie aufwachsen sehen und Mika kennenlernen wollen.

Die Monate vergingen und Claude durchlebte einige Tiefs, in denen er an seiner Entscheidung weiterzuleben zweifelte. Dazu kam, dass die ganzen Umbauarbeiten länger als gedacht dauerten und sein Aufenthalt im Pflegeheim sich in die Länge zog. Aus der geplanten kurzen Zwischenetappe dort wurden dann doch zehn lange und belastende Monate.

Nach alles in allem nun etwas mehr als zweieinhalb Jahren ist es endlich so weit. Die Bauarbeiten sind abgeschlossen, das Pflegepersonal bereit und Claude kann nach Hause kommen. Leider musste ich, zwei Wochen bevor Claude nach Hause kam, operiert werden. Ein weiterer Rehaaufenthalt war geplant. Meine Kinder und ihre Partner bereiteten die Heimkehr ihres Vaters vor und werden sich in der ersten Zeit um Claude kümmern und ihn vor allem moralisch unterstützen.

Wie wird es wohl weitergehen? Auch zu diesem Moment stellen wir uns diese und viele andere Fragen. Wir wird unsere Zukunft aussehen? Wird Claude zuhause die Kraft finden weiterzumachen oder wird Euthanasie doch irgendwann wieder ein Thema sein?

Nach langer Zeit sind wir nun fast an unserem Ziel, für das wir lange und hart gekämpft haben, angekommen. Uns wurde, besonders in den letzten Monaten, noch einmal bewusst, wieviel uns dieses ganze Projekt abverlangt hatte. Ohne unsere feste Entschlossenheit und unseren Zusammenhalt als Familie wäre dies nicht möglich gewesen.

Freudig und hoffnungsvoll, aber auch müde und erschöpft, sehen wir nun unserer Zukunft entgegen. Einer Zukunft als Familie zusammen, denn das ist alles, was zählt.

6.1.6 Lebensqualität und Teilhabe bei Menschen mit schweren körperlichen Beeinträchtigungen im luxemburgischen Versorgungssystem

Anastasia Stefanakaki

Einführung

Aktive Sterbehilfe und Beihilfe zum Suizid sind in Belgien, den Niederlanden und seit 2009 auch in Luxemburg bei Menschen, deren Leidensdruck aufgrund körperlicher Einschränkungen nicht mehr erträglich ist, legal (Santesecu 2023). In Deutschland ist das Verbot der Beihilfe zum Suizid seit 2020 aufgehoben. Aktive Sterbehilfe ist in Deutschland jedoch weiterhin illegal. Ein Versuch zur gesetzlichen Neuregelung ist im Jahr 2023 gescheitert (NDR 2025).

Unter bestimmten Voraussetzungen steht es Ärztinnen und Ärzten in Luxemburg zu, lebensbeendende Maßnahmen einzuleiten, um Menschen von ihrem Leid zu befreien. Besonders bei neurodegenerativen Erkrankungen, wie zum Beispiel der ALS, zeigt sich eine hohe Zahl von durchgeführten Sterbehilfen. In den Jahren 2021 bis 2022 konnte ein auffällig hoher Anstieg von Beihilfe zum Suizid bei neurodegenerativen Erkrankungen festgestellt werden. Es handelt sich dabei fast ausschließlich um von ALS Betroffene (Santesecu 2023).

Die Hälfte der Personen, die über Sterbehilfe nachdenken, hat keine Ansprechperson bei psychosozialen Belastungen. Das verdeutlicht die Relevanz des Themas und unterstreicht die Notwendigkeit einer tiefgehenden Auseinandersetzung (Eickhoff et al. 2024).

In diesem Beitrag soll das luxemburgische Versorgungssystem in seinen Grundzügen dargestellt und die Lebensqualität der Betroffenen aus psychologischer Sicht betrachtet werden. Anhand des Fallbeispiels von Herrn Mantz werden sowohl das Versorgungssystem als auch dessen Auswirkungen auf die Lebensqualität und die psychische Belastung des Betroffenen beschrieben.

Das Versorgungssystem in Luxemburg
Der Wechsel zur ambulanten Pflege

Die Qualität des luxemburgischen Versorgungssystems variiert je nach Ort der Versorgung deutlich. Die im Krankenhaus meist hohe Qualität und Expertise der Versorgung geht nach dem Wechsel in die häusliche Pflege häufig verloren. Die Kosten der Pflege werden von der gesetzlichen Pflegeversicherung übernommen, die zumindest anteilig die Kosten der pflegerischen Versorgung von betroffenen Personen trägt.

Pflegerische Tätigkeit

Aktivitäten des täglichen Lebens werden durch einen Pflegedienst übernommen, wenn die Betroffenen nicht mehr eigenständig dazu in der Lage sind. Diese Aktivitäten umfassen Körperpflege, Toilettengänge, Ernährung, An- und Auskleiden sowie Mobilität. Diese Tätigkeiten können aber auch durch eine pflegende Drittperson übernommen werden. Unter bestimmten Umständen kann diese auch eine private Pflegeperson sein (Die Luxemburger Regierung 2025).

Grad der Pflegebedürftigkeit

Wie hoch der Grad der Pflegebedürftigkeit ist, also welche Pflegestufe erreicht ist, wird von der Bewertungs- und Kontrollbehörde festgelegt. Die Pflegebedürftigen werden von der Pflegeversicherung in 15 Pflegestufen eingeteilt. Das politische Ziel ist, dass die große Mehrheit der Betroffenen zuhause versorgt wird. Die Mehrheit der Betroffenen weist dabei einen geringen Pflegegrad auf (Stufe 1 bis 5). Der Großteil der Betroffenen mit einem hohem Pflegegrad (Stufe 6 bis 15) wird in Einrichtungen untergebracht und versorgt.

Betreuung durch eine pflegende Drittperson

Bei einer pflegenden Drittperson verläuft die Finanzierung der Pflegeleistung durch die nationale Krankenkasse (CNS: Caisse nationale de santé). Die Pflegeleistung bzw. der Pflegeaufwand der pflegenden Drittperson wird innerhalb von zehn Pauschalen kategorisiert, die den zeitlichen Aufwand und die finanzielle Unterstützung für die pflegende Person abbilden (Die Luxemburger Regierung 2022). Die pflegende Drittperson kann eine nahestehende oder eine andere private Person sein, die von der Bewertungs- und Kontrollbehörde anerkannt und bewertet werden muss, damit die Pflegeleistung mit einer Geldleistung vergütet werden kann. Diese Zahlungen enden, sobald die Pflegeperson den Anforderungen nicht mehr entspricht.

Antragstellung für intensivpflegebedürftige Personen

Seit 2017 besteht für intensivpflegebedürftige Personen die Möglichkeit, einen Antrag auf außerordentliche Maßnahmen zur intensiven Unterstützung außerhalb des Krankenhauses zu stellen. Der Antrag wird bei der ministeriumsübergreifenden Kooperationsplattform, bestehend aus Vertreter*innen des Ministeriums für Gesundheit und soziale Sicherheit, des Ministeriums für Familie und Integration und der Nationalen Krankenkasse (CNS), gestellt (Guichet.lu 2022). Für die Finanzierung der außerklinischen Intensivversorgung wird jährlich ein Budget zur Verfügung gestellt (Die Luxemburger Regierung 2022).

Häusliche Pflege und Pflegeeinrichtungen

Die Pflegeversicherung gewährleistet in den ersten fünf Pflegestufen eine adäquate häusliche Versorgung von Personen mit leichten bis mittelschweren Beeinträchtigungen. Menschen mit sehr schweren Behinderungen und chronischen Erkrankungen dagegen erhalten die für sie lebensnotwendige häusliche Pflege nicht und werden in Pflegeeinrichtungen untergebracht, auch wenn eine häusliche Pflege erwünscht ist (Inspection générale de la sécurité sociale 2023).

Unterstützung durch technische Hilfsmittel

Die Pflegeversicherung übernimmt die Kosten für technische Hilfsmittel und Wohnraumanpassungen, die eine selbstbestimmte Lebensführung fördern. Diese Hilfsmittel ermöglichen mehr Selbstständigkeit in den Bereichen der Körperpflege, der Ernährung, der Kleidung, der Hauswirtschaft, der Kommunikation oder der Mobilität außerhalb des Zuhauses. Sie ermöglichen auch mehr Sicherheit, Prävention und Schmerzlinderung für Betroffene und unterstützen die pflegenden Personen bei ihrer Arbeit. Mögliche technische Hilfsmittel sind zum Beispiel Rollstühle, medizinische Betten oder Personenfahrstühle. Sie werden bis zu einem Wert von 35.000 € pro Hilfsmittel von der Pflegeversicherung zur Verfügung gestellt (Die Luxemburger Regierung 2024).

Vergütung der Pflegeleistung

Menschen mit körperlichen, geistigen oder psychischen Erkrankungen und Behinderungen erhalten altersunabhängig Pflegeleistungen, die von der Pflegeversicherung vergütet werden. Darüber hinaus besteht bei Menschen mit vermindertem Sehvermögen oder Kommunikationsschwierigkeiten infolge von Aphasie oder Hörschäden die Option, pauschale Geldleistungen durch die Pflegeversicherung zu beziehen. Dafür beurteilen HNO-Fachärzt*innen oder Augenärzt*innen, die von der Pflegeversicherung zugelassen worden sind, anhand der Bewilligungskriterien den Zustand der Betroffenen (Die Luxemburger Regierung 2024).

Der Fall von Herrn Mantz

Krankheitsverlauf

Bei Herrn Mantz liegt ein Locked-in-Syndrom (LiS) in Folge eines Schlaganfalls im Hirnstamm vor. Es werden ein inkomplettes, ein klassisches und ein totales LiS unterschieden, wobei das totale LiS den schwerwiegendsten Zustand mit völlig fehlender Möglichkeit der Bewegung bei erhaltenem Bewusstsein darstellt. In Abschn. 6.1.9 werden die verschiedenen Typen genauer beschrieben. Auch bei der ALS kann ein inkomplettes und bei weiterem Fortschreiten sogar totales LiS auftreten (Siehe 3.2).

Die Diagnosefindung verlief bei Herrn M. verzögert, da zunächst das Guillain-Barré-Syndrom als Verdachtsdiagnose im Raum stand. Das Guillain-Barré-Syndrom ist heilbar, während ein LiS infolge eines Hirnstamminfarkts häufig bestehen bleibt. Menschen im LiS haben eine zufriedenstellende und über die Zeit auch stabile Lebensqualität. Sie benötigen allerdings Rehabilitation, um ihre Selbstbestimmung und die Kommunikationsfähigkeit zu verbessern (Rousseau et al. 2015). Eine neurologische Erholung kann auch noch bis zu 12 Monate nach einem schweren Schlaganfall stattfinden. Eine individuelle, bedarfsorientierte Rehabilitation und eine dafür geeignete Versorgungsstruktur sind also über die akute Phase hinaus erforderlich (Seidel et al. 2019).

Locked-in-Syndrom und psychische Gesundheit
Im Hinblick auf die psychische Gesundheit wird von Außenstehenden eine hohe Belastung vermutet. Die vollständige Abhängigkeit von einer Pflegeperson führt jedoch nicht zwangsläufig zu einer niedrigeren Lebensqualität.

Bei einem LiS nach einem Schlaganfall oder anderen akuten Krankheitsbildern ist kein weiteres Fortschreiten zu erwarten. Bei der ALS wiederum liegt ein progredienter Krankheitsverlauf vor, wobei die Geschwindigkeit des Fortschreitens der Erkrankung erheblich variieren kann. Im Zuge des Fortschreitens kann wie oben bereits beschrieben ein LiS auftreten. Für Menschen mit LiS nach Schlaganfall wie auch für Menschen mit ALS wird in Ländern wie den Niederlanden, Belgien oder Luxemburg Sterbehilfe angeboten, auch wenn die Lebensqualität der Betroffenen durch Außenstehende systematisch unterschätzt wird, was durch Prof. Albert Ludolph, emeritierter Professor für Neurologie des Universitätsklinikums Ulm, als die „Arroganz der Gesunden" bezeichnet wird (Lulé et al. 2013). In einer Untersuchung wurde festgestellt, dass zwischen gesunden Personen und LiS-Betroffenen keine signifikanten Unterschiede hinsichtlich der subjektiven Lebensqualität vorliegen. Möglicherweise legen LiS-Betroffene und gesunde Personen auf unterschiedliche Aspekte des Lebens Wert. LiS-Betroffenen ist es wichtig, ihre eigene Freizeit zu gestalten, soziale Kontakte zu pflegen und möglichst selbstständig zu sein (Pantke und Birbaumer 2012). Die zwischen 2021 und 2022 steigende Zahl an Fällen von Sterbehilfe für Patienten mit LiS nach Schlaganfall oder mit ALS in Luxemburg, Belgien und den Niederlanden könnte fälschlich nahelegen, dass ein direkter Zusammenhang zwischen körperlicher Einschränkung und psychischem Leid besteht – obwohl wissenschaftliche Daten diesen Zusammenhang nicht belegen (Santesecu 2023).

Risiken für die psychische Gesundheit
Bei Herrn M. stellten allerdings schwerwiegende Komplikationen – wie eine Thrombose und eine doppelseitige Lungenembolie – ein Risiko für den Erhalt seiner psychischen Gesundheit und eine Belastung für seine Familie dar. In medizinische Eingriffe musste seine Frau einwilligen, da Herr Mantz nicht mehr selbst über die Behandlung bestimmen konnte. Seine eingeschränkte Selbstbestimmung während des Krankenhausaufenthalts stellt einen erheblichen Risikofaktor für seine psychische Gesundheit dar (Pantke und Birbaumer 2012).

Herausforderungen der ambulanten Pflege
Im weiteren Verlauf war Herr M. in der Lage, über ein Tablet mit seinem Umfeld zu kommunizieren. Im Frühjahr 2024 erhielt er einen elektrischen Rollstuhl, durch welchen ihm mehr Selbstständigkeit und Mobilität im Alltag ermöglicht wurde. Nach den ersten Erfolgen folgte für die Familie allerdings die nächste Hürde. Herrn M.´s Wunsch war es, zuhause versorgt zu werden, weshalb seine Familie bereits im Februar 2024 einen Antrag auf die pflegerische Versorgung zuhause gestellt hat. Ende 2024 wurde er von der Rehaklinik in eine Pflegeeinrichtung verlegt, da die Genehmigung für die häusliche Pflege zu diesem Zeitpunkt noch nicht erteilt wurde. Der Antrag für 2024 verfiel aufgrund des jahresgebundenen Budgets zur Finanzierung der außerklinischen Intensivpflege. Somit musste Anfang 2025 erneut ein Antrag gestellt werden. Herr M. und seine Familie sind auf die Unterstützung durch die Pflegeversicherung angewiesen. Neben der Finanzierungsbeteiligung für technische Hilfsmittel und Umbauten am Haus wurden auch Geldleistungen für die pflegende Person beantragt. Der Antrag musste über die ministeriumsübergreifende Kooperationsplattform gestellt werden (Guichet.lu 2022).

Im August 2024 erhielt die Familie die Genehmigung für Umbauten im Haus. Die Umbauarbeiten haben sich leider in die Länge gezogen, konnten aber im Frühling 2025 abgeschlossen werden.

Auswirkungen auf die psychische Gesundheit
Die Komplikationen im Krankheitsverlauf und die Hindernisse in der ambulanten Versorgung stellten eine große Belastung für die Familie dar und gefährdeten die Lebenszufriedenheit von Herrn M.. Die Situation führte schlussendlich dazu, dass Herr M. das Gefühl hatte, eine große Belastung für seine Familie zu sein und Sterbehilfe anfragen wollte. Während dieser Zeit liefen bereits die Umbauten für die pflegerische Versorgung im eigenen Haus. Das Vorhaben der Sterbehilfe verwarf Herr M., als seine Tochter wieder schwanger wurde und er sich darauf freute, wieder Großvater zu werden.

Viele Betroffene haben den Wunsch, zuhause betreut zu werden, aber es ist für viele Personen mit schweren Behinderungen und ihre Familien eine enorme Herausforderung. Das führt häufig dazu, dass die Lebensqualität stark eingeschränkt und Teilhabe an der Gesellschaft deutlich erschwert ist. Ein solcher Leidensdruck kann die Entstehung psychischer Erkrankungen wie Depressionen oder Angststörungen bei den Betroffenen begünstigen (Wasner 2008). Darüber hinaus stehen Betroffene vor finanziellen Herausforderungen, da die benötigte Unterstützung in einem langwierigen Prozess bewilligt werden muss und selbst bei vorhandenen Finanzierungsmöglichkeiten häufig ein Eigenanteil zu tragen ist (Die Luxemburger Regierung 2024). Die Anpassung des Wohnraums ist bei Herrn M. mittlerweile abgeschlossen und das Pflegepersonal für die häusliche Versorgung steht bereit. Nach Überwinden dieser Hürden blickt die Familie hoffnungsvoll in Richtung Zukunft und wartet auf die baldige Rückkehr von Frau M. nach ihrem eigenen Rehaaufenthalt.

Schlussfolgerung
Menschen, die infolge eines Hirninfarkts ein LiS entwickeln, sind mit einer tiefgreifenden Veränderung ihres Lebens konfrontiert, an die sie sich zunächst anpassen müssen. Diese Situation stellt eine große Herausforderung dar, bedeutet jedoch nicht zwangsläufig eine verminderte Lebensqualität. Vielmehr können zusätzliche Hürden im Verlauf der Genesung die Lebensqualität und das psychische Wohlbefinden erheblich beeinträchtigen.

Bei LiS-Betroffenen gibt es wahrscheinlich keinen Zusammenhang zwischen der Lebensqualität und der körperlichen Einschränkung (Pantke und Birbaumer 2012), was im Kontrast zu den steigenden Zahlen von Sterbehilfe und Beihilfe zum Suizid in Luxemburg steht (Santesecu 2023). Die Fälle von praktizierter Sterbehilfe können also auf eine Beeinträchtigung der psychischen Gesundheit der Betroffenen hinweisen.

Der Fall von Herrn M. macht deutlich, dass strukturelle Schwierigkeiten im Genesungsprozess und in der Versorgung für eine eingeschränkte Lebensqualität mitverantwortlich sind. Der familiäre Zusammenhalt kann wiederum Belastungen auffangen und zum Erhalt oder sogar zur Verbesserung der Lebensqualität beitragen.

6.1.7 Dysphagie und Trachealkanülenmanagement bei Erkrankungen des Gehirns

Sandra Hagen

Einleitung
Herr M. war vor seiner Erkrankung ein aktiver, lebensfroher Mensch, der kürzlich in den Ruhestand getreten war und gemeinsam mit seiner Frau viele Pläne für die Zukunft schmiedete. Doch am 29. November 2022 wurde sein Leben völlig auf den Kopf gestellt – ein schwerer Schlag traf ihn und seine Familie.

Die Schilderungen seiner Ehefrau zeichnen ein Bild von einem sehr schwierigen Krankheitsverlauf, der von starken Schmerzen, wiederkehrenden Pneumonien und häufigen Infekten geprägt war, die immer wieder mit Antibiotika behandelt werden mussten.

Wegen akuter Atemprobleme (Ateminsuffizienz), wie sie von der Frau geschildert wurden, kam der Patient zunächst auf die Intensivstation, wurde ins Koma versetzt und es wurde eine Tracheotomie (Luftröhrenschnitt) vorgenommen. Dies diente in erster Linie dazu, ihn zu beatmen, aber auch, um die bestehende Schluckstörung (Dysphagie) und seine Unfähigkeit, den Speichel sicher zu schlucken, zu behandeln. Die Ernährung erfolgte über eine Magensonde, wobei vermutlich zunächst eine nasogastrale Sonde (NGS) und später wahrscheinlich eine PEG-Sonde zum Einsatz kam.

Nach weiteren Untersuchungen stellte sich heraus, dass Herr M. einen Hirnstamminfarkt erlitten hatte, der die Ursache für seine Symptome war. Besonders der Hirnstamm hat eine zentrale Rolle beim Schlucken, was die Schwere der Dysphagie und auch die wiederholten Pneumonien erklärt. Er steuert und koordiniert die komplexen Abläufe, die für einen sicheren und effizienten Schluckvorgang notwendig sind. Das Schlucken wird von einem speziellen Netzwerk im Hirnstamm kontrolliert, das wie ein „Regelwerk" für den Bewegungsablauf funktioniert. Es sorgt dafür, dass die Muskeln, die am Schlucken beteiligt sind, in der richtigen Reihenfolge aktiviert oder entspannt werden. Dieses Zentrum arbeitet auf drei Ebenen. Auf der Eingangsebene empfängt es Informationen von Nerven, die Berührungen und Reize im Mund- und Rachenraum wahrnehmen, sowie von Signalen aus dem Gehirn. Das Schluckmuster wird in der Organisationsebene geplant. Eine Gruppe von Nervenzellen (Central Pattern Generator, CPG) organisiert den Bewegungsablauf und sendet die Informationen weiter. In der Ausgangsebene werden die Signale schließlich an die Muskeln gesendet, die das Schlucken ausführen. Das Zentrum nutzt dazu zwei wichtige Gruppen von Nervenzellen, die Dorsal Swallowing Group (DSG), die die Schluckbewegung startet, und die Ventral Swallowing Group (VSG), die das Bewegungsmuster an die richtigen Muskeln weiterleitet (Warnecke und Dziewas 2018). Diese beiden Gruppen arbeiten immer synchron. Informationen aus dem Mund und Rachen werden zuerst verarbeitet, dann wird die Bewegung präzise abgestimmt und ausgeführt. Wenn der Hirnstamm geschädigt ist wie im Beispiel, ist dieser Ablauf gestört. Das Schlucken kann dann so stark beeinträchtigt sein, dass Betroffene dauerhaft über eine Sonde ernährt werden müssen und ein Luftröhrenschnitt (Tracheotomie) notwendig ist. Daneben spielen supramedulläre Areale, die sowohl kortikale als auch subkortikale Strukturen umfassen, eine wesentliche Rolle bei der Initiierung und Steuerung komplexer Prozesse wie des Schluckakts. Das supramedulläre Schlucknetzwerk beinhaltet unter anderem den Gyrus cinguli, das frontale Operculum, die Inselrinde, den primären sensomotorischen Kortex und prämotorische Areale, welche miteinander vernetzt sind, und ermöglicht eine dynamische Anpassung des Schluckvorgangs an unterschiedliche Bedingungen.

Hirnstamminfarkte haben insgesamt oft eine schlechtere Prognose für die Schluckfunktion als andere Schlaganfälle. Dies zeigte eine Studie, in der rund 30 % der Patienten mit Infarkten in der dorsolateralen Medulla oblongata, die anfänglich unter einer schweren Dysphagie litten, auch nach Abschluss der Rehabilitationsmaßnahme auf eine Sondenernährung angewiesen blieben (Prosiegel et al. 2005).

Herr M. befand sich zusätzlich im Locked-in-Syndrom, bei dem Patienten aufgrund einer Schädigung des Hirnstamms, häufig der Pons, schwere Lähmungen erleiden, während ihr Bewusstsein und ihre kognitiven Fähigkeiten erhalten bleiben. Betroffene können beim sogenannten *klassischen* Locked-in-Syndrom nur durch vertikale Augenbewegungen oder Lidbewegungen kommunizieren. Beim *inkompletten* Locked-in-Syndrom verfügen sie über weitere motorische Fähigkeiten, wohingegen sie beim totalen Locked-in-Syndrom über gar keine motorischen Fähigkeiten verfügen. Obwohl Patienten im Locked-in-Syndrom nicht sprechen oder sich bewegen können, nehmen sie ihre Umgebung wahr und sind zur Kommunikation zu komplexen Sachverhalten grundsätzlich fähig. Dafür benötigen sie allerdings Unterstützte Kommunikation (Siehe 4.1.10 und 6.18). Das Schlucken ist in der Regel schwer beeinträchtigt.

Wegen der anhaltenden, manifesten Schluckstörung und der wiederholten Lungenentzündungen musste der Patient, nach bereits erfolgter Entfernung, erneut eine Trachealkanüle eingesetzt bekommen. Dies wurde von dem Patienten und seiner Familie als Rückschlag wahrgenommen – die Frage bleibt, ob diese Entscheidung zur Entfernung der Trachealkanüle eventuell zu früh getroffen wurde.

In Anbetracht einer solch komplexen Situation stellt sich immer die Frage, welche diagnostischen Möglichkeiten zur Verfügung stehen sollten und wie der therapeutische Ablauf optimiert werden könnte.

Angesichts der Bedeutung der Nahrungsaufnahme für das individuelle Wohlbefinden wird deutlich, dass Störungen in diesem Bereich, insbesondere solche, die den Schluckakt betreffen, weitreichende Auswirkungen auf die Lebensqualität haben.

Eine ungestörte Nahrungsaufnahme ist ein zentraler Bestandteil unserer Lebensqualität, da sie sowohl Genuss als auch die Erfüllung eines natürlichen Bedürfnisses umfasst. Bereits im Alten Testament werden Essen, Trinken und Freude als wesentliche Elemente menschlichen Wohlbefindens betont: „… weil es nichts Besseres gibt für den Menschen unter der Sonne, als zu essen, zu trinken und sich zu freuen" (Altes Testament, Ekklesiastes 8:15). Der Schluckakt, ein komplexes, lebenswichtiges motorisches Geschehen, umfasst die Aufnahme und Beförderung von Nahrung und Flüssigkeit vom Mund bis zum Magen sowie den Abtransport von Speichel und Sekreten, wobei gleichzeitig die unteren Atemwege geschützt werden (Schröter-Morasch und Graf 2014).

Schluckstörungen stellen ein ernstes medizinisches Problem dar, das die Lebensqualität erheblich beeinträchtigt und mit gesundheitlichen Risiken wie Mangelernährung, Aspirationspneumonien und Abhängigkeit von Sondenernährung verbunden ist. Besonders bei Schlaganfallpatienten gehören Dysphagien zu den häufigsten und gefährlichsten Symptomen neurologischer Erkrankungen. Etwa 50 % der neurologischen Patienten sind betroffen, was das Risiko für höhere Mortalität, längere Krankenhausaufenthalte und schlechtere Langzeitprognosen erhöht (Warnecke und Dziewas 2018). Das Risiko für Lungenentzündungen (Pneumonien) bei Schlaganfallpatienten ist dreifach erhöht. Dieses Risiko ist besonders hoch, wenn beim Schlaganfallpatienten Speichel, Nahrung oder Flüssigkeit versehentlich in die Atemwege gelangt (Aspiration), da sich das Risiko einer Lungenentzündung in diesem Fall sogar um den Faktor 11,5 erhöht (Martino et al. 2005). Besonders kritisch ist die stille Aspiration, bei der keine natürliche Hustenreaktion ausgelöst wird und somit schwerwiegende Atemwegsprobleme die Folge sein können (Schröter-Morasch und Graf 2014). Zudem sind Aspirationspneumonien eine der häufigsten Todesursachen bei neurologischen Erkrankungen (Warnecke und Dziewas 2018).

Therapie der Dysphagien

Therapeutische Ansätze bei Dysphagien zielen darauf ab, die Schluckfunktion durch gezielte Übungen und evidenzbasierte Interventionen zu verbessern. Die Neuroplastizität des Gehirns spielt dabei eine entscheidende Rolle, da regelmäßige Stimulation hilft, geschädigte neuronale Netzwerke wieder aufzubauen. Allerdings fehlen vielen gängigen Therapieverfahren noch ausreichende wissenschaftliche Nachweise, was die Notwendigkeit weiterer Studien verdeutlicht. Die Behandlung erfordert eine enge interdisziplinäre Zusammenarbeit zwischen Ärzten, Sprachtherapeuten/Logopäden, Pflegekräften und anderen Therapeuten, um langfristig bessere Ergebnisse zu erzielen.

Gemäß dem Prinzip der Neuroplastizität „Use it or lose it" ist es notwendig, dass Nervenzellen und Synapsen kontinuierlich genutzt werden, um ihre Funktion zu erhalten. Zahlreiche Beispiele zeigen, dass neuronale Strukturen ihre Funktion verlieren können, wenn sie nicht regelmäßig aktiviert werden (Robbins et al. 2008). Darüber hinaus müssen durch die Erkrankung verursachte Atrophien und Schwächen möglichst minimiert werden. Die neuronale Plastizität des Gehirns ermöglicht es, neue Verhaltensweisen zu erlernen und verlorene Funktionen nach einer Schädigung wiederzuerlangen (Kleim und Jones 2008). Aus diesem Grund ist es entscheidend, Patienten mit schweren Schluckstörungen zum Schlucken anzuregen. Therapeutische Ansätze, die auf die gezielte Stimulation der oropharyngealen Strukturen durch Geschmack, taktile Reize oder Temperatur gerichtet sind, haben dabei ebenso ihre Berechtigung wie neue innovative Verfahren, die beispielsweise mittels elektrischer Reizung die Erregbarkeit des kortikalen Schlucknetzwerkes erhöhen.

Neben einem kurzen Diskurs zur Bedeutung der instrumentellen Diagnostik am Beispiel der FEES (flexible endoskopische Evaluation des Schluckens) werden mögliche schlucktherapeutische Behandlungswege mit Blick auf den Fall von Herrn M. beleuchtet.

Diagnostik der Dysphagien

Das Dysphagie-Assessment sollte eine klinische Schluckuntersuchung (KSU) und, insbesondere bei unklaren Befunden hinsichtlich Pathomechanismus, Schlucksicherheit oder Schluckeffizienz, instrumentelle Diagnostik umfassen.

Die KSU, die von speziell geschulten Logopäden oder Sprachtherapeuten durchgeführt wird, ist ein zentraler Bestandteil der Dysphagiediagnostik, doch ihre Aussagekraft ist begrenzt, da der Schluckakt im Verborgenen stattfindet. Daher sind bildgebende Verfahren mit hoher Validität und Reliabilität, wie FEES und VFSS (Videofluoroskopie des Schluckens) essenziell (Bartolome und Schröter-Morasch 2018). Die Validität der KSU ist eingeschränkt: Während sie eine Sensitivität von 86 % für Aspirationsrisiken zeigt, liegt die Spezifität nur bei 30 % und erlaubt keine zuverlässige Aussage über einen ungestörten Schluckakt (Leder und Espinosa 2002; Carnaby-Mann und Lenius 2008). Daher sollten Untersucher sich stets der Limitationen bewusst sein und eine kritische Grundhaltung gegenüber den erhobenen Befunden bewahren (Warnecke und Dziewas 2018).

Generell und besonders bei Patienten, die mit einer Trachealkanüle versorgt sind, sollten klinische und instrumentelle Diagnostik kombiniert werden, um das Störungsmuster präzise zu bestimmen und gegebenenfalls weitere Untersuchungen gezielt planen zu können.

Die apparative Diagnostik, insbesondere die FEES und die VFSS, stellen aktuell den Goldstandard in der Dysphagiediagnostik dar. Beide Verfahren ergänzen sich komplementär und erreichen eine Aspirationserkennungsrate von 96 % (Leder et al. 1998). Allerdings haben beide Methoden spezifische Stärken und Schwächen, die bei der Indikationsstellung berücksichtigt werden sollten.

Die FEES bietet unter anderem folgende Vorteile: Sie ist ein mittlerweile portables Verfahren, das am Patientenbett, auch bei nicht kooperativen oder vigilanzgeminderten Patienten, durchgeführt werden kann. Sie ist beliebig oft anwendbar, birgt geringe Risiken und Nebenwirkungen und erlaubt das Schlucken mit normalen Nahrungsmitteln. Zudem können Speichel und Sekretmanagement direkt visualisiert werden, was insbesondere bei der Beurteilung von Speichelaspirationen oder der Indikationsstellung für eine Tracheotomie und auch Dekanülierung (Entfernung) einer Trachealkanüle entscheidend ist.

Die FEES-Technik wurde 1988 von Prof. Dr. S. Langmore et al. als eigenständiges Untersuchungsverfahren beschrieben. Seitdem hat sie sich als effiziente, etablierte Methode weiterentwickelt, die heute gemeinsam mit der VFSS als komplementäre Diagnostik angesehen wird (Warnecke und Dziewas 2018).

Moderne digitale Aufzeichnungstechniken und mobile Geräte ermöglichen eine zeitsparende Dokumentation und detaillierte Analyse von Bewegungsabläufen. Studien zeigen, dass die FEES der klinischen Schluckuntersuchung bei der Erfassung von Aspirationen überlegen ist (Leder und Espinosa 2002; Lim et al. 2001) und bei der Beurteilung von Residuen, Penetration und Aspiration der VFSS ebenbürtig oder teilweise überlegen sein kann (Warnecke und Dziewas 2018).

In vielen deutschen Akut- und Rehabilitationskliniken hat sich die FEES daher als diagnostischer Standard etabliert. Um den Bedarf an qualifizierter Dysphagiediagnostik zu decken, wurde von den Fachgesellschaften DGN, DSG und DGG ein FEES-Curriculum (Ausbildung) eingeführt, das systematisch die Technik vermittelt und die Ausbildung von Fachärzten, Logopäden und Sprachtherapeuten ergänzt (Dziewas et al. 2014).

Studien belegen die Sicherheit und Verträglichkeit der FEES. Sie zeigt in über 50 % der Fälle direkten Einfluss auf das Ernährungsmanagement von Patienten und ist somit klinisch relevant (Dziewas et al. 2019; Dziewas und Pflug 2020). Die Mehrheit der Patienten empfindet die Untersuchung als komfortabel, mit mehr als 80 % ohne oder nur leichten Beschwerden (Dziewas et al. 2019). Insgesamt weist die FEES ein minimales Risiko für Nebenwirkungen auf und wird als gut verträgliche, sichere Methode zur Beurteilung der Schluckfunktion anerkannt.

Flexible endoskopische Evaluation des Schluckens (FEES)

Endoskopie bedeutet allgemein „hineinsehen" und erlaubt eine Untersuchung des Schluckens von innen. Das Endoskop ist vereinfacht ausgedrückt ein dünner Schlauch, an dessen Ende eine Kamera sitzt. Damit kann der Untersucher in den Hals hineinschauen und sehen, was beim Schlucken passiert.

Das FEES-Protokoll nach Prof. Dr. S. Langmore (2001) ist der Goldstandard für die endoskopische Schluckuntersuchung und dient als struktureller Ablaufplan. Es umfasst die Beurteilung der Anatomie und Physiologie, das Schlucken mit Nahrung sowie die Bewertung therapeutischer Interventionen. Zu den vorbereitenden Maßnahmen zählen die Patientenaufklärung, Positionierung, Mundvorbereitung und gegebenenfalls eine lokale Schleimhautanästhesie (Betäubung der Nasenschleimhaut).

Eine nasogastrale Sonde (Ernährungssonde in der Nase) muss vor der FEES-Untersuchung nicht entfernt werden. Studien von Fattal et al. zeigen, dass weder die Schluckfunktion klinisch relevant beeinträchtigt noch das Risiko für Aspirationen erhöht wird. Daher können solche Sonden während der Untersuchung belassen werden (Fattal et al. 2011). Zudem ist die Lagekontrolle der Sonde ebenfalls Teil der FEES-Diagnostik.

Die Einführung des Endoskops erfolgt im unteren oder mittleren Nasengang. Zur Beurteilung des velopharyngealen Verschlusses positioniert der Untersucher die Endoskopspitze im hinteren Drittel mit Draufsicht auf das Velum (Zäpfchen) bei gleichzeitiger Pharynxkontraktion (Bartolome und Schröter-Morasch 2018). Nach weiterem Vorschieben in den Mesopharynx (mittlerer Abschnitt des Rachens) verbleibt das Endoskop in der sogenannten „swallow position" (Bartolome und Schröter-Morasch 2018) bzw. „home position" (Langmore 2001), um den Hypopharynx (unterster Abschnitt des Rachens, direkt oberhalb der Speiseröhre und hinter dem Kehlkopf) und Larynx (Kehlkopf) zu beobachten. Diese Position erlaubt die Erfassung erster Hinweise auf eine Schluckstörung (Warnecke und Dziewas 2018).

Im Rahmen der Standard-FEES-Diagnostik nach Langmore (2001) werden zunächst Anatomie und Physiologie beurteilt, einschließlich Schleimhautbeschaffenheit, Symmetrie, struktureller Veränderungen (z. B. Ödeme, Narben) und Sekretansammlungen. Bereits ausgeprägte Speichelansammlungen in Ruhe können ein Hinweis auf eine schwere neurogene Dysphagie sein (Warnecke und Dziewas 2018). Gesunde Personen schlucken mit dem im Hypopharynx befindlichen Endoskop etwa dreimal pro Minute; eine Schluckfrequenz von weniger als einem Schluck pro Minute gilt als pathologisch (auffällig) (Langmore 2001).

Die Funktionsüberprüfung umfasst die Beobachtung des Velopharynx, der Zungenbasis, des Larynx (Kehlkopf) und des Pharynx (Rachen), und zwar nach den Parametern Symmetrie, Bewegungsumfang, Geschwindigkeit und Präzision der Bewegungen zunächst in Ruhe sowie bei gezielten Aufgaben wie Phonation (Stimmgebung), Atemanhalten, Pressen, Husten und Speichelschlucken.

Die Beurteilung der Sensibilität während einer FEES-Untersuchung umfasst die Beobachtung der Patientenreaktionen auf das Endoskop selbst sowie auf mögliche Residuen, Penetrationen oder Aspirationen. Ein wichtiger Bestandteil ist der Touch-Test, bei dem die laryngealen Strukturen (Epiglottis und Aryknorpel) leicht mit der Spitze des Endoskops berührt werden, um die Sensibilität zu überprüfen (Langmore 2001).

Bei der FEES-Untersuchung können sowohl der Speichelschluck als auch die Beurteilung mit Nahrung wertvolle Informationen liefern. Dabei werden der Zungengrund, Pharynx (Rachen) und Kehlkopfstrukturen unmittelbar vor und nach der pharyngealen Phase beobachtet.

Die Beurteilung des Schluckens mit Nahrung erfolgt, wenn keine Hinweise auf eine Gefährdung durch Aspiration bestehen. Der Untersucher beginnt mit der für den Patienten einfachsten Konsistenz (z. B. breiige Konsistenzen bei neurologischen Patienten) und steigert die Bolusgröße sukzessive. Wenn nach einem Schluck keine ausgeprägten Aspirationen zu sehen sind, werden weitere Boli in größerer Menge angeboten, um schwierigere Konsistenzen zu testen.

Abschließend ist es notwendig, nach jedem Schluck mit pathologischen Auffälligkeiten die therapeutischen Interventionen zu bewerten, etwa durch Modifikation der Substanzen, Haltungsänderungen oder Schluckmanöver.

Die Videodokumentation bei der FEES-Untersuchung bietet eine wertvolle Möglichkeit, die erhobenen Befunde zu objektivieren und zu wiederholen, um sie im interdisziplinären Team zu besprechen. Durch die Videoaufzeichnung können einzelne Untersuchungsschritte, die an den Patienten und die Fragestellung angepasst werden, immer wieder betrachtet werden. Dies erweitert den Informationsgehalt und die Objektivierung der Befunde. Außerdem kann die Videoaufzeichnung dem Patienten und den Angehörigen gezeigt werden, um das Verständnis für die Störung zu verbessern und die Motivation für die therapeutischen Maßnahmen zu steigern. Zur besseren Objektivierung der Befunde und für die Verlaufsbeurteilung werden etablierte Assessmentverfahren empfohlen.

Wiederholte Untersuchungen, wie sie gerade im Entwöhnen von einer Trachealkanüle sinnvoll sind, ermöglichen zudem eine objektive Verlaufsbeobachtung und die Überprüfung sowie stetige Anpassung der Therapieziele.

Die Diagnostik liefert letztlich Erkenntnisse über das Störungsmuster, auf deren Grundlage gezielte therapeutische Interventionen abgeleitet werden können. Diese tragen dazu bei, den Schluckvorgang zu stabilisieren, die Entwöhnung von der Trachealkanüle zu unterstützen und möglicherweise eine orale Nahrungsaufnahme zu ermöglichen.

Nachfolgend werden beispielhaft therapeutische Interventionen skizziert, um praxisorientierte Perspektiven aufzuzeigen.

Tracheotomie und Trachealkanülenmanagement

Die Tracheotomie ist eine Standardprozedur auf Intensivstationen. Bei absehbarer längerer Beatmung wird jedoch frühzeitig tracheotomiert. Weitere Indikationen können die schwerste Speichelaspiration, die beidseitige Stimmlippenparese oder der oft multifaktoriell – durch eine Kombination von Dysphagie, Husteninsuffizienz oder pulmonaler Komorbidität – bedingte therapieresistente tracheobronchiale Sekretverhalt sein. Dabei wirkt sich die Tracheotomie erheblich auf die Lebensqualität aus, insbesondere durch die Einschränkung der verbalen Kommunikation. Kommunikation ist essenziell für uns Menschen. Sie ermöglicht den Austausch von Gedanken und Gefühlen und fördert soziale Beziehungen. Im Wachzustand verbringen Menschen mehr als die Hälfte ihrer Zeit mit verbaler Kommunikation, was ihre enorme Bedeutung unterstreicht. Für die Versorgung tracheotomierter Patienten gibt es unterschiedliche Modelle von Trachealkanülen. Patienten mit Dysphagien erhalten in der Regel blockbare Kanülen. Der Block dichtet den Raum zwischen Trachealkanüle und Luftröhre ab, sodass die Atmung vollständig über die Kanüle fließt und das Eindringen von Speichel in die unteren Atemwege verhindert werden kann (Abb. 6.6).

Patienten, die dauerhaft geblockt oder beatmet sind, leiden oft stark darunter, nicht sprechen zu können. Sie sind plötzlich nicht mehr in der Lage, ihre Wünsche, Bedürfnisse, Ängste oder Sorgen mitzuteilen, was zu Missverständnissen und Unzufriedenheit führen kann. Eine zumindest zeitweise wiederhergestellte Kommunikationsfähigkeit im Trachealkanülen-Entwöhnungsprozess baut Frustration ab, steigert die Motivation, fördert die Autonomie des Patienten und verbessert letztlich seine Lebensqualität erheblich.

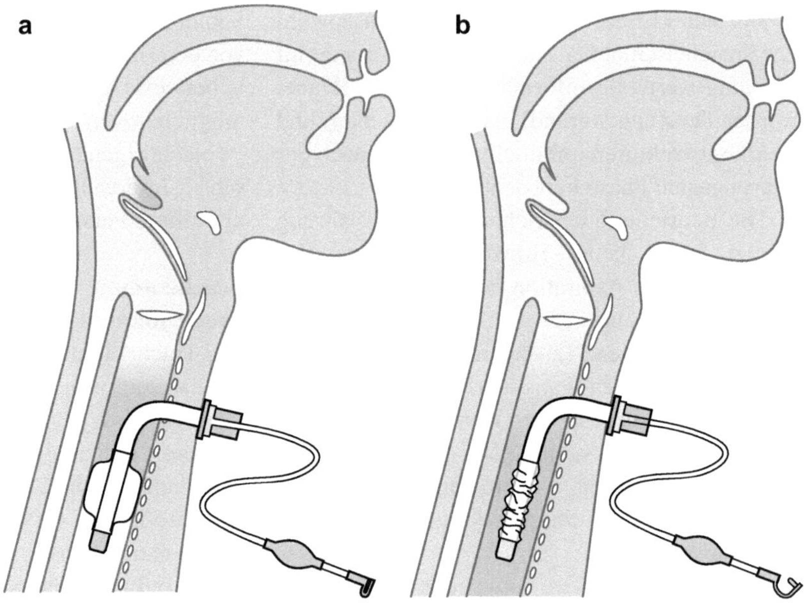

Abb. 6.6 Trachealkanüle mit (**a**) geblocktem Cuff und (**b**) entblocktem Cuff. Aus Nusser-Müller-Busch (2004)

Normalerweise erfolgen das Atmen und Sprechen über Mund und Nase, wobei die Atemluft durch den Rachen, den Kehlkopf und die Luftröhre in die Lunge strömt und beim Ausatmen wieder den gleichen Weg zurück nimmt. Der ausströmende Luftstrom ermöglicht die Schwingung der Stimmlippen und somit die Phonation/Stimmbildung (z. B. Sprechen, Singen, Lachen, Weinen). Beim Schlucken erfolgt der Schutz der unteren Atemwege durch den Verschluss des Kehlkopfs und beim Husten wird durch einen Stimmlippenschluss nach der Einatmung Druck aufgebaut, um einen kräftigen, effektiven Hustenstoß zu erzeugen.

Mit einer geblockten Trachealkanüle erfolgt die Atmung jedoch ausschließlich über die Kanüle. Dadurch werden Nase, Mund, Rachen, Kehlkopf und der obere Teil der Luftröhre umgangen, was zu einer fehlenden Stimulation der dortigen Rezeptoren und infolge zu Sensibilitätseinschränkungen führt. Phonation und Artikulation sind nicht mehr möglich und der notwendige Druckaufbau für einen kräftigen Husten ist nicht realisierbar – es bleibt lediglich ein schwächeres „Huffen" (Schwegler 2016). Zusätzlich kann Speichel oder Sekret oberhalb des Blocks nicht entfernt werden, was eine effektive Rachenreinigung verhindert.

Es gibt nur wenige Gründe, warum eine Trachealkanüle vorerst geblockt bleiben sollte, wie beispielsweise sehr häufiges Erbrechen, wo zunächst die Ursache abgeklärt werden muss, oder Schmerzen beim Husten aufgrund von Thoraxverletzungen. Nach der TK-Anlage empfiehlt es sich, 1 bis 2 Tage zu warten, bevor mit therapeutischen Entblockungsversuchen begonnen wird. Dennoch gilt, dass bereits auf der Intensivstation, also frühzeitig, versucht werden sollte, die TK kurzzeitig zu entblocken, um den physiologischen Ausatemluftstrom schnell wieder über die oberen Atemwege zu ermöglichen. Eine länger andauernd geblockte TK kann zu gravierenden Problemen führen, darunter Missverständnisse und Frustration aufgrund eingeschränkter Kommunikationsmöglichkeiten. Daneben führt eine dauerhaft geblockte Trachealkanüle zu einem fehlenden Luftstrom im Kehlkopf, was Sensibilitätsstörungen verursacht. Dies führt zu einer verringerten Speichelschluckfrequenz und begünstigt die Zunahme von Speichelaspirationen, wodurch ein Teufelskreis entsteht (Schwegler 2016; Heidler 2011). Allein das Vorhandensein einer Trachealkanüle ist nicht automatisch Grund für eine Dysphagie. Jedoch kann eine dauerhaft geblockte Trachealkanüle über einen längeren Zeitraum zu Sensibilitätsstörungen führen, die wiederum eine Dysphagie begünstigen.

Entblocken der Trachealkanüle

Das Vorgehen beim Entblocken einer Trachealkanüle umfasst mehrere Schritte. Zunächst erfolgt die Information des Patienten und das Einnehmen einer aufrecht sitzenden Behandlungsposition des Patienten, die die Schwerkraft für den Speicheltransport nutzt. Ein besonders ruhiges und einfühlsames Vorgehen, das dem Patienten ein Gefühl von Sicherheit vermittelt, hat sich dabei als zielführend erwiesen. Es folgt die Reinigung des oropharyngealen und nasopharyngealen Traktes, um bakteriell kontaminiertes Sekret/Speichel zu entfernen und so das Risiko von Aspirationspneumonien zu minimieren. Anschließend wird die Kanüle entblockt und gleichzeitig herabfließendes Sekret abgesaugt. Eine Verschlusskappe oder ein Sprechventil wird eingesetzt, um die entblockte Kanüle zu verschließen und das Schlucken sowie die Kommunikation zu stimulieren. Der Sprechaufsatz stellt dabei den physiologischen Atemfluss beim Schlucken wieder her, indem er die Ausatemluft über Kehlkopf und Rachen umleitet. Dies ermöglicht Schutz- und Reinigungsfunktionen wie Husten und Räuspern sowie die Phonation. Dadurch wird die klinische Schluckuntersuchung, einschließlich Artikulation und Phonation, vollständig möglich. Zudem erweitert der Sprechaufsatz die Therapiemöglichkeiten durch Artikulations-, Stimm- und Atemübungen und unterstützt alle Schlucktechniken, die einen Hustenstoß erfordern. Er trägt auch zur Kräftigung der Schutzfunktionen wie Husten und Räuspern bei. Zahlreiche Studien bestätigen, dass der Einsatz eines Sprechventils unmittelbar positive Auswirkungen auf die Biomechanik des Schluckvorgangs hat und das Risiko einer Aspiration verringert (Suiter et al. 2003; Eibling und Groß 1996). Es ist entscheidend, darauf zu achten, ob Reinigungsbemühungen unternommen werden, sei es willkürlich oder reflektorisch, und ob diese erfolgreich sind. Ebenso wichtig ist, ob der Speichel anschließend geschluckt oder ausgespuckt wird und ob der Patient letztendlich in der Lage ist, die Atemwege während dieser Zeit wirksam vor Speichel zu schützen.

Nach dem Entblocken wird der Cuffdruck mithilfe eines Manometers wieder auf 25–30 mmHg eingestellt. Regelmäßige Entblockversuche sind auch aus hygienischen Gründen notwendig, um Bakterienwachstum über dem Block zu verhindern.

Entwöhnung von der Trachealkanüle und Dekanülierung

Die Entwöhnung von der Trachealkanüle folgt keinem einheitlichen Vorgehen, sondern erfolgt schrittweise und individuell, abhängig von der Erkrankung, dem Allgemeinzustand und der Compliance des Patienten. Ein bewährtes Stufenmodell, entwickelt von Prosiegel und Weber, umfasst sechs Stufen mit klar definierten Inhalten und Voraussetzungen für den Übergang zur nächsten Phase (Prosiegel und Weber 2010). Bei diesem Modell wie auch bei anderen Behandlungspfaden (Heidler 2007) liegt der Fokus grundsätzlich auf der schrittweisen Verlängerung der Entblockungszeiten mit Sprechventil oder Verschlusskappe. Die Geschwindigkeit des Prozesses richtet sich nach der Effektivität der Schutzmechanismen bei Aspirationen: schneller bei effektiven oder therapeutisch unterstützten Reinigungsstrategien, langsamer bei fehlenden Schutzmechanismen.

Eine geringe Menge an Speichelaspiration muss akzeptiert werden, um Fortschritte in der Therapie zu erzielen. Die regelmäßige und engmaschige klinische Kontrolle bezüglich Allgemeinzustand, Sekretverhalt und Schluckfrequenz sowie das Erheben der Temperatur und der Entzündungswerte im Blut dienen der Früherkennung von Pneumonien, die in dieser Situation unspezifische Symptome haben können. Zudem ist während dieser Phase eine besonders gründliche Mundhygiene unerlässlich, da die Lunge eine individuell unterschiedliche Menge an Speichel tolerieren kann. Entscheidend ist dabei die bakterielle Belastung des Speichels.

Hat es der Patient schließlich tagsüber bereits geschafft, erfolgreich mit Sprechventil oder Verschlusskappe entblockt zu sein, ohne dass es zu pulmonalen Komplikationen gekommen ist, kann ein weiterer Schritt darin bestehen, die Kanüle auch nachts entblockt zu belassen. Vorzugsweise sollte dann die Vollverschlusskappe zum Einsatz kommen, da die längere Nutzung eines Sprechventils das Risiko der Austrocknung der unteren Atemwege birgt, da die Luft nicht ausreichend befeuchtet und erwärmt wird.

Nach einer Entblockungszeit von 24–48 Stunden, idealerweise mit Verschlusskappe, wird die Dekanülierung oder der Einsatz eines Platzhalters vorbereitet. Voraussetzungen hierfür sind ein reflektorischer und ausreichend kräftiger Husten zur effektiven Beförderung von Sekret und Speichel, eine spontane und ausreichend effektive Speichelschluckfrequenz sowie ein adäquater Umgang mit pulmonalen Sekreten. Wenn schließlich aus medizinischer und therapeutischer Sicht keine Indikation für die weitere Nutzung der Trachealkanüle besteht, sollte der Patient dekanüliert werden. Eine endgültige Dekanülierung ist möglich, wenn eine kontinuierliche Entblockungszeit von 48 h mit Verschlusskappe komplikationsfrei toleriert wurde. Bei der Dekanülierung wird die Trachealkanüle entfernt und das Stoma abgeklebt oder mit einem Platzhalter versorgt. Dilatative Stomata schließen sich in der Regel innerhalb weniger Tage von selbst, während chirurgisch angelegte Tracheostomata meist einen operativen Verschluss erfordern. Ein Platzhaltereinsatz ist indiziert, wenn die Atemsituation des Patienten überwiegend stabil ist, die Sauerstoffsättigung meist ausreicht, jedoch gelegentlich eine geringe Sauerstoffzufuhr benötigt wird. Ebenso ist der Einsatz sinnvoll, wenn der Patient zeitweise noch abgesaugt werden muss. In diesem Fall sollte die Pflege die Häufigkeit des Absaugens sorgfältig dokumentieren.

Es zeigt sich insgesamt, dass ein erfolgreicher Prozess der Dekanülierung eine interprofessionelle Zusammenarbeit verschiedener Berufsgruppen sowie die Einbindung des Betroffenen und seiner Angehörigen erfordert. Diese multidisziplinäre Herangehensweise hat nachweislich positive Auswirkungen auf das Behandlungsergebnis (Frank et al. 2008). Essenziell sind regelmäßige strukturierte Abstimmungen, ein gemeinsamer Behandlungsplan und ein hohes Maß an Fachwissen aller beteiligten Disziplinen.

Logopädische und sprachtherapeutische Behandlungsverfahren

Zahlreiche Ansätze stehen für die Behandlung neurogener Dysphagien zur Verfügung, darunter diätetische, logopädische und sprachtherapeutische Verfahren, medikamentöse Behandlungen, lokal-interventionelle Maßnahmen sowie Neurostimulationsverfahren. Eine frühzeitige, systematische und individuell angepasste logopädische Therapie ist insbesondere bei Schlaganfallpatienten entscheidend. Ein Cochrane Review (2018) zeigte, dass solche Therapien die Schluckfunktion signifikant verbessern und das Risiko von Bronchopneumonien verringern können (Bath et al. 2018). Eine Studie von Carnaby et al. (2006) wies zudem nach, dass eine hochfrequente Dysphagietherapie Mortalität und Komplikationen signifikant reduzieren kann.

Im deutschen Sprachraum ist die funktionelle Dysphagietherapie (FDT) weit verbreitet. Sie wurde von Gudrun Bartolome entwickelt und basiert auf der gezielten Behandlung spezifischer Störungsmuster (Bartolome 1999). Restituierende Verfahren konzentrieren sich auf die Wiederherstellung der Schluckfunktion, während kompensatorische Maßnahmen wie Haltungsänderungen oder spezielle Schlucktechniken die Funktion trotz bestehender Beeinträchtigungen unterstützen. Obwohl erste Effektivitätsnachweise verschiedener Übungen vorliegen, fehlt es dennoch an kontrolliert randomisierten Studien mit klinisch relevanten Endpunkten, die die Effektivität dieser Ansätze eindeutig nachweisen (Speyer et al. 2010; Langmore und Pisegna 2015).

Die Fazio-Orale-Trakt-Therapie (F.O.T.T.®) nach Kay Coombes und die orofaziale Regulationstherapie (ORT) nach Castillo Morales werden teilweise irrtümlich als spezifische Schlucktherapien betrachtet. Tatsächlich handelt es sich dabei um ganzheitliche Ansätze zur Stimulation fazio-oraler Strukturen, die jedoch keine gezielten Übungen für die pharyngeale Schluckphase umfassen (Bartolome 1999).

Maßnahmen aus der basalen Stimulation oder die manuelle Schlucktherapie können das Spektrum sensorischer Stimulationen schwer hirngeschädigter dysphagischer Patienten ergänzen. Allerdings fehlen auch hier bislang gesicherte wissenschaftliche Nachweise für ihre Wirksamkeit.

Bei Patienten mit neurologischen Erkrankungen, insbesondere in der Akutphase, sind allerdings passive und stimulierende Methoden notwendig, da viele Patienten zu einer direkten Kooperation und Mitarbeit, wie im Fall von Herrn M., nicht in der Lage sind. Diese Patienten können keine aktiven, direkten oder kombinierten Übungen durchführen und sind auf passive Übungskonzepte angewiesen.

Es ist heute bekannt, dass ein Schluckreflex nur ausgelöst werden kann, wenn ein Bolus – wie Nahrung, Flüssigkeit oder Speichel – vorhanden ist, da ein Schlucken ohne diesen nicht möglich ist (Logemann 1998). Untersuchungen von Martin et al. (1994) zeigen zudem, dass Nahrungsreize den Schluckvorgang erleichtern können.

Die Möglichkeit, den Schluckakt durch sensible oropharyngeale Stimulation zu begünstigen, wurde bereits vor fast 100 Jahren von Pommerenke erwähnt und hat sich bis heute als fester Bestandteil der Dysphagietherapie etabliert (Pommerenke 1927). Neumann et al. und Rosenbek et al. brachten diese Methode ebenfalls in den Fokus und nahmen eine Wirksamkeit an, obwohl damals strenge wissenschaftliche Studien fehlten (Neumann et al. 1995; Rosenbek et al. 1996).

Hamdy et al. zeigten, dass thermale und geschmackliche Reize das Schluckverhalten bei Gesunden und bei Patienten nach zerebraler Schädigung positiv beeinflussen können, indem sie eine schnellere Triggerung des Schluckreflexes bewirken (Hamdy et al. 2003). Darüber hinaus wiesen Teismann et al. in einer MEG-Studie nach, dass taktil-thermale Reize eine bilaterale kortikale Aktivierung hervorrufen, was auf eine Erleichterung der oralen und pharyngealen Phase des Schluckens hinweist (Teismann et al. 2009). Ob dies jedoch bei Patienten mit Dysphagie zu einer verbesserten Schluckleistung führt, bleibt unklar.

Schröter-Morasch empfiehlt bei Patienten mit reduziertem Schluckreflex den Einsatz von kleinen Mengen Eis, da die niedrige Temperatur einen stärkeren sensorischen Input bietet als Speichel und die Triggerung des Schluckreflexes erleichtern kann (Bartolome und Schröter-Morasch 2018). Studien wie die von Sciortino et al. (2003) unterstützen diese Annahme.

Die indirekte Behandlung durch thermische oder geschmackliche Stimulation hat sich als gängige Methode in der Dysphagietherapie etabliert, insbesondere bei Patienten mit neurogener Dysphagie und verzögerter Schluckreflexauslösung. Diese Methode zielt darauf ab, die Sensibilität in der Mundhöhle zu erhöhen und so eine schnellere Auslösung des Schluckreflexes zu fördern. Studien bestätigen jedoch, dass thermische Anwendungen nur einen kurzfristigen Effekt haben und kein Langzeiteffekt nachgewiesen werden konnte (Lazzara et al. 1986; Selinger et al. 1994).

Die neuere Methode, das „Ice Chip Protocol", wurde 2018 von Jessica M. Pisegna und Prof. Dr. Susan Langmore beschrieben und wird im Folgenden näher betrachtet, da sie bereits Eingang in die klinische Arbeit gefunden hat.

Die Methode des Ice-Chip-Protokolls nutzt kleine Eisstückchen (Größe: etwa 5 × 7 mm), die Patienten in den Mund nehmen, bewegen und im Ganzen schlucken sollen (Langmore 2001; Pisegna und Langmore 2018). Die Ice Chips bieten klare Vorteile: Sie sind leicht kontrollierbar, sicher und stimulieren thermische, chemorezeptorische und taktile Rezeptoren, wodurch afferente Nervenbahnen sowie zentrale Schluckzentren aktiviert werden. Selbst bei Aspiration gelten Ice Chips als ungefährlich, da sie die Glottis nicht blockieren können und lediglich aus Wasser bestehen. Das Protokoll basiert auf der Annahme, dass sauberes Wasser, ähnlich wie bei anderen Wasserprotokollen, für die Lunge unbedenklich ist, solange die Mundhygiene gewährleistet ist (Pisegna und Langmore 2018). Die menschliche Lunge bleibt auch im Erwachsenenalter durchlässig für Wasser, weshalb geringe Mengen aspirierten Wassers allein keine Aspirationspneumonie verursachen. Eine Pneumonie entsteht nur, wenn pathogenes Aspirat in die Lunge gelangt, das Immunsystem versagt und eine Infektion ermöglicht wird (Borok und Verkman 2002; Langmore 2001; Pisegna und Langmore 2018). Pisegna und Langmore (2018) beschreiben das Ice Chip Protocol als eine sichere und erfolgreiche Methode, um die Schluckfähigkeit zu beurteilen und das Schlucksystem bei schwer dysphagischen Patienten, die keine orale Nahrung erhalten können, zu aktivieren bzw. „aufzuwecken". Sie postulieren, dass dieses Protokoll für die Stimulation des Schluckmechanismus bei Patienten, die keine Nahrung oder Flüssigkeit zu sich nehmen dürfen (NPO), geeignet ist. Obwohl die Wirksamkeit des Ice-Chip-Protokolls noch nicht ausreichend erforscht ist, deuten Fallstudien und klinische Erfahrungen darauf hin, dass die Gabe von Ice Chips Sekrete im Rachen reduzieren und als erster Übungsbolus helfen könnte, den Schluckmechanismus zu stimulieren und die Muskulatur zu kräftigen, bis sicher andere Lebensmittel und Flüssigkeiten bewältigt werden können (Pisegna und Langmore 2018).

Die Verwendung von Ice Chips stieß bei schwerst betroffenen, oft unkooperativen Patienten auf Schwierigkeiten, da der Bolus häufig nicht im Ganzen geschluckt werden konnte. In der Folge schmolz der Ice Chip und wurde zu einer kleinvolumigen Flüssigkeit (1–2 ml), die möglicherweise mit dem Schlucken von Speichel vergleichbar ist (Bisch et al. 1994). Da ein festerer Bolus die Wahrnehmung verbessert und die Kontrolle während der oralen Phase erleichtert, hat sich die Gabe von geeister Götterspeise als Übungsbolus in der klinischen Praxis bewährt. Diese besteht überwiegend aus Wasser, hat jedoch eine festere Konsistenz und steigert den sensorischen Input durch Kälte und Säure. Götterspeise verflüssigt sich bei Körperwärme und kann im Falle einer Aspiration leicht abgehustet oder abgesaugt werden, ohne nennenswerte Irritationen der Bronchialschleimhaut zu verursachen. Das Risiko für Patienten scheint daher gering (Schröter-Morasch und Graf 2014).

Die klinische Erfahrung deutet darauf hin, dass auch die Verwendung von geeister Götterspeise als Übungsboli einen positiven Effekt auf die Sekret- und Speichelsituation bei schwerst und schwer dysphagischen Patienten haben kann. Sie hat in der täglichen Praxis Eingang gefunden, wird von den Patienten gut angenommen und dient neben Ice Chips als erster Übungsbolus. Selbst bei Patienten, die zur aktiven Mitarbeit nicht fähig sind, können geeiste Übungsboli wie Ice Chips oder gefrorene Götterspeise zum Einsatz kommen. Dennoch gibt es für die Verwendung geeister Übungsboli derzeit keinen wissenschaftlichen Nachweis für deren Effektivität, was die Notwendigkeit von kontrolliert randomisierten Studien abermals unterstreicht.

Unterstützung des Hustens

Neurogene Dysphagie beeinträchtigt häufig sowohl die Schluck- als auch die Hustenfunktion, wodurch das Risiko für Aspiration und damit verbundene Komplikationen steigt. Ein effektiver Schutz der Atemwege ist daher entscheidend, um Komplikationen zu vermeiden, die im Zusammenhang mit Aspirationen stehen, um so die pulmonale Gesundheit zu erhalten. Capsaicin, ein Wirkstoff aus der Chili-Frucht, wird seit Jahrzehnten in Diagnostik und Forschung eingesetzt und findet zunehmend Anwendung in der Dysphagietherapie. Es kann das Aspirationsrisiko senken, indem es das Schlucken sicherer macht und das durch neurologische Erkrankungen eingeschränkte Hustenpotenzial mobilisiert (Lüthi-Müller und Diesener 2024; Lüthi-Müller et al. 2022). Bei Husteninsuffizienz kann auch ein mechanischer Insufflator-Exsufflator eingesetzt werden, was besonders bei neuromuskulären Erkrankungen ein leitliniengerechtes Standardverfahren darstellt (S2k-Leitlinie Prolongiertes Weaning). Die mechanische Insufflation-Exsufflation (MI-E) ist ein Verfahren, das Patienten mit eingeschränkter Hustenfunktion unterstützt, indem ein spezielles Gerät zunächst durch positiven Druck Luft in die Lungen bläst (Insufflation) und anschließend schnell zu negativem Druck wechselt, um die Luft wieder herauszuziehen (Exsufflation). Dieser schnelle Wechsel im Druck simuliert einen natürlichen Husten, fördert so die Entfernung von Sekreten aus den Atemwegen und verbessert so auch die Lungenfunktion.

Die Anwendungen von Capsaicin lassen sich in drei Kategorien einteilen. Erstens gibt es die systemische Anwendung, bei der Capsaicin oral oder über Sonden verabreicht wird. Diese Methode verbessert die pharyngeale Sensibilität, verkürzt die Schlucklatenz und senkt die Triggerschwellen für Husten und Schlucken. Zweitens wird Capsaicin in Aerosolform eingesetzt. Es löst Reflexhusten und posttussives Nachschlucken aus, was insbesondere bei Patienten mit eingeschränkter Hustenfunktion wirksam ist. Drittens findet Capsaicin in der transdermalen Anwendung Verwendung, bei der capsaicinhaltige Salben im Gehörgang angewendet werden, was positive Effekte auf die Schluckfunktion zeigt. Die eingeschränkte Fähigkeit zur Aspirationskorrektur (Dystussie/Atussie) ist ein Hauptfaktor für Aspirationsrisiken bei Dysphagiepatienten. Capsaicin bietet hier innovative Therapieansätze, insbesondere als Unterstützung im Dekanülierungsprozess und lässt sich problemlos in bestehende Behandlungskonzepte integrieren. Capsaicin mobilisiert das Hustenpotenzial ohne aktive Mitarbeit des Patienten, was es besonders für kognitiv oder körperlich stark eingeschränkte Personen, wie im Fallbeispiel, geeignet macht. Der therapeutische Erfolg zeigt sich durch eine normalisierte Hustenreizschwelle, verbessertes Atemwegsclearing sowie Veränderungen in der Schluckfrequenz und -qualität. Eine endoskopische Validierung, beispielsweise mittels FEES, wird empfohlen, um die Effektivität der Behandlung zu überprüfen.

Pharyngeale elektrische Stimulation (PES)
Die pharyngeale elektrische Stimulation (PES) ist eine vielversprechende Therapie für schwere Dysphagie, insbesondere bei Schlaganfallpatienten sowie tracheotomierten oder intubierten Patienten. PES verbessert die Schluckfunktion, fördert eine frühzeitige Dekanülierung und reduziert potenziell Pneumonien und Reintubationen (Bath et al. 2020; Koestenberger et al. 2020; Muhle et al. 2017; Dziewas et al. 2017; Suntrup et al. 2015). Frühzeitige Behandlung scheint die Wirksamkeit zu erhöhen, wobei größere, randomisierte Studien notwendig sind, um diese Ergebnisse zu bestätigen.

Auch zeigt die PES Potenzial bei der Behandlung von Dysphagie infolge von Hirnstammläsionen. Dabei regt die Methode bestimmte Nerven im Rachen an, was das Schluckzentrum im Hirnstamm aktivieren und dessen Anpassungsfähigkeit fördern kann (Muhle et al. 2017). Studien zeigen, dass vor allem Menschen mit teilweise erhaltenen Funktionen des Hirnstamms von der Behandlung profitieren können, wobei die Effektstärke im Vergleich zu supratentoriellen Läsionen geringer ausfallen kann (Muhle et al. 2017). Verbesserungen wie ein sichereres Schlucken oder die Fähigkeit, wieder mehr Nahrung oral aufzunehmen, wurden nach der Anwendung von PES beobachtet (Koestenberger et al. 2020; Dziewas et al. 2017; Suntrup et al. 2015). Allerdings dauert es oft länger, bis Erfolge sichtbar werden, und bei sehr schweren Hirnstammschäden sind die Fortschritte tatsächlich begrenzt. In solchen Fällen könnte PES Teil eines kombinierten Rehabilitationsansatzes sein.

Schlussbetrachtung
Das Dysphagie-Assessment sollte sowohl eine klinische Schluckuntersuchung (KSU) als auch instrumentelle Diagnostik umfassen. Bildgebende Verfahren mit hoher Validität und Reliabilität, wie FEES und VFSS, sind dabei unverzichtbar. Die zunehmende Implementierung dieser Verfahren ermöglicht es, das Erscheinungsbild von Dysphagiepatienten genauer zu charakterisieren und Einblicke in die ursächlichen Muster der Schluckstörung zu gewinnen.

Es ist entscheidend, dass evidenzbasierte Therapien ihren Weg in die klinische Praxis finden. Für die Behandlung neurogener Dysphagien stehen bereits zahlreiche schlucktherapeutische Ansätze zur Verfügung, und erste Nachweise belegen die Effektivität einiger Methoden. Schlucktherapie kann die Schluckfunktion signifikant verbessern, das Risiko von Bronchopneumonien verringern sowie Mortalität und Komplikationen reduzieren. Das Fehlen wissenschaftlicher Belege für die Wirksamkeit vieler Übungen sollte jedoch nicht deren Anwendung ausschließen. Vielmehr erinnert es daran, dass ihre positive Wirkung noch nicht nachgewiesen wurde. Weitere gut durchdachte Studien sind notwendig, um medizinisches Personal in der klinischen Praxis bei der gezielten Behandlung von Dysphagiepatienten zu unterstützen.

Zukünftige Fortschritte werden voraussichtlich eine genauere Bestimmung der individuellen

Ursachen von Dysphagie ermöglichen. Dieses vertiefte Verständnis wird entscheidend für die Anpassung gezielter therapeutischer Maßnahmen sein (Labeit et al. 2024).

6.1.8 „Ich sage immer: Manche Leute in meiner Situation, die hätten längst aufgegeben"

Lars HauerAlexandra Hauer und Birgit Hennig

Einleitung

Die Fähigkeit zur Kommunikation ist für die zwischenmenschlichen Beziehungen, die Teilhabe und die Lebensqualität von Menschen mit neurologischen Erkrankungen von entscheidender Bedeutung. Für An- und Zugehörige, Pflegefachkräfte, Therapeuten und Ärzte ist es ein Meilenstein, mit dem Erkrankten zu kommunizieren, den es unbedingt anzustreben gilt. Das Etablieren von Kommunikation im Rahmen der neurologisch-neurochirurgischen Frührehabilitation (NNFR) zeigt einerseits eine günstigere Prognose an und erweitert gleichzeitig das Spektrum rehabilitativer Verfahren, die eingesetzt werden können. Die Unterstützte Kommunikation (UK) ermöglicht neurologisch erkrankten Menschen die Kommunikation durch personelle oder apparative Unterstützung. Die Bedeutung von Kommunikation und Unterstützter Kommunikation ist in diesem Kapitel Thema des Gesprächs zwischen den Autoren dieses Kapitels, nämlich dem Patienten, seiner Ehefrau und der Expertin für Unterstützte Kommunikation. Kursiv gedruckte Textteile sind fachliche Anmerkungen und Ergänzungen aus Sicht der Neuro-Rehabilitationspädagogik mit dem Schwerpunkt Unterstützte Kommunikation.

Vorgeschichte

Im Rahmen einer Augenoperation hatte Herr Hauer einen Hirnstamminfarkt erlitten. Es schlossen sich eine siebenwöchige intensivmedizinische Therapie, eine Beatmungsentwöhnung und eine neurologisch-neurochirurgische Frührehabilitation an. Die Langzeitfolgen des Hirnstamminfarkts waren ein Locked-in-Syndrom, eine Atemregulationsstörung (ataktische oder Biot-Atmung), eine Hustenstörung und eine Dysphagie mit Trachealkanülenpflicht. Hinzu kam eine orthostatische Dysregulation. Nach fast einem Jahr Frührehabilitation wurde der Patient zunächst in einer Intensivpflege-WG versorgt. Nach einem erneuten Akutkrankenhausaufenthalt und anschließender Verlegung in eine andere WG gelang schließlich die Etablierung der Versorgung mit 24-Stunden-Intensivpflege im häuslichen Umfeld, wo der Patient mit seiner Ehefrau lebt. Das Paar hat einen erwachsenen Sohn. Der Zugang zur Wohnung ist nicht barrierefrei. Herausforderungen in der Intensivpflege liegen in häufig wechselndem, fehlendem oder nicht ausreichend qualifiziertem Pflegepersonal, sodass die Ehefrau oft selbst die Pflege übernimmt.

Frühe Erinnerungen

B: Können Sie sich noch erinnern an die ganz frühe Zeit im Krankenhaus, und was war da wichtig?

L: Ich kann mich sogar an die Stimme meiner Frau erinnern, da war ich eigentlich noch auf der Intensivstation. Da kam der Hubschrauber, der mich von der Klinik in Essen in die Klinik in Oldenburg bringen sollte, und dann waren die Lichter aus. Aber es ist so, dass ich mich an die Stimme meiner Frau erinnere.

A: Von der Klinik in Oldenburg sind es nur manchmal verschwommene Sachen, woran er sich erinnert. Teilstücke, an bestimmte Situationen, aber nicht so richtig die Zeitfolge. Also, dass er sagt: Ich kann mich an das und das erinnern: Wann war das? Oder was ist da gewesen? Und dann versuche ich ihm Anhaltspunkte zur Orientierung zu geben und die Lücken teilweise zu füllen. Ich sage ihm dann zum Beispiel: Das war im Februar, das war im März. Ich gebe ihm die Zeitfolge, damit er das selber zusammenbauen kann. (…) Er hat Gedächtnislücken. Und die sind auch ziemlich lang, also so bis März, April 2019 ungefähr. Und ab dann fing das Gedächtnis erst wieder an zu arbeiten. Alles, was davor war, ist wirklich nur bruchstückhaft. Und deswegen kann er sich auch nicht mehr an die Situation erinnern: Die Kommunikation über die Augen mit Zwinkern, Gestik … (L.: Alles weg.). Die Kommunikation, die ich mit ihm geführt habe, wo ich gehofft habe, ich handle immer in seinem Sinne. Aufgrund seiner Situation kann er sich nicht mehr daran erinnern. Das ist alles verschwommen. (…) Es waren mehrere Monate, wo er wirklich nur bruchstückchenhaft immer kleine Lichtblitze hat, wo er sagt, da war mal was (L.: Ja). Ich war mal auf dem und dem Zimmer, da war noch jemand. Daran kann ich mich erinnern. (…)

L.: Ja, da war jemand.

A: Oder es gab eine Situation: Ich habe Deine Stimme gehört. (…) Das hörte sich an wie unter Wasser. Also alles, was reingekommen ist, das hat sich sehr gedämpft angehört.

L: Ja.

B: Vielleicht war das auch eine Wirkung der Medikamente, die Sie bekommen haben. Das kann ja auch sein.

L: Da gehe ich von aus.

Eintrag in der Dokumentation auf Intensivstation im Januar 2019:

„Herr H. ist ansprechbar, zeitlich, räumlich und situativ orientiert. Bei schlaffer Tetraparese und Augenmotilitätsstörung in nahezu allen Freiheitsgraden ist die Kommunikationsfähigkeit deutlich eingeschränkt. Er ist in der Lage, leicht die Schultern zu heben und mit Kopfnicken und Kopfschütteln (sehr dezent) fraglich zu kommunizieren. Des Weiteren versucht er, mit dem Mund zu gestikulieren. Seine Ehefrau ist in der Lage, seine Informationen von den Lippen abzulesen."

Eröffnung von Möglichkeiten zur Kommunikation

B.: Am Anfang konnten Sie ja noch gar nicht sprechen, und dann haben wir das mit der Sprechtafel eingeführt. Können Sie skizzieren, wie Ihr Weg dann weiterging?

L.: Also wichtig war die Sprechtafel zur Kommunikation, in erster Linie mit meiner Frau.

*Auf dieser Tafel wurden vertikal angeordnete Buchstabenreihen systematisch abgefragt. Die Blicktafel befand sich dabei im Blickfeld von Herrn H. und die Wörter und Sätze wurden mitgeschrieben (*Abb. 6.7*).*

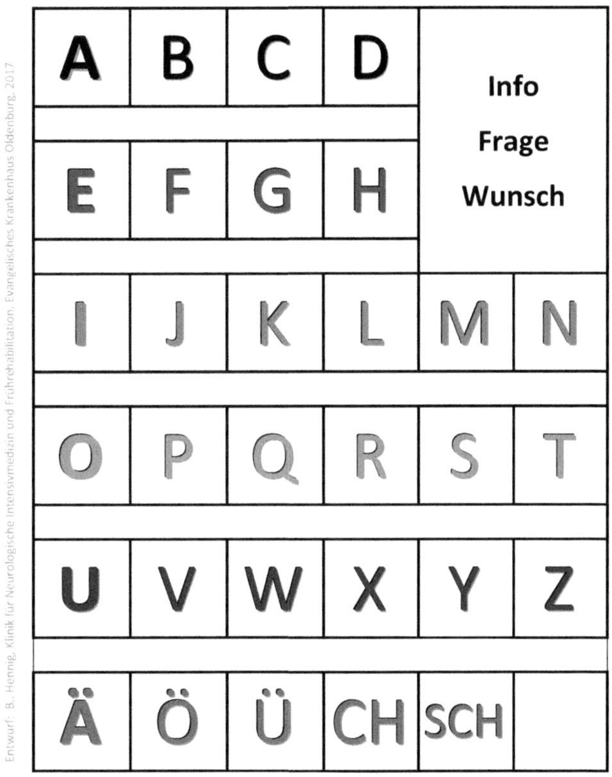

Abb. 6.7 Buchstabentafel für das Partnerscanning

A: Am Anfang haben wir ja mit Zwinkern Ja und Nein, so haben wir angefangen. Also da müssen wir starten mit Zwinkern und Augenbewegungen für Ja und Nein. 1-mal das Auge bewegen hieß „Ja“ und 2-mal bewegen „Nein“. Und sonst konnte man seine Reaktionen nur an den Vitalwerten ablesen. Das war auf der Intensivstation. Die Ärzte konnten da noch keine Prognosen zum Hirnschaden machen. Dann wurden Sie als Therapeutin dazu geholt, wo es dann hieß: Moment mal, da ist ja eine Regung(-). (L: Endlich!). Da ist ja irgendwas. Und dann kam ja die Idee auf: Wie können wir eine Kommunikation starten? Gibt es irgendwas? Weil da war ja noch die vollständige Gesichtslähmung vorhanden und er konnte auch wegen der Kanüle nicht sprechen.

B.: Also ich erinnere mich noch, dass Sie damals ganz unruhig waren und dass man eben immer merkte, wenn Sie irgendetwas beschäftigte, da bewegten Sie ganz intensiv den Kopf. Kopfbewegungen gingen schon wieder, als ich Sie kennengelernt habe. Und dann sind wir auf die Idee gekommen mit dem Taster, weil sie vorbestehend morsen konnten.

L.: Ja. Ich war bei den Funkamateuren. Haben wir probiert – morsen geht. Die haben dann ja was gebaut für mich. Das habe ich ausprobiert und es hat funktioniert. Supi!

B.: Ja, genau.

L.: Aber das kostete richtig Kraft. Es ging, aber es kostete Kraft.

*Die Übungen zum Morsen wurden anfänglich improvisiert über einen Taster mit angeschlossenem Massagekäfer gestartet (*Abb. 6.8*). Herr H. folgte hierbei einfachen Instruktionen (z. B. „kurz-kurz-lang“, „kurz-lang-kurz“), später wurde dies verknüpft mit der (vorbestehend bekannten) Kodierung der Buchstaben im Morsealphabet.*

Anfänglich bestand die Hoffnung, dass das Morsen durch die beruflichen Kenntnisse und die privat intensiv gepflegten Fähigkeiten als Funkamateur vielleicht einen Kommunikationskanal fürs Buchstabieren eröffnen könnte. Aufgrund der bestehenden Dysgraphie erwies sich dieser Weg jedoch als ebenso herausfordernd wie die Schriftsprache, denn auch das Morsealphabet musste komplett neu erlernt werden.

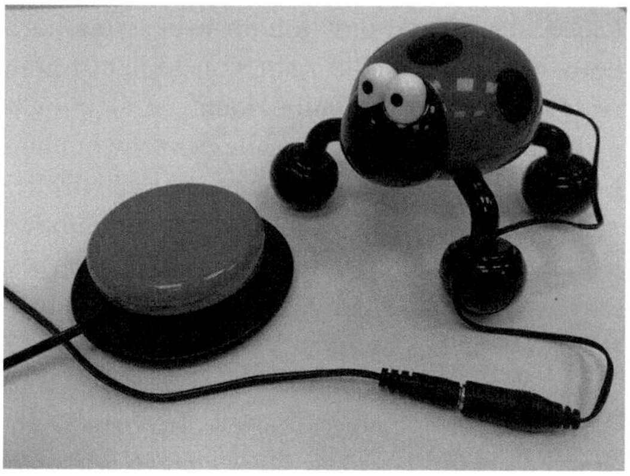

Abb. 6.8 Massagekäfer mit Batterieunterbrecher und Taster

Herr H. profitierte von den „Trockenübungen“ zum Morsen sehr im Hinblick auf seine Konzentration und das Training der Merkfähigkeit. Es war darüber hinaus für ihn eine motivierende und beruhigende Aktivität; der Fokus auf die vertrauten Übungsabfolgen konnte in körperlich gestressten Phasen teilweise sogar zur Entspannung beitragen.

Von Freunden aus dem Kreis der Amateurfunker wurde ein Programm zum „Langsam-Morsen“ mit Bedienung über eine Kinntaste und individuellen Einstellungen entwickelt. Auch hiermit hatte Herr H. sehr viel Freude und war hochmotiviert zum Üben. Das Vorankommen in der Kommunikation stagnierte jedoch, da freies Schreiben nicht möglich war.

*Aufbauend auf den mittlerweile sicheren Kompetenzen der Ansteuerung über den Taster wurde dann auf der vorhandenen Kommunikationshilfe der Klinik eine Oberfläche mit vorgefertigten Satzbausteinen erstellt, die sich zum Tastenscanning eignete (*Abb. 6.9*).*

Die Kinntaste wurde auf 2 Funktionen programmiert: kurzes Drücken = weiter. Langes Drücken = auswählen, so wie dies vom Morsen bekannt war. 2 Kinntasten als Alternative brachten keinen Vorteil für die Effektivität. Daher wurde diese Möglichkeit gewählt. Das Scanningprogramm verfügte auch über eine auditive Ansage der Felder, um die eingeschränkten Voraussetzungen des Sehens zu kompensieren. Auch Buchstabieren war möglich. Dies erforderte al-

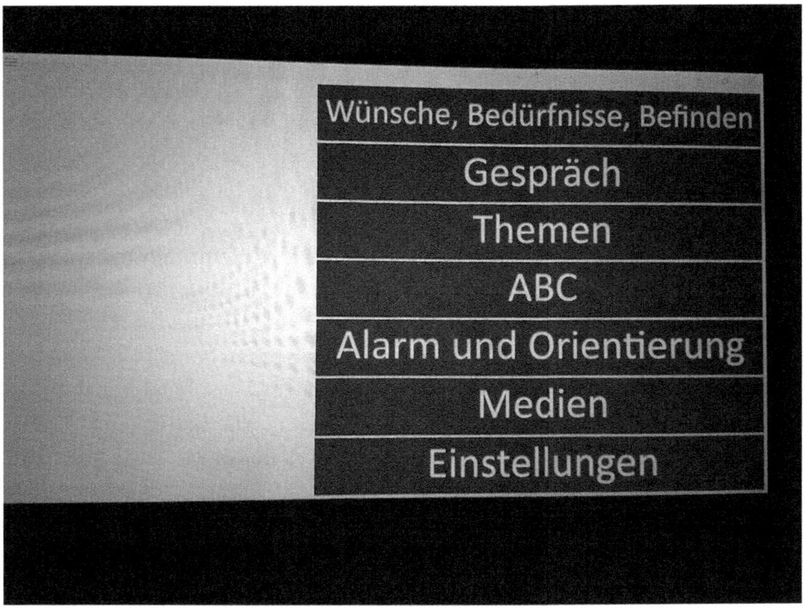

Abb. 6.9 Startseite der mit der Kommunikationssoftware Grid 3 individuell erstellten Kommunikationsoberfläche auf der Kommunikationshilfe

lerdings eine sehr hohe Konzentration bei der Auswahl der angesagten Felder und war sehr fehleranfällig; die weiterhin genutzte Sprechtafel war zum Buchstabieren sehr viel effektiver.

Das Tastenscanning wurde gewählt, weil für andere direkte Formen der Ansteuerung die Voraussetzungen suboptimal waren. Touch war nicht möglich aufgrund der motorischen Einschränkungen (nur der Kopf konnte bewegt werden). Augensteuerung ging nicht, da eine visuelle Auswahl von Feldern und Buchstaben durch die Sehbehinderung limitiert war (verschwommenes Sehen auf dem re. Auge, li. Auge blind).

B: Mir fällt noch eine Anekdote ein, die ich gern erzähle. Ich wollte Ihnen das Buchstabieren mit dem Scanningprogramm beibringen, wo Sie die Buchstaben nach Ansage mit dem Taster auswählen und bestätigen mussten. Das war eine Leistung, die viel Konzentration und Geduld von Ihnen erforderte. Am liebsten wollten Sie natürlich sofort drauflos schreiben, aber das endete dann manchmal in unverständlichem „Wortsalat", was frustrierend für Sie und für mich war. Wenn ich nicht wusste, an welchem Wort Sie dran waren, dann konnte ich Ihnen nur schlecht eine Hilfestellung geben. Daher habe ich Ihnen in unserer täglichen UK-Zeit zunächst kurze Wörter diktiert, bei denen ich mit Navigationshilfen unterstützen konnte. Und dann haben wir das erweitert auf Fragen, zu denen ich die Antwort nicht kannte, aber die man nach den ersten 2 bis 3 Buchstaben aufgrund des gemeinsam geteilten Wissens zum vorgegebenen Thema i. d. R. assoziieren konnte, z. B. Welche Automarke fahren Sie? Buchstabieren Sie mir eine Blume, einen Baum! Eine der Fragen war: „Buchstabieren Sie mir bitte eine Farbe!" Und Ihre Antwort war nicht rot, grün, gelb, blau, weiß oder schwarz, sondern: „Leberwurstgrau!" Ich denke, das war Ihre Art, mit viel Humor zu zeigen, dass sie geistig voll da waren. Auch eine einfache Frage kann intellektuell komplex beantwortet werden.

Die Kommunikationshilfe mit der Software Grid 3 und dem Zubehör fürs Tastenscanning wurde bereits im Zeitraum der Frührehabilitation beantragt, von der Krankenkasse problemlos genehmigt und im Juni 2019 ausgeliefert.

Wieder sprechen

Bereits in der Klinik wurde parallel zu den Möglichkeiten der UK auch am Sprechen gearbeitet. Dafür wurde die Kanüle entblockt. Zu-

nächst ging das mit der bestehenden Schluckstörung nur wenige Minuten ohne Risiko für eine Speichelaspiration.

B.: Mittlerweile können Sie ja auch wieder sprechen. Wie war Ihr Weg zum Sprechen und was war da ausschlaggebend?

L.: Der war ziemlich einfach. Da hat man mir den Sprechaufsatz drauf gemacht, und dann habe ich gesprochen.

A.: (…) Er hat ja auch schon in der Klinik in Oldenburg in der Frühreha gesprochen (B.: Ja, in der Therapie). Das war anfangs erst immer nur sehr kurz möglich wegen der Erschöpfung, vor allem zu der Zeit in Oldenburg. Aber im Nachhinein kann man sagen, er hätte sicherlich sehr viel früher schon sprechen können. Man hat es nur nicht ausprobiert. (L.: Ja.). Und das kam halt durch die ganze Aktion drumherum, Beatmungsgerät usw. und kein Logopäde, ach und wir haben(-). Und dann, als er regelmäßig entblockt wurde: „Oh, Du kannst ja sprechen. Oh, Du kannst ja atmen! (L.: Ja.) Also uns hat sozusagen das Unglück dazu verholfen, dass es so gut funktioniert. Die Logopädin hat dann Übungen mit ihm gemacht(-).

Herr H. war aufgrund einer zentralen Atemregulationsstörung nach Abschluss der Frührehabilitation noch immer auf eine Beatmung nachts und in Ruhephasen angewiesen. Als das Beatmungsgerät 2021 kaputt war und die Reparatur auf sich warten ließ, haben Herr H. und seine Frau es ohne Beatmungsgerät probiert. Herr H. stellte fest, dass dies ohne übermäßige Erschöpfungszustände auch geht. Er hat dann für sich entschieden, auf die Beatmung entgegen dem ärztlichen Rat ganz zu verzichten.

Heute wird die Kanüle nur noch nachts geblockt und tagsüber kann Herr H. die meiste Zeit des Tages sprechen. Die Lautsprache ist für unvertraute Personen aufgrund der ausgeprägten Dysarthrie schwer verständlich.

Erprobung von Alternativen der Ansteuerung für die Kommunikationshilfe

Neben der ursprünglichen Nutzung der Kommunikationshilfe zur hörbaren Mitteilung waren für Herrn H. auch das Schreiben und die Arbeit mit dem Computer sehr wichtig. Die Kommunikationshilfe ist mit dieser Funktion auch nach der Wiedererlangung des Sprechens bedeutsam geblieben. Nach dem Tastenscanning wurden verschiedene Möglichkeiten mit Vor- und Nachteilen erprobt, um die Ansteuerung zu optimieren, sodass Herr H. selbstständig mit dem Computer arbeiten kann. Bis heute wurde noch keine zufriedenstellende Lösung gefunden.

B: Die Hilfsmittelfirma war ja auch öfters bei Ihnen, ne? (L.: Ja). und Sie haben, glaube ich, im Verlauf mehrmals die Ansteuerung geändert. Also es begann beim Tastenscanning (L.: Ja), und dann gab es zwischendurch die Kopfsteuerung(-).

A: Ja, wir hatten die Kopfsteuerung mit einem Reflektorpunkt auf der Brille. Über diesen Punkt konnte mein Mann den Mauscursor führen. Bei der Kopfsteuerung mit Brille ist aber das Problem, dass durch das Liegen die Brille verrutscht. Das geht also nur in einer recht aufrecht sitzenden Position, weil ansonsten kann man es nicht montieren (…) Und wir haben die momentane Situation, dass er vor allem liegt. Das ist eigentlich, also das wäre auch die optimale Arbeitsposition. Alles, was höher ist und sitzender ist, ist einfach zu anstrengend. Das ist dann immer nur kurzfristig möglich. Und das ist das Problem: Wenn er nur kurzfristig sitzen kann, dann kann er in dem Moment auch nicht die Sachen erarbeiten oder so was. Das ist das Problem.

Ein weiteres Problem ist das Risiko der Fehlsteuerung, sobald man den Kopf bewegt, wenn jemand zur Tür hereinkommt. Man darf dann auch nur konzentriert am Computer arbeiten und dürfte nichts anderes tun. Weil ansonsten löscht man das Geschriebene aus Versehen.

L: Ja, man ist mittendrin – und das war's dann!

A: Und dann ist es vorbei, dann ist alles weg. So. Das passiert zweimal, dreimal, dann hat man keine Lust mehr.

A.: Und jetzt sind wir bei der Mundsteuerung angekommen. Aber die ist unglaublich schwer anzubauen. Und bei der Mundsteuerung ist es auch so, da kann er sich nicht weiterdrehen oder bewegen, wenn sie dann montiert ist.

L: Schwer anzubauen, aber es geht.

B: Und dann das Bild vom Computer an die Decke projizieren?

L: Ja. Also das machen wir über den Beamer.

Bedeutung eines Personenrufsystems

L: Mir ist wichtig: die Klingel. Also die Klingel war wichtig für die ganzen Pflegekräfte der WG und zu Hause.

*In der Klinik wurde Herr H. sehr früh, bereits auf der Intensivstation, mit einer Tasteradaption für den Personenruf ausgestattet, die er mit dem Kinn bedienen konnte (*Abb. 6.10*).*

Das Evangelische Krankenhaus ist seit 2020 im Hinblick auf diese Adaptionen auf der Intensivstation und den Stationen der Frührehabilitation sehr gut ausgestattet. Die Adaptionen laufen über die klinikeigene Lichtrufanlage. Da die Art der Bedienung mit einem Kinntaster für Herrn H. die einzige Option zum Klingeln war, wurde dieses System vor Entlassung verordnet und mit einem Antrag über die Pflegekasse als mobiles System genehmigt. Herr H. nutzte dieses sowohl in den Pflegeeinrichtungen als auch jetzt zu Hause. Ein Personenrufsystem ist der Krankenkasse gegenüber gut begründbar mit dem Aspekt der Patientensicherheit, oft bedeutet die Gewissheit sich melden zu können auch eine große psychische Entlastung für den Patienten und die Angehörigen.

Allgemeine Herausforderungen technischer Hilfen für die Kommunikation
Zeitlicher Aufwand

B: Also für Sie gibt es keine Standardlösung (A: Nein), es muss alles individuell sein, ne?

L: Alles da, aber(-). (Schnalzen.) Wir haben alles da inklusive Halterung, ein Metallgestell, aber … (zu A.) Erzähl mal!

A: Ja die haben jetzt eine andere Halterung angebracht. Aber wir sind da immer noch nicht so weit, [dass es zufriedenstellend ist], weil, wie gesagt, das Aufbauen für mich so lange dauert. (…) Das Problem bei den Hilfsmitteln ist teilweise die Umsetzung. Muss man generell sagen. Wir haben ja zum Beispiel den Sprachcomputer auch, damit er mal selbstständig ins Internet gehen könnte, was aber so gar nicht funktioniert. Wir haben jetzt schon mehrere Hilfsmittelarten und Variationen ausprobiert. Aber es ist einmal A) der Aufbauaufwand(-). Wenn ich eine Dreiviertelstunde brauche, um das aufzubauen, damit er mal ins Internet gehen kann, ist mein Tag vorbei. Und das muss man einfach auch sagen: So viel Zeit hat man nicht als pflegende Person. (…) Wir brauchen eine extrem lange Vorlaufzeit, um die Hilfsmittel anwenden zu können. Es geht also nicht so ohne Weiteres: Ich schiebe Dir das mal schnell hin, dann kannst Du mal schnell ins Internet gehen, ich gehe in die Küche kochen(-). Nein, das läuft nicht. Ich brauche fast eine halbe oder dreiviertel Stunde, um das herrichten zu können, damit er arbeiten könnte.

Fehlende Begleitung bei der Übung und Umsetzung

A: Und B) die Umsetzung letztendlich, dass auch kein anderer das machen kann! Und mir gewisse Sachen dann auch schwer fallen(-). (L.: ja.) Es ist eben unheimlich schwierig, das anzuwenden. (…) Und dann ist der Tag vorbei. (…) Ich bin zeitlich so eingespannt, dass ich keine

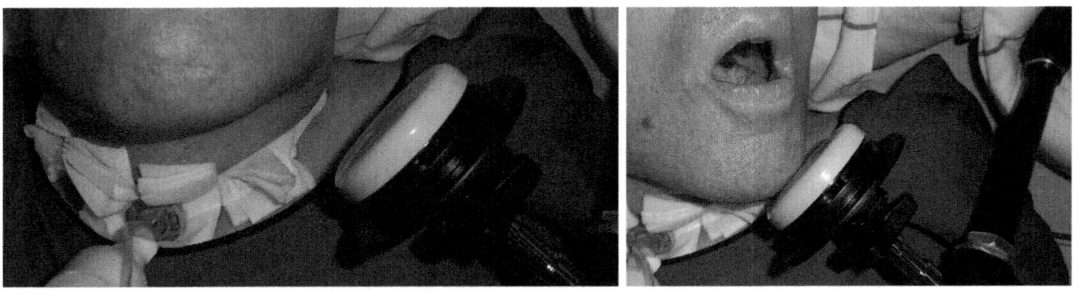

Abb. 6.10 Positionierung der Tasteradaption für den Personenruf, hier die Taste „jellybean" mit der Halterung „magic arm". Die Auslösung erfolgt mit zwei Bewegungen: (1) Kopfdrehung nach rechts, (2) Mundöffnung

Zeit habe, ihm das zu ermöglichen. Ich schaffe es zeitlich gar nicht mehr, das irgendwo in den Tag noch mit reinzubauen. Und es gibt keinen anderen, der ihm das ermöglichen kann. Also den gibt es nicht. Es gibt keine Person, die ihm jetzt hilft und die sagt: „Hier, bitte sehr, hier hast Du Deinen Computer (L: Schnalzen), jetzt können wir das mal zusammen machen.“ Und das ist halt etwas, was ihm fehlt.

L: Wir haben das Internet ausprobiert, WhatsApp. Da waren die Freunde ganz begeistert und haben gesagt: Ah, Du bist wieder da! Und haben geantwortet.

A: Da hatte er dann mal eine eigene WhatsApp-Nachricht geschickt, von seinem eigenen Handy. Und da haben die anderen, seine Bekannten, sich natürlich unheimlich gefreut, dass er wieder da ist. Aber wie gesagt, das war eine unheimliche Aktion, das alles hinzubekommen, dass er das alles selbstständig machen konnte. Und solange das nicht funktioniert, dass man so etwas schnell und einfach für ihn einrichten kann, so lange geht es nicht.

Positionierung

A: Dann Halterungen generell, alle Halterungen, die ans Bett kommen, außerhalb des Bettes oder sonst wie, sind instabil. So schön wie Hilfsmittel sind, es scheitert an den Halterungen. Sie sind einfach instabil. Oder es ist eine Konstruktion, die einem Angst macht, weil eine liegende Person möchte keinen 3-Kilo-Laptop über der Nase haben, wenn er nur noch ein Auge hat, und die Trachealkanüle da auch noch ist, und selbst als Angehöriger ist das nicht ein angenehmes Gefühl, so was über so relevanten Körperregionen zu hängen. Da hat man ein ungutes Gefühl. Und derjenige, der da liegt, erst recht.

L: Man hat das vor dem Kopf, vor dem Auge. (…)

A.: Auch das Anbauen der Klingel ist schwierig. Es gibt immer noch Pflegekräfte, die das nicht hinbekommen. Und so kommt es immer noch vor, dass er ohne Klingel ist, weil die nicht richtig montiert wird. Also das ist noch immer ein ständiges, wiederkehrendes Thema. (…) Die Pflegekräfte sind oft am Anschlag, die sind überfordert. Die können noch nicht einmal die Klingel positionieren oder an- und ausschalten, sage ich mal.

L. Wir reden hier von der Klingel! Wie sollen die mit mir am Computer arbeiten?

Kenntnisse zu Kommunikationshilfen und deren Beantragung

L.: Also, an Hilfsmitteln habe ich alles, was es so gibt. Das hat meine Frau besorgt. Das würde ich Angehörigen empfehlen. Und auch, dass sich Angehörige weiterbilden. Weil die meisten Pflegedienste Probleme haben mit diesem Thema. Das klappt nicht. Ja. Also dann heißt es selbst versuchen! Ja. (…) Es ist immer leicht gesagt, aber die Pflegekräfte konnten manche Hilfsmittel selbst nicht beantragen. Sie hatten keine Ahnung!

A. Genau, dass man da unheimlich stockt. Wenn man da nicht jemanden hat, der sich damit auskennt oder der sich damit auseinandersetzt oder mal was sucht und findet, ist man aufgeschmissen. Und wir haben ja auch die Situation, wir haben auch schon ganz viele Firmen kontaktiert: Findet etwas, damit er das machen kann! Es gibt nix. Oder es heißt dann, er kann das eine, aber das andere nicht. Oder es wird nicht von der Krankenkasse finanziert.

L.: Die haben alle tolle Ideen, aber nicht zu Ende gedacht. Das meiste kennen sie nur vom Hören-Sagen.

Fehlende Bereitschaft von Firmen bei der Suche nach individuellen Lösungen

A: Und das ist halt immer wieder das Problem: Wie setzt man etwas um, wie kann man etwas finden? Und da dreht man sich im Kreis. Also es gibt nichts. Also es heißt dann immer: Ja, dann ist es halt so. Also er kann immer noch nicht selber ins Internet, er kann immer noch nicht sein Handy selber bedienen oder so was. Er braucht immer Unterstützung, er braucht immer meine Hilfe. er braucht immer(-). (…) Also es hat immer alles seine Vorteile, aber auch viele Nachteile. Und man findet nichts, wie man ihm in seiner Situation helfen könnte. Weil, wir haben ein Krankheitsbild, was aus der Reihe ist.

L. Ein medizinisches Wunder, hat mein Arzt Herr Dr. Groß gesagt.

A.: Oder es heißt dann so von wegen: Ja, wozu denn, er muss ja kein Buch lesen. Ja, er will aber ein Buch lesen. Er liest nun mal gern Fachbücher.

Ja, das geht aber dann nicht. Und selbst bei kleinsten Sachen wird immer wieder gesagt: Das geht nicht. Und man selber sagt dann wieder: Ja, aber wieso nicht? Das müsste doch gehen, wieso ist es denn nicht möglich? Wir haben hier eine Person, die sprechen kann. Wieso testen wir nicht eine Sprachsteuerung, um den Fernseher umschalten zu können? – Nein, dafür kann Ihr Mann nicht deutlich genug sprechen. Da meinte ich so: Das muss man doch programmieren können. Nein, das geht nicht.

L: Selbst Alexa lernt. Ja. Ausprobieren!

A.: Aber es ist halt, da schwimmt man immer wieder gegen unheimliche Wellen. (L.: Ja.) Und kontaktiert unterschiedliche Firmen oder sagt dann: Hier, es gibt etwas. Es gibt einen Projektor, der Buchseiten projizieren kann usw. „Nein, das kenne ich nicht, das haben wir nicht." Meinte ich: „Ja dann, ich weiß aber, dass es etwas gibt. Suchen Sie doch mal!"

L.: Also der Stephen Hawkings war besser ausgestattet als ich.

A.: Und das ist letztendlich so, dass ich immer nur auf der Suche bin. Und den Firmen dann das präsentiere, was es gibt und sage: So, jetzt setzt es bitte um. Ich würde mir wünschen, dass die Firmen sich mehr darum kümmern würden und vielleicht mal eine Lösung finden, die auch funktioniert. Und das ist halt immer(-). Die Initiative der Firmen fehlt mir, generell!

Die beschriebenen Barrieren der Nutzung sind kein Einzelfall. Nach erfolgreicher Versorgung mit einem Kommunikationshilfsmittel sind die Verantwortlichkeiten für die Implementierung der Hilfe in den Alltag oft unklar. Die Hilfsmittelanbieter sehen ihre Aufgabe mit dem Ausliefern der Hilfe meist abgeschlossen, für den Patienten beginnt aber erst dann der Lernprozess. Eine Unterstützung bei der Individualisierung von Einstellungen und Inhalten mit entsprechendem Know-how und viel Erfahrung sowohl zur Technik als auch zu didaktischen Grundsätzen des Konzepts der UK ist essenziell, wenn sich der potenzielle Nutzer einer Kommunikationshilfe vom Anfänger zu einem kompetenten Nutzer entwickeln soll. Es geht ja nicht nur darum, ein Wort eintippen oder schreiben zu können, sondern das Ziel ist eine möglichst effektive und partnerunabhängige Verständigung mit dem Hilfsmittel inkl. der Fernkommunikation. Es laufen seit Jahren Bemühungen der Verhandlung mit den Krankenkassen, dass nicht nur die kostenintensiven Geräte finanziert werden, sondern auch eine Übernahme der Kosten für eine systematische Unterweisung, Schulung und Anpassung mindestens in den ersten Wochen nach Auslieferung einer Kommunikationshilfe von den Kassen gewährleistet wird (Boenisch et al. 2023). Falls dies revolutionär gelingen sollte, so steht man dann immer noch vor der Herausforderung, wer diese Schulung übernehmen kann. So fehlt beispielsweise im Curriculum der logopädischen Ausbildung in Deutschland bis heute eine Verpflichtung, Grundlagen der Unterstützten Kommunikation zu lehren.

Bei Herrn H. wurden Grundlagen zur Bedienung der Kommunikationshilfe mit intensiver, täglicher Förderung in der Zeit der Frührehabilitation gelegt. Das Tastenscanning als indirekte Form der Ansteuerung erwies sich jedoch als nicht effektiv genug zum Schreiben und eher weniger geeignet für die (freie) Nutzung des Internets. Die verbleibenden Alternativen sind zwar immer noch zahlreich, aber dieses Potenzial der Anpassung wird oft nicht ausgeschöpft. Zum einen scheuen Berater von Hilfsmittelfirmen vermutlich den Aufwand für eine solche intensive Begleitung aufgrund fehlender finanzieller Anreize (Aust et al. 2022). Zum anderen fehlt ggf. das Wissen zu den Details der Sonderformen mit ihren technischen Einstellungen. Es muss beispielsweise berücksichtigt werden, dass jede Art der Ansteuerung auch eine notwendige Anpassung im Seitenset nach sich zieht. Bei einer Kopf- oder Blicksteuerung im Verweilmodus ist es beispielsweise wichtig, auf jeder Seite eine „Pausentaste" einzurichten, um die von Herrn H. oben beschriebenen unbeabsichtigten Fehlauslösungen zu vermeiden.

Unterstützte Kommunikation und (Hindernisse für) Teilhabe

Einstellung von Pflegekräften

B: Welche Erfahrungen haben Sie mit den Pflegekräften und Ihren Möglichkeiten der Kommunikation?

L.: Es ist manchen Leuten unangenehm, dass ich reden kann. Sie sind darauf nicht vorbereitet. Als ich gesprochen habe, fanden manche das ganz gut und sagten sofort: „Super!“

A.: Manche Pflegekräfte finden das nicht gut. Weil die wollen lieber mit Patienten zu tun haben, die sich nicht äußern können, weil dann können sie für sich immer sagen: Ich mache alles gut, ich mache alles richtig, (L.: Genau.), ich bin die Beste! (L.: Schnalzen). Aber sobald sich dann jemand äußern kann und sagt: „Nein, das ist nicht gut“ (L.: (verneinend) Hm-Hm), dann wird es schwierig. Das wollen die alle nicht hören. Die wollen hören – und das sagen einem die Pflegekräfte auch –: „Ihr müsst uns dankbar sein! Herr H. Sie müssen uns dankbar sein, dass wir überhaupt kommen, und Sie müssen auch Dankbarkeit zeigen.! (L: Ja-ja-ja, besser.) Und, also das(-).

L.: So ticken die aber.

A: Auch die Sprechtafel, als wir die genutzt haben – dafür haben die Pflegekräfte keine Geduld. Da schaffen sie maximal 3–4 Buchstaben, länger nicht. Und dann geben sie auf. Oder sie wollen nicht. Ein Patient, der nicht spricht, ist sehr viel einfacher im Umgang für die Pflegekräfte.

Diese Schilderungen lassen sich in anderen Fallbeispielen aus der Literatur wiederfinden; nicht sprechende bzw. unterstützt kommunizierende Menschen in Pflegeeinrichtungen und ihre Angehörigen machen ähnliche Erfahrungen (Rothmayr 2001, *S. 19 ff., Pantke* 2021, *S. 55). Der Einsatz verfügbarer alternativer Strategien für die Kommunikation durch die Pflegekräfte erfolgt oft nicht, entweder aus Unkenntnis der Methoden und Überforderung, aufgrund des erhöhten zeitlichen Aufwands oder aus Gründen der Unterschätzung der Bedeutung für die Person und die eigene Arbeit (Horn* 2021, *S. 13; Pantke* 2021, *S. 55). Je weniger motorische Möglichkeiten eine Person hat, desto weniger offensichtlich lässt sich vom äußeren Erscheinungsbild auf die Diskrepanz zwischen vorhandenen Sprachverstehen und eingeschränkten Ausdrucksmöglichkeiten schließen. Umso höher ist in diesen Fällen das Risiko, dass Initiativen zur Mitteilung entweder übersehen oder von Außenstehenden gar nicht erst vermutet werden (Pantke* 2021, *S. 55).*

Problematisch für die Lage von bewusstseinsklaren Patienten ist es, wenn (wohlmeinende) Einstellungen und Überinterpretationen der Pflegekräfte diese glauben lassen, dass sie mit der Abfrage über Ja-Nein-Antworten alle Bedürfnisse, Wünsche und Anliegen des Patienten erfassen könnten und differenziertere Mittel, wie z. B. ein Kommunikationsbuch oder eine Buchstabentafel, nicht anbieten. Der Mensch mit seiner Kommunikationsbeeinträchtigung ist dann abhängig von der Person, die ihm Fragen stellt, und hat keine Chance, Themen oder Anliegen selbst zu initiieren. In der Folge davon findet häufig eine Begrenzung der Vielfalt von Kommunikationsthemen auf die Abfrage körperlicher Symptome und bekannter Anliegen der Versorgung statt, der Mensch wird reduziert auf seine Pflegebedürftigkeit.

Hochproblematisch wird es immer dann, wenn Versuche der Selbstmitteilung zu Wünschen, Belastungen oder Beschwerden zwar erkannt, aber im ungleichen Machtverhältnis der Abhängigkeit von den Pflegekräften in einer 1:1-Versorgung entweder ignoriert werden oder negative Sanktionen folgen. Solche Sanktionen sind Grauzonen körperlicher und emotionaler Gewalterfahrungen (z. B. Entzug der Patientenklingel, Nichtreaktion auf den Personenruf, gezieltes Verweigern sozialer Ansprache oder pflegerisch notwendiger Handlungen). Erfahrungsberichte von unterstützt kommunizierenden Betroffenen legen hier eine hohe Gefährdung nicht sprechender Menschen nahe. Menschen mit Behinderung haben generell ein deutlich erhöhtes Risiko für Missbrauchs- und Gewalterfahrungen in ihrer Biografie (Schröttle et al. 2013; *Mayrhofer et al.* 2019*). Oft dauert es, bis eine Offenlegung der psychischen Folgen von Machtausübung und emotionaler Belastungen an Dritte gelingt (engl. Disclosure) und dann ist noch die Frage, ob das Problem verstanden und von Vertrauenspersonen und Verantwortlichen ernst genommen wird (Thümmel* 2024*). Die Zeugentüchtigkeit wird unter Umständen angezweifelt, wenn sich die Person nicht unmissverständlich laut- oder schriftsprachlich mitteilen kann („Das kann gar* *nicht so passiert sein"). Auch kann es passieren, dass die Übermittlung von Anliegen durch Angehörige als ungerechtfertigte Einmischung in die Arbeit des Pflegedienstes missverstanden wird („Solche Hinweise können Sie sich sparen. Wir sind mit unseren Pflegekunden in einem sehr guten Austausch und Kontakt") (Pantke* 2021, *eigene Erfahrungen). Aufgrund der Loyalität der Pflegedienstleitung zum Team werden Beschwerden unter Umständen klein geredet oder als fachlich nicht relevant abgestritten. Teils wird aufgrund von Unbequemlichkeit einer ehrlichen Auseinandersetzung mit Kritik dem Pflegekunden auch mit Vertragsauflösung gedroht oder diese Drohung wird tatsächlich umgesetzt (Siehe* 4.1.7*).*

Zu den „wirkmächtigen Risikofaktoren" für das beschriebene Machtungleichgewicht zählen nach Thümmel (2024) *strukturelle Bedingungen in Einrichtungen oder in der pflegerischen Langzeitversorgung zu Hause (z. B. soziale Isolation, existenzielle Abhängigkeit von der Versorgung, fehlende Partizipations- und Beschwerdemöglichkeiten), beziehungsbedingte Faktoren (Loyalitätskonflikte, erlernte Hilflosigkeit) sowie individuelle Risikofaktoren (fehlendes Wissen zu Rechten, geringe Wehrhaftigkeit). Bei nicht sprechenden Menschen spielt auch eine Rolle, dass Pflegekräfte davon ausgehen, dass die betroffene Person aufgrund ihrer Kommunikationsbeeinträchtigung Dritten voraussichtlich nicht von belastenden Vorkommnissen, Gewalt- oder Missbrauchserfahrungen berichten kann (z. B. Pistorius* 2012, *S. 197 ff.).*

Stellvertreterkommunikation

A: Also Diskussionen oder Sachen ausdiskutieren wird nicht mit den Patienten gemacht. Das wird immer mit den Angehörigen gemacht, das wird auch sehr gerne gemacht. Es kommt selbst vor, dass der Hausarzt plötzlich was fragt und dann sage ich: „Kommen Sie doch vorbei und fragen Sie Herrn H. doch selber! Er kann doch antworten! Er kann doch selber sagen, wie es ihm geht. Das muss ICH nicht sagen!" Ich muss nicht sagen, wie es ihm geht. Oder ob er Schmerzen hat. Werde ich auch immer wieder gefragt, jeden Tag sozusagen: „Hat Ihr Mann Schmerzen?" – Dann meine ich so: „Ja, gehen Sie doch rein, fragen Sie ihn! Ich weiß das nicht." „Ja, Sie müssen das doch wissen?" Ja, natürlich weiß ich, wann es ihm gut und wann es ihm schlecht geht. Aber die Menschen vergessen, mit der Person selbst zu kommunizieren, wenn jemand anderes da ist. Und das ist auch ein ganz großes Problem. (L: Ja.). Kommuniziert bitte MIT der Person!

Bewusstseinsklare, unterstützt kommunizierende Personen erfahren im Umgang oft, dass sie nicht direkt angesprochen werden, sondern sich mit Fragen, Anliegen an die Pflegepersonen, die Angehörigen oder die Assistenz gewendet wird. Häufig wird über sie in der dritten Person gesprochen, statt auf Augenhöhe mit ihnen. Gelegentlich werden sie noch nicht einmal begrüßt (Sassie 2020, *S. 32). Nichtreaktionen auf Kommunikationsversuche (z. B. das Ignorieren der Ansprache mit einem Talker) sind nicht ungewöhnlich. Nicht selten passiert es auch, dass bewusstseinsklare Menschen aufgrund ihrer vordergründig wahrgenommenen Behinderung wie Kinder angesprochen werden (Infantilisierung). „Ohne wirksame Möglichkeiten zu kommunizieren, reden andere zu Dir, reden für Dich, aber selten kommunizieren sie mit Dir. Du bist in Gefahr, behandelt zu werden wie ein älter werdendes Kind" (Zitat von Diana Bryen, UK-Nutzerin, übersetzt von Weid-Goldschmidt, Quelle unbekannt).*

Bei partnerbasierten Strategien wie Partner- oder Blickscanning ist die unterstützt kommunizierende Person abhängig von den Personen, die diese Strategie beherrschen. Oft bleibt dieser Personenkreis klein und beschränkt sich auf Angehörige und nahe Freunde. Auch dadurch entstehen Situationen von Stellvertreterkommunikation, da inhaltliche Gespräche nur mit diesen Personen als Dolmetscher geführt werden können (Vigand und Vigand 1997, *S. 134 ff.).*

„Unabhängiger kommunizieren zu können bedeutet, unabhängiger leben zu können." (Zitat von Diana Bryen, UK-Nutzerin, übersetzt von Weid-Goldschmidt, Quelle unbekannt).

Recht auf Selbstbestimmung

A: (…) Man sollte nicht vergessen, dass man mit einem Mündigen spricht. Lars ist kognitiv völlig in Ordnung! Und dann sollte man es auch gut sein lassen und auch vielleicht wirklich mal das akzeptieren, was derjenige wünscht, der dort liegt. (L: Ja.). Ob der nun betreut wird oder nicht – das spielt keine Rolle. Er ist geistig völlig normal. Und das wird häufig vergessen, dass Leute, die sich in einer solchen Situation befinden, trotzdem über SICH entscheiden können. Und das wird immer wieder in Frage gestellt. Generell ja auch. Zum Beispiel, wenn er Wünsche äußert: „Ich möchte, dass das jetzt, diese oder jene Pflegehandlung nur noch meine Frau macht(-).“ Und trotzdem muss ich dann immer wieder Diskussionen führen, wieso das jetzt von mir durchgeführt wird. Mit ihm diskutieren Sie ja nicht (L: Genau.), sondern mit mir dann ja.

L: Genau, mit mir redet darüber keiner.

A: Nein, das wird nicht gemacht.

A: Zum Thema Essen, da ist es auch wieder so: Für mich ist es anstrengend, alle 2 Wochen darauf aufmerksam gemacht zu werden, ich würde meinen Mann einer Gefahr aussetzen – „Sie wissen aber, das ist gefährlich!“ und so [aufgrund des Risikos der Aspiration]. Und dann sage ich: „Ja das wissen wir, das ist uns völlig bekannt.“ (L: …) Das ist dann für mich selbst auch wieder anstrengend. Natürlich, Lars und ich wissen um die Situation. Wenn ich ihm das Essen nicht geben würde, dann würde er sich keiner Gefahr aussetzen. Und das sagen natürlich auch die Pflegekräfte: „Ja dann verweigern Sie das. Sie dürfen ihm das dann nicht geben, wenn er darum bittet.“ Von den 300 Pflegekräften waren 200 dabei, die das gesagt haben oder auch Ärzte oder sonst wer.

Aus einer bestehenden Pflegebedürftigkeit und einer schweren körperlichen Beeinträchtigung ergibt sich nicht zwangsläufig eine Betreuungsbedürftigkeit. Aufgrund der vordergründig wahrgenommenen Schwere der Behinderung erfahren Menschen wie Herr H. trotz gesetzlicher Grundlagen jedoch oft, dass sie wie Entmündigte behandelt werden und das Recht auf Selbstbestimmung ihres Lebens und ihrer Lebensgewohnheiten missachtet wird. Erwachsene Menschen möchten, wenn sie kognitiv dazu in der Lage sind, informiert selbst entscheiden können; sie möchten zu ihrer Meinung gehört werden und ihre Angelegenheiten selbst regeln (Sassie 2020). Rechtliche Grundlagen hierfür finden sich klar formuliert in der Charta der Rechte hilfe- und pflegebedürftiger Menschen (BmFSFJ & BmG 2020).

Im medizinisch-pflegerischen Kontext sind es oft die Angehörigen, die darauf hinweisen und darauf bestehen müssen, dass Gespräche mit der unterstützt kommunizierenden Person gemeinsam geführt werden, z. B. bei Ambulanzterminen, mit dem Medizinischen Dienst oder der Pflegedienstleitung. Zumindest sollte die Person, um die es in Gesprächen zur Perspektivplanung geht, im Gespräch anwesend sein. Im Idealfall gibt es die Möglichkeit einer Kommunikationsassistenz. Dies ist eine in den Kommunikationsstrategien geschulte neutrale Person, die die Unterstützung der nichtsprechenden Person im Gespräch übernimmt. Dies ist ganz besonders wichtig, wenn partnerbasierte Strategien zum Einsatz kommen, z. B. eine Buchstabentafel im Partnerscanning. Angehörige müssen dann keine Doppelrolle der Interessenvertretung übernehmen. Das schützt sie auch davor, zur Zielscheibe von Projektionen zu werden, wenn sie immer wieder die Rolle eines Vermittlers für die Anliegen der nicht sprechenden Person übernehmen, statt zu verdeutlichen, dass diese für sich selbst sprechen kann.

Zum Recht auf Selbstbestimmung gehört auch das Zutrauen in die Selbstverantwortung. Warum sollten bewusstseinsklare Menschen mit schwerster Behinderung immer gesund, moralisch unverwerflich und in Watte gepackt behütet ihr Leben leben? Wer von uns tut das immer und zu jeder Zeit? So ist es eine persönliche Entscheidung, Risiken in Kauf zu nehmen und dafür das Leben zu genießen und neue Erfahrungen zu machen, statt in bekannten, abgesicherten Pflege- und Versorgungsroutinen einen langweiligen Alltag zu erleben.

Nicht als „Fall“, sondern als Mensch gesehen werden

A: Manche Pflegekräfte sind auch nur fixiert auf ihre Dokumentation (L.: Ja.). Wie z. B.: Was haben Sie für Schmerzen? (L: Schnalzen). Oder das auch selbst beurteilen, das finde ich immer ganz toll(-). Und Herr H. auch (Lachen). Aber nicht über den Tellerrand blicken, nicht auch mal weitergehen und gucken: Mensch, wie kann ich Dir den Tag denn verbessern? Wie kann ich denn mit Dir mal kommunizieren, ohne nur nach den Schmerzen zu fragen? Oder so was. Die sehen die Person immer nur als Fall.

L: Ja. Also Schema F.

A: Und das ist eben auch immer ein ganz großes Problem, dass man dann auch manchmal anfängt, die Leute auszusperren, wegzudrängen, sage ich mal. Dass man die gar nicht mehr um sich haben möchte, weil man dann gar nicht leben KANN, weil man immer nur als Patient gesehen wird, eben nur als kranke Person. Aber nicht als kommunizierende Person. Vielleicht auch mal als jemand, der nicht nur über seine Erkrankung sprechen will oder über seine Schmerzen, sondern einfach vielleicht auch mal über was anderes.

B: Was sind denn Ihre Themen, über die Sie gerne sprechen würden?

L: Fernsehen. Talkshows. Selbst da haben manche, wenn sie gekommen sind, ein Problem. Zum Beispiel rede ich mit den Therapeuten oft darüber.

B: Die Therapeuten sind da eher offen?

A: Ja.

L: Politik und Talkshows.

A: Über das Aktuelle halt.

B: Ja, also was Sie interessiert, dass Sie einfach mehr so was(-) (L: Ja.). Sie sind ja geistig voll da.

L: Ja. (Schnalzen). Man wird immer kranker geredet, als man ist.

Jeder Patient möchte als Mensch in seiner Individualität und seinen sozialen Bezügen wahrgenommen werden. Dies tangiert erneut die Problematik, dass sich die Kommunikation von Pflegekräften mit kommunikationsbeeinträchtigten Menschen aufgrund von Einstellungen oder Zeitressourcen häufig auf die Abfrage von körperlichen Bedürfnissen beschränkt. Pantke bezeichnet diese Situation auch als „soziales Locked in" für die PatientInnen (Pantke 1999, S. 17 f.). *Lebt eine Person mit ihrer Erkrankung isoliert von Familie und Freunden, z.B. im Pflegeheim oder alleinstehend zu Hause, so kann diese Situation mittelfristig sogar zum Phänomen des sog. „sozialen Sterbens" führen (Keller et al, 2026, S. 48ff). Zegelin (zitiert nach Keller et al. 2026, 48ff.) vertritt zur Prävention aus diesem Grund den Ansatz einer explizit „sprechenden Pflege". Hilfreich zur Veränderung der Sichtweisen von Pflegekräften sind Schulungen mit einem hohen Anteil von Selbsterfahrung, z. B. indem sich Pflegekräfte durch Rollenspiele in die Lage versetzen, nicht sprechen zu können (Rothmayr* 2001, *S. 201 ff.).*

Lebensqualität

B: Das Thema von dem Buch ist ja Lebensqualität und Teilhabe aus der Sicht von Betroffenen. Was fällt Ihnen da spontan ein, was würden Sie dazu sagen? Was bedeutet für Sie Lebensqualität?

L.: Lebensqualität ist Kommunikation! Und für mich persönlich Bücher und Zeitschriften lesen. Daran fehlt es zurzeit noch, Bücher lesen, E-Mails. „Aber Geduld, Geduld", hat mein Arzt Herr Dr. Groß gesagt. (Schnalzen).

L: Ja und sonst, Lebensqualität ist auch Essen!

A: Ja, essen und trinken hat eine sehr hohe Lebensqualität(-).

(…)

B: Und das ist ja was, was Sie wiedererlangt haben.

L: Ja.

A: Und wo er auch selber das Risiko eingeht. Also er weiß um die Gefahr. Er weiß, was das Risiko einer Aspiration bedeutet bzw. was es bedeuten könnte. Aber die Qualität oder das Gefühl, was zu essen, überwiegt. Das Risiko geht man dann ein.

L: Wir machen das Spielchen schon zwei Jahre.

B: Das hatten Sie erzählt, dass Sie dann den Hustenassistenten zur Reinigung der Atemwege nutzen.

L: Ja. Es geht zwar was daneben, aber nicht alles. Das ist minimal.

A: Ich hole es dann wieder raus.

L: Ja.

B: Ich glaube Ihre Frau ist auch ein wichtiger Teil der Lebensqualität? (B. lacht)

L: Jepp.

Strukturelle Hindernisse für Lebensqualität
Hilfsmittelversorgung

A: Die Lebensqualität von Lars ist in einem entscheidenden Maß abhängig von Hilfsmitteln. (…) Ich meine, wir haben 3 Jahre fürs Bett gebraucht. Und das Bett ist immer noch nicht in Ordnung. Das Bett ist kaputt. Wir haben es kaputt geliefert gekriegt, wir sind jetzt im 4. oder 5. Jahr ohne Bett. Also, ich meine, wir sind ja dran. Wir warten ab. (…) Und genauso ist es auch mit allen anderen Sachen. So fehlten lange Zeit Hilfsmittel, was dafür gesorgt hat, dass er nicht sitzen konnte. Und dadurch, dass er drei Jahre flachliegen musste, kommen wir nicht mehr in die Sitzposition so einfach rein.

L: Ich bin öfters aus dem Rollstuhl gefallen.

A.: Und wir sind immer noch dabei, ihn wieder aufzurichten. Und die Hilfsmittel, die ihm vielleicht auch für die Hüfte helfen könnten, werden uns nicht genehmigt, weil die nicht zu seinem Krankheitsbild passen, die kriegen wir nicht. Wurde schon mehrfach abgelehnt.

B: Das heißt, es gibt noch Wünsche, die offen sind.

L: Ja.

A: Ja, es gäbe Möglichkeiten, um das Krankheitsbild vielleicht zu verbessern, damit er sein Ziel erreicht. Das wird ihm aber nicht gegeben, weil das nicht zu diesem Schlaganfall gehört.

Existenzielle Sorgen um die Sicherstellung der Versorgung

A: Das Problem ist dann auch: Wir brauchen Ärzte und Therapeuten, die zu uns nach Hause kommen. Und das ist das Problem. Die gibt es nicht und die haben wir nicht und die bekommen wir auch nicht.

A: Natürlich, bei ihm ist die Lebensqualität auch die Angst, nachher irgendwie weg zu müssen, weil wir bürokratisch etwas nicht bekommen. Und davor hat er extreme Angst. (L: Ja.) (…) A: Und vor allem diese Abhängigkeit von mir. Und auch die Angst, die er mittlerweile auch schon entwickelt hat, ohne mich zu sein. Weil er allen anderen ausgeliefert ist. (…) Obwohl ich mittlerweile schon so weit bin: Ich kann Dich auch alleine pflegen, aber machen wir uns mal nichts vor: 24 h, 7 Tage die Woche, ohne Unterstützung, egal was da ist(-). (…) Und davor hat man natürlich Angst, dass man jetzt den Stichtag hat für die Verordnung über die Weitergenehmigung der häuslichen Versorgung(-). (…) Und dann ist die Frage: So, und was machen wir jetzt? Ich kann Dich natürlich zu Hause behalten, aber ohne Ärzte, ohne Sonstiges stehen wir da!

B: Also das ist eine große Herausforderung dann.

A: Ja.

L: Ja. Ich höre das zum ersten Mal.

A: Vieles halte ich von meinem Mann fern. Aber es ist natürlich so, er weiß schon, dass wir einen Arzt suchen, der nach Hause kommt, um diese Verordnung auszustellen. (L: Ja.)

Ziele im Leben
Individuell erreichbare Ziele

B: Wie haben sich Ihre Ziele fürs Leben geändert?

L: Also mein Ziel ist der Computer!

B: Was würde das für Sie bedeuten, wenn Sie jetzt selber ins Internet könnten oder E-Mails schreiben?

L: 70 %.

B: 70 % der Lebensqualität?

L: Ja, richtig. Da gibt es interessante Sachen, die ich über den Fernseher sehe. Und ich habe so viel Anregungen.

B: Ja.

L: Ja. Aber Geduld! Viele haben gesagt, ich spreche nie wieder – und das geht heute. Also irgendwann ist der Computer auch so weit.

A: Irgendwann haben wir den so weit.

Berufliche Ziele

A: Die Ziele bei ihm vorher waren sehr hoch, sehr weit gesteckt(-).

B: Sie waren beruflich ja auch sehr involviert.

L: Ja, ganz riesig groß.

A: Ist er immer noch. Er ist immer noch Angestellter beim Deutschen Luft- und Raumfahrtzentrum. Die warten immer noch auf ihn. (L: Ja.). Er könnte, aber ohne Hilfe durch eine Assistenz geht es nicht. (…)

B: Welche Voraussetzungen der Assistenz wären für Sie wichtig?

L: Eine zuverlässige Begleitung, die absaugen kann, die alles kann. Und sie müsste eine Sicherheitsstufe haben, danach wird jetzt vorweg gesucht.

A: Genau, die Sicherheitsstufe ist eine besondere Hürde, weil er mit sensiblen Daten arbeitet. Er hat die höchste Sicherheitsstufe. Das bedeutet, dass die Begleitperson auch die höchste Sicherheitsstufe haben muss. Ich habe ja mit dem Arbeitgeber gesprochen – auch Homeoffice wäre möglich. Sie wollen letztendlich das, was er im Kopf hat, und sie wollen seine Kontakte. Sie wollen die Kontakte haben, dass er die wieder auffrischt. Und das kann er theoretisch auch zu Hause machen. Dafür müsste er noch nicht einmal dahinfahren. Aber ohne Internet und wie gesagt, wenn er nicht selbstständig arbeiten kann, geht es einfach nicht. Und da kommen wir halt nicht hin.

Ziele im privaten Leben

A: Mein Mann hat das Ziel(-). Einmal hatte er das Ziel gehabt, das Abitur von unserem Sohn zu erleben. (L: Ja.). Das hat er schon geschafft! Also unser Sohn hat sehr gut abgeschnitten, wie soll es auch anders zu erwarten sein (Lachen).

L: (Schnalzen).

A: Jetzt kommt der Bachelor, den haben wir ja jetzt auch schon fast in der Tasche. (L: Schnalzen). Aber das Ziel von meinem Mann ist der Master. Und da will er ja eigentlich dabei sein. Wenn er da seine Urkunde kriegt oder so was, da wünscht er sich, DABEI zu sein. Das ist so, diese Ziele, die er sich immer wieder setzt, wo er sagt: Das ist mein Ziel.

B: Ja! Und das hilft Ihnen weiterzugehen?

L: Auch, ja.

B: Auch!

L: Also beim Abitur war ja die Verabschiedung in einer Kirche unserer Stadt. Da wäre ich gern dabei gewesen. Na ja, ein bisschen war ich dabei, meine Frau hat heimlich gefilmt. Sie haben meinen Sohn aufgerufen und er ist nach vorne gegangen. Das habe ich gesehen.

A: Und das sind so Sachen, die ihn aufrechterhalten, die (L: Ja.) ihm immer wieder den Sinn geben wahrscheinlich(-).

Sichtweisen auf das Leben, Ressourcen für Kraft und Zuversicht

Familie als Rückhalt, Ausfüllung sozialer Rollen

B: Sie sind ja selber ein Mensch, der jetzt, also wenn ich Sie so erlebe, oder Sie beide zusammen, die so ganz viel KRAFT haben und weiter nach vorne gucken, so das, da ist ja auch die Frage, wo nehmen Sie die Kraft her? Wenn Sie sagen: Das fällt alles weg.

L: Genau. Genauso!

B: Aber wo nehmen Sie die Kraft her?

L: Die ist einfach da!

B: (Lachen). Die ist einfach da.

A: Frau und Kind.

L: Ja, die Frau Pastorin.

B: Pastorin?

A: Ja, die Pastorin sagte das auch schon mal.

L: Ja. (…) Die Pastorin [die Seelsorgerin im Krankenhaus] hat Recht gehabt. Die hat zu mir gesagt: Deine Frau und Dein Kind sind wichtig. Du bist der Vater!

A: Und man muss auch dazu sagen, für unseren Sohn ist es sehr wichtig, dass er nur DA ist. Ihm geht es gar nicht darum, dass er nicht mehr so viel mit ihm machen kann, wenn er auch vielleicht nicht helfen konnte, damals beim Studium und beim Abitur und da ist. Darum ging es unserem Sohn nicht. Es ging einzig und allein nur darum: Er existiert.

L: Eben.

Akzeptanz von Einstellungen im sozialen Umfeld und neuer Kreis von Bezugspersonen

A: Also man hat einen neuen Kreis sozusagen: Menschen, die mit der Situation umgehen können. Die wahrscheinlich aber so was ja auch schon [beruflich] kennen (L: Ja.), also dadurch anders damit umgehen. Bei ehemaligen Freunden oder ehemaligen Bekannten ist das einfach schwierig(-). (…) Also sie sind bedrückt oder es sagen auch welche so von wegen: „Mensch, ich bin so froh, dass es mir gut geht!“ Sie werden daran erinnert, wie schnell einem im Leben halt auch was Schlechtes passieren kann. Und man spürt es halt. Als beeinträchtigte Person spürt man das, dass das Verhalten der Leute sich ändert. (…) (L: Ja.) (…) Das ist aber auch völlig normal! Das weiß jeder: Bei Schicksalsschlägen oder so was trennen sich die Leute von den Personen. Das ist auch ein Prozess, der normal ist, weil das IST so. Die wenden sich irgendwann ab (L: Ja.), die führen ihr eigenes Leben (L.: Ja, das ist normal). Die wollen nicht an so etwas erinnert werden. Und das merkt man, und das weiß man und das ist auch so.

L: Die wollen nur wissen, wie es mir geht.

A: Es war jetzt jemand zum Beispiel hier, um zu fragen, wie es ihm geht. Aber man merkt auch: Die rufen zum Beispiel nicht vorher an und sagen: „Hier, wir kommen jetzt mal vorbei." Also sie klingeln schnell, in der Hoffnung: Vielleicht ist er ja nicht da oder kann jetzt gerade nicht und bringen zum Beispiel zu seinem Geburtstag Blumen oder so was. Man merkt also, der Kontakt(-). Das ist halt auch so. Das müssen Angehörige oder auch die Person selber wissen, aber das ist ja auch generell dieser Prozess, wenn man behindert wird oder eine Beeinträchtigung hat (L: Ja.) 5 Jahre: Akzeptanz, Trauer, Wut usw. Das ist ja immer dieser Prozess, der generell läuft. (…) Mein Mann weiß es, er kann damit umgehen (L.: Ja.) bzw. ihn stört das nicht, dass die Leute so reagieren, dass die so handeln.

B: Okay, das ist ja auch eine Qualität, das geht nicht allen so.

L: Ich sage immer: Manche Leute in meiner Situation, die hätten längst aufgegeben. (A: Ja.) Längst!

Definition über Fähigkeiten, nicht über Defizite, Relativität der Bewertung von Beeinträchtigungen

A: Und vor allem dieses, dass Du auch sagst: Ich bin eigentlich ja nicht so krank. Ich kann zwar nicht laufen, ich kann mich nicht bewegen, aber hallo – ich bin doch gesund! Und das sollte man nicht vergessen.

L: Ja.

B: Können Sie das selber noch mal definieren, was für Sie Gesundheit ist. Oder wenn Sie sagen, Sie sind gesund, was meinen Sie da genau damit dann? Oder was meinen Sie (an L. gerichtet) damit?

L: Atmung ist wichtig (nimmt mehrere Atemzüge). Ja sonst, Probleme habe ich ja eigentlich nicht. Es ist ja alles da. Also ich bin in der Situation, dass ich nicht alles nutzen kann, aber alles ist, es ist alles wieder gekommen. Selbst meine Sprache ist wieder gekommen. So was haben wir auch.

A: Also für ihn ist es letztlich so: Er hat ja alles. Wir haben alles. Alles, was man kaufen kann oder was ich besorgen könnte, soweit es mir immer wieder möglich ist, besorge ich ihm ja. Aber Sie wollen sicherlich auf etwas anderes hinaus: Du bist in einer gewissen Situation, Du kannst Dich nicht bewegen, Du kannst eigentlich „nur" sprechen. (L: Ja.) Und denken. Du bist kognitiv in Ordnung, aber alles andere wurde Dir geraubt. Entspricht das Deiner Lebensqualität? Ist das …?

B: Wenn Sie sagen, Sie definieren Gesundheit und sagen: Ich bin eigentlich gar nicht krank. Was heißt dann Gesundheit für Sie?

L: Okay. Das ist schwer. Also manche reden über sehr viel, was nicht geht. Dabei geht doch mehr, wie sie reden. Zum Beispiel sprechen. Jetzt ist alles zurückgekommen. Ich konnte kein Wort sprechen, die Hände nicht bewegen, jetzt gehts.

B: Also, dass Sie sagen, Sie können wieder viel mehr, als wie Sie vorher konnten(-) (L: Ja.), als wie Sie vor ein paar Jahren konnten. Und das sehen Sie als Fortschritt oder als Gewinn.

L: Wenn ich die Bilder von damals sehe, sage ich ja selber: Oh, wer ist das denn? (Schnalzen).

A: Also was für Fortschritte ja doch gemacht sind. Also auch wenn manchmal man vielleicht sagt, er ist ja trotzdem noch in einer schlimmen Situation. Aber es ist viel in dem Sinne zurückgekehrt!

B: Was Sie selber sehen (L: Ja.), oder Sie beide sehen können, was andere vielleicht nicht sehen, die von außen dazukommen.

A: Genau.

Sich weiter Ziele setzen, nicht aufgeben

A: Und man ist ja nicht am Ende. Man sagt sich ja: Es ist, wir hören ja nicht auf! (L: Ja.) Es geht ja weiter. Es ist langsam und es ist auf alle Fälle mühsam(-). (L: Ja.). Ob man die Ziele(-). Die Ziele hat man nicht so erreicht, wie man sich das vorgestellt hat(-). Man sollte die Ziele nicht so hochstecken, aber – es geht ja vorwärts. Es ist halt ein langer, mühsamer Prozess. (L: Also, ja). Und wenn man den akzeptiert hat, diesen Punkt, dass es halt langsam ist, und mühsam! Dann kommt man auch weiter. Dann findet man den Weg irgendwie.

L: Alles geht Stück für Stück.

B: Ja! Alles Stück für Stück.

A: Aber DER Punkt hat bei ihm auch gedauert. dass er den gefunden hat. Dieses: Stück für Stück. Anfangs große Ziele, die nicht erreichbar waren(-). (L: Ja.). Wo auch dann Tiefs kamen. Wo Flauten waren, wo dann auch der Zweifel kam oder die Lebensqualität in Frage gestellt wurde(-). Wo Du auch selber gesagt hast: Wieso, vielleicht sollte ich ja doch vielleicht sterben(-). Hatten wir schon mal die Diskussion. (L: Ja.). Soll ich dem Ganzen ein Ende setzen? Und wenn man den Punkt erreicht hat, dass man denn auch sagt: Nein, es ist nicht so.

Schlussbemerkungen und Ausblick

Der Bericht von Herrn Hauer und seiner Frau verdeutlicht die hohe Bedeutung von Kommunikation für die Teilhabe. Es wird ebenfalls deutlich, dass das Gelingen einer Verständigung nicht nur von den Zugangsbarrieren der betroffenen Person abhängt, sondern in einem entscheidenden Ausmaß auch unter dem Einfluss von Einstellungen und Haltungen professioneller Helfer, Familie und Freunden im Umfeld der unterstützt kommunizierenden Person steht.

Der Fall von Herrn Hauer beleuchtet in einem besonderen Maße die Herausforderungen einer passenden Hilfsmittelversorgung beim Vorliegen eines komplexen neurologischen Krankheitsbildes und die hierbei hohe Bedeutung der Voraussetzung und der Zusammenarbeit eines interdisziplinären Teams. Die erforderliche Fachkompetenz der Unterstützten Kommunikation ist umfangreich und die frühe Förderung am Krankenbett kann sowohl inhaltlich als auch zeitlich von anderen Fachdisziplinen im Team zusätzlich zu deren originären Aufgabenfeldern nur teilweise geleistet und abgedeckt werden (Lakenberg et al. o. J.). Umgekehrt profitiert die Fachdisziplin der Unterstützten Kommunikation bei neurologischen Erkrankungen sehr von der interdisziplinären Kooperation, da beispielsweise Fragen der Ansteuerung und der Positionierung effektiv am besten in einer engen Zusammenarbeit mit anderen Fachrichtungen (Ergo, Physio) geklärt werden können und eine neurologische Befundung wichtige Hinweise auf Defizite und Ressourcen geben kann (Hennig et al. 2017; Thäßler 2023).

Trotzdem ist nach Kenntnis der Fachautorin das Evangelische Krankenhaus in Oldenburg bislang die einzige Fachklinik mit dem Schwerpunkt neurologische Frührehabilitation für Erwachsene, die eine ausgewiesene Stelle nur für die Fachexpertise der Unterstützten Kommunikation vorhält.

Außerhalb des klinischen Umfelds können sich PatientInnen mit komplexen Beeinträchtigungen für eine Beratung zur Unterstützten Kommunikation beispielsweise an eine Beratungsstelle für Unterstützte Kommunikation oder ein spezialisiertes medizinisches Zentrum für Erwachsene mit geistiger oder schwerer Mehrfachbehinderung (MZEB) wenden. Eine weitere Möglichkeit besteht in der Kontaktaufnahme mit einem spezialisierten Anbieter für Kommunikationshilfen, wenn es um eine Erprobung und evtl. Versorgung mit technischen Hilfen geht. Es sollte hierbei jedoch beachtet werden, dass diese Anbieter oft einen produktspezifischen Fokus haben und beispielsweise Strategien mit nicht technischen Hilfen als wichtiger Baustein eines multimodalen Ansatzes der Kommunikation nicht vermittelt werden.

Das Gelingen einer alltagsimmanenten Implementierung von UK ist des Weiteren entscheidend davon abhängig, ob im Umfeld der unterstützt kommunizierenden Person Unterstützer gefunden werden, die eine Schlüsselrolle als Multiplikatoren für die erlernten Strategien einnehmen, den Kontakt zum Hilfsmittelversorger pflegen und beispielsweise eine Verantwortung für die Koordination des technischen Supports übernehmen. Ergänzend sind auch immer Personen mit IT-Kenntnissen im Umfeld hilfreich, die beispielsweise bei der Individualisierung des Seitensets unterstützen können. Diese „keypersons" gilt es vorzugsweise schon vor der Entlassung aus der Frührehabilitation zu identifizieren, da beim Wechsel von Einrichtungen das Risiko für den Verlust von Informationen und Erfahrungswissen besonders hoch ist.

6.1.9 Das Locked-in-Syndrom

Vadim Dumbravanu

Einleitung

Der Bericht von Herrn H. ist nicht nur aus medizinischer, sondern auch aus menschlicher Sicht von großer Bedeutung. Herr H. leidet infolge eines Hirnstamminfarkts an einem Locked-in-Syndrom (LiS), einem Zustand schwerster motorischer Beeinträchtigung bei gleichzeitig erhaltenem Bewusstsein (Bauer et al. 1979). Der Patient ist geistig präsent, aber körperlich nahezu komplett gelähmt – unfähig zu sprechen, sich selbstständig fortzubewegen oder sich bemerkbar zu machen. Für Angehörige und das betreuende Personal stellt dieses Syndrom eine existenzielle Herausforderung dar. Betroffene selbst berichten allerdings über eine zufriedenstellende Lebensqualität. In der öffentlichen Wahrnehmung wiederum dominiert häufig das Bild eines hilflosen, in einem bewegungslosen Körper „eingesperrten" Geistes. Dieser Widerspruch wurde für die amyotrophe Lateralsklerose beschrieben, die in fortgeschrittenem Stadium ebenfalls ein Locked-in-Syndrom zur Folge haben kann (Lulé et al. 2013). Menschen mit Locked-in-Syndrom können Autonomie erleben, Entscheidungen treffen, Beziehungen pflegen – und so Lebensqualität entwickeln, wenn sie durch ihr soziales Umfeld, durch rehabilitative Maßnahmen und durch eine inklusive Gesellschaft dabei unterstützt werden.

Dieses Kapitel widmet sich dem Bericht von Herrn H., einem Patienten mit Locked-in-Syndrom infolge eines Hirnstamminfarkts, und zeigt das Zusammenspiel medizinischer, therapeutischer, ethischer und menschlicher Aspekte auf, die eine Versorgung auf Augenhöhe überhaupt erst ermöglichen.

Das Locked-in-Syndrom – ein Überblick

Das Locked-in-Syndrom (LiS) ist ein seltenes neurologisches Krankheitsbild, das durch eine bilaterale Schädigung der ventralen Anteile des Pons verursacht wird – zumeist infolge eines ischämischen Infarkts im Stromgebiet der Arteria basilaris. Die Läsion unterbricht dabei die kortikospinalen, kortikobulbären und kortikopontinen Bahnen, wodurch es zur Tetraplegie, Anarthrie und Immobilität kommt.

Entscheidender Unterschied zu anderen schweren neurologischen Zuständen ist der Erhalt des Bewusstseins: Kognition, Aufmerksamkeit, Affekt und Persönlichkeit bleiben intakt – der Patient ist wach, versteht seine Umgebung, denkt klar, kann sich jedoch nicht mehr mitteilen. Die Schweregradeinteilung erfolgt anhand der verbliebenen motorischen Funktionen in drei Formen:

Klassisches Locked-in-Syndrom Vollständige Lähmung aller Extremitäten und der Sprachmotorik mit erhaltenen vertikalen Augenbewegungen und Lidbewegungen.

Inkomplettes Locked-in-Syndrom Zusätzlich minimale motorische Restfunktionen, z. B. in den Fingern.

Totales Locked-in-Syndrom Selbst die Lidbewegungen und die vertikalen Augenbewegungen fehlen. Die Identifikation eines noch vorhandenen Bewusstseins ist so stark erschwert, dass das totale LiS insbesondere dann angenommen werden kann, wenn es sich infolge einer fortschreitenden amyotrophen Lateralsklerose sozusagen „unter Beobachtung" entwickelt. Aber selbst, wenn dies der Fall ist, muss in Betracht gezogen werden, dass eine parallel zur ALS fortschreitende frontotemporale Demenz zum Wachkoma geführt haben könnte, welches dann fälschlicherweise für ein LiS gehalten wird. EEG-Veränderungen können helfen, das Wachkoma vom LiS abzugrenzen.

Die häufigste Ursache des LiS ist der Hirnstamminfarkt (ca. 60 %), gefolgt von Schädel-Hirn-Traumata, Tumoren, entzündlichen Prozessen (z. B. pontine Myelinolyse), metabolischen

Krisen oder neurodegenerativen Erkrankungen wie der amyotrophen Lateralsklerose in Endstadien. Das LiS ist sehr selten, kann aber fälschlicherweise für ein minimal-responsives Syndrom oder ein apallisches Syndrom gehalten werden. In ca. 40 % der Fälle ist die Diagnose „apallisches Syndrom“ nicht korrekt (Bender et al. 2015). Differenzialdiagnostisch müssen vom LiS weiterhin der akinetische Mutismus und das Koma abgegrenzt werden. Bis die korrekte Diagnose eines LiS gestellt wird, dauert es in der Regel 2,5 Monate, in Einzelfällen aber auch ein halbes Jahrzehnt (Laureys et al. 2005). Die standardisierte neurobehaviorale Beurteilung dient einer verbesserten diagnostischen Genauigkeit, damit Fehldiagnosen mit der etwaigen Folge der – nicht gerechtfertigten – Therapiebegrenzung vermieden werden können (Schnakers et al. 2009; Smith und Delargy 2005).

Verlauf

Die Prognose ist stark abhängig von der Ursache, der Qualität der Akutversorgung und den Rehabilitationsmöglichkeiten. Etwa 25 % der Betroffenen überleben die erste Phase, davon können wiederum etwa die Hälfte eine funktionelle Kommunikationsfähigkeit aufbauen. Die durchschnittliche Überlebenszeit bei vollständiger Beatmung und häuslicher Pflege kann über Jahre reichen – Einzelfälle sind über zwei Jahrzehnte dokumentiert. In der Literatur findet sich eine der ersten umfassenden Fallserien bei Patterson und Grabois, die bereits 1986 139 Fälle untersuchten und typische klinische Verlaufsformen sowie prognostische Faktoren beschrieben (Patterson und Grabois 1986). Der Verlauf ist geprägt durch Sekundärkomplikationen wie Pneumonien, Dekubitus, Harnwegsinfektionen, Spastik, Depression und Fehlversorgung in den Bereichen Ernährung, Sekretmanagement und Hilfsmittel. Gleichzeitig ist er aber auch durch eine hohe emotionale Intaktheit und kognitive Klarheit gekennzeichnet, sodass medizinisches Handeln ethisch wie emotional beim LiS besonders reflektiert erfolgen muss.

Die neurologisch-neurochirurgische Frührehabilitation bei Herrn H.

Hr. H. erlitt einen Hirnstamminfarkt als Komplikation nach einer Augenoperation. Herr H. wurde nach der Akutbehandlung in eine auf NNFR spezialisierte Einrichtung verlegt. Zu Beginn der neurologisch-neurochirurgischen Frührehabilitation (NNFR) waren die einzig erhaltenen motorischen Fähigkeiten die vertikalen Augenbewegungen und der Lidschlag. Eine einfache Ja-Nein-Kommunikation war bereits möglich. Es lag also ein klassisches Locked-in-Syndrom vor.

In der NNFR wurde Herr H. durch ein interdisziplinäres Team aus Ärzten, Logopäden, Physio-, Ergo- und Atmungstherapeuten sowie Psychologen behandelt. Die Physiotherapie konzentrierte sich auf Kontrakturprophylaxe, Mobilisation im Bett, passive Bewegungen und Lagerung. Die Logopädie arbeitete primär an Schluckdiagnostik und am Trachealkanülenmanagement. Früh wurde ein Low-Tech-Kommunikationssystem eingesetzt: eine alphabetische Tafel, sodass mithilfe von Blickrichtungen Wörter gebildet werden konnten. Nach vier Wochen wurde eine Kommunikationssoftware mit Tastenscanning implementiert, mit dem Hr. H. einzelne Buchstaben auf einem Bildschirm ansteuern und bald einfache Sätze schreiben konnte. Personalisierte Vokabelsammlungen, etwa mit Begriffen zu Schmerz, Wünschen, Emotionen, wurden etabliert.

Herr H. gewann einen bedeutenden Teil seiner motorischen Funktionen zurück – insbesondere Bewegungen der Finger und des Kopfes. Diese motorischen Fortschritte sowie die schon zu Beginn der NNFR vorhandene Möglichkeit von vertikalen Augenbewegungen und Lidbewegungen ermöglichten es Hr. H., mithilfe eines Buchstabieralphabets langsam, aber zuverlässig Wörter zu bilden und einfache Fragen zu beantworten. Die Sprechfähigkeit blieb stark eingeschränkt, allerdings waren gewisse Lautäußerungen zum Schluss der NNFR wieder möglich.

Dieser Fall unterstreicht die Bedeutung eines ganzheitlichen Behandlungsansatzes mit individuellen teilhabeorientierten Rehabilitationszielen bei schwer neurologisch beeinträchtigten Patienten. Die Rehabilitation erfordert viel Geduld und darf nicht zu früh beendet werden.

Psychologische Aspekte und emotionale Verarbeitung

Die neurologische Regeneration war von erheblichen emotionalen Schwankungen begleitet. Nach seiner eigenen Aussage – durch Schreiben mit Tastenscanning am Computer vermittelt – hatte er anfangs starke Zweifel an der zu erwartenden Lebensqualität und dem Sinn der weiteren Behandlung. PatientInnen im Locked In können ihre Situation der völligen motorischen Isolation bei gleichzeitig voll erhaltener Kognition als sehr schwer erträglich erleben. Symptome einer depressiven Reaktion können die Folge sein: Tränen, Rückzug, Schlafstörungen.

Die psychologische Betreuung setzte sich intensiv mit seiner emotionalen Lage auseinander. Mehrfach äußerte er, dass es die Kommunikation sei, die sein Leben „wieder geöffnet" habe. Er äußerte sich zu Nachrichten, hörte Podcasts, begann mit der Kommentierung politischer Themen. Seine Beteiligung an alltäglichen Entscheidungen – etwa zur Essensauswahl, Raumgestaltung oder zu Besuchszeiten – trug wesentlich zu seinem subjektiven Wohlbefinden bei. Mit der Zeit erlernte Herr H. Strategien der Emotionsregulation und entwickelte Akzeptanz für den nur langsamen Fortschritt. Er setzte sich zunehmend realistische Ziele und ließ sich nicht von Verzweiflung überwältigen.

Das subjektive Wohlbefinden von Patient*innen im Locked-in-Zustand wurde wiederholt untersucht. Studien belegen, dass trotz extremer körperlicher Einschränkungen eine hohe Lebenszufriedenheit möglich ist – sofern Kommunikation und soziale Teilhabe gewährleistet sind (Doble et al. 2003; Bruno et al. 2011; Rousseau et al. 2015).

Die Rolle der Angehörigen

Die Rolle der Angehörigen war in diesem Fall herausragend. Die Ehefrau von Hr. H. übernahm früh eine aktive Funktion im Team. Sie besuchte Schulungen zur unterstützten Kommunikation, beteiligte sich an pflegerischen Tätigkeiten und organisierte externe Unterstützung. Ihre Präsenz war nicht nur emotional stabilisierend, sondern auch fachlich hilfreich: Sie erkannte die Bedürfnisse ihres Mannes oft intuitiv, konnte Stimmungen deuten und half bei der Optimierung der Kommunikation.

Herr H. ist sehr stolz auf seinen Sohn und freut sich darauf, dessen Bachelorabschluss mitzuerleben. Diese Erwartung gibt ihm zusätzliche Kraft und Motivation im Umgang mit seiner Erkrankung.

Gleichzeitig war die familiäre Belastung erheblich. Die Ehefrau beschrieb Angst vor Komplikationen sowie Überforderung mit Anträgen und Bürokratie. Einerseits spielen die Angehörigen für die Betroffenen eine besonders wichtige Rolle, andererseits sind sie einer hohen Belastung ausgesetzt (Munce et al. 2021). Patienten *und* Angehörige benötigen also gleichermaßen eine Begleitung, damit die Versorgung langfristig erfolgreich ist.

Internationale Perspektiven und Prinzipien der Versorgung

Über die internationale Versorgungssituation von LiS-Patienten ist wenig bekannt. Hr. H. erhielt im Anschluss an die NNFR eine kontinuierliche außerklinische Intensivpflege (AKI) (Siehe 3.3). Ein Blick über die deutschen Grenzen hinaus macht deutlich, wie sehr das Schicksal eines Locked-in-Patienten vom Wohnort abhängt. Auch in Belgien können Patienten mit LiS zu Hause leben, umfassende pflegerische Versorgung erhalten und das Internet nutzen (Snoeys et al. 2013). Unabhängig vom Ort der Versorgung besteht das Risiko, dass die Patienten missverstanden werden und zum Schweigen verurteilt sind. Der Fall von Hr. H. zeigt, wie wenig selbstverständlich es ist, in seiner Verletzlichkeit wahrgenommen zu werden – und wie tief das Bedürfnis nach Austausch und Anerkennung ist. Hr. H. ist ein Mensch, der mitreden will und nicht schweigen – trotz fehlender Stimme. Die Versorgung von Menschen wie ihm erfordert internationale Standards, gerechte Verteilung assistiver Technologien, Schulung für Pflegepersonal und psychologische Unterstützung für Angehörige. Sie setzt ein medizinisches Ethos voraus, welches die Förderung der zwischenmenschlichen Beziehungen, der Teilhabe und der Lebensqualität anstrebt.

Existenzielle Fragen
Was bedeutet Leben in absoluter Abhängigkeit? Was ist Würde, wenn der Körper versagt, aber Geist und Seele unbeeinträchtigt sind? Wer entscheidet über den Sinn eines Lebens, wenn der Betroffene selbst nur blinzeln kann? Diese Fragen stellten sich im Verlauf immer wieder. Hr. H. ist ein hochreflektierter Mensch. Seine Aussagen sind klar, wohlüberlegt, oft berührend, manchmal erschütternd ehrlich. Er bringt auf den Punkt, worum es im Kern geht: Der Mensch ist nicht nur Körper. Nicht seine Motorik. Nicht seine Sprache. Der Mensch ist Geist, Seele, Verbindung.

Fazit
Das LiS ist ein seltenes neurologisches Syndrom, welches keinesfalls übersehen werden darf. Die Aufforderung zur vertikalen Augenbewegung und zur Lidbewegung darf daher in keiner neurologischen Untersuchung beim schwer Betroffenen fehlen. Wird ein LiS festgestellt, ist die Kommunikation der Schlüssel zu Beziehung, Selbstbestimmung, Lebensqualität und Rehabilitation. Unterstützte Kommunikation – ob technisch oder nicht technisch – muss verfügbar gemacht und individuell angepasst werden.

Das Rehabilitationsteam und die Angehörigen spielen eine große Rolle für den Verlauf, die Angehörigen benötigen aber Unterstützung. Der Fall von Hr. H. hat Menschen verändert – Behandler wie auch Angehörige. Er wurde über einen langen Zeitraum begleitet und ist dadurch vielen besonders nah. Seine Worte, seine Entscheidungen, sein stiller Widerstand gegen das Verstummen und die Klarheit seines Willens hinterlassen nachhaltigen Eindruck. Haltung, Achtsamkeit und echtes Zuhören prägten seine Versorgung. Hr. H. war im eigenen Körper gefangen – jedoch nicht in den Beziehungen zu anderen. Er wurde gehört, gefragt und geliebt. Auch ein Lidschlag kann ein Wille sein. Das Locked-in-Syndrom zeigt die Grenzen der Vorstellung gesunder Personen über das Leben auf und macht deutlich: Würde hängt nicht von Muskelkraft ab, sondern von der Begegnung zwischen Menschen. Sie ist das Fundament jeder guten Medizin.

6.2 Arteriovenöse Malformation

6.2.1 „Kleine Dinge, große Wirkung"

Eleanor Claire Horsbrugh

Vor nicht allzu langer Zeit fand eine Freundin von mir ein altes Freundebuch von sich, in dem wir ganz nostalgisch alle Einträge lasen. Als dann meiner an der Reihe war und ich mit zwölf Jahren auf die Frage, was denn mein größter Traum sei, „dass meine Hemiparese weggeht", antwortete, musste ich erst einmal schlucken. Denn nun, im Alter von 25 Jahren, kann ich mich nicht mehr daran erinnern und mir nicht vorstellen, dass ich mir das so sehr gewünscht habe. Es berührt mich traurig, dass mein größter Wunsch im zarten Alter von zwölf Jahren nicht nach etwas Materiellem, sondern nach etwas war, von dem ich damals nicht einmal den Begriff gekannt haben sollte.

Mein Name ist Claire, und ich wurde im Jahr 1999 geboren. Meine Geburt verlief problemlos, und anfangs schien meine Gesundheit stabil zu sein. Doch dann, als die Ergebnisse des Neugeborenenscreenings eintrafen, begann meine Krankheitsgeschichte mit dem MCAD-Defekt (Medium-Chain-Acyl-CoA-Dehydrogenase). Als Kind war es für mich schwer zu verstehen, was das genau bedeutete. Ich wusste nur, dass ich regelmäßig essen musste, morgens ein Medikament einnahm, abends eine Mischung aus Maisstärke und Saft trank und regelmäßig zum Krankenhaus zu einer für mich ganz tollen Ärztin ging, wo ich dann einen Flummi bekam. Bis zu meinem siebten oder achten Lebensjahr war das mein Alltag. Dann wurde durch einen Zufallsbefund eine AVM (große hemisphärische arteriovenöse Malformation Spetzler-Grad IV) entdeckt, die mein Leben komplett auf den Kopf stellte.

Bis heute erinnert meine Mutter mich daran, wie ich reagierte, als mir wirklich bewusst wurde, was meine Krankheit bedeutet. Ein Arzt sagte zu ihr: „Ihr Kind könnte morgen tot im Bett liegen oder 100 Jahre alt werden.“ Irgendwie bekam ich das mit und reagierte: „Wenn ich morgen sterbe, kann ich sagen, dass ich ein ganz tolles Leben hatte.“ Diese Aussage würde ich auch heute noch voll und ganz unterschreiben.

Durch die AVM habe ich eine pharmakoresistente Epilepsie mit verschiedenen Anfallsarten entwickelt, die sich im Laufe der Jahre leicht verändert haben. Zusätzlich habe ich eine rechtsseitige Hemiparese, eine leichte Restaphasie und eine geringfügige Dysphagie mit Störungen der pharyngealen Phase. Aufgrund letzterer erhielt ich im Dezember 2021 eine PEG-Anlage. Diese neurologischen Diagnosen sind jedoch nicht die einzigen Herausforderungen, mit denen ich konfrontiert bin. Zusätzlich kommen autoimmune Erkrankungen wie zum Beispiel die Zöliakie, rheumatologische wie der Lupus SLE, genetische wie OCA-Typ 1 und Legasthenie hinzu.

Berufliche Teilhabe – tatsächlich hätte ich nie gedacht, dass es ein so komplexes Thema ist. Ich dachte immer, dass ich zur Schule gehe, mein Abitur ganz durchschnittlich abschließe und dann einfach weitermache. Mittlerweile weiß ich, dass das sehr naiv war. Bis zum Abitur lief alles nach Plan. Ich besuchte eine Schule, die in Bezug auf Integration sehr gut war. Mein Nachteilsausgleich und alles, was ich zusätzlich brauchte, waren kein Problem. Das Studieren und alles, was diese vorgegebenen Strukturen hat, ist meistens in Ordnung. Doch sobald es um den ersten Arbeitsmarkt geht, hat man mit einer Behinderung verloren und muss nicht nur zeitliches, sondern auch emotionales Durchhaltevermögen zeigen. Die Diskriminierung, die durch die Angst anderer Menschen geschieht, ist unfassbar, und ohne Menschen, die sich für einen einsetzen, ist es fast unmöglich.

Ich persönlich wollte ursprünglich eine Ausbildung machen, für die ich mich mit den richtigen und bereits existierenden Nachteilsausgleichen hätte qualifizieren können. Das ganze Organisatorische hat dann jedoch so lange gedauert, dass ich zunächst ein Studium in einem ähnlichen Bereich begonnen habe. Unter anderem wegen der Pandemie und meiner Gesundheit konnte ich dieses Studium nicht abschließen, und dann wurde der Studiengang komplett abgeschafft.

Also habe ich ein zweites Mal versucht, meine Wunschausbildung anzugehen. Und wieder musste ich die Erfahrung machen, dass ich wegen meiner Behinderung an sehr vielen Stellen gescheitert bin. Obwohl es in dem Bereich einen Fachkräftemangel gibt, war ich insgesamt drei Jahre lang bereit, die Ausbildung zu beginnen. Immer wieder zu hören, dass ich bestimmte Dinge nicht kann, obwohl ich es kann oder auf anderen Wegen kann, war und ist sehr verletzend für mich und hat meinen Selbstwert und auch an manchen Stellen mein Selbstbewusstsein stark beeinträchtigt.

Manchmal bedarf es besonderer Menschen und Momente, um einem Dinge zu zeigen oder zu verdeutlichen. Vor nicht allzu langer Zeit war ich für eine Firma auf einer Messe tätig, bei der ich die Hoffnung hatte, meine Wunschausbildung anzufangen. Ich habe das alles ohne Bezahlung gemacht und zunächst nicht ganz realisiert, dass allein meine Zeit etwas wert ist. Aufgrund der vielen schlechten Erfahrungen, die ich in den Jahren zuvor gemacht hatte, ließ ich mich faktisch immer ausnutzen. Auf dieser Messe machten mir zwei Personen deutlich, dass trotz meiner Behinderung meine Zeit auch etwas wert ist, in diesem Fall Geld. Es war eine Geste und eine fünfminütige Autofahrt von zwei damals fremden Menschen, die meine gesamte Selbstwahrnehmung verändert haben. Diese fehlerhafte Selbstwahrnehmung, die ich seit dem Abitur über mich und die Arbeitswelt angenommen hatte. Was auch immer passiert, für diese beiden Menschen werde ich immer dankbar sein. Durch diese Situation habe ich mich erstens dafür eingesetzt, dass ich doch bezahlt werde, jedoch ging das auch nur mit der Unterstützung einer anderen Person, die sich für mich eingesetzt hat. Zweitens habe ich mich von der Firma, bei der ich tätig war, getrennt, und bin jetzt viel glücklicher. Seitdem habe ich so viele Möglichkeiten nicht nur erhalten, sondern auch ergriffen, weil ich mein Selbstvertrauen wiedergefunden habe. Ich bin mir bewusst, dass ich immer Schwierigkeiten haben werde, auf dem ersten Arbeitsmarkt mit Behinderung Fuß zu fassen. Dennoch habe ich jetzt das Gefühl, dass ich nach meinem Studium und mit den Menschen in meinem Leben eine reelle Chance haben werde. Denn zu diesem Zeitpunkt werde ich nicht nur über einen Abschluss, sondern auch über Erfahrungen auf dem ersten Arbeitsmarkt verfügen.

Hilfsmittel sind für mich alles, was mein Leben erleichtert, und daher keinesfalls etwas Negatives. Deshalb habe ich mich auch nicht großartig angestellt, als ich mein erstes medizinisches Hilfsmittel benötigte, sondern war vielmehr erfreut über die Möglichkeiten, die mir nun wieder offenstanden. Rückblickend betrachtet habe ich das mit 13 Jahren nicht so genau artikuliert, aber ich habe mich bei der Wahl meines Rollstuhls sehr über die Auswahl der Farbe und des Speichenschutzes gefreut. Als ich ihn dann hatte, freute ich mich besonders über das erste Wettrennen meines Rollstuhlsportvereins. Im Laufe der Zeit kamen immer mehr Hilfsmittel hinzu. Manche mochte ich lieber als andere, aber keines davon fand ich richtig leidig. Jedes Einzelne hat meine Lebensqualität verbessert. Aus diesem Grund würde ich gerne in diesem Bereich arbeiten. Er hat mich schon immer fasziniert, schon bevor ich überhaupt eigene Berührungspunkte damit hatte. Der Schnittpunkt von Technik und Hilfsmitteln hat mich besonders gefesselt, denn genau dieser hat mich aus dem Rollstuhl geholt. So sehr ich meinen Rollstuhl auch schätze, das Laufen ist eine Freiheit, die ich nicht missen möchte. Als meine Elektrostimulationsorthese mir das Gehen ermöglichte, obwohl meine Gesundheit weiterhin bergab ging, war ich erneut sehr dankbar für die Existenz sich ständig weiterentwickelnder Hilfsmittel. Über die Jahre gab es keine wirklich angemessenen Hilfsmittel für meine gelähmte Hand, bis im Jahr 2020 die Firma HKK Bionics die Exomotion® Hand One auf den Markt brachte, die ich glücklicherweise im Jahr 2023 von meiner Krankenkasse genehmigt bekommen habe (Abb. 6.11). Mit dieser habe ich zum ersten Mal seit Jahren wieder zwei Hände zur Verfügung. Es wird häufig unterschätzt, für wie viele Tätigkeiten der Mensch zwei Hände benötigt. Dementsprechend bin ich auch für dieses Hilfsmittel sehr dankbar.

Dankbarkeit ist ein ständiger Begleiter in meinem Leben. Obwohl viele Situationen schmerzhaft, unangenehm oder ärgerlich sein können, wäre mein Leben ohne die Fähigkeit, die schönen

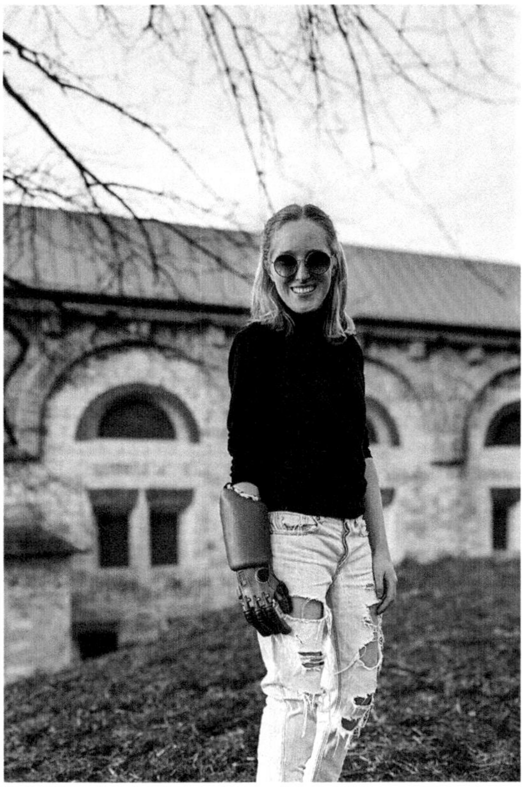

Abb. 6.11 Die Autorin mit Orthese Exomotion® Hand One der Firma HKK Bionics

Dinge zu erkennen und zu feiern, geprägt von diesen Adjektiven. Die negativen Aspekte des Lebens kann ich oft nicht beeinflussen, aber ich kann entscheiden, worauf ich meinen Fokus lege und was ich akzentuiere. Mit diesem Ansatz versuche ich, alles anzugehen und zu verarbeiten.

Meine arteriovenöse Malformation ist zweifellos eine herausfordernde Realität, wie viele wohl bestätigen können. Im Laufe der Jahre bin ich auf verschiedene Weise damit umgegangen. Ich habe mich zunächst intensiv mit der Natur meiner Erkrankung beschäftigt, die Operationen studiert und darüber nachgedacht, was diese Diagnose möglicherweise in der Zukunft für mich bedeuten könnte.

Doch habe ich auch etwas kuriose Wege, mit dem Ganzen umzugehen. Ich habe zum Beispiel ein MRT von meinem Gehirn genommen (Abb. 6.12a), hunderte von Bildern digital so bearbeitet und zusammengesetzt, dass mein Gehirn ohne AVM war, und in eine STL-Datei um-

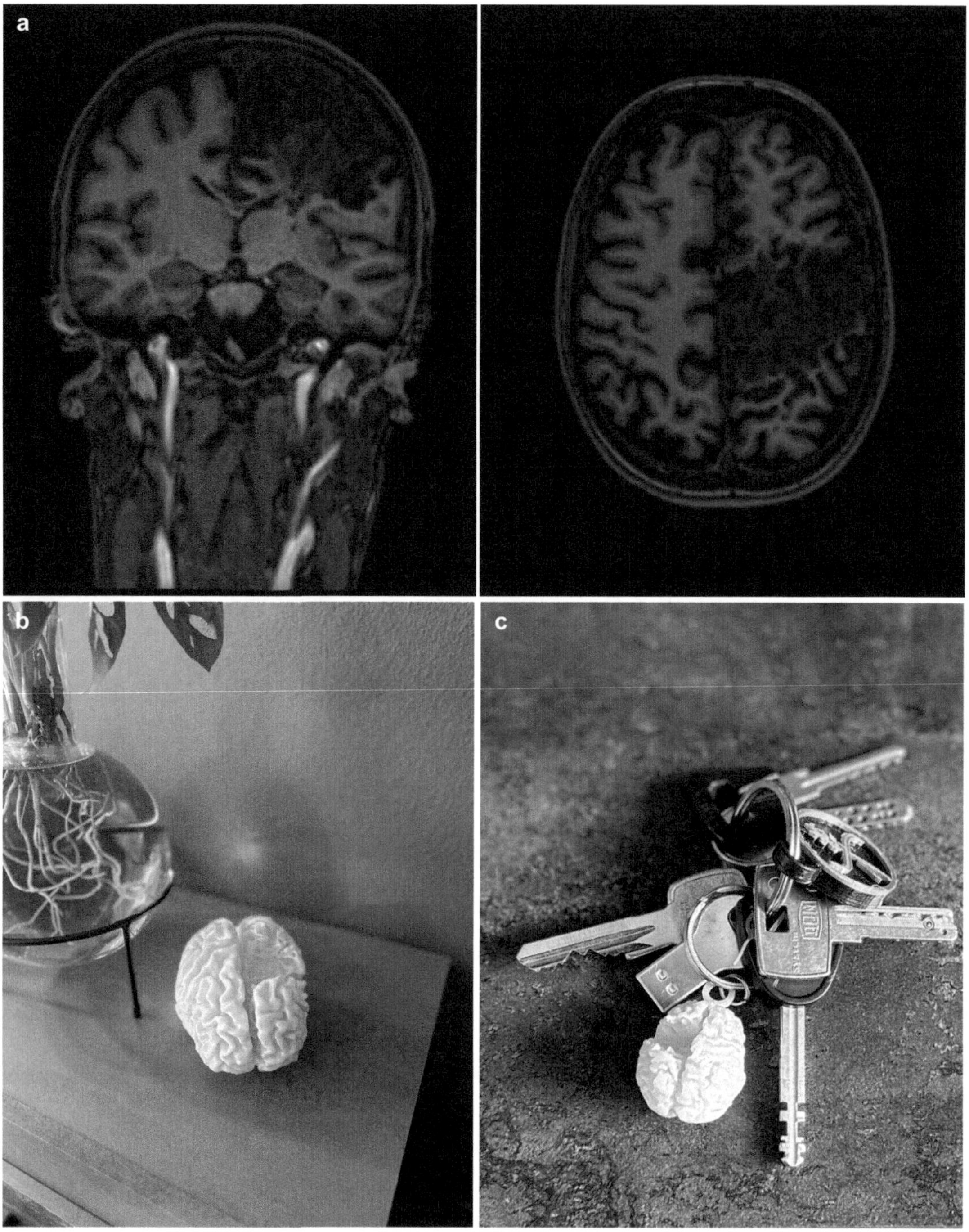

Abb. 6.12 (**a**) MRT des Gehirns links T1 koronar, rechts T1 axial, (**b**) Modell des Gehirns als Deko-Objekt, (**c**) Modell des Gehirns als Schlüsselanhänger

gewandelt und schließlich mit meinem 3D-Drucker in Originalgröße ausgedruckt. Dieses Modell steht nun stolz auf meinem Schrank neben meinem Bett (Abb. 6.12b). Zusätzlich haben eine Ärztin und eine für mich mittlerweile wichtige Person das Modell als Schlüsselanhänger Abb. 6.12c). Ich glaube, ich habe eine Art morbide Faszination für mein Gehirn entwickelt, denn obwohl ich meine Situation nicht ändern kann, kann ich dennoch das Positive darin erkennen und davon profitieren. Über die Jahre hinweg habe ich oft ähnliche kreative Projekte unternommen, sei es die Herstellung eines Kuscheltiers mit Orthesen, PEG-Anlage, Zugang und Verband (Abb. 6.13), die Gestaltung eines T-Shirts zusammen mit zwei Freundinnen, auf dem unsere MRT-Bilder abgebildet sind (die drei MRTiere) oder einfach das Bemalen meiner Nachtlagerungsorthese (Abb. 6.14).

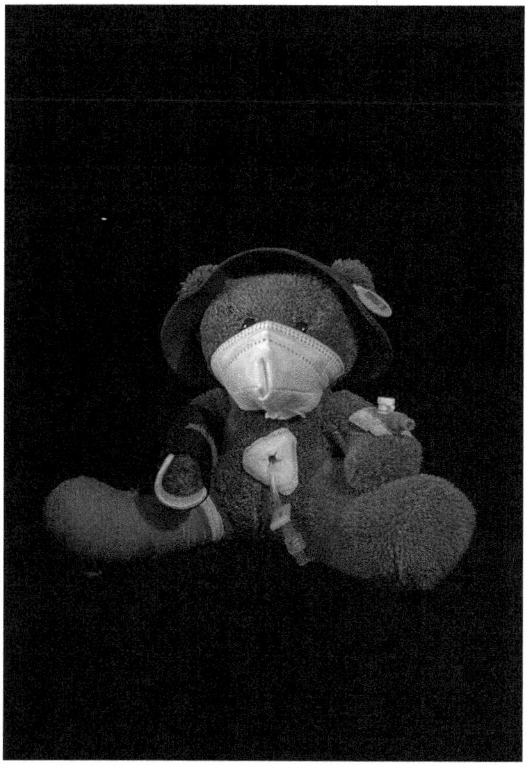

Abb. 6.13 Kuscheltier mit Orthesen, PEG-Anlage, venösem Zugang und Verband

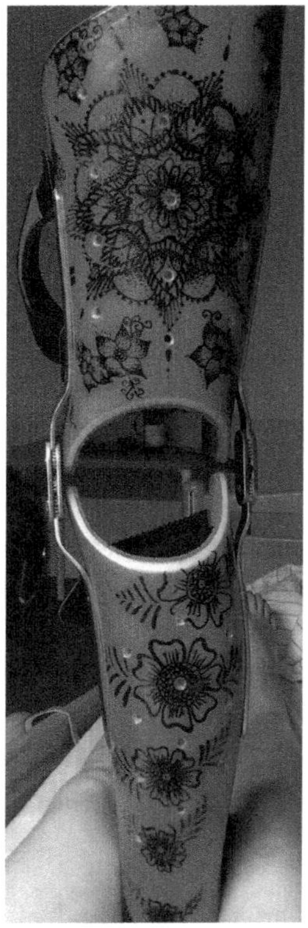

Abb. 6.14 Bemalte Nachtlagerungsorthese

Im Nachhinein glaube ich, dass all dies dazu beigetragen hat, dass ich so gut mit den zahlreichen Herausforderungen umgehen kann. Schließlich war ich recht jung, und diese kreativen Projekte haben mir geholfen, die Situation zu erklären und zu verstehen.

6.2.2 Hilfsmittel – Grundstein der Selbstbestimmung

Merle Stulken

Einleitung

Selbstbestimmung ist ein zentrales menschliches Bedürfnis. Sie bedeutet, das eigene Leben nach seinen Bedürfnissen gestalten zu können. Das beginnt schon mit den ersten Schritten im Kindesalter. Wenn man eine Einschränkung hat, sind an die jeweilige Situation angepasste Hilfsmittel ein allgemeines Mittel zur Arbeitserleichterung oder zur Erreichung eines bestimmten Zweckes oder Ziels. Im Bereich der Rehabilitation sind sie als Gegenstände anzusehen, die im Einzelfall erforderlich sind und nicht als Gebrauchsgegenstände des täglichen Lebens gelten. Sie werden eingesetzt mit dem Ziel, einen Erfolg der Krankenbehandlung zu sichern, einer drohenden Behinderung vorzubeugen oder eine bestehende Behinderung auszugleichen. Das übergeordnete Ziel ist dabei die bestmögliche selbstständige Durchführung von Aktivitäten, welche eine Teilhabe ermöglichen und damit maßgeblichen Einfluss auf die Lebensqualität haben. Hinsichtlich dieser Aspekte sowie mit Blick auf den therapeutischen und qualitativen Nutzen und die Wirtschaftlichkeit des Hilfsmittels im Einzelfall wird eine Überprüfung durch die Krankenkassen oder Pflegekassen durchgeführt.

Hilfsmittel

Hilfsmittel sind Geräte oder Technologien, die Menschen mit gesundheitlichen Einschränkungen im Alltag unterstützen. Das ist im Sozialgesetzbuch festgelegt (§ 47 SGB IX und § 33 SGB V). Oft wird fälschlicherweise synonym der Begriff assistive Technologie verwendet. Dabei gehören zu den assistiven Technologien zum Beispiel spezielle Computerprogramme oder Geräte, die Menschen mit Behinderung (durch spezielle Hard- und Software) helfen, Informationstechnologien zu nutzen (Krostoski 2019). Ein weiterer Bereich ist die Robotik. Hier geht es darum, dass Maschinen auf ihre Umgebung reagieren können, zum Beispiel Dinge greifen oder sich gezielt bewegen. Darauf aufbauend gibt es die Biorobotik, ein Beispiel sind sogenannte Exoskelette. Das sind tragbare Geräte, die wie ein künstliches Skelett am Körper getragen und von der Person gesteuert werden. In Zukunft könnten damit Prothesen entstehen, die sich fast genauso bewegen lassen wie ein echter Arm oder ein echtes Bein (Tamborini (Hrsg.) 2024).

Hilfsmittel und Teilhabe

Teilhabe bedeutet, in allen Lebensbereichen mitwirken zu können und dazuzugehören. Sei es in der Schule, dem Berufsleben, im sozialen Umfeld oder in der Freizeit.

Der Einsatz von Hilfsmitteln bietet in vielen Fällen die Möglichkeit der Inklusion in allen Bereichen des öffentlichen und alltäglichen Lebens. Neben Hilfsmitteln als Leistungen der medizinischen Rehabilitation können Hilfsmittel unter anderem im Rahmen der Leistungen zur Teilhabe am Arbeitsleben oder der Leistungen zur sozialen Teilhabe beantragt werden.

Hilfsmittel werden in Deutschland bei der gesetzlichen Krankenkasse oder der Pflegekasse beantragt (bei Beantragung von Hilfsmitteln über die Pflegekasse muss ein anerkannter Pflegegrad vorliegen).

Aber nicht der Einsatz von Hilfsmitteln allein und dementsprechend die Voraussetzungen, die von den Betroffenen geschaffen werden, ermöglichen die Inklusion. Einen nicht zu unterschätzenden Einfluss hat die Umwelt, in der die Betroffenen teilhaben oder teilhaben möchten. Beispielhaft sei hier der barrierefreie Zugang zu öffentlichen Gebäuden wie Bahnhöfen oder Behörden genannt, die teilweise nur mit Treppen ausgestattet und daher mit einem Rollstuhl nicht erreichbar sind. Dementsprechend wird eine Inklusion in diesem Bereich verhindert (Bühler 2016).

Akzeptanz von Hilfsmitteln

Der Begriff „Akzeptanz von Hilfsmitteln" bezieht sich auf die Bereitschaft und das Verhalten von Menschen, unterstützende technische, medizinische oder pflegerische Hilfsmittel anzunehmen und auch zu nutzen. Leider ist die Annahme von Hilfsmitteln bei einigen Betroffenen durch die Gesellschaft gehemmt. Denn durch die Verwendung von Hilfsmitteln werden die Einschränkungen offensichtlich dargestellt, was besonders ins Gewicht fällt, wenn diese ohne das entsprechende Hilfsmittel auf den ersten Blick nicht ersichtlich sind. Die Betroffenen haben

Angst oder Respekt vor den Blicken und Reaktionen der Mitmenschen, welche mit Mitleid reagieren und dadurch einen negativen Einfluss auf die subjektive Lebensqualität haben könnten. Obwohl Hilfsmittel für mehr Autonomie und Teilhabe eingesetzt werden, hätten sie im Fall einer negativen Reaktion des Umfeldes einen gegenteiligen Effekt – insbesondere in Bezug auf Teilhabe (Deutsche Vereinigung für Rehabilitation 2006).

Fazit

Claire Horsbrughs Einstellung zu Hilfsmitteln ist beeindruckend, insbesondere in ihren jungen Jahren. Sie hat sich durch ihre Einschränkungen nicht von ihrem Weg abbringen lassen. Durch ihre positive Sichtweise und die offene Demonstration der entsprechenden Hilfsmittel und damit auch ihrer eigenen Einschränkungen vermittelt sie ihrem Gegenüber, dass Behinderung oft im Kopf der Gesellschaft entsteht. Denn Hilfsmittel sollten eine viel höhere gesellschaftliche Anerkennung erhalten, da sie es Betroffenen ermöglichen, ihre Träume zu verwirklichen. Doch nicht nur die Möglichkeit der verbesserten Anerkennung von Hilfsmitteln durch die Gesellschaft, sondern auch das Ermutigen anderer Betroffener ist ihr hoch anzurechnen. Je nach Situation oder Umfeld ist es ihr möglich, die jeweiligen Hilfsmittel einzusetzen, beispielsweise die Elektrostimulationsorthese zum Gehen oder der Einsatz des Rollstuhls, wenn die Umgebung eine Gehstrecke trotz der Orthese nicht zulässt. Dies ermöglicht ihr eine große Selbstbestimmtheit und Selbstständigkeit. Alles in allem bietet die Begeisterung für Hilfsmittel, der positive Umgang damit genauso wie die Faszination an der Technik beste Voraussetzungen für einen beruflichen Einstieg in diesem Bereich.

Rückblickend hat sie die Erfahrung mit ihren Beeinträchtigungen stark geprägt.

Von Anfang an war Claire aber bereit und mutig genug, immer erst ihren Traum in den Vordergrund zu rücken und erst danach die Frage nach dem dazu nötigen Hilfsmittel zu stellen. Damit ermutigt sie viele Menschen, ihre Beeinträchtigung als einen Teil ihrer selbst zu sehen.

6.2.3 Kreativität in der Neurologie und die Objekte von Claire Horsbrugh

Stephan Groß und Victoria Ohla

Einleitung

Kreativität ist ein zentraler Bestandteil der menschlichen Erfahrung und prägt unser Leben in vielfältiger Weise. Sie begegnet uns nicht nur in offensichtlichen Bereichen wie Kunst und Design, sondern auch in der Wissenschaft, im Alltag und zunehmend in der Medizin. In der Neurologie, die sich intensiv mit dem menschlichen Gehirn und dem Nervensystem befasst, spielt die Kreativität eine bedeutende Rolle. Sie bietet wertvolle Einblicke in das Verständnis komplexer neuronaler Prozesse und zeigt, wie Patienten ungewöhnliche Wege finden können, ihre Gesundheit und den Umgang mit Krankheiten zu verbessern.

Dieses Kapitel behandelt die Bedeutung von Kreativität aus zwei Perspektiven. Zunächst wird erklärt, wie kreative Prozesse im Gehirn entstehen und welche neurologischen Mechanismen ihnen zugrunde liegen. Außerdem wird aufgezeigt, wie Kreativität aus medizinischer Sicht verstanden und eingesetzt wird, um Heilungsprozesse zu unterstützen und die Lebensqualität und Teilhabe von Patienten zu verbessern. Im zweiten Teil des Textes erfolgt eine künstlerische Interpretation der kreativen Objekte und Projekte von Claire Horsbrugh. Diese Interpretation zeigt, wie eng die Verbindung zwischen medizinischem Wissen und künstlerischer Ausdruckskraft sein kann und wie diese Synergie den Heilungsprozess fördern und die Resilienz stärken kann.

Was ist Kreativität?

Kreativität ist die Fähigkeit, neue und nützliche Ideen zu generieren. Sie umfasst das Denken jenseits der etablierten Normen, das Lösen von Problemen auf unkonventionelle Weise und das Schaffen von etwas Neuem und Originellem. In der Wissenschaft wird Kreativität oft als Prozess beschrieben, der divergentes und konvergentes Denken vereint. Divergentes Denken bezieht sich auf das Generieren von Ideen in alle Richtungen, während konvergentes Denken die Fähigkeit ist, diese Ideen zu analysieren und zu einer sinnvollen Lösung zu bringen.

Wo entsteht Kreativität im Gehirn?

Kreativität ist nicht auf einen einzelnen Bereich des Gehirns beschränkt, sondern erfordert ein komplexes Netzwerk mit Interaktionen zwischen verschiedenen Regionen. Besonders wichtig sind der präfrontale Kortex, der für Planen und Entscheiden zuständig ist, der temporale Kortex, der für das Verstehen von Sprache und die Verarbeitung von Sinneseindrücken verantwortlich ist, und das sogenannte „Default Mode Network“ (DMN). Das DMN ist ein Netzwerk von Gehirnregionen, das aktiv wird, wenn wir tagträumen, uns an die Vergangenheit erinnern oder uns die Zukunft vorstellen (He et al. 2025; Bartoli et al. 2024; Okamoto et al. 2024).

Studien zeigen, dass kreative Menschen oft eine stärkere Konnektivität zwischen diesen Regionen aufweisen. Dies verbessert wahrscheinlich ihre Fähigkeit, Ideen frei zu assoziieren und ungewöhnliche Verbindungen zwischen auf den ersten Blick nicht verwandten Konzepten herzustellen. Auch das limbische System, welches für Emotionen verantwortlich ist, spielt eine Rolle, da kreative Prozesse oft mit emotionalen Erfahrungen verbunden sind.

Wie wirkt sich Kreativität auf die Lebensqualität aus?

Kreativität hat tiefgreifende Auswirkungen auf die Lebensqualität. Menschen, die regelmäßig kreative Tätigkeiten ausüben, berichten oft von einem höheren Maß an Zufriedenheit und Glück. Kreativität ermöglicht es, Stress abzubauen, die eigene Umgebung aktiv zu gestalten und Probleme auf unorthodoxe Weise zu lösen, die ansonsten unlösbar erscheinen.

In der Neurologie kann Kreativität auch therapeutisch genutzt werden. Kreative Therapieformen wie Kunst-, Musik- und Tanztherapie haben gezeigt, dass sie bei der Behandlung von neurologischen Erkrankungen wie der Demenz, bei Depression und Angststörungen wirksam sind. Sie helfen nicht nur, die Symptome zu lindern, sondern bieten auch einen Weg, das Gehirn zu stimulieren und die Neuroplastizität zu fördern – also die Kraft des Gehirns, sich selbst neu zu organisieren und zu regenerieren. Es ist daher nicht verwunderlich, dass diese Therapieansätze einen großen Raum in der neurologischen Rehabilitation einnehmen.

Eine Interpretation der Werke von Claire Horsbrugh aus kunstwissenschaftlicher Sicht

Der Bericht von Claire Horsbrugh zeigt eindrucksvoll, wie Kreativität zur Krankheitsbewältigung und zur Verbesserung der Lebensqualität beitragen kann. Was diesen Fall besonders macht, ist die Tatsache, dass ihre kreativen Strategien nicht durch kunsttherapeutische Maßnahmen motiviert wurden, sondern aus einer tiefen, intrinsischen Motivation heraus entstanden sind. Claire entwickelte genuin künstlerische Methoden, die weit über das typische kunsttherapeutische Repertoire hinausgehen und Bezüge zur zeitgenössischen Kunst aufweisen. Ein bemerkenswertes Beispiel dafür ist ihr Projekt, bei dem sie MRT-Bilder ihres Gehirns bearbeitete und unter anderem ein dreidimensionales Modell davon anfertigte. Indem Claire die MRT-Scans ihres Gehirns digital überarbeitete und sie in verschiedene Formate wie das lebensgroße 3D-Objekt und Miniaturen als Schlüsselanhänger umwandelte, verwandelte sie die potenziell angstbesetzten Darstellungen ihrer Krankheit in positive Symbole. Diese Transformation zeigt ihren Willen, ihre Krankheit nicht nur zu akzeptieren, sondern sie zusätzlich auf einer symbolischen Ebene in ihr Leben zu integrieren.

Das Alleinstellungsmerkmal, die Einzigartigkeit oder Andersartigkeit, die insbesondere von der zeitgenössischen Kunst häufig erwartet wird, wird hier direkt aus der individuellen Krankheitsgeschichte, so wie sie sich im eigenen Körper abbildet, abgeleitet, indem die pathologische Delle als stilistischer Kunstgriff genutzt wird. In diesem Sinn ist der Perspektivwechsel aufschlussreich, den Claire Horsbrugh bei ihren gestalterischen Projekten vollzieht, denn in der Folge von Dadaismus und Surrealismus haben sich die Eignung zur Überraschung und das Wecken neuer Perspektiven als wesentliche Kriterien der Kunstbetrachtung etabliert.

Seit Menschengedenken hat der Überbringer der schlechten Nachricht üblicherweise einen schweren Stand. Das seinem Auftrag gemäß nötigenfalls „Hiobsbotschaften“ übermittelnde Instrument der Diagnose wurde von Claire hingegen selbstbewusst gekapert und für die Manifestation einer positiven Lebensphilosophie genutzt. Dadurch konnte sie einem möglichen Gefühl der Ohnmacht entgegenwirken, indem sie ihre eigene Situation aktiv gestaltete, ohne die Realität zu verdrängen oder negativ zu konnotieren. Stattdessen begegnete sie ihrer Erkrankung mit Stolz, was für die Selbstbehauptung von Betroffenen entscheidend ist. Die Erfahrungen und Herausforderungen ihrer Krankheit wurden in etwas Greifbares und Positives verwandelt.

Ein Vergleich kann zur bulgarischen Künstlerin Eli Joteva gezogen werden, die während einer Residenz am Fraunhofer MEVIS in Bremen eine Installation schuf, die auf MRT-Scans basierte (Fraunhofer-Institut für Digitale Medizin MEVIS 2022). Ähnlich wie Joteva nutzte auch Claire die technischen Mittel der medizinischen Diagnostik, um ihre eigene künstlerische Ausdrucksweise zu entwickeln.

Da Claire auch ihre Orthese ästhetisch gestaltete und ebenso T-Shirts mit Botschaften zu ihrer Angewiesenheit auf die diagnostische Medizintechnik, kann man von einer Art autodidaktischem Gesamtkunstwerk sprechen: Technische Hilfsmittel und Mittel der medizinischen Diagnostik werden zum Gegenstand ästhetischer Transformationen, die nicht zuletzt am eigenen Körper performativ zur Schau getragen werden. Somit wird die eigene Situation gestalterisch interpretiert und auf verschiedenen Ebenen koordiniert visuell kommuniziert.

Claires kreativer Weg zeigt auch, wie ihre Prioritäten sich im Laufe der Zeit verschoben haben. Was einst der Wunsch nach materiellen Zeichen wie Markenartikeln war, wandelte sich unter den Notwendigkeiten der Krankheit zu einer Fokussierung auf das Wesentliche: Handlungsfreiheit, Wohlbefinden und die Freude am Schönen. Ihre künstlerischen Objekte, die aus einer tiefen Auseinandersetzung mit ihrer eigenen Körperlichkeit entstanden sind, zeigen Humor, Lebenswillen und -freude. Sie bejaht ihren Körper, widerlegt die verbreitete falsche Scham und bringt so einiges Licht in das Dunkel, das oft mit schweren Diagnosen verbunden ist.

Fazit

Insgesamt zeigt Claire Horsbrughs kreativer Umgang mit ihrer Erkrankung nicht nur ihre beeindruckende technische Fertigkeit, sondern vor allem die geistige Entschlossenheit, die ihrem Ansatz zugrunde liegt. Ihre Werke erinnern an die Bedeutung der Kreativität in der Neurologie und sind dabei nicht nur Ausdruck einer künstlerischen Vision, sondern auch ein starkes Symbol für Resilienz und die Fähigkeit, das eigene Leben trotz widriger Umstände aktiv und positiv zu gestalten.

6.2.4 „Segeln mit Tetraspastik ohne zu ertrinken“

Tjark Schimmel

Bis zum 2. Januar 2022 war mein Leben optimal. Ich spielte Schlagzeug, war ein Leistungssegler und schulisch begabt. Doch am Abend vom 02.01.2022 wendete sich das Blatt. Ich war alleine zuhause und spielte Mario Kart in meinem Zimmer. Dann ging ich auf die Toilette, um Wasser zu lassen. Ich freute mich schon darauf, weiterzuspielen und sprang vom Klo auf. Doch dann wurde mir schwindelig, meine linke Körperseite fing an zu kribbeln und ich bekam Kopfschmerzen. Ich spürte einen immer schlimmer werdenden Druck im Hinterkopf. Ich wusch mir schnell die Hände und humpelte zu meinem Zimmer. Mit jedem Schritt wurde das Ansteuern des Beines und das Kribbeln schlimmer. Ich schrie um Hilfe. Dann fing auch noch meine rechte Körperhälfte zu kribbeln an. Dennoch erreichte ich mein Zimmer und ich legte mich erschöpft ins Bett. Mit meinem neuen iPhone, das meine Eltern mir zu Weihnachten geschenkt hatten, rief ich meinen Vater an und sagte ihm mit verwaschener Stimme: „Hrallo Paba, irhendwas stimmt nich, meihn ganzer Görber gribbelt und ich gann meihne Beine nich mähr bewegen." Darauf hat mein Vater mich sofort beruhigt, und er stellte mir Fragen zu meinen Symptomen. Dann haben wir das Telefonat beendet, damit er den Notruf anrufen konnte. So lag ich nun im Bett und dachte vor mich hin. Dann fiel mir ein Stein vom Herz, ich hörte ein Rascheln an der Haustür und meine Mutter kam herein. Sie kam ins Zimmer und hat mich umarmt. Gleich darauf kam auch mein Vater ins Zimmer. Meine Mutter fragte mich, ob ich etwas bräuchte. Meine Stimmbänder waren taub, aber ich konnte hauchend und über Gebärden mitteilen, dass mir kalt war und ich Durst hatte. Mama deckte mich zu und brachte einen Becher mit Wasser. Ich trank einen Schluck, gab Mama den Becher wieder und übergab mich kurz darauf. Ich fiel in Ohnmacht und vergaß, was geschehen war. Ich wurde auf eine Intensivstation gefahren. Dort stellte man fest, dass eine arteriovenöse Malformation in der Mitte vom Gehirn, im Thalamus, geplatzt war. Der Arzt im Krankenhaus, Herr Dr. Dittrich, wollte die AVM nicht operieren, weil die OP meine Situation nur verschlimmbessert hätte. Also wurde mir ein Hirnwasserkatheter eingesetzt, damit der Druck im Kopf entweichen konnte. Ein Helikopter flog mich dann nach Essen ins Alfried Krupp Krankenhaus, wo ich von Prof. Dr. Chapot zehn Stunden operiert wurde. Danach lag ich einen Monat im künstlichen Koma, aber ohne Orthesen. Mein Vater sagte immer zum Personal, ich bräuchte welche, damit die Sehnen sich nicht verkürzen, aber die Ärzte gingen darauf nicht ein. Und dann, nach einem Monat Koma, wachte ich endlich auf. Ich wusste nicht, was mit mir geschehen war. Ich sah nur eine grelle Taschenlampe, die mir ins Auge leuchtete. Ich war in der Rehaklinik NRZ. Ich wusste nicht, warum ich mich nicht bewegen konnte, und ich hatte auch vergessen, was mit mir geschehen war. Ich wusste nur, wie ich heiße, wie alt ich bin und was meine Hobbys sind. Mehr nicht. Dann begann mein Therapiealltag. Die ersten Wochen war ich noch sehr schläfrig, sodass ich nur den halben Tag therapiert wurde und den Rest des Tages schlief. Nach und nach rehabilitierte sich meine rechte Körperhälfte, und ich fing an, mit meiner Hand mit meinem Vater zu kommunizieren. Dann endlich im März, drei Monate nach der Blutung, konnte ich mit Papa über Schrift kommunizieren. Ich stellte Papa alle Fragen, die ich hatte. Die Antwort auf die Frage, was mit mir passiert war, machte mich äußerst traurig, worüber ich lange mit den Psychologen sprach. Mein Vater sagte mir, wenn ich gesund werden will, muss ich mich anstrengen in den Therapien. Ich nutzte meinen Ehrgeiz von früher, und das half mir. So machte ich viele Fortschritte. Im Mai war mein tollster Fortschritt. Ich war am Morgen aufgewacht und spürte tatsächlich die Position von meinem gelähmten Bein. Ich freute mich äußerst, doch später vergaß die Pflegerin, beim Umsetzen in den Rolli meinen Fuß auf die Fußraste zu stellen. Als sie losschob, verkeilte sich mein Fuß unterm Reifen und sie überfuhr mein Bein. Es war ein schlimmerer Schmerz als ein Krampf beim Sport. Seitdem spüre ich nur noch etwas vom Oberschenkel. Der Unterschenkel fühlte sich wieder gelähmt an. Ich sprach mit sämtlichen Ärzten, Therapeuten und Psychologen, aber niemand wollte mir glauben. Dennoch beschloss ich, die Reha zu beenden, und kam Weihnachten 2022 zurück nach Hause. Ich wurde zuhause von meiner Familie und meinen Freunden herzlich empfangen. Es war ein tolles Gefühl, wieder zu Hause zu sein und dann noch von Familie und Freunden überrascht zu werden. Im Januar 2023 begann für mich wieder die Schule, aber wegen der Behinderungen habe ich die Schule gewechselt. Ich musste mich am Anfang umgewöhnen wegen des Unterschieds zwischen Gymnasium und der Sonderschule für körperlich-motorische Förderung. Aber ich wurde gut aufgenommen und fand dort auch Freunde. Die erste Zeit in der Schule war schlimm, weil ich noch von der Reha viermal pro Tag 50 Milligramm Baclofen nehmen musste. Deshalb schlief ich oft in der Schule ein und ich konnte mich nicht auf den Unterricht konzentrieren. So vergingen die ersten Schulwochen anstrengend und öde. Im März 2023 bekam ich endlich mein Therapierad von der Krankenkasse. Ein TRIX Liegerad von Hase Bikes. Nun konnte ich endlich wieder selbstständig Fahrrad fahren. Das Fahrrad hat drei Reifen und der Sitz ist auch niedrig, sodass man sicher mit Behinderung fahren kann. Mich machte das Fahrrad sehr glücklich und ich fuhr fast den ganzen März jeden Tag mit dem Fahrrad. Im April habe ich die Klinik gewechselt. Im evangelischen Krankenhaus für Erwachsene mit Behinderung EVEB nahm mich Dr. Martin Groß auf und setzte viele Medikamente ab. Er ersetzte Baclofen durch Botox, was mein Leben sehr verbesserte. Durch die Reduzierung an Medikamenten war ich am Tag viel wacher und aufmerksamer. Ich konnte mehr in der Schule aufpassen und mehr am täglichen Leben teilnehmen. Ich fuhr noch mehr Fahrrad und konnte die Blumen im Garten gießen, indem ich rückwärts die Gießkanne hinter dem Rolli schob. Und dann begann im Mai die Segelsaison (Abb. 6.15). Vor meinem Ereignis bin ich Optimist, Cadet und ILCA 4,7 gesegelt. Aber durch meine Lähmung kann ich im Moment noch nicht wieder diese Boote segeln. Deshalb kaufte ein netter Mann aus meinem Segelverein mir eine 2,4mR. Das Boot, das man mit und ohne Handicap alleine segeln kann, war mal eine paralympische Bootsklasse. Ich segle das Boot nur mit meiner rechten Hand. Ich kann alle Schoten und die Pinne mit einer Hand bedienen, aber das Boot kann man auch mit den Füßen steuern. Manche segeln das Boot auch mit der Glasknochenkrankheit, weil es sehr sicher ist. Es kann nicht kentern und nicht sinken, deshalb ist es ein tolles Paraboot. Mit diesem Boot fuhr und fahre ich immer donnerstags bei den Optimisten im Verein mit. Im Juni hatte mein Vater uns für die inklusive WM im Segeln angemeldet, das fand ich sehr toll. Im August fuhren wir dann nach Rostock zur WM. Dort fuhren wir zwei Paraboote, die so ähnlich waren wie meine 2,4mR. Das waren zwei Kielboote mit zwei Sitzschalen, damit einer steuert und der andere die Vorsegel bedient. Ich habe gesteuert, und mein Vater war der Vorschoter. In der RS Venture Klasse sind wir 16. geworden. Die WM machte viel Spaß und wir haben viele nette Leute kennengelernt. Ich freute mich schon auf die nächsten Regatten. Im Oktober an Halloween machten meine älteren Schwestern immer Halloween-Partys. 2023 wurde ich 17 und wollte natürlich auch feiern. Meine Eltern reservierten für meine Freunde und mich eine Bowlingbahn, wo wir zu Halloween ein paar Runden spielen durften. Das machte sehr viel Spaß und ich konnte auch mit der Hilfe meiner Mutter im Stehen werfen! Im November hatte ich allerdings einen Tiefpunkt. Ich war erschöpft von zu viel Therapie und von den Überdehnungen durch die Krankenschwestern, denn seitdem spüre ich nicht mehr die Sensomotorik in meinem Arm und Bein, wodurch die Therapien noch anstrengender sind. Deshalb habe ich Mitte November versucht, mich umzubringen. Ich nahm eine Bastelschere, fuhr zur Steckdose und steckte die Schere hinein. Mit einem lauten Knall flog die Schere quer durchs Zimmer und das Licht im Haus ging aus. Ich bekam nur einen kleinen Stromschlag, dafür umso mehr Wut und Traurigkeit von meinem Vater, der im Haus war. Er besprach mit mir, ob er mich noteinweisen muss, oder ob ich noch einen Tag durchhalten würde bis zur Psychotherapie. Ich wurde zum Glück nicht in die Psychiatrie eingewiesen und konnte mit meinem Therapeuten alles besprechen. So ging 2023 aufregend zu Ende und 2024 begann noch

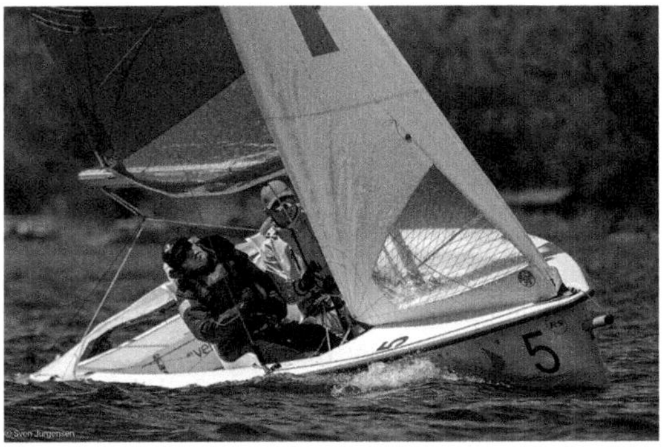

Abb. 6.15 Beim Segeln

aufregender für mich, weil ich im März im DRK Internat Raisdorf bei Kiel hospitiert habe. Die Schule dort ist ganz anders als die Seeparkschule in Debstedt, weil die dort mehr Personal haben und ich einen besseren Schulabschluss dort schaffen kann. Meine Probewoche war sehr toll, mit netten Leuten in der Wohngruppe und großartigen Lehrern und Schülern in der Schule. Viel Spaß machte der Unterricht, weil er mich an den Unterricht vom Gymnasium erinnerte. Ich habe mich entschlossen, dieses Jahr 2024 im September die Schule zu wechseln, um im Internat meinen erweiterten Realschulabschluss nachzuholen, danach im Nachbarort Preetz mein Abitur zu schreiben, um in Kiel schließlich Zahnmedizin oder Stadtplanung zu studieren. Man kann nämlich für eine Ausbildung oder ein Studium im Internat wohnen bleiben. Diese Möglichkeit möchte ich natürlich nutzen.

6.2.5 Die neurologisch-neurochirurgische Frührehabilitation

Victoria Ohla

Im vorhergehenden Kapitel erzählte Herr Schimmel seine bewegende und inspirierende Geschichte. Ein wichtiger Teil dieser Geschichte ist die Behandlung in der neurologisch-neurochirurgischen Frührehabilitation. Die neurologisch-neurochirurgische Frührehabilitation (NNFR) ist ein spezialisiertes medizinisches, pflegerisches und therapeutisches Konzept, welches unmittelbar nach der Akutbehandlung einer primär neurologischen Erkrankung oder einer nicht neurologischen Behandlung mit neurologischen Komplikationen ansetzt, wenn der Patient noch von umfassender pflegerischer Versorgung abhängig ist. Eine NNFR kann auch dann stattfinden, wenn der Patient noch intensivmedizinisch versorgt werden muss und beispielsweise eine Beatmung benötigt oder eine Trachealkanüle trägt. Herrn Schimmels Bericht gibt Einblicke in seine Herausforderungen und Erfolge und zeigt die außerordentlich hohe Bedeutung einer frühzeitigen und umfassenden rehabilitativen Betreuung auf.

Krankheitsbilder in der neurologisch-neurochirurgischen Frührehabilitation

Die in der NNFR zu behandelnden Krankheitsbilder umfassen Schlaganfälle, Schädel-Hirn-Traumata, Rückenmarksverletzungen, Autoimmunerkrankungen (wie beispielsweise Multiple Sklerose, Myasthenia gravis oder Guillain-Barré-Syndrom) und neurodegenerative Erkrankungen (wie Morbus Parkinson oder amyotrophe Lateralsklerose). Das Behandlungsspektrum beschränkt sich jedoch nicht nur auf neurologisch-neurochirurgische Grunderkrankungen, sondern umfasst auch neurologische Komplikationen und Komorbiditäten, die zum Beispiel nach Reanimationen, Herzoperationen oder Organtransplantationen entstehen können (Wallesch 2020; Groß et al. 2020). So benötigen viele Menschen mit einer Critical-Illness-Neuropathie und -Myopathie zum Beispiel in Folge einer Covid-19-Erkrankung eine NNFR (Wallesch 2020; Gurin et al. 2022).

Symptome in der neurologisch-neurochirurgischen Frührehabilitation

Viele der Patientinnen und Patienten haben Störungen von Bewusstsein, Wahrnehmung, höherer Hirnleistung und Motorik. Atmung, Husten und Schlucken können beeinträchtigt sein, was wiederum einen Bedarf an Beatmung, mechanischer Insufflation-Exsufflation oder Trachealkanülenversorgung nach sich ziehen kann (Ledl et al. 2023) (Siehe 3.3 und 4.3). Neurogene Blasenentleerungsstörungen, Blasen- und Mastdarminkontinenz kommen vor (Tuong et al. 2016). Dementsprechend ist das Risiko für Harnwegsinfekte, Lungenentzündungen und andere nosokomiale Infektionen deutlich erhöht (Langmore et al. 1998). Weitere häufig anzutreffende Probleme sind Delir, Depression, Angst, Spastik und Schmerz.

Ziele der neurologisch-neurochirurgischen Frührehabilitation

Ziele der NNFR sind die Verbesserung der funktionellen Fähigkeiten der Patienten, die Minimierung der Behinderung und die bestmögliche Teilhabe und Lebensqualität. Die NNFR findet typischerweise in spezialisierten Einrichtungen („Rehakliniken") oder auf spezialisierten Stationen innerhalb von Akutkrankenhäusern statt und umfasst ein breites Spektrum an Maßnahmen und Therapien. Um eine möglichst umfassende und nachhaltige Verbesserung des Gesundheitszustandes des Patienten zu erreichen, müssen viele Bereiche berücksichtigt werden, von denen hier exemplarisch einige wichtige genannt werden sollen:

1. Frühe Mobilisation: Patientinnen und Patienten sollen so schnell wie möglich wieder mobilisiert werden, um Kreislauf, Atmung, Muskeltonus und Wahrnehmung zu verbessern und Komplikationen wie Thrombosen, Lungenentzündungen und Dekubitus (Druckgeschwüre) zu vermeiden.
2. Weaning und Dekanülierung: Das Trainieren von Atmung, Husten und Schlucken, welches den Einsatz spezialisierter Hilfsmittel erfordern kann, führt im besten Fall dazu, dass kein Beatmungsgerät und keine Trachealkanüle mehr benötigt wird und ein Kostaufbau erfolgt.
3. Wiederherstellung motorischer Funktionen: Es werden Maßnahmen zur Förderung der Beweglichkeit, Muskelkraft und Koordination sowie zur Normalisierung des Muskeltonus und Vermeidung von Kontrakturen eingeleitet. Hierzu kann – wie auch im Patientenbericht beschrieben – der Einsatz von Orthesen oder Medikamenten wie Baclofen gehören.
4. Aufbau der Kommunikation: Hierzu gehören die Aphasietherapie sowie das Erlernen einer unterstützten Kommunikation. Zum Einsatz kommen körpernahe Kommunikation – Herr Schimmel schildert dies so: „Nach und nach rehabilitierte sich meine rechte Körperhälfte, und ich fing an, mit meiner Hand mit meinem Vater zu kommunizieren" -, körperferne nicht elektronische Kommunikationshilfen (Symboltafeln, Fotografien etc.) oder elektronische Kommunikationshilfen (elektrische Geräte mit Lautsprach- oder Schriftsprachausgabe). Schließlich werden im besten Fall normale Kommunikationswege wieder erlernt: „Dann endlich im März, drei Monate nach der Blutung, konnte ich mit Papa über Schrift kommunizieren."
5. Kognitive Rehabilitation: Die Erkrankten erhalten gezielte Therapien zur Unterstützung bei der Wiedererlangung von Gedächtnis, Aufmerksamkeit und anderen kognitiven Funktionen.
6. Emotionale und psychosoziale Unterstützung: Die Patienten sowie deren direkte Angehörige erhalten Hilfe bei der emotionalen Anpassung an den neuen Gesundheitszustand und Unterstützung bei der Rückkehr in das soziale Umfeld.

Aufbau und Arbeitsweise des interdisziplinären Teams

Zur Erreichung dieser Ziele wird eine Vielzahl von therapeutischen Ansätzen herangezogen. Hierfür wird auf die Expertise eines multidisziplinären Teams von Ärzten, speziell geschulten Pflegekräften, Atmungstherapeuten, Logopäden, Physio-, Ergo- und Musiktherapeuten, Rehabilitationspädagogen, (Neuro-) Psychologen, Pflege, Sozialdienst und anderen Fachdisziplinen zurückgegriffen. Dieses multidisziplinäre Team trifft sich wöchentlich, um die Behandlungsziele sowie -Pläne anzupassen, sodass stetig auf die Bedürfnisse der Patientinnen und Patienten eingegangen werden kann.

Fazit

Letztendlich zeigt uns dieser Erfahrungsbericht, dass hinter jeder Diagnose ein einzigartiger Mensch steht, der mit Mut, Durchhaltevermögen und Unterstützung seinen Lebensweg geht. Auf diesem Weg leistet die neurologisch-neurochirurgische Frührehabilitation bei schwer betroffenen Patienten einen wichtigen Beitrag.

Wenngleich die Erkrankten und deren Familien viele Tiefen und so manche Höhen erleben, kann es trotz schwerster Erkrankung manchmal möglich sein, seinen Hobbys weiterhin nachzugehen, wenn auch in einer veränderten Form. Diese Wiederverbindung mit dem, was Freude bereitet, kann nicht nur einen positiven Einfluss auf die Genesung haben, sondern auch das Gefühl von Glück und Erfüllung zurückbringen. So zeigt sich, dass auch in schwierigen Zeiten Lebensfreude und Sinnhaftigkeit möglich sind. Der Bericht unterstreicht, dass selbst eine Tetraspastik die Leidenschaft eines Segelliebhabers nicht bremsen muss; mit Entschlossenheit und Kreativität findet er immer einen Weg, die Freiheit auf dem Wasser zu genießen!

6.2.6 Trotz Handicap zur WM – einen Traum fest im Blick und wie die Physiotherapie dabei helfen kann

Kerrin Mönnich

Einleitung

Aus der Erzählung von Tjark Schimmel wird deutlich, wie wichtig ihm der Segelsport ist. Für jeden sportbegeisterten Menschen ist die Ausübung des Lieblingssports ein großer Faktor für die Lebensqualität. Daher ist es von großer Relevanz, dass jeder, der eine Beeinträchtigung hat, seinen Lieblingssport weiter aus üben kann. Dabei ist der Wettkampf eine Form, die Motivation und den Ehrgeiz zu steigern. Dieser Wettkampf ist bei Tjark Schimmel die integrative WM. Zu Beginn dieses Kapitels wird die Thematik des Leistungssports mit Handicap näher erläutert. Im Anschluss wird darauf eingegangen, wie die Physiotherapie im Bereich der Neurologie sportliche Aktivitäten unterstützen kann.

Die integrative Segel-WM

Die integrative Segel-WM existiert erst seit 2018 und wird auch die Inklusions-Weltmeisterschaft im Segeln bezeichnet. Diese WM ist weltweit einmalig, sodass im Jahr 2022 28 Teams aus 7 Nationen zu diesem Event antraten. Tjark hat im August 2023 daran in Rostock teilgenommen. In den Jahren 2020 und 2024 war der Segelsport kein Teil der Paralympics. Es gab den Versuch, dies für das Jahr 2028 wieder zu ändern (Jürgenssen 2023).

Die Paralympics

Die Paralympics sind die Olympischen Spiele für Sportler*innen mit körperlichen Beeinträchtigungen, für viele Leistungssportler*innen mit Beeinträchtigung ein großes Ziel im Leben und aus dem Leistungssport nicht mehr wegzudenken. Seit den ersten Paralympics 1960 in Rom finden sie alle vier Jahre immer kurz nach den Olympischen Spielen und in derselben Gastgeberstadt statt. Das Ziel der Paralympics ist es, Menschen mit Behinderungen eine Plattform zu geben, um ihre sportlichen Fähigkeiten und ihren Ehrgeiz auf internationalem Niveau zu präsentieren. Dabei sollen Gleichberechtigung, Inklusion und Respekt gelten. Die Einteilung erfolgt nach verschiedenen Klassifikationen, die sich am Grad der Beeinträchtigung orientieren, sodass faire Wettkämpfe möglich sind. Es gibt eine breite Auswahl an Sportarten, die anhand der Bedürfnisse und Fähigkeiten des Sportlers untergliedert werden. Eine dieser Sportarten war bis 2016 das Segeln. World Sailing arbeitet hart daran, dass Segeln wieder paralympisch wird. Beim Segeln spielen Stabilität (Gleichgewicht), Handfunktion, Mobilität und Sehvermögen für die Klassifikation eine Rolle.

Hierbei starten jeweils in einer Gruppe gegeneinander:

- Menschen mit Amputation (IWAS)
- Menschen mit Rückenmarksverletzungen (IWAS)
- Frühkindlich hirngeschädigte Menschen mit einer Zerebralparese (CPISRA)
- Menschen mit einer Sehbeeinträchtigung (IBSA)

Eine solche Einteilung erfolgt für alle Sportarten bei den Paralympics. Auf diese Weise kann eine annähernde Chancengleichheit ermöglicht werden (Bundesinstitut für Sportwissenschaften 2014). Die Wiederaufnahme des Segelsports bei den Paralympics stellt ein weiteres Ziel für die Spitzensportler*innen dar.

Die positiven Auswirkungen des Sports

Der Ehrgeiz, den Lieblingssport wieder betreiben zu wollen, hat eine große Bedeutung für die körperliche Verfassung und die mentale Situation der Betroffenen. Regelmäßige körperliche Aktivität wirkt sich immer positiv auf den Menschen aus. Sport hat einen positiven Effekt auf das Herz-Kreislauf-System, die Lungen, das muskuloskelettale System und den Stoffwechsel. Er erleichtert den Alltag und steigert die Lebensqualität. Zusätzlich hat Sport eine Wirkung auf den Parasympathikus, wodurch Menschen ruhiger und entspannter werden können. Daher ist Sport grundsätzlich positiv zu betrachten (WHO 2018). Segeln und Fahrradfahren verschaffen Tjark Schimmel Lebensfreude. Dies zeigt, wie wichtig Sport für Menschen mit einer Beeinträchtigung sein kann.

Physiotherapie für Sportler mit Beeinträchtigung

Doch wie könnte die physiotherapeutische Behandlung einer Sportlerin oder eines Sportlers mit Beeinträchtigung aussehen, wenn der Traum das Segeln ist? Das Ziel bei der Physiotherapie muss immer an die Ziele der Menschen angepasst werden. In Bezug auf das Segeln stehen folgende Aspekte im Mittelpunkt:

- Sitzstabilität (Gewichtsverlagerung im Sitz):
  - Rumpfstabilität (Bauch- und Rückenmuskulatur)
  - Stellreaktion: Motorische Antwort des Körpers mit dem Ziel, die Körperhaltung nach einer Veränderung oder Störung anzupassen.
- Aktivität des nicht betroffenen Arms und Beins fördern (bei Hemiparesen)
  - Scapulo-humeraler Rhythmus: Dieser beschreibt das optimale Zusammenspiel von Schulterblatt und Oberarm.
  - Scapulo-thorakaler Rhythmus: Dieser beschreibt das optimale Gleiten des Schulterblatts auf dem Thorax bei einer Armbewegung.
  - Becken-Bein-Anbindung: Die Kräftigung des Rumpfs verbessert die Beinbewegung.
- Reaktionsfähigkeit
  - Hand-Augen-Koordination: Fähigkeit, eine Handlung auszuführen, bei der Handbewegungen und visuelle Eindrücke koordiniert werden müssen. Beispielsweise muss die Person beim Segeln die Stärke der Wellen wahrnehmen und gleichzeitig mit den Händen reagieren, um das Segel korrekt zu positionieren.
- Prävention: Vermeidung von Verletzungen

Zur Erreichung und Umsetzung dieser Ziele können in der Physiotherapie unterschiedliche Techniken verwendet werden. Hier wird auf das neuromuskuläre Training, das Bobath-Konzept, Vojta und die propriozeptive neuromuskuläre Fazilitation (PNF) eingegangen. Dieses sind die am häufigsten angewandten Techniken in der physiotherapeutischen Behandlung von Menschen mit neurologischen Erkrankungen. Aus den momentan verfügbaren wissenschaftlichen Daten kann nicht geschlossen werden, welche Technik die besten Wirkungen erzielt (Pott und Thieme 2024).

Neuromuskuläres Training

Neuromuskuläres Training beinhaltet propriozeptives Training, reaktive Übungen, Kraft- und Stabilisierungstraining und dynamische Übungen. Beim propriozeptiven Training wird durch Gewichtsverlagerungen oder dem Sitzen auf unebenen Untergründen an der Stellreaktion gearbeitet. Auf diese Weise kann auch der Gleichgewichtssinn verbessert werden. Außerdem erfolgt durch Stabilisationsübungen eine gezielte Kräftigung der Rumpfmuskulatur. Auch die reaktiven Übungen trainieren die Stellreaktion: Hierbei wird der Körper unvorhersehbar aus dem Gleichgewicht gebracht. Beispielsweise wird bei der rhythmischen Stabilisationstechnik an schnell wechselnden Positionen Druck auf den Körper ausgeübt, und der Mensch soll keine Bewegung zulassen. Beim Kraft- und Stabilisierungstraining werden Übungen zur Kräftigung der Core-Stabilität durchgeführt (Hewett et al. 2006). Zum Abschluss werden bei den dynamischen Bewegungsübungen sportartspezifische Übungen durchgeführt, die komplexe Bewegungsmuster integrieren. Hierbei könnte beispielsweise das Segeln simuliert werden.

Neuromuskuläres Training ist effektiv, weil es die Muskulatur und die neuronalen Strukturen anspricht, die Bewegungen steuern. Es ist eine ganzheitliche Methode, die Kraft, Koordination und Reaktion trainiert. Die Vorteile dieser Trainingsmethode sind die Förderung der Ganzkörperkoordination und der Körperwahrnehmung. Neuromuskuläres Training reduziert das Risiko für akute und chronische Verletzungen und verbessert die Bewegungsqualität.

Das Bobath-Konzept

Ein weiteres Konzept, das in der Neurologie häufig angewendet wird, ist das Bobath-Konzept. Es unterscheidet sich von anderen Therapieformen dahingehend, dass es ein Konzept und keine Therapiemethode darstellt. Übungen werden individuell und flexibel an den Menschen angepasst. Behandelt werden vor allem Menschen mit neurologischen Erkrankungen wie Apoplex, Parkinson, Multiple Sklerose oder Schädel-Hirn-Trauma (Friedhoff und Schieberle 2014).

Das Bobath-Konzept baut auf den Grundprinzipien der individuellen Anpassung und der Förderung der Neuroplastizität, dem 24-Stunden-Konzept und dem ganzheitlichen Ansatz auf. Bei der individuellen Anpassung werden die Ansätze und Übungen speziell an die Bedürfnisse und Fähigkeiten des Menschen angepasst. Es existieren keine Standards, in welcher Art oder welchem Umfang eine Übung ausgeführt werden muss. Bezüglich der Neuroplastizität nutzt das Konzept die Fähigkeit des Gehirns, sich durch Training und Wiederholung neu zu organisieren. Hierbei werden vor allem die erfahrungsabhängige Plastizität und reparative Plastizität genutzt. Bei Tjark Schimmel wird durch die erfahrungsabhängige Plastizität das Segeln wieder erlernt, da das Gehirn diese Aktivität bereits kennt. In Verbindung mit der reparativen Plastizität, bei der andere Teile des Gehirns die Funktionen geschädigter Teile übernehmen oder Kompensationsstrategien erarbeiten, wird das Segeln wieder möglich gemacht. Für die Plastizität ist eine sehr hohe Wiederholungszahl der Übungen notwendig. Beim Bobath-Konzept findet die Therapie nicht ausschließlich während der Behandlung statt, sondern wird auf den Alltag des Menschen übertragen. Somit ist es ein 24-Stunden-Konzept. Dies bedeutet, dass der Tagesablauf und die Aktivitäten besprochen und durchlaufen werden. Dabei wird überlegt, wie der Alltag für die Therapie genutzt werden kann. Hier sind häufig Angehörige und – falls vorhanden – Pflegepersonal integriert. Das Bobath-Konzept konzentriert sich nicht ausschließlich auf die betroffene Körperregion, sondern berücksichtigt die gesamte Körperhaltung und Bewegungskontrolle. Ebenfalls werden die Lebenssituation, Persönlichkeit und Umweltfaktoren berücksichtigt, denn es sollen neben den motorischen Fähigkeiten auch kognitive, mentale und soziale Aspekte einbezogen werden. Zusammenfassend ergeben sich aus den vier in diesem Abschnitt erläuterten Prinzipien folgende Ziele des Bobath-Konzeptes:

- Abbau pathologischer Haltungen und Bewegungsmuster
- Verbesserung der Körperwahrnehmung und des Gleichgewichts
- Erhöhung der Selbstständigkeit und Lebensqualität
- Förderung der Integration betroffener Extremitäten

Vojta

Das Vojta-Prinzip zielt auf die Wiederherstellung oder Verbesserung motorischer Fähigkeiten, der Körperhaltung und der Bewegungsabläufe bei Menschen mit neurologischen oder orthopädischen Störungen ab. Durch die Aktivierung von Reflexmustern werden gezielt Muskelgruppen stimuliert. Durch die Verwendung festgelegter Druckpunkte und Ausgangsstellungen können Muskeln aktiviert werden, die von der Person bewusst nicht angesteuert werden können. Beispielsweise kann durch eine bestimmte

Ausgangsstellung in Bauchlage in Kombination mit den Druckpunkten eine Kriechbewegung angebahnt werden. Somit kann die Rumpfmuskulatur aktiviert werden, auch wenn die Person sie nicht selbst ansteuern kann. Pathologische Bewegungsmuster sind das Ergebnis von Schmerzen oder Ausweichbewegungen. Beispielsweise erfolgt das physiologische Anheben des Arms nach vorne auf direktem Weg. Beim pathologischen Bewegungsmuster wird der Arm zum Beispiel über die Abduktion (Abspreizung) nach vorne oben bewegt. Dieses pathologische Bewegungsmuster entsteht aufgrund eines Zusammenspiels des gesamten Bewegungsapparates. Daher wird beim ganzheitlichen Ansatz des Vojta-Prinzips der gesamte Körper bei der Therapie berücksichtigt.

In der Umsetzung wird aus den Ausgangsstellungen Bauch-, Rücken- und Seitenlage auf bestimmte Punkte des Körpers gezielt Druck ausgeübt (siehe Abb. 6.16). Die Menschen zeigen dadurch Reaktionen, bei denen bestimmte Muskelgruppen aktiviert werden. Mit dem Vojta-Prinzip sollen folgende Ziele erreicht werden:

- Verbesserung der Motorik: Hierdurch sollen Bewegungskontrolle, Gleichgewicht, Kraft, Koordination und Körperhaltung verbessert werden.
- Aktivierung des zentralen Nervensystems: Das zentrale Nervensystem soll durch die gezielte Auslösung von Reflexen aktiviert werden, um die Verbindung zwischen Muskel und Nerv zu stärken.
- Verbesserung der Funktion des Bewegungsapparates: Beweglichkeit, Muskelkraft und Ausdauer sollen gefördert und Fehlstellungen oder muskuläre Dysbalancen sollen korrigiert werden.

Bei der Behandlung mit Vojta ist zu berücksichtigen, dass bei einer Gruppe von Menschen die Reflexmuster nicht ausgelöst werden können. Zudem kann es nicht komplett individuell angepasst werden. Es beschränkt sich auf bestimmte Ausgangsstellungen und Druckpunkte am Körper, die nicht verändert werden können (Sánchez-González et al. 2024).

Propriozeptive neuromuskuläre Fazilitation

Die vierte physiotherapeutische Technik, die in der Neurologie angewendet wird, ist die propriozeptive neuromuskuläre Fazilitation (PNF). PNF nutzt spezifische Bewegungsmuster und Reize, um die Kommunikation zwischen Nerven und Muskeln zu fördern. Bei der PNF werden dreidimensionale Bewegungsmuster in die Therapie integriert. Dabei werden Bewegungen in diagonalen und spiralförmigen Bahnen ausgeführt, die natürlichen Bewegungsabläufen entsprechen. Währenddessen erfolgen Stimulationen: In der Behandlung werden sensorische Reize wie Druck, Zug oder Widerstand eingesetzt, um die Muskelaktivität zu steigern. Ebenso wird auf die

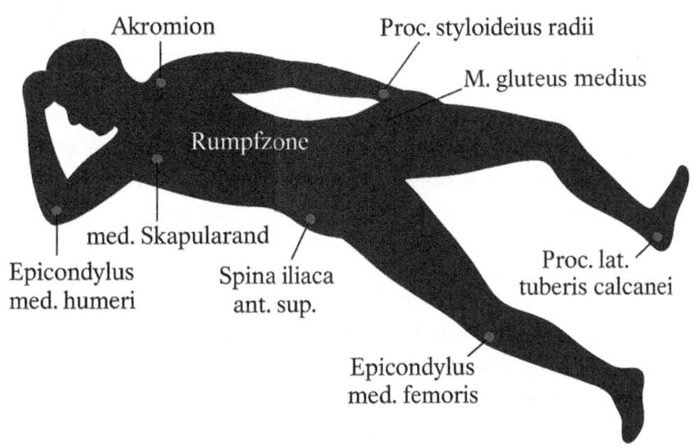

Abb. 6.16 Auslösungszonen für Reflexkriechen

Zusammenarbeit der Muskulatur geachtet: Schwächere Muskeln werden durch die Aktivierung stärkerer Muskeln innerhalb eines Musters unterstützt. Die Übungen werden individuell angepasst.

Bei der PNF sollen pathologische in physiologische Bewegungsmuster umgewandelt werden. Durch die Therapie werden Rezeptoren in Gelenken, Muskeln und Sehnen angeregt. Dies erfolgt bei PNF mittels spezifischer Methoden. Die Bewegung wird immer mit Approximation (Druck) eingeleitet. Zu Beginn der Bewegung führt der/die Therapeut*in ein Stretch durch. Beim Re-Stretch wird während der Bewegung wiederholt ein Stretch durchgeführt. So soll die Muskulatur während der Bewegung einen neuen Impuls bekommen, weiterhin zu kontrahieren, es soll der Ermüdung der Muskulatur entgegengewirkt und die Wahrnehmung gefördert werden. Da geschwächte Muskulatur oder eingeschränkte Beweglichkeit zur Beeinträchtigung des Bewegungsmusters führt, sollen bei der PNF Beweglichkeit und Kraft verbessert werden. Außerdem sollen Schmerzen gelindert und die Erholung nach neurologischen oder orthopädischen Erkrankungen soll gefördert werden.

In der praktischen Umsetzung unterscheidet sich PNF von den anderen Übungsbehandlungen. Es werden spezielle Rotationen und Drehungen bei den Bewegungen verwendet, um den Muskelverläufen optimal gerecht zu werden. Außerdem steht hier ähnlich wie beim Bobath-Konzept eine hohe Wiederholungszahl im Vordergrund (Nguyen et al. 2022).

Fazit

Unter Berücksichtigung wissenschaftlicher Daten kann keine eindeutige Aussage getroffen werden, welche Behandlungstechnik für Menschen mit einer neurologischen Erkrankung am effektivsten ist. In den meisten Studien werden die Techniken einzeln untersucht und nicht im Vergleich zueinander. Daher sind die Erfahrung des Therapeuten und der Eindruck der Betroffenen von hoher Bedeutung. Es ist also ratsam, verschiedene Techniken zu erproben. Tjark Schimmel wird beispielsweise sehr erfolgreich nach Bobath und Vojta behandelt.

Physiotherapie fördert die Teilhabe an Sport und damit die Lebensqualität, Sport wiederum unterstützt den Erfolg der Physiotherapie. Unabhängig davon, ob der Mensch eine Erkrankung oder Beeinträchtigung hat oder präventiv zur Physiotherapie geht, ist es entscheidend, dass die beste Therapiemethode und Sportart für die Person gefunden und beides aufeinander abgestimmt wird.

6.3 Infantile Zerebralparese

6.3.1 „Zauberbärin und Frankyman"

Karin Cordes-Zabel und Frank Cordes

Ich bin Karin, 54 Jahre alt.

Durch Sauerstoffmangel bei der Geburt habe ich eine Zerebralparese, die sich als Athetose und Spastik äußert. Das wirkt sich auch auf meine Sprache aus.

Ich nutze einen E-Rollstuhl, den ich mit dem Ellenbogen steuere. Inzwischen habe ich auch einen Sprachcomputer, eine sogenannte Kommunikationshilfe am Rollstuhl, mit der ich mit Menschen kommunizieren kann, die mich nicht so gut verstehen.

Auch einen stationären Computer kann ich vom Rollstuhl aus bedienen.

Ich lebte in einem Wohnheim für Menschen mit Behinderung und lernte dort 1994 einen Zivildienstleistenden kennen.

1995 verliebten wir uns und an seinem letzten Zivildiensttag verlobten wir uns.

Trotz einiger Hürden und kritischer Stimmen bezogen wir Anfang 1996 eine eigene Wohnung und heirateten noch im selben Jahr.

Wir reisten viel, besuchten Veranstaltungen, Konzerte und Ausstellungen.

Vor einigen Jahren veränderte sich meine Behinderung, der bis dahin nur geringe Spastikanteil wurde viel größer. Man vermutete hormonelle Gründe aufgrund der eingesetzten Wechseljahre.

Ich konnte z. B. immer mit Hilfe kleine Strecken laufen, was jetzt aber viel schwieriger war. Ich bekam einen neuen E-Rollstuhl, mit dem ich regelmäßig Stehübungen machen konnte und den ich komplett selbst bedienen und einstellen konnte.

Da meine Reise- und Abenteuerlust ungebrochen war, begannen wir 2019 mit der Bahn Tagesfahrten zu unternehmen. Wir fuhren früh morgens los, schauten uns eine Stadt an und fuhren spät abends zurück (Abb. 6.17).

Das funktionierte mit der Bahn nicht immer so gut und mein Mann und ich berichteten über unsere guten und schlechten Erlebnisse in den sozialen Medien.

2022 ging mal wieder was schief und das Interesse in den sozialen Medien war groß.

2023 spendete mir die Internet-Community eine BahnCard100 und ich reiste mit meinem Mann durch das ganze Land, schlief im Zug, fuhr nach Österreich, in die Schweiz und nach Frankreich.

Unsere Fangemeinde wurde immer größer, und ich merkte, dass mir das alles auch gesundheitlich guttut.

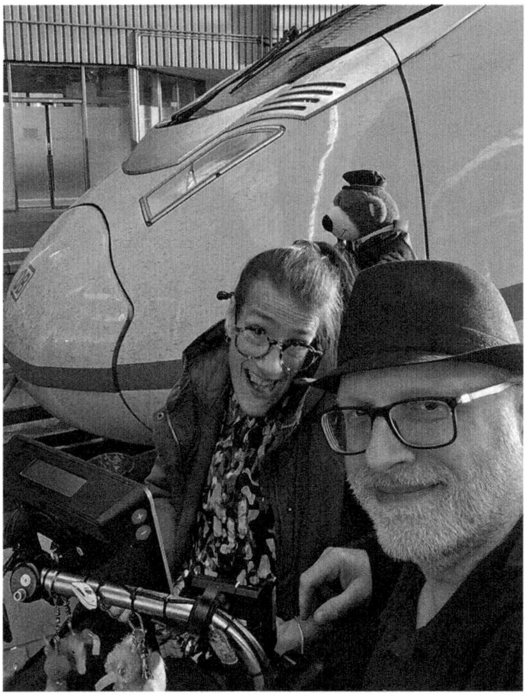

Abb. 6.17 Unterwegs mit der Bahn

Wir wurden mehrfach von der Bahn zu Gesprächen mit Führungskräften und Verantwortlichen eingeladen, und ich diskutierte mithilfe meines Sprachcomputers über Möglichkeiten, Barrieren beim Bahnfahren zu reduzieren. Da wir auch immer den Spaß und die Chancen zeigen wollten und auch über die guten Seiten berichteten, war die Bahn trotz mancher Kritik von uns bereit, mit uns zusammenzuarbeiten.

Wir traten mehrmals im Fernsehen auf, in Podcasts und Radiosendungen und führten unzählige Interviews. Ich konnte mich immer wieder einbringen, meine Ideen von Mobilität und Freiheit vorbringen.

Oktober 2023 durfte ich mit meinem Mann eine eigene Radiosendung mit prominenten Gästen moderieren, natürlich wieder mithilfe meines Sprachcomputers.

Über 90.000 km legten wir 2023 auf der Schiene zurück. 2024 spendete mir die Fangemeinde wieder eine BahnCard100. Die Bahn lud uns zur Unterstützung bei Schulungen ein und wir konnten noch mehr Probleme lösen. Außerdem wuchs in den sozialen Medien unsere Bekanntheit.

Wir lernten viele Menschen und auch deren Geschichten kennen, Zeitungen und Magazine bezeichneten uns als „Kultstars", „Prominente" und „Influencer". Unsere Internetnamen „Zauberbärin und Frankyman" sind inzwischen bekannt, wenn es um das Bahnfahren mit Rollstuhl geht.

Viele Millionen Mal wurden unsere Posts gelesen und unsere Videos angeklickt.

Leider wurde aber auch die Spastik stärker. Auch wenn die vielen Fahrten und Begegnungen für mich Abwechslung bedeuteten, funktionierte das nicht immer.

Aktuell nutze ich, wenn ich gerade nicht im Zug unterwegs bin, einen Bewegungstrainer für die Beine, der Besserung bringt. Zusätzlich habe ich eine Botoxbehandlung gegen die Spastik in den Beinen bekommen, die aber noch keine deutliche Wirkung zeigt.

Weiterhin probiere ich gerade auf Privatrezept Cannabis zum Inhalieren aus, was tatsächlich für einige Stunden eine sehr deutliche Erleichterung bringt.

Ich bin gespannt, wie sich das entwickeln wird, vielleicht wird es auch die Kombination verschiedener Therapien.

Auch unterwegs mache ich Stehübungen mit der Stehfunktion des E-Rollstuhls und laufe kleine Strecken, sogar im Zug.

Die Fangemeinde und Community liest auch interessiert bei dem Thema Spastikbehandlung mit, zumal darunter auch Betroffene sind.

Es gibt auf jeden Fall noch viel zu tun, wenn es um den Abbau von Barrieren und die Sichtbarkeit von Menschen mit Behinderung geht.

Ich freue mich, dass ich daran mitwirken kann.

6.3.2 Infantile Zerebralparese

Victoria Ohla

Einleitung

Die infantile Zerebralparese (ICP) ist eine dauerhafte, nicht fortschreitende Störung von Bewegung und Haltung aufgrund einer Pathologie des sich entwickelnden Gehirns. Menschen mit einer infantilen Zerebralparese sind allerdings in erster Linie Persönlichkeiten mit individuellen Lebenswegen, Fähigkeiten und Herausforderungen. Die vorangehende Geschichte ist ein Beispiel dafür, wie trotz erheblicher körperlicher Einschränkungen Selbstbestimmung, gesellschaftliche Teilhabe und sogar öffentliche Wirkung möglich werden – durch technische Hilfsmittel, persönliche Resilienz und soziale Unterstützung.

Die beschriebenen Erfahrungen – etwa der Einsatz eines Sprachcomputers und eines individuell steuerbaren Elektrorollstuhls mit Stehfunktion sowie die Kombination klassischer und neuer Therapieansätze wie Botulinumtoxin und Cannabis – stehen exemplarisch für die komplexe Realität vieler Betroffener. Sie verdeutlichen, wie medizinisches und therapeutisches Wissen die individuelle Lebensgestaltung fördert.

Das folgende Kapitel stellt die Ursachen, Klassifikationen, Therapieformen und modernen Entwicklungen bei der infantilen Zerebralparese dar. Diese Kenntnisse und die patientenzentrierte und angehörigenorientierte Versorgung sind gleichermaßen erforderlich, damit Behandler Betroffene auf dem Weg zu einer möglichst guten Lebensqualität und Teilhabe unterstützen können.

Definition und Epidemiologie

Die infantile Zerebralparese (ICP) ist eine klinisch heterogene Gruppe dauerhafter, aber nicht fortschreitender Störungen von Bewegung und Haltung, bedingt durch eine Schädigung oder Fehlentwicklung des sich entwickelnden Gehirns (Rosenbaum et al. 2007). Die Prävalenz liegt weltweit bei etwa 2–2,5 Fällen pro 1000 Lebendgeburten (Oskoui et al. 2013). ICP ist eine der häufigsten Ursachen körperlicher Behinderungen im Kindesalter.

Ätiologie und Pathophysiologie

Die Ursachen der ICP reichen von pränatalen Einflüssen (Infektionen, Plazentainsuffizienz, genetische Anomalien) über perinatale Schäden (z. B. Hypoxie, Frühgeburtlichkeit mit periventrikulärer Leukomalazie (PVL)) bis zu postnatalen Faktoren wie Enzephalitis oder schwerem Schädel-Hirn-Trauma. Die zentrale pathophysiologische Grundlage ist eine Störung der Reifung oder Funktion motorischer Hirnstrukturen wie der Pyramidenbahn, der Basalganglien oder des Kleinhirns (Volpe 2008).

Motorische Symptome

Um der klinischen Vielfalt der infantilen Zerebralparese gerecht zu werden, ist eine differenzierte Klassifikation unerlässlich. Sie bildet die Grundlage für Diagnostik, Therapieplanung und prognostische Einschätzung. Dabei werden motorische Symptome ebenso berücksichtigt wie deren Verteilungsmuster und funktionelle Auswirkungen auf die Alltagsmobilität der Betroffenen.

Spastik

Die spastische Zerebralparese stellt mit etwa 80 % aller Fälle die häufigste Ausprägung dar. Sie ist gekennzeichnet durch eine erhöhte Muskelsteifigkeit (Spastik), Hyperreflexie und

Bewegungseinschränkungen, die auf Schädigungen der kortikospinalen Bahnen zurückzuführen sind. Je nach Verteilungsmuster unterscheidet man mehrere Subtypen (Novak et al. 2017): Bei der spastischen Hemiparese ist eine Körperhälfte betroffen. Die spastische Diparese betrifft vorwiegend die unteren Extremitäten, während die oberen weniger stark eingeschränkt sind. Die spastische Tetraparese umfasst schließlich alle vier Extremitäten gleichermaßen.

Dyskinesien

Die dyskinetische Zerebralparese ist durch unwillkürliche, unkontrollierte Bewegungen gekennzeichnet und resultiert typischerweise aus Läsionen in den Basalganglien. Innerhalb dieser Gruppe unterscheidet man insbesondere (Sanger et al. 2003):

- Die *dystone* Form, bei der tonische Spannungszustände dominieren, die zu verdrehten Haltungen und Bewegungsabläufen führen. Der Muskeltonus ist schwankend und kann sowohl hypo- als auch hyperton ausgeprägt sein.
- Die *athetoide* Form äußert sich in langsamen, schraubenden und schleifenden Bewegungen, vor allem an den distalen Extremitäten. Diese sind häufig schwer kontrollierbar und nehmen unter emotionalem Stress zu.

Oft treten beide Formen kombiniert auf, weshalb auch der Begriff „dyskinetisch" als übergeordnete Bezeichnung gebräuchlich ist.

Ataxie

Die ataktische Form der Zerebralparese ist vergleichsweise selten. Die Patienten zeigen radiologisch häufig Normalbefunde oder Kleinhirnpathologien, jedoch kommen auch viele andere Befunde vor (Horber et al. 2023). Die ataktische Zerebralparese äußert sich in Koordinationsstörungen, Gleichgewichtsproblemen und einer allgemeinen Bewegungsunsicherheit. Typisch sind Intentionstremor, Dysmetrie und ein niedriger Muskeltonus (Hypotonie), was das motorische Lernen deutlich erschwert. Kinder mit ataktischer ICP zeigen häufig ein breitbasiges, unsicheres Gangbild.

Gemischte motorische Symptome

Bei vielen Patientinnen und Patienten lassen sich mehrere Bewegungsstörungen gleichzeitig beobachten. Häufige Kombinationen sind etwa eine spastisch-dystone Symptomatik, bei der sowohl erhöhter Muskeltonus als auch unwillkürliche Bewegungsmuster vorliegen. Die klinische Einteilung richtet sich dann in der Regel nach dem jeweils dominanten Störungsmuster.

Nicht motorische Symptome

Die infantile Zerebralparese ist häufig nicht nur durch motorische Störungen geprägt, sondern geht in vielen Fällen mit weiteren neurologischen Symptomen einher, die die Lebensqualität, Selbstständigkeit und Teilhabe der Betroffenen beeinträchtigen. Kognitive Einschränkungen liegen bei den meisten Kindern und Jugendlichen mit ICP vor, sodass beispielsweise in Dänemark nur 40 % der an ICP leidenden die Grundschulausbildung abschließen (Uhre et al. 2024). Eine systematische entwicklungspsychologische Diagnostik ist also essenziell, um frühzeitig geeignete Fördermaßnahmen einleiten zu können.

Verhaltensauffälligkeiten sind sowohl bei Kindern als auch bei Jugendlichen mit ICP häufig (Brossard-Racine et al. 2013). Hinzu kommt ein erhöhtes Risiko für Depression und Angst (Whithney et al. 2019). Die Belastung der Angehörigen ist hoch (Alhumaidi et al. 2023). Auch Erwachsene mit ICP haben ein erhöhtes Risiko für Depression und Angst, wobei beides mit Problemen der emotionalen Regulation assoziiert ist (Smith et al. 2018; Honan et al. 2023). (Kinder-) psychiatrische oder (kinder-)psychologische Expertise kann also für die Behandlung der Betroffenen oder die Unterstützung der Familie erforderlich sein.

Auch sensorische Störungen wie somatosensorische Defizite, Hör- und Sehstörungen kommen vor (Knijnenburg et al. 2023; Reid et al. 2011; Galli et al. 2022). Die genannten Modalitäten bedürfen daher der systematischen Untersuchung. Eine rechtzeitige Anpassung von Sehhilfen oder Hörgeräten ist entscheidend für die Sprach- und Gesamtentwicklung.

Nicht zuletzt ist die Dysphagie als bei 81,5 % der Patient*innen vorliegendes Symptom klinisch bedeutsam. Sie ist nämlich mit einem reduzierten Allgemeinzustand, einer Wachstumsverzögerung, einer schlechteren motorischen Funktion und einer Malnutrition assoziiert (Calderone et al. 2025). Die systematische Schluckdiagnostik mittels klinischer Schluckuntersuchung, FEES oder Videofluoroskopie ist daher erforderlich. Bei bestehender Dysphagie ist eine zumeist durch Logopäd*innen durchgeführte Schlucktherapie erforderlich, eine PEG-Sonde kann in schweren Fällen notwendig werden.

Jeder zweite Patient mit ICP leidet an einer Epilepsie. Die spastisch-diplegische ICP und perinatale Infektion sind mit einem erhöhten Risiko für Epilepsie assoziiert (Alyoubi und Abu-Zaid 2024). Die Auswahl des geeigneten Medikaments richtet sich stets nach dem individuellen Anfallsprofil, der Wirksamkeit, der Verträglichkeit und potenziellen Wechselwirkungen mit anderen Therapieformen.

Alle genannten neurologischen Symptome beeinflussen das Leben der Betroffenen in hohem Maße. Ihre Erfassung und Behandlung in einem multidisziplinären Setting ist daher unerlässlich.

Diagnostik

Die Diagnostik der infantilen Zerebralparese erfordert eine risikobezogene Anamnese (z. B. Frühgeburtlichkeit, neonatale Enzephalopathie, neonatologischer Behandlungsbedarf, Fehlbildungen), eine klinische Untersuchung, eine bildgebende Diagnostik und ein standardisiertes motorisches Assessment. Ziel ist es, die Störung möglichst frühzeitig zu erkennen, Differenzialdiagnosen abzugrenzen sowie therapeutische Interventionen und eine gezielte Förderung einzuleiten (Novak et al. 2017). Das kraniale MRT (cMRT) ermöglicht die Darstellung typischer struktureller Hirnveränderungen wie der periventrikulären Leukomalazie (PVL), kortikaler Malformationen oder anderer Läsionen der weißen und grauen Substanz (Bax et al. 2005). Bei klinischem Verdacht auf Epilepsie wird das Elektroenzephalogramm (EEG) herangezogen.

Für die Einschätzung der funktionellen motorischen Fähigkeiten hat sich das international etablierte Gross Motor Function Classification System (GMFCS) bewährt. Es unterteilt die grobmotorische Mobilität in fünf Schweregrade und stellt ein valides Instrument zur Therapieplanung, Prognoseeinschätzung und Verlaufsbeobachtung dar (Palisano et al. 1997). Das Prechtl Qualitative Assessment of General Movements (GM) und die Hammersmith Infant Neurological Examination (HINE) dienen der Identifikation der ICP bereits in einem Alter von unter 5 Monaten (Novak et al. 2017).

Therapie

Multidisziplinäre Rehabilitation

Da es sich bei der ICP um eine komplexe, lebenslange Störung mit unterschiedlichen Ausprägungen handelt, ist ein multidisziplinärer Therapieansatz erforderlich, der individuell auf die funktionellen Einschränkungen und Ressourcen der Betroffenen abgestimmt wird. Das vorrangige Ziel der Rehabilitation ist nicht die Heilung, sondern die Optimierung der funktionellen Fähigkeiten sowie die Förderung von Selbstständigkeit und Teilhabe. Dabei müssen sowohl motorische als auch sensorische, kommunikative und psychosoziale Aspekte berücksichtigt werden. Grundlage der Rehabilitation ist ein von den verschiedenen mit dem Patienten arbeitenden Disziplinen gemeinsam festgelegter patientenzentrierter Therapieplan bzw. individueller Förderplan, der die jeweiligen Stärken und Schwächen, Förderziele, Maßnahmen zur Zielerreichung und die Kontrolle der Erreichung dieser Ziele enthält und regelmäßig angepasst wird (Hahne 2006). Zu den Bausteinen der multidisziplinären Rehabilitation gehören (Novak et al. 2013):

Physiotherapie

Die Physiotherapie ist häufig der zentrale Bestandteil der Behandlung. Sie zielt auf die Verbesserung der Haltungskontrolle, der Muskelkraft, der Bewegungskoordination und des Gleichgewichts sowie die Prävention von Kontrakturen und Fehlstellungen ab. Zum Einsatz kommen beispielsweise das Bobath-Konzept, die Vojta-Therapie sowie Task-orientierte Ansätze und intensives motorisches Training (z. B. constraint-induced movement therapy – CIMT), vor allem bei Hemiparesen (Siehe 6.2.6).

Ergotherapie
Die Ergotherapie fokussiert sich auf die Förderung alltagspraktischer Fähigkeiten im persönlichen, schulischen oder beruflichen Umfeld. Dazu gehören das Erlernen und Verbessern feinmotorischer Fertigkeiten, die Schulung der Selbstversorgung (z. B. Ankleiden, Essen, Schreiben) und die Hilfsmittelanpassung im häuslichen oder schulischen Umfeld. Auch sensomotorische Integrationsstörungen, also Störungen der Fähigkeit, Reize aus verschiedenen Quellen zu integrieren und in motorische Handlungen umzusetzen, werden im Rahmen der Ergotherapie adressiert (Machado et al. 2010, Warutka und Krishna Kovela 2022).

Logopädie
Die logopädische Behandlung richtet sich insbesondere an Kinder mit orofazialen Dysfunktionen, Sprachentwicklungsverzögerungen, Sprechapraxie, Dysarthrie oder Dysphagie (Bader und Niemann 2010). Inhalte der logopädischen Therapie sind beispielsweise

- die Förderung der Artikulation, der Lautbildung und des Sprachverständnisses,
- die Behandlung der Dysphagie zur Verbesserung der Nahrungsaufnahme und Reduktion von Aspiration,
- die personell oder technisch unterstützte Kommunikation.

Psychosoziale Begleitung und sozialpädiatrische Zentren
Die psychosoziale Begleitung durch Psycholog*innen unterstützt bei der Krankheitsverarbeitung und emotionalen Stabilisierung (Jefferies et al. 2022). Auch die Angehörigen benötigen häufig psychosoziale Unterstützung, insbesondere bei schwerer Beeinträchtigung des Kindes (Dieleman et al. 2021). Sozialpädiatrische Zentren stellen ein multidisziplinäres Behandlungsangebot dar, welches neben der medizinischen Behandlung auch Unterstützung bei der Koordination von Heil- und Hilfsmitteln sowie Pflegeleistungen und bei der Integration in Kindergarten, Schule oder Arbeitswelt bietet. Einen genauen Einblick in die Konzeption sozialpädiatrischer Zentren bietet das Altöttinger Papier (Deutsche Gesellschaft für Sozialpädiatrie und Jugendmedizin 2014).

Hilfsmittel
Hilfsmittel spielen in der Versorgung von Menschen mit infantiler Zerebralparese eine zentrale Rolle. Sie fördern Selbstständigkeit, Mobilität, Kommunikation, Teilhabe, Lebensqualität und soziale Integration. Orthesen (körpernahe, körperanliegende oder körperumschließende Hilfsmittel) und andere Hilfsmitttel wie Rehakarren, Therapiestühle, Steh- und Gehtrainer, Rollatoren, Rollstühle - gegebenenfalls individuell adaptiert oder mit Elektroantrieb -, sowie Kommunikationshilfen kommen zum Einsatz. Die Auswahl und Anpassung erfolgt mit Unterstützung eines interdisziplinären Teams aus Ärzt*innen, Therapeut*innen, Orthopädie- und Rehatechniker*innen und gegebenenfalls Pädagog*innen. Die regelmäßige Anpassung an das Wachstum und die motorische Entwicklung ist hier von zentraler Bedeutung (Feldner et al. 2022). Nur durch die enge Zusammenarbeit aller Beteiligten kann gewährleistet werden, dass Hilfsmittel nicht nur zur Verfügung stehen, sondern auch genutzt werden.

Die häufigste und sichtbarste Hilfsmittelgruppe stellen Rollstühle dar. Hierbei kommen sowohl manuelle als auch elektrische Rollstühle zum Einsatz. Manuelle Rollstühle setzen eine ausreichende Armfunktion voraus und ermöglichen durch eine leichte Bauweise aktive Teilhabe im Alltag. Ergänzt werden sie durch Zusatzantriebe oder Schiebehilfen, wenn die Eigenkraft begrenzt ist. Elektrorollstühle werden bei höhergradiger Bewegungseinschränkung eingesetzt. Sie können individuell angepasst und mit verschiedenen Steuerungsmöglichkeiten ausgestattet werden, etwa mit Joystick oder Kopfsteuerung. Modelle mit Sitz-, Liege- und Stehfunktion ermöglichen je nach Funktion Lagewechsel, Kommunikation auf Augenhöhe oder Kreislauftraining.

Orthesen dienen der Stabilisierung, der Korrektur und der Funktionsverbesserung im Bereich von Gelenken. Typische Indikationen sind Spitzfußstellungen, Knick-Senkfüße oder Hüftinstabilitäten. Eingesetzt werden:

- Unterschenkelorthesen (AFOs) zur Gangbildverbesserung
- Knieorthesen, teilweise mit Extensionskontrolle
- Hüftabduktionsorthesen zur Luxationsprophylaxe

Lagerungssysteme und maßgefertigte Sitzschalen tragen zur Prävention von Kontrakturen, Dekubitus und Skoliosen bei und verbessern Haltung und Komfort.

Für Kinder mit Einschränkung von Sprachverständnis und Lautsprache ist der Zugang zu alternativen Kommunikationsformen von zentraler Bedeutung. Die unterstützte Kommunikation (UK) umfasst:

- Symboltafeln und Gebärden (z. B. lautsprachbegleitende Gebärden)
- Sprachunterstützende Apps und Softwarelösungen
- Sprachcomputer, die über Taster, Blicksteuerung oder Touchscreens bedient werden können

Diese Geräte ermöglichen den Ausdruck von Bedürfnissen, Meinungen und Emotionen, fördern soziale Interaktion und tragen wesentlich zur schulischen und gesellschaftlichen Integration bei.

Elektronische Systeme zur Umfeldsteuerung ermöglichen es den Betroffenen, elektrische Geräte wie Türen, Fenster, Beleuchtung oder Fernseher selbstständig zu bedienen – etwa über Sprachsteuerung, Schalter oder Augensteuerung. Diese Systeme erhöhen die Selbstbestimmung und reduzieren die Abhängigkeit von Assistenzpersonen im Alltag.

Pharmakotherapie der Bewegungsstörungen bei infantiler Zerebralparese

Die medikamentöse Behandlung bei infantiler Zerebralparese richtet sich primär nach der vorherrschenden Bewegungsstörung – insbesondere Spastik und Dyskinesien – sowie nach begleitend auftretenden neurologischen Symptomen wie Epilepsie (Pons et al. 2017). Ziel der Pharmakotherapie ist es, motorische Symptome zu lindern, funktionelle Fähigkeiten zu verbessern, Schmerzen zu reduzieren und die Lebensqualität der Betroffenen zu erhöhen.

Spastik stellt eine der häufigsten und behandlungsbedürftigsten Bewegungsstörungen bei ICP dar. Der erhöhte Muskeltonus kann zu Schmerzen, Bewegungseinschränkungen, Gelenkkontrakturen und sekundären orthopädischen Komplikationen führen. Zur pharmakologischen Behandlung stehen verschiedene Wirkstoffe zur Verfügung (Delgado et al. 2010):

- Baclofen ist ein zentral wirksamer GABA-B-Rezeptor-Agonist, der die Erregungsübertragung im Rückenmark hemmt und dadurch die Muskelspannung reduziert. Häufige Nebenwirkungen der oralen Therapie sind Sedierung, Muskelschwäche und Übelkeit. Bei therapierefraktärer Spastik kann Baclofen über eine intrathekale Pumpe direkt in den Liquorraum appliziert werden. Diese Applikationsform vereint hohe Wirksamkeit mit gegenüber der oralen Therapie geringeren zentralnervösen Nebenwirkungen, erfordert aber eine langfristige spezialisierte ambulante Betreuung zur Befüllung und Überprüfung der Pumpe sowie erforderlichenfalls Anpassung der Laufrate.
- Botulinumtoxin Typ A (BoNT-A) wird gezielt in spastische Muskelgruppen injiziert und blockiert dort die präsynaptische Acetylcholinfreisetzung. Es eignet sich besonders zur fokalen Spastikbehandlung. Die Wirkung tritt nach wenigen Tagen ein und hält etwa drei Monate an. Wiederholte Injektionen sind möglich. Lokale Nebenwirkung ist eine Muskelatrophie, den gesamten Organismus betreffende Nebenwirkungen wie die Ausbreitung des Toxins mit systemischer Muskelschwäche sind selten (Multani et al. 2019).
- Tizanidin, ein zentral wirkender Alpha-2-Adrenozeptor-Agonist, kann zur Tonusminderung beitragen, hat jedoch auch un-

günstige Nebenwirkungen wie Sedierung, Hypotonie oder Leberwerterhöhungen.
- Diazepam, ein Benzodiazepin, verstärkt die Wirkung von GABA durch allosterische Modulation des GABA-A-Rezeptors, wirkt allerdings sedierend und potenziell abhängigkeitserzeugend.
- Dantrolen wirkt als Antagonist am Ryanodin-Rezeptor in der Muskelfaserzelle und reduziert die Kontraktilität des Muskels. Hepatotoxizität und Muskelschwäche, die auch die Atemmuskulatur beeinträchtigen kann, sind Nebenwirkungen (Ratto und Joyner 2025).

Die Effekte der medikamentösen Behandlung von *Dyskinesien* wie Dystonie oder Athetose sind weniger vorhersagbar als bei spastischen Formen. Die wissenschaftliche Datenlage zur Dystonie bei ICP ist zurzeit noch nicht ausreichend (Bohn et al. 2021). Zum Einsatz kommen beispielsweise:

- *Trihexyphenidyl* ist ein zentral wirksames Anticholinergikum, welches die Dystonie und die motorische Funktion verbessert (Rajkumar et al. 2023). Die Dosis muss langsam titriert werden. Typische Nebenwirkungen sind Mundtrockenheit, Verwirrtheit und gastrointestinale Beschwerden.
- *Tetrabenazin* wirkt über die Hemmung des vesikulären Monoamin-Transporters (VMAT2) und reduziert dadurch die synaptische Verfügbarkeit von Dopamin. Tetrabenazin ist in der Behandlung der dyskinetischen ICP effektiv, jedoch mit möglichen Nebenwirkungen wie Depression, Sedierung oder Parkinsonismus assoziiert (Scalise et al. 2021).

Chirurgische Therapie der Bewegungsstörungen bei infantiler Zerebralparese

Wenn konservative und medikamentöse Maßnahmen bei Kindern oder Erwachsenen mit infantiler Zerebralparese nicht ausreichen, um eine ausreichende Beweglichkeit, Schmerzfreiheit oder Funktionalität zu gewährleisten, können chirurgische Eingriffe notwendig werden. Die chirurgischen Maßnahmen lassen sich in orthopädische und neurochirurgische Verfahren unterteilen und werden im interdisziplinären Team mit Orthopäden, Neurochirurgen, Rehabilitationsmedizinern und Therapeuten geplant.

Orthopädische Operationen kommen vor allem bei Kontrakturen, Fehlstellungen oder Luxationsgefahr von Gelenken zum Einsatz. Kontrakturen müssen zeitgerecht behandelt werden, damit sich keine muskuloskeletalen Deformitäten entwickeln (Skoutelis et al. 2020). Ziel orthopädischer Eingriffe ist die Verbesserung von Beweglichkeit, Schmerz, Mobilität und Teilhabe – sei es gehend, stehend oder im Rollstuhl. Muskel-Sehnen-Verlängerungen, etwa an den Ischiocruralmuskeln oder der Achillessehne, können das Gangbild verbessern (Do et al. 2022). Osteotomien, also gezielte Durchtrennungen und Umstellungen von Knochen, werden beispielsweise am Oberschenkelknochen (Femur) vorgenommen und verbessern ebenfalls nachweislich das Gangbild (Bailly et al. 2024).

Neurochirurgische Maßnahmen zielen auf die Reduktion der muskulären Überaktivität bei ausgeprägter Spastik ab, insbesondere wenn diese generalisiert auftritt und mit konventionellen Mitteln nicht ausreichend beherrscht werden kann. Die selektive dorsale Rhizotomie (SDR) ist ein neurochirurgisches Verfahren zur dauerhaften Spastikreduktion. Dabei werden in einem mikrochirurgischen Eingriff bestimmte sensorische Nervenwurzeln im Bereich der Lumbosakralregion durchtrennt, die für die Überaktivität der Muskulatur verantwortlich sind. Dies führt zu einer langfristigen Tonusminderung, insbesondere an den unteren Extremitäten, und ihre Ergebnisse sind für die spastische Diparese gut untersucht. Interessanterweise zeigte sich hier, dass die SDR im Vergleich mit der Kombination aus orthopädischer Chrirurgie und medikamentöser Spastiktherapie zu ähnlichen Therapieerfolgen führt (Munger et al. 2017).

Prognose

Die Prognose der infantilen Zerebralparese ist ausgesprochen individuell und hängt von einer Vielzahl an Faktoren ab, darunter die Ursache und Ausprägung der Erkrankung, das Vorhandensein von Begleiterkrankungen, der Zeitpunkt der Diagnose, die sozialen Rahmenbedingungen und die ergriffenen therapeutischen Maßnahmen. Eine Anzahl von prognostischen Faktoren wurde identifiziert, die mit dem Erlernen des Gehens assoziiert sind: die Fähigkeit des freien Sitzes im Alter von unter 2 Jahren sowie das Fehlen von Sehbeeinträchtigung, intellektueller Beeinträchtigung, spastischer Tetraparese und Epilepsie (National guideline alliance 2017; Keeratisiroj et al. 2018). Ein höherer GMFCS-Level, eine bilaterale spastische ICP und eine intellektuelle Beeinträchtigung sind mit Sprachstörungen assoziiert, und das Vorliegen von GMFCS 5 und einer PEG-Sonde sind mit einer erhöhten Mortalität assoziiert (National guideline alliance 2017).

Erwachsene mit ICP und fehlender intellektueller Beeinträchtigung schätzen ihre Lebensqualität genauso hoch ein wie gesunde Personen. Das Vorhandensein einer Partnerschaft und einer sexuellen Beziehung sind mit einer höheren Lebensqualität assoziiert (Maestro-Gonzalez et al. 2018). Um die Lebensqualität und Teilhabe von Menschen mit infantiler Zerebralparese zu fördern, sind vielfältige Bemühungen erforderlich: multidisziplinäre Therapie, spezialisierte Rehabilitationsangebote, angemessene Hilfsmittelversorgung, Barrierefreiheit im Alltag und soziale Integration spielen hierbei eine entscheidende Rolle.

Zusammenfassung

Die infantile Zerebralparese ist eine neurologische Entwicklungsstörung mit vielfältigen Ursachen und Erscheinungsformen. Die Diagnostik stützt sich auf die risikobezogene Anamnese, klinische Untersuchungen, die Bildgebung und standardisierte Assessments. Die Therapie umfasst ein multidisziplinäres Konzept mit ärztlicher und psychologischer Behandlung, Physiotherapie, Ergotherapie, Logopädie, Hilfsmitteln sowie medikamentösen und chirurgischen Verfahren. Bei angemessener Unterstützung können viele Betroffene trotz teils schwerer Einschränkungen ein selbstbestimmtes Leben mit normaler Lebensqualität und gleichberechtigter Teilhabe führen. Im Anschluss an diese überblicksartige Darstellung der infantilen Zerebralparese mit Fokus auf Diagnostik, Therapieoptionen und aktuellen Forschungsergebnissen folgt nun ein vertiefender Beitrag, der das Spektrum der Maßnahmen zur Reduktion der Spastik in der Physiotherapie und der Physikalischen Therapie darstellt.

6.3.3 Behandlung von Spastik: Eine Vielfalt an Möglichkeiten über die „normale" Physiotherapie hinaus

Kerrin Mönnich

Einleitung

Die Therapie der Spastik ist multimodal: Sie umfasst medikamentöse Therapien, Heilmittel, Orthesen und invasive Verfahren (Siehe 6.3.2). Neben den bewährten Therapiekonzepten aus der Physiotherapie wie Vojta, PNF und Bobath (Siehe 6.2.6) gibt es eine Vielzahl an weiteren vielversprechenden Ansätzen, die in aktuellen Studien positive Ergebnisse gezeigt haben: Elektrotherapie, fokale Vibration, Taping und Lagerungstechniken. Im Bereich der Elektrotherapie wird im Folgenden auf transkutane elektrische Nervenstimulation (TENS), neuromuskuläre Stimulation (NMES) und Elektroakupunktur (EAP) eingegangen. Die Auswirkung des Einsatzes moderner Hilfsmittel wie Stehrollstühle und Exoskelette wird in diesem Kapitel ebenfalls vorgestellt.

Transkutane elektrische Nervenstimulation

Die transkutane elektrische Nervenstimulation (TENS) kann bei Spastik schmerzlindernd und entspannend wirken und die Bewegungskontrolle fördern. Bei der Anwendung dieser ergänzenden Therapiemaßnahme muss vor allem auf die individuelle Einstellung des Geräts geachtet werden. Bei einer zu hohen Intensität der Stromimpulse kann es zu einer Kontraktion im Muskel und in der Folge zu einer Verstärkung der Spastik kommen. Ist die Intensität jedoch zu gering, ist die Therapie unwirksam. Die am häufigsten verwendeten Intensitäten sind zwischen 80 und

120 Hz. Die Elektroden sollten gezielt im Bereich der spastischen Muskelgruppen angeordnet werden. Aus therapeutischer Sicht sollte die Behandlung täglich ein- bis dreimal für 20 bis 30 min erfolgen. Bei den ersten Anwendungen sollte immer ein/e Physiotherapeut*in, physikalische/r Therapeut*in oder Arzt/Ärztin anwesend sein. Im Falle der komplikationslosen Durchführung können die Betroffenen die Therapie eigenständig zu Hause umsetzen. Wichtig ist, dass Menschen mit Herzschrittmachern, Implantaten oder akuten Hautinfektionen im betroffenen Bereich keine Elektroden verwenden (Bajpai et al. 2021).

Neuromuskuläre Elektrostimulation

Bei der neuromuskulären Elektrostimulation (NMES) wird ebenfalls mit elektrischen Impulsen gearbeitet, durch die Muskeln aktiviert oder stimuliert werden sollen. Kwakkel et al. zeigten 2008, dass NMES als unterstützende Maßnahme signifikant die Spastik in den betroffenen Extremitäten senkt und die Beweglichkeit, die Bewegungskoordination und die Gangsicherheit verbessert.

Nachfolgend werden die verschiedenen Wirkungsweisen der NMES genauer erläutert:

- Reduktion der Muskelspannung: Die elektrischen Impulse können die Übererregbarkeit von Nervenzellen im Bereich der spastischen Muskeln verringern, was zu einer Entspannung der Muskulatur führt.
- Verbesserung der Muskelkraft und -koordination: Die aktive Muskelkontraktion, die motorische Kontrolle und die Bewegungskoordination werden verbessert.
- Förderung der Blutzirkulation und Muskelreparatur: Durch die wiederholte Stimulation der Muskeln wird die Blutversorgung in den behandelten Gebieten verbessert, was zur Nährstoffversorgung der Muskeln beiträgt, und die Erholung der Muskulatur unterstützt.
- Neuroplastische Effekte: Wiederholte neuromuskuläre Stimulation könnte neuroplastische Veränderungen im Gehirn und Rückenmark fördern (Kwakkel et al. 2008).

Die NMES kann also unterstützend eingesetzt werden. Jedoch muss auch hier auf die korrekte Dosierung geachtet werden. Eine zu hohe Dosierung kann zu Muskelschmerzen und -krämpfen führen. Ebenfalls können Hautreizungen im Bereich der Elektroden auftreten. Die NMES kann gut mit anderen Behandlungsmethoden kombiniert werden, um eine umfassende Behandlung der Spastiken zu ermöglichen.

Elektroakupunktur

Die Elektroakupunktur (EAP) stellt eine modifizierte Form der traditionellen Akupunktur dar. Dabei werden schwache elektrische Ströme durch die Akupunkturnadeln geleitet. Durch die elektrische Stimulation soll die Wirkung stärker und gezielter als bei der normalen Akupunktur sein. Ziele dieser Behandlungsmethode sind die Reduktion der Spastik und die Verbesserung der Beweglichkeit.

Diese Ziele sollen auf folgende Weise erreicht werden:

- Schmerzlinderung: Die EAP stimuliert die Nervenbahnen und aktiviert die Freisetzung von Endorphin und Encephalin im Gehirn. Diese Neurotransmitter wirken schmerzlindernd und können so die Spastik reduzieren.
- Verbesserung der Durchblutung: Die EAP führt zu einer Erhöhung der lokalen Durchblutung und unterstützt die Gewebereparatur.
- Reduktion der Muskelspannung: Die EAP moduliert die Aktivität des zentralen Nervensystems, was wiederum den Muskeltonus reduziert und die Gelenkbeweglichkeit steigert (Deutsche Gesellschaft für Neurologie 2019).
- Förderung der neuronalen Plastizität: Die EAP kann die neuronale Plastizität fördern, was zu einer verbesserten motorischen Kontrolle und einer Reduktion der Spastik führt.
- Verbesserung der Beweglichkeit: Die EAP kann zu einer Steigerung der Bewegungsfähigkeit und einer Verbesserung der täglichen Funktionalität führen, indem sie die Muskelkoordination fördert und den Bewegungsumfang erweitert (Meissner et al. 2004).

Ein Vorteil der EAP ist die schnelle Wirkung, die im Gegensatz zur TENS auch nach Abschluss der Behandlung weiterbesteht. Durch die elektrische Stimulation der präzise definierten Akupunkturpunkte kann die Anwendung auch sehr genau umgesetzt werden. Die Anwendung darf allerdings nur durch speziell ausgebildetes Fachpersonal erfolgen. Über die langfristige Wirkung dieser Therapie kann noch keine wissenschaftlich belastbare Aussage getätigt werden (Meissner et al. 2004).

Vergleich der elektrotherapeutischen Methoden

Die NMES arbeitet mit höheren Intensitäten als die TENS und erzielt eine stärkere und länger andauernde Wirkung. Die TENS-Wirkung hält häufig nur über die Dauer der Therapie an. Daher ist es empfehlenswert, in der Elektrotherapie mit dem TENS-Gerät einzusteigen und auf NMES umzusteigen, wenn die Verträglichkeit und Ergebnisse der TENS positiv ausfallen. Allerdings hat die TENS den Vorteil, dass sie zur Schmerzlinderung gut im häuslichen Umfeld angewendet werden kann. Der Zugang zur EAP gestaltet sich im Vergleich zu TENS oder NMES deutlich eingeschränkter. Dies ist darauf zurückzuführen, dass die Durchführung in Deutschland approbierten Ärzt*innen oder Heilpraktiker*innen mit einer Zusatzqualifikation in Akupunktur vorbehalten ist. Darüber hinaus erfordert die Methode den Einsatz spezieller Elektroakupunkturgeräte, die nur in wenigen medizinischen oder physiotherapeutischen Einrichtungen verfügbar sind. Auch die Kostenübernahme durch gesetzliche Krankenversicherungen ist limitiert und erfolgt ausschließlich bei klar definierten Indikationen, wie beispielsweise chronischen Schmerzen der Lendenwirbelsäule oder Gonarthrose, gemäß den Richtlinien des Gemeinsamen Bundesausschusses. Diese strukturellen, personellen und regulatorischen Voraussetzungen führen dazu, dass Elektroakupunktur überwiegend in spezialisierten schmerztherapeutischen Einrichtungen oder im privatärztlichen Sektor angeboten wird, wodurch die flächendeckende Zugänglichkeit eingeschränkt ist (Bundesärztekammer 2025; G-BA 2006). Für alle Behandlungsmöglichkeiten existieren Studien, die einen lindernden Effekt auf die Spastik zeigen.

Taping

Das Taping wird häufig als schonende und unterstützende Therapiemethode verwendet. Dabei kommt vor allem das Kinesio-Tape zum Einsatz. Dies weist gemäß Studienlage ein positives Ergebnis bei der Behandlung von Spastiken in Kombination mit Physiotherapie auf (Parreira et al. 2014). Die Wirkung auf die Spastik ist wie folgt:

- Mechanische Unterstützung: Das Taping kann dazu beitragen, die Muskulatur und Gelenke zu stabilisieren, ohne die Bewegungsfreiheit einzuschränken. Durch ein Taping (z. B. am Sprunggelenk) kann die Spastik reduziert, die Muskulatur besser aktiviert und die Bewegung erleichtert werden. Des Weiteren kann die Haltung stabilisiert und das Gangbild verbessert werden. In Abb. 6.18 wird dies am Beispiel einer Stabilisationstechnik für das Sprunggelenk verdeutlicht. Diese Tape-Technik soll dem „Umknicken" entgegenwirken.
- Propriozeption: Kinesio-Tape stimuliert die Rezeptoren in der Haut und trägt so zur Verbesserung der propriozeptiven Wahrnehmung bei. Über diese taktile Stimulation kann die neuromuskuläre Rückkopplung gesteigert werden, was zu einer verbesserten motorischen Kontrolle und einer geringeren Spastik führen kann (Huang et al. 2021).

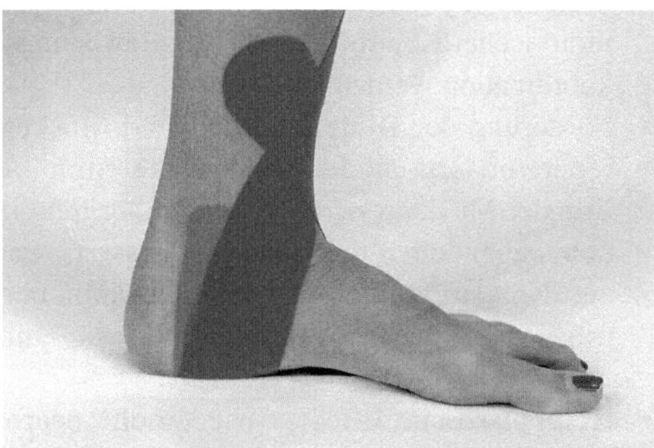

Abb. 6.18 Stabilisierung des Sprunggelenks mit Tape (®Kintasio, mit freundlicher Genehmigung)

- Durchblutungsförderung: Es wird angenommen, dass das Anbringen von Tape die lokale Blutzirkulation fördert, was ebenfalls zur Entspannung der Muskeln und zur Reduktion von Schmerzen beitragen kann (Abel 2021).

Bei der Anwendung muss darauf geachtet werden, dass verschiedene Ergebnisse mit verschiedenen „Klebevarianten“ erzielt werden können. Die Anwendung kann darauf abzielen, den Muskeltonus zu senken, zu steigern oder die Gelenkposition zu stabilisieren. Häufig werden Tapes in einer Richtung angelegt, die der natürlichen Bewegung des Muskels folgt. Das Tape sollte von ausgebildetem Fachpersonal angebracht werden. Dies sind in vielen Fällen Physiotherapeut*innen. Vor und nach dem Anbringen ist auf Hautreaktionen zu achten. Es könnte beispielsweise Juckreiz entstehen. Dann muss das Tape entfernt werden (Abel 2021).

Kinesio-Tape kann also erfolgreich als ergänzende Therapie bei Spastiken eingesetzt werden. Art und Ausmaß der Wirkung sind allerdings sowohl vom Anwender als auch vom individuellen Patienten abhängig.

Fokale Vibrationen

Diese Therapie nutzt fokussierte Vibrationen, um gezielt Muskelverspannungen und -verhärtungen zu reduzieren und die muskuläre Funktion zu verbessern. Der wissenschaftliche Ansatz hinter der Anwendung von Vibrationstherapie bei Spastiken basiert auf der Annahme, dass Vibrationen eine Reihe von physiologischen Mechanismen auslösen, die zur Verbesserung der Beweglichkeit und Reduktion der Spastik führen können (Henze et al. 2017). Die fokale Vibration wirkt folgendermaßen:

- Reduktion des Muskeldehnungsreflexes (Avvantaggiato et al. 2021)
- Reduktion der kortikalen Erregbarkeit und Veränderung der Kleinhirnaktivität durch exterozeptive und propriozeptive Reize (aus Muskelspindeln und Golgi-Sehnenorganen), die das ZNS erreichen (Avvantaggiato et al. 2021)
- Zunahme der Neuroplastizität
- Verbesserter motorischer Output und verstärkte Rekrutierung der Muskulatur (Giorgi et al. 2024)

Die fokale Vibration wird mit speziellen Geräten durchgeführt. Dabei werden gezielte Vibrationen auf die betroffene Muskelgruppe angewendet. Dies geschieht über spezielle Vibrationsplatten oder fokale Vibrationseinheiten, die direkt auf den Körper aufgesetzt werden. Die Behandlung dauert zwischen 10 und 20 min und sollte zwei- bis dreimal die Woche durchgeführt werden. Bereits nach wenigen Wochen der Anwendung sind Verbesserungen der Muskelaktivität und der Beweglichkeit zu beobachten. Bei der Anwendung können die genauen Frequenzen und Intensitäten der Vibration individuell eingestellt werden (Avvantaggiato et al. 2021).

Wenn die Therapie zu intensiv war, kann es in wenigen Fällen zu leichten Hautreizungen oder Muskelermüdung kommen. Die Therapie darf nicht bei Menschen mit Herz-Kreislauf-Erkrankungen, akuten Entzündungen oder offenen Wunden in den betroffenen Bereichen angewendet werden. Außerdem ist Vorsicht geboten bei Menschen mit implantierten Geräten wie Herzschrittmachern.

Die Anwendung von fokaler Vibration zur Behandlung der Spastik hat sich in mehreren wissenschaftlichen Studien als vielversprechend erwiesen. Sie kann helfen, den Muskeltonus zu senken, die Muskelkoordination zu verbessern und die funktionelle Beweglichkeit bei neurologischen Erkrankungen zu fördern (Avvantaggiato et al. 2021).

Lagerung

Die Lagerung von Menschen mit Spastik ist eine wichtige therapeutische Maßnahme, um die Muskelspannung zu reduzieren, Fehlhaltungen zu vermeiden und die allgemeine Beweglichkeit zu verbessern. Die korrekte Lagerung hilft zudem, Kontrakturen zu verhindern.

Lagerung verfolgt folgende Ziele:

- Reduktion des Muskeltonus: Eine korrekte Lagerung kann helfen, den Muskeltonus zu

regulieren, indem sie die Muskeln in einer neutralen oder entspannten Position hält. Dadurch können der Tonus gesenkt und die Muskelfunktion erhalten werden.
- Verhinderung von Kontrakturen und Fehlstellungen: Bei langfristig unbehandelter Spastik besteht die Gefahr, dass sich Kontrakturen entwickeln. Bei einer Kontraktur verharrt ein Gelenk in einer ungünstigen Position, was zu einer eingeschränkten Beweglichkeit und Funktion führt. Durch gezielte Lagerungstechniken können Kontrakturen verhindert oder zumindest verzögert werden. Eine frühzeitige, regelmäßige Lagerungstherapie reduziert das Risiko von Gelenkversteifungen und Kontrakturen signifikant.
- Erhalt der Gelenkbeweglichkeit: Neben der Spastikreduktion ist das Erhalten der Gelenkbeweglichkeit ein weiteres Ziel der Lagerung. Durch regelmäßige Veränderungen der Körperposition wird die Mobilität der Gelenke gefördert (Salazar et al. 2019).

Bei der Durchführung einer korrekten Lagerung muss auf viele Dinge geachtet werden:

- Positionierung der Gelenke:
  - Bei der Positionierung der Gelenke muss auf die Funktionalität der Lagerung geachtet werden, um die Überdehnung und Verkürzung der Muskeln zu verhindern.
- Positionierung der Gliedmaßen:
  - **Beine**: Bei Beugespastik der Beine kann es hilfreich sein, das Bein in einer leicht gestreckten Position zu lagern. Eine Positionierung mit Unterstützung unter den Oberschenkeln und den Unterschenkeln hilft, die Gelenke nicht zu überdehnen und die Muskulatur zu entspannen (Abb. 6.19).
  - **Arme und Hände**: Bei Spastik der Arme sollte das Schultergelenk in einer Position gehalten werden, die die Muskeln entlastet und Fehlhaltungen vermeidet. Das Handgelenk und die Fingergelenke sollten nicht in einer übermäßigen Beugestellung verbleiben, da dies zu Versteifungen und Deformitäten führen kann (Siehe Abb. 6.20).

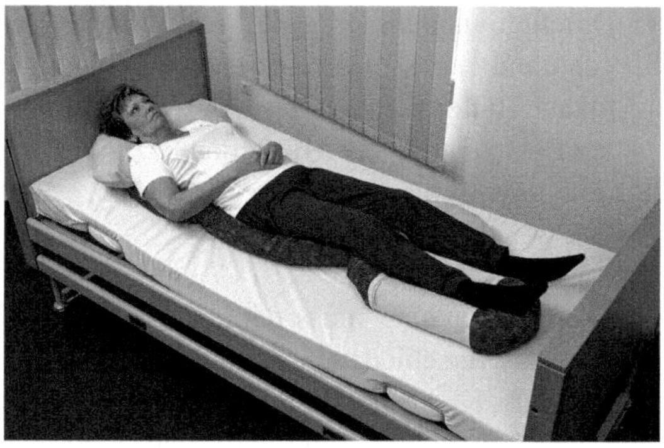

Abb. 6.19 Lagerung der unteren Extremität (® Centre, mit freundlicher Genehmigung)

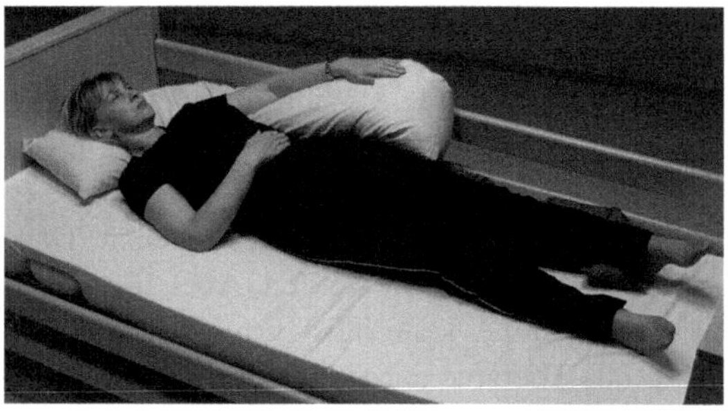

Abb. 6.20 Lagerung der oberen Extremität mit Lagerungsschlange (®Centre, mit freundlicher Genehmigung)

Lagerungstechniken am Beispiel des Beins:

- Lagerung im Liegen: Beim Liegen sollte die betroffene Gliedmaße mit Kissen oder speziellen Lagerungshilfen gestützt werden. Zum Beispiel kann das betroffene Bein in Rückenlage mit einem Kissen unter dem Oberschenkel leicht angewinkelt und das andere Bein in einer gestreckten Position gelagert werden.
- Seitliche Lagerung: Seitliches Lagern kann eine ausgewogene Muskelaktivierung fördern und den Tonus senken. Hierbei sollte das betroffene Bein nicht in eine übermäßige Beugung geraten, sondern leicht angewinkelt und gestützt werden (Ziegler 2008). Dies ist in Abb. 6.21 verdeutlicht.

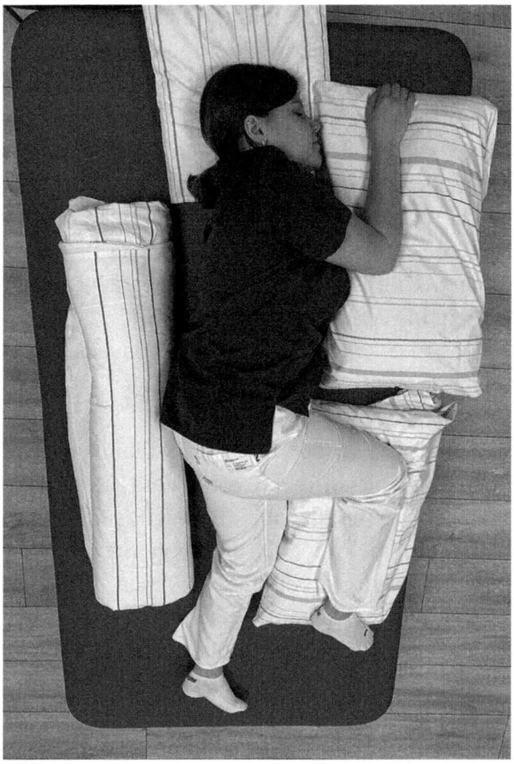

Abb. 6.21 Seitliche Lagerung auf der nicht betroffenen Seite

Aktive Lagerung und Mobilisation:

- Aktive Lagerungstechniken: Die Lagerung kann auch mit gezielten aktiven Mobilisationsübungen kombiniert werden, die den Menschen helfen, die Muskulatur aktiv zu dehnen und zu entspannen.
- Funktionelle Mobilisation: Studien betonen die Bedeutung von funktionellen Mobilisationsübungen, die nach einer korrekten Lagerung durchgeführt werden, um die Muskulatur zu aktivieren und die Kontrolle über die Bewegungen zu verbessern (Ziegler 2008).

Die Lagerung als therapeutische Maßnahme lebt vom Wechsel der einzelnen Lagerungspositionen. Dabei hängt die zeitliche Dauer und die Häufigkeit der Lagerung immer vom Schweregrad der Spastik ab. In der klinischen Praxis wird empfohlen, die Lagerung regelmäßig – mehrmals täglich – zu ändern. Für eine effektive Lagerungstherapie werden zusätzliche Hilfsmittel benötigt. Hierzu zählen beispielsweise Kissen, Schaumstoffrollen oder orthopädische Hilfsmittel. Diese Hilfsmittel unterstützen die korrekte Positionierung und kontinuierliche Entlastung. Die Lagerung erfolgt immer individuell und sollte in Zusammenarbeit mit einer/einem Physiotherapeut*in oder Arzt/Ärztin erarbeitet werden (Ziegler 2008).

Die Anwendung von gezielten Lagerungstechniken, die individuell auf den Menschen abgestimmt sind, vermindert also die Spastik und verbessert die Lebensqualität. Eine regelmäßige und funktionelle Lagerung fördert die muskuläre Entspannung und verhindert langfristige Gelenkprobleme.

Mobilisation: Stehrollstuhl

Stehrollstühle können als Mobilisationstechnik im Alltag verwendet werden. Sie ermöglichen es, aus der sitzenden Position im Rollstuhl fließend ins Stehen überzugehen. Dies weist in Bezug auf die Spastik der Beine eine Reihe an Vorteilen auf:

- Verbesserung der Durchblutung der betroffenen Muskulatur
- Reduktion des Muskeltonus: Aufgrund der Dehnung und der Belastung im Stehen kann der Muskeltonus reduziert werden.
- Prävention von Kontrakturen: Das kontinuierliche Sitzen in einer festen Position führt oft zu Verkürzungen und Versteifungen der Muskulatur, was zu Kontrakturen führen kann. Das regelmäßige Stehen im Stehrollstuhl kann dabei helfen, diese Verkürzungen zu verhindern, indem es die Beweglichkeit der Gelenke fördert und die Muskeln dehnt.
- Verbesserung der Knochen- und Gelenkgesundheit: Es wurde festgestellt, dass regelmäßiges Stehen den Knochenabbau reduziert, die Knochendichte fördert und so zur Knochenstabilität beiträgt.

Dazu kommen weitere Vorteile:

- Verbesserung anderer Körperfunktionen: Die Verwendung eines Stehrollstuhls kann zu einer verbesserten Blasenfunktion, zur Reduktion von Ödemen und zu einem stabileren Herz-Kreislauf-System führen.
- Erhöhung der Mobilität und Funktionalität: Bei Menschen mit neurologischen Erkrankungen kann das Stehen die Funktionalität im Alltag verbessern, da sie mehr Aktivität selbstständig durchführen können (Schlegel 2006).
- Erhöhung der Lebensqualität und Unabhängigkeit: Das Stehen ermöglicht den Menschen, ihre Umwelt aus einer aufrechten Position wahrzunehmen, was ihre soziale Interaktion verbessert und das Gefühl von Unabhängigkeit stärkt.

Bei der Verwendung eines Stehrollstuhls steht die korrekte Anpassung im Fokus. Durch die Spastik ist eine physiologische Positionierung häufig erschwert, da es zu unkoordinierten oder übermäßigen Bewegungen kommen kann. Aus diesem Grund muss die Anpassung durch geschultes und erfahrenes Fachpersonal vorgenommen werden. Die betroffenen Menschen und deren Angehörige müssen ebenfalls geschult werden, um eine sichere und komfortable Stehposition zu garantieren.

Die Verwendung von Stehrollstühlen reduziert die Spastik und verbessert die Mobilität, die Funktionalität sowie die psychische Gesundheit. Jedoch müssen Stehrollstühle individuell angepasst werden, und Menschen benötigen oft Unterstützung beim Übergang zum Stehen. Es ist wichtig, dass dieses Hilfsmittel in enger Zusammenarbeit mit Orthopädietechniker*innen und anderen medizinischen Fachkräften angepasst wird, um das bestmögliche Ergebnis zu erzielen.

Die hohen Kosten eines Stehrollstuhls können allerdings zu Problemen bei der Kostenübernahme führen. Zusätzlich zu den Rollstuhlkosten entstehen auch regelmäßige Wartungs- und Anpassungskosten (Schlegel 2006).

Exoskelett

Exoskelette werden in der Rehabilitation von Menschen mit Spastik eingesetzt. Diese mechanischen Anzüge oder Strukturen können den Bewegungsapparat unterstützen. Sie wirken als tragende Systeme, die die Kraftübertragung von der Muskelstruktur auf das Skelett übernehmen und Bewegungen in den betroffenen Extremitäten ermöglichen, die ohne Hilfe nicht ausgeführt werden könnten. Sie sind in der Regel mit Sensoren, Motoren und Kontrollsystemen ausgestattet, die es dem/der Träger*in erlauben, Bewegungen gezielt zu initiieren und auszuführen.

Das Exoskelett hat in der Therapie der Spastik folgende positiven Effekte:

- Verbesserung der Bewegungsfähigkeit: Exoskelette bieten den Vorteil, dass sie es Menschen ermöglichen, Bewegungen auszuführen, die sie aufgrund von Spastik nicht selbstständig durchführen können. Diese Bewegungen können Passivbewegungen (Bewegung des Gelenks durch das Exoskelett ohne Beteiligung der Muskulatur) oder aktive Bewegungen (Bewegung des Gelenks mit aktiver Beteiligung der Muskulatur) umfassen.
- Reduktion der Spastik: Es wird angenommen, dass die regelmäßige Durchführung von Bewegungen, die durch Exoskelette unterstützt werden, die Spastik reduziert und die Gelenkfunktion verbessert. Die aktive Teilnahme an der Bewegung könnte zur Neuorganisation der neuronalen Netzwerke im Gehirn und Rückenmark beitragen.
- Förderung der Neuroplastizität: Exoskelette können durch die gezielte, wiederholte Bewegung von betroffenen Extremitäten die Neuroplastizität fördern. Diese Bewegungen können dazu beitragen, die motorische Kontrolle zu verbessern, selbst bei Menschen mit schwerer Spastik.

Aspekte, die über die Spastiktherapie hinausgehen, kommen hinzu:

- Förderung der funktionellen Bewegungen: Exoskelette können Menschen helfen, funktionelle Bewegungen wie Gehen oder Stehen zu erlernen.
- Förderung des Selbstwertgefühls: Exoskelette können den Menschen das Gefühl von Unabhängigkeit und Autonomie zurückgeben, da

sie in der Lage sind, selbstständig zu stehen, zu gehen oder an sozialen Aktivitäten teilzunehmen. Dies kann das Selbstwertgefühl und die Lebensqualität erheblich steigern (Kuhn und Freyberg-Hanl 2018).

Neben diesen positiven Effekten eines Exoskeletts existiert wie beim Stehrollstuhl ein großer Nachteil. Die Kosten sind hoch. Außerdem ist die Verfügbarkeit nur selten gegeben, und die Technologie befindet sich noch in der Entwicklung.

Die Anwendung von Exoskeletten erfordert oft eine Anpassung an die individuellen Bedürfnisse des Menschen und intensive Physiotherapie. Menschen, die an schwerer Spastik leiden, benötigen möglicherweise Unterstützung beim Ein- und Aussteigen oder beim Stehen mit dem Exoskelett. Eine weitere Schwierigkeit ist die erhebliche physiologische Belastung für den Körper, insbesondere wenn Menschen mit schwerer Spastik versuchen, komplexe Bewegungen durchzuführen. Muskelermüdung oder andere gesundheitliche Probleme können auftreten, wenn die Technologie nicht richtig angepasst wird. Da die Technologie noch recht neu ist, kann außerdem noch keine Aussage über die Langzeitwirkung getätigt werden (Müller et al. 2015).

Das Exoskelett weist im Vergleich zum Stehrollstuhl ähnliche Wirkungen auf. Auch sind beide Hilfsmittel mit hohen Kosten verbunden. Zum aktuellen Zeitpunkt ist eher der Einsatz von Stehrollstühlen möglich, da diese auch im Alltag Anwendung finden. Damit Exoskelette zugänglicher werden, bedarf es weiterer Studien.

Fazit

Zusammenfassend zeigt sich, dass alle im vorliegenden Kapitel behandelten Therapiemethoden durch wissenschaftliche Nachweise gestützt werden und ihren Platz in der Spastikenbehandlung haben. Das individuelle Ansprechen auf diese Therapieansätze ist unterschiedlich, weswegen die verschiedenen Verfahren erprobt werden sollten, um für den Einzelnen die bestmögliche Behandlung zu ermitteln. Die TENS-Therapie und das Taping bieten den Vorteil, dass sie von den Menschen selbstständig im häuslichen Umfeld durchgeführt werden können. Im Gegensatz dazu weisen NMES, Elektroakupunktur und fokale Vibration eine stärkere Wirkung auf. Ergänzend sollte das korrekte Lagern als einfache, aber effektive Maßnahme in die Rehabilitation wie auch in die häusliche Therapie integriert werden. Die Vorteile von Stehrollstühlen und Exoskeletten sind ebenfalls erwiesen. Allerdings sind beide Technologien recht teuer, und die Exoskelette sind bisher nur in der Rehabilitation zugänglich und als Hilfsmittel für den häuslichen Kontext noch nicht etabliert. Die Behandlung von Menschen mit Spastik umfasst also ein vielschichtiges Therapieangebot. Neben den etablierten Verfahren der Ergo- und Physiotherapie gibt es eine Vielzahl von Ansätzen zur Linderung der Symptome.

6.4 Querschnittlähmung

6.4.1 „Wenn die Planung eines Ausflugs vergleichbare Ausmaße annimmt wie die Organisation eines G7-Treffens"

Joël Delvaux

Liebe Leser*innen, in diesem bescheidenen Beitrag werde ich Ihnen einen kleinen Einblick in meine Erinnerungsschatztruhe gestatten. Aber keine Sorge, ich werde Sie nicht mit meinen in 50 Jahren angesammelten Erinnerungen langweilen. Ich werde mich auf die Zeit meines gemeinsamen Lebens mit meiner verstorbenen Frau Andrea beschränken. Schade ist nur, dass ich mich in dieser Abhandlung nicht auf die schönen Dinge dieser Zeit fokussieren kann, sondern Ihnen viel mehr erzählen werde, welchen Hürden pflegebedürftige Personen im Alltag begegnen.

Aber fangen wir doch erst mal mit etwas Schönem an. Ich habe Andrea 1994 kennengelernt, als sie im Centre Emile Mayrisch mit ihrer Ausbildung als Bürokraft anfing. Damals arbeitete ich selbst im Sekretariat dieses Ausbildungszentrums. Wir nutzten jede Pause, um Zeit miteinander zu verbringen und kamen uns sehr schnell näher. Es dauerte nicht sehr lange, bis wir uns verliebten und uns klar war, dass wir gemeinsam durchs Leben gehen wollten. Anders als bei den meisten Liebesgeschichten legten sich uns von Beginn an eine Menge Steine in den Weg, ein gemeinsames Leben zu erreichen.

Andrea lebte damals in einem Heim für körperlich behinderte Menschen, und ich wohnte noch im Hotel Mama. Aufgrund der Tatsache, dass Andrea an der Krankheit Friedreich-Ataxie litt und ich selbst mit der Behinderung Arthrogryposis congenita geboren wurde, mussten wir eine Wohnstruktur finden, die es uns ermöglichte, als Paar zusammenzuziehen. Gäbe es in Luxemburg die persönliche Assistenz, hätte unserem Vorhaben nichts im Wege gestanden. Zusammen in ein klassisches Wohnheim zu ziehen, kam für uns nicht in Frage. Uns war klar, dass in einer solchen Struktur ein selbstbestimmtes Leben für uns nicht möglich gewesen wäre. Auch wollten wir ein eigenes Zuhause und dieses nicht mit anderen Bewohnern teilen müssen. Der Familie zur Last fallen war für uns ebenfalls keine Option.

Als 1996 die Fondation Kräizbierg ihre neue Wohnstruktur „Betreutes Wohnen Gasperich – (BWG)" eröffnete, hatten wir endlich die Lösung für unser Problem gefunden. Das BWG bietet Menschen mit körperlicher Behinderung die Möglichkeit, eine ihrer 11 behindertengerechten Wohnungen zu mieten und bei Bedarf auf Unterstützung zurückzugreifen wie z. B. bei der alltäglichen Pflege, beim Putzen, Kochen usw. Anders als in einem klassischen Wohnheim ist nicht nur, dass man in seiner eigenen Wohnung leben kann, sondern auch, dass jeder Bewohner sein Leben so gestalten kann, wie er es für richtig empfindet. Auch gibt es keinen geregelten Tagesablauf mit festem Stundenplan, welcher festlegt, wann gegessen wird, wann man ins Bett oder aufstehen muss oder Sonstiges, das ein normales selbstbestimmtes Leben unmöglich macht. Das Pflegepersonal des BWG interveniert ausschließlich auf Anfrage, rund um die Uhr. Natürlich hat auch das BWG seine Grenzen an Dienstleistungen, die es seinen Kunden anbieten kann, aber darauf kommen wir später noch mal zurück.

Andrea und ich stellten sofort unseren Antrag, um in einer der Wohnungen des BWG einziehen zu dürfen. Noch im selben Jahr, im Oktober 1996, war es endlich so weit. Andrea und ich zogen zusammen ins BWG ein und konnten so unseren Traum eines gemeinsamen Lebens verwirklichen.

Natürlich war uns bewusst, dass es eine privilegierte Situation war, im BWG leben zu dürfen, besonders im Vergleich zu allen unseren Freunden, die in Heimen untergebracht waren und lange nicht dieselben Möglichkeiten hatten wie wir, am gesellschaftlichen Leben teilzuhaben. Und trotzdem stießen auch wir auf manche Hindernisse, die wir mühsam umschiffen mussten, um an unser Ziel zu gelangen. Wie oben im Text schon beschrieben, kam das BWG für fast alle Bedürfnisse auf, die den Alltag in der Wohnung betreffen, jedoch für alles andere wie z. B. Freizeitgestaltung, Arbeit, Arztbesuch, Weiterbildung/Kurse, Einkaufen, Verreisen usw. musste man halt schauen, wie man klarkommt. Wie ebenfalls schon erwähnt, gibt es in Luxemburg keine persönliche Assistenz, auf die man hätte zurückgreifen können, um den Bedarf an Unterstützung in diesen Bereichen abzudecken.

Unser Pech war halt auch, dass Andrea und ich ein sehr lebensfreudiges und unternehmungslustiges Paar waren, das immer wieder gerne das Unmögliche möglich machte (Abb. 6.22). So waren wir z. B. volle Mitglieder eines Mittelalterclubs, wo wir als edle Lady und Ritter die Burgen und Mittelaltermärkte unsicher machten (Abb. 6.23); auch waren wir in mehreren Vereinen, in der Gewerkschaft und sogar in einer Partei aktive Militante. Doch war jede dieser Unternehmungen mit sehr viel Planung, Organisation und Koordination verbunden.

Um Ihnen die Planung und Durchführung einer Unternehmung zu verdeutlichen, werde ich mal ins Detail gehen. Wir gingen z. B. sehr gerne ein- bis zweimal im Monat schwimmen (Abb. 6.24). Um dies zu ermöglichen, mussten wir erst mal im Schwimmbad den Termin reservieren, alle Hilfsmittel, wie z. B. den Personenheber für ins und aus dem Schwimmbecken, für das An- und Ausziehen Pflegepersonal eines ambulanten Pflegedienstes anfragen (mind. 2–3 Per-

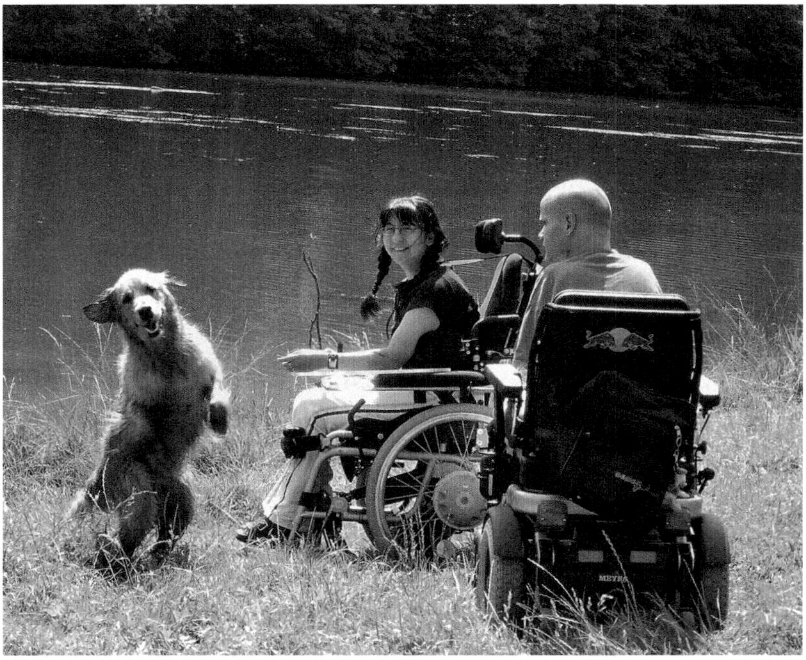

Abb. 6.22 Beim Ausflug an den See

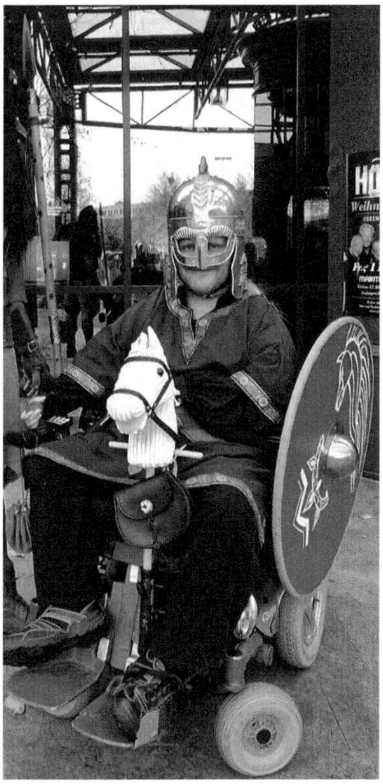

Abb. 6.23 Aktiv im Mittelalterclub

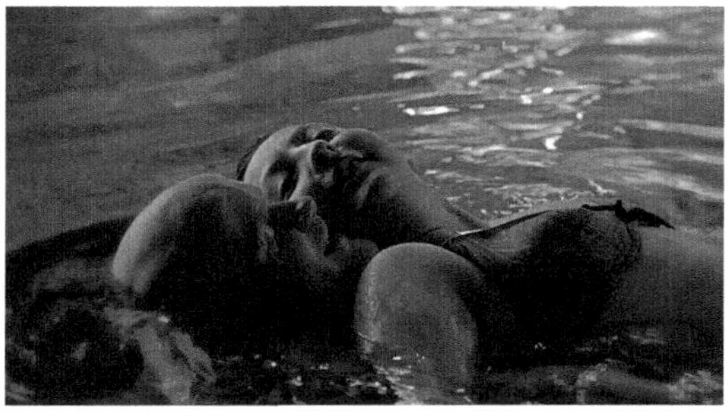

Abb. 6.24 Gemeinsames Schwimmen

sonen), für den Transport den Rollibus (Behindertentaxi) bestellen und zum Schluss mussten noch zwei Begleiter mit uns ins Wasser, um unsere Sicherheit zu gewährleisten, da die Schwimmbäder die Verantwortung im Falle eines Unfalls nicht tragen wollten usw. Dies alles mussten wir im Voraus organisieren, und eine einzige Verzögerung oder gar der Ausfall eines Teils der Organisation konnte den ganzen Schwimmbadaufenthalt ins Wasser fallen lassen. Oft sagte ich im Spaß, dass das Durchführen einer solchen Unternehmung sicherlich der Planung eines G7-Treffens gleichkommt.

Auch war es uns stets wichtig, uns schulisch weiterzubilden, also nahmen wir an verschiedenen Weiterbildungskursen teil. Einige nur aus Spaß oder sagen wir lieber einfach aus Eigeninteresse, andere aber auch aus beruflichen Gründen. Andrea z. B. hat ihr Zertifikat in Buchhaltung in Abendkursen abgeschlossen, ich war persönlich eher im IT-Sicherheitsbereich unterwegs. Wir mussten auch hier feststellen, dass Menschen mit einer Behinderung auch am Lifelong Learning teilhaben wollen, aber nur wenig zur Unterstützung in die Wege geleitet wurde. Weder bei den ambulanten Pflegediensten noch in den Schulen und schon gar nicht bei der Pflegeversicherung war irgendetwas vorgesehen, um diesem Anspruch gerecht zu werden. Wir mussten mehrere Briefe an verschiedene Ministerien und Dienststellen schicken, um schlussendlich eine punktuelle Lösung angeboten zu bekommen, die es wenigstens Andrea ermöglichte, ihren Abschluss in Buchhaltung erhalten zu können. Es blieb jedoch bei dieser punktuellen Intervention; die Gelegenheit, etwas zu erschaffen, das auch anderen hätte zugutekommen können, wurde von den Frauen und Herren Minister verpasst.

Natürlich könnte ich Ihnen noch manche solcher Beispiele und Anekdoten aufzählen, aber am Anfang meines kleinen Textes habe ich Ihnen versprochen, dass ich Sie nicht mit unendlichen Erzählungen eines in die Jahre gekommenen Mannes langweilen werde, daher kommen wir langsam zum Ende meiner Schilderung.

Am ersten Dezember 2012 verstarb Andrea ganz plötzlich und aus rein medizinischer Sicht auch unerwartet. In all den Jahren hatte sich ihr Gesundheitszustand wohl verschlechtert, jedoch war noch bei keinem Arztbesuch die Rede von Lebensende. Jedoch war Andreas Autonomie auf ein Minimum gefallen, und es wurde in der Tat immer schwieriger für sie, am Leben der Gesellschaft teilzunehmen. Dadurch isolierte Andrea sich immer mehr, schloss alle angefangenen Projekte ab und fing nichts Neues mehr an, bis sie mit allem abgeschlossen hatte, was ihr wichtig war, und dann ließ sie sich gehen.

Ohne jemandem die Schuld für ihren Tod zuweisen zu wollen, bin ich überzeugt, wenn die Pflege individueller und mehr nach den reellen persönlichen Bedürfnissen der betroffenen Menschen gestaltet würde, wie die persönliche Assistenz es zulässt, könnte Andrea heute noch leben. Falls sie doch gestorben wäre, bleibt gewiss, dass Andreas Lebensqualität von der persönlichen Assistenz angehoben worden wäre.

6.4.2 Was ist eine Querschnittlähmung?

Christiane Schneider

Eine Querschnittlähmung ist die Folge einer Schädigung des Rückenmarks, bei der die motorischen (Bewegung) und/oder sensorischen (Gefühls-) Funktionen unterhalb der Schädigungshöhe teilweise oder vollständig ausfallen. Diese Schädigung kann traumatisch – beispielsweise durch einen Unfall – oder nicht traumatisch, z. B. durch Entzündungen, Tumoren, degenerative Erkrankungen wie Bandscheibenvorfälle oder Durchblutungsstörungen, verursacht sein.

Klinisches Bild

Unterschieden werden verschiedene Ausprägungen der Querschnittlähmung, je nach Ausmaß und Höhe der Rückenmarkschädigung:

Typ	Beschreibung
Paraparese bzw. -plegie	Lähmung beider Beine durch Schädigung im Brust- oder Lendenmark
Tetraparese bzw. -plegie	Lähmung aller vier Gliedmaßen durch Schädigung im Halsmark
Komplett	Keine motorische oder sensorische Funktion unterhalb der Läsion
Inkomplett	Teilweise erhaltene Bewegungs- oder Gefühlsfunktionen

Dieser Systematik folgend wird das Ausmaß der Querschnittlähmung durch die sogenannte **A**SIA **I**mpairment-**S**cale (**AIS**)-Klassifikation angegeben. Diese Klassifikation ist ein international anerkanntes System zur Beurteilung der

Schwere einer Querschnittlähmung. Sie wurde von der **American Spinal Injury Association (ASIA)** entwickelt und ist heute ein zentrales Instrument in der Diagnostik und Verlaufskontrolle bei Rückenmarkverletzungen anhand der jeweiligen motorischen und sensorischen Funktionen des Betroffenen (American Spinal Injury Association ohne Veröffentlichungsdatum).

Sie basiert auf:

- Sensorischer Untersuchung in Form von Testung der Berührungs- und Schmerzempfindung an 28 fest definierten Hautarealen beider Körperseiten
- Motorischer Untersuchung in Form von Testung der Kraft in 10 definierten Schlüsselmuskelgruppen beider Körperseiten mit einer Skala von 0 (entspricht keine Kontraktion) bis 5 (normale Kraftentfaltung), den sogenannten Kraftgraden nach Janda
- Daraus folgend der Bestimmung der neurologischen Läsionshöhe
- Bewertung der Analsensibilität und -motorik

Es existieren 5 ASIA-Klassen, welche durch Buchstaben (AIS A–E) angegeben werden.

Klasse	Beschreibung
AIS A (komplett)	Keine sensorischen oder motorischen Funktionen (incl. Sakralbereich S4–S5). Vollständige Querschnittlähmung.
AIS B (sensorisch inkomplett)	Sensibilität unterhalb der Läsion einschließlich S4–S5 erhalten, aber keinerlei motorische Funktion.
AIS C (motorisch inkomplett)	Motorische Funktion unterhalb der Läsion vorhanden, aber mehr als die Hälfte der Schlüsselmuskeln unterhalb der Läsion kann nicht gegen die Schwerkraft bewegt werden,
AIS D (motorisch inkomplett)	Motorische Funktion unterhalb der Läsion vorhanden, und mindestens die Hälfte der Schlüsselmuskeln kann gegen die Schwerkraft bewegt werden.
AIS E (normal)	Motorische und sensorische Funktionen sind normal, obwohl früher eine Rückenmarkverletzung vorlag.

Die ASIA-Klassifikation erlaubt somit die standardisierte Dokumentation einer Rückenmarkverletzung und hilft bei der Prognoseabschätzung der (insb. motorischen) Erholung. Sie dient deshalb als Grundlage für klinische Studien und Rehabilitationspläne und wird in spezialisierten Querschnittzentren bzw. entsprechenden Rehazentren verwendet.

Entsprechend dem Schädigungsmuster im Rückenmark treten häufig bei den Betroffenen neben den typischen o. g. Symptomen wie Lähmung von Armen und/oder Beinen und Verlust der Sensibilität folgende Symptome in unterschiedlicher Ausprägung auf:

- Störungen der Blasen- und Darmfunktion
- Sexuelle Funktionsstörungen
- Kreislaufprobleme (z. B. Blutdruckabfall, Schwindel) insbesondere bei Lagewechseln
- Spastik (Steigerung des Muskeltonus mit ggf. inadäquaten unwillkürlichen Muskelaktivitäten)
- Chronische Schmerzen oder phantomartige Missempfindungen

Prognose & Leben mit Querschnittlähmung

Die Prognose hängt stark ab von der Art der Schädigung (komplett vs. inkomplett), der Höhe der Läsion und dem Ausmaß der frühzeitigen Therapie. Viele Betroffene können mit Hilfsmitteln und Therapie ein aktives und selbstbestimmtes Leben führen. Dennoch bestehen oft lebenslange Einschränkungen, die eine Anpassung in Beruf und Alltag notwendig machen.

Weitere Unterstützung für ein selbstbestimmtes Leben existiert in Form von sozialer und beruflicher Rehabilitation, barrierefreiem Wohnraum, Selbsthilfegruppen, Pflegediensten und Assistenzmodellen.

Nachsorge

Querschnittgelähmte Menschen benötigen eine lebenslange, interdisziplinäre Nachsorge, da ihre Lähmung dauerhaft ist und zahlreiche körperliche, psychische und soziale Herausforderungen mit sich bringt. Ziel der Nachsorge ist es, Komplikationen zu vermeiden, Lebensqualität zu erhalten und eine möglichst hohe Selbstständigkeit zu fördern.

Besonders bedeutend für die Nachsorge sind folgende Bereiche:

- **Blasenmanagement**: umfasst regelmäßige urologische Kontrollen (alle 6–12 Monate) mit der Überwachung von: Restharn, Harnwegsinfektionen, Nierenfunktion (Ultraschall, Labor) und Kathetermanagement (bzw. intermittierender Selbstkatheterismus)
- **Darmmanagement**: umfasst eine angepasste Ernährung, Abführhilfen, einen regelmäßigen Stuhlentleerungsplan. Manchmal ist eine Schulung in digitaler Stimulation oder rektaler (Selbst-) Entleerung zur Vermeidung von Obstipation oder Inkontinenz erforderlich.
- **Vermeidung von Druckstellen (Dekubitus)**: erfordert eine tägliche Hautkontrolle, die Durchführung von Druckentlastungstechniken (z. B. durch spezielle Sitzkissen, Lagerungshilfen), und manchmal regelmäßige Schulung zu Dekubitusprophylaxe und Wundmanagement.
- **Spastik und Schmerzen**: werden regelmäßig beurteilt, z. B. im Fall der Spastik durch die sog. Ashworth-Skala. Entsprechend werden danach Physio- und Ergotherapie verordnet oder Medikamente (wie Baclofen, Botulinumtoxin) sowie erforderlichenfalls eine spezielle Schmerztherapie (auch bei neuropathischen Schmerzen) angepasst.
- **Knochen- und Gelenkgesundheit**: umfassen insb. eine Osteoporoseprophylaxe (Vitamin D, Kalzium, ggf. Bisphosphonate), die aufgrund einer eingeschränkten Eigenmobilität erforderlich wird. Hierzu steht besonders das Ziel des Mobilitätserhaltes durch Bewegungstherapie im Fokus. Auch die Prophylaxe von und Überwachung auf Gelenkverschleiß (z. B. Schultern bei Rollstuhlfahrern) und Versteifung (Kontrakturen) spielen eine zentrale Rolle.
- **Kardiovaskuläre Gesundheit**: umfasst vor allem die Kontrolle von Blutdruck (Achtung: autonome Dysreflexie!), regelmäßige Bewegung im Rahmen der Möglichkeiten und Beobachtung auf Thrombosen.

Ein typischer Nachsorgezyklus umfasst folgende Maßnahmen:

- Neurourologische Kontrolle alle 6–12 Monate
- Hausarzt- und Facharztbesuche je nach Gesundheitszustand
- Rehabilitationsaufenthalte alle 1–2 Jahre
- Psychologische Beratung nach Bedarf
- Hilfsmittelüberprüfung jährlich oder bei Bedarf
- Haut- und Dekubituskontrollen täglich in Eigenkontrolle und regelmäßig professionell

Psychologische & psychosoziale Nachsorge Bei Depressionen oder Anpassungsstörungen werden Psychotherapie oder psychosoziale Beratung erforderlich. Unterschätzt wird oft der Stellenwert der Sexualberatung. Eine Veränderung der sexuellen Funktion ist häufig. Auch Selbsthilfegruppen und Peer Counseling spielen eine große Rolle.

Rehabilitative Nachsorge Empfohlen werden Aufenthalte in spezialisierten Querschnittzentren alle 1–2 Jahre. Im Alltag werden fortlaufende Physio- und Ergotherapie (außerbudgetär) erforderlich, ebenso wie Schulungen in Hilfsmittelgebrauch und Transfertechniken sowie die Anpassung von Hilfsmitteln (Rollstuhl, Orthesen, Liftersysteme).

Technische Hilfsmittel, Umweltanpassung und Assistenz Rollstuhl (aktiv oder passiv), angepasst an die individuellen Bedürfnisse, Toiletten- und Duschhilfen, Transferhilfen, Greifhilfen, barrierefreier Wohnraum (Aufzug, Rampen, Türverbreiterungen) sowie Assistenzsysteme oder persönliche Assistenz.

Verwaltungs- & Rechtsangelegenheiten Diese Angelegenheiten umfassen die Beantragung bzw. Aktualisierung von Pflegegrad und Pflegehilfsmitteln, Schwerbehindertenausweis (Merkzeichen: z. B. aG, B, H) sowie bei Bedarf die Organisation von Renten-, Rehabilitations- und Berufsintegration und die Unterstützung bei Wiedereinstieg ins Berufsleben (z. B. durch Integrationsämter).

Reflexion des Berichts von Herrn Delvaux
Um schlussendlich auf die Schilderung der Lebensepisoden von Joël Delvaux und seiner Frau Andrea Bezug zu nehmen, beeindruckt die Lebensfreude und Unternehmungslust des Paares, sei es im Hinblick auf Urlaube, Wohnsituation oder berufliche Weiterentwicklung. Obwohl offenkundig viel Organisations- und Überzeugungsarbeit dabei notwendig war, ist es den beiden für einige Zeit gelungen, ein selbstbestimmtes, erfülltes Leben zu führen. Die Hartnäckigkeit, mit der die beiden dies erreicht haben, ist zu bewundern – fehlt sie doch oft anderen neurologischen schwerst Betroffenen, welche letztendlich in Bezug auf Selbstbestimmtheit und Teilhabe aufgrund bürokratischer Barrieren oder Informationsmangel hinter dem Möglichen zurückbleiben.

Fazit
Joël Delvauxs These, eine persönliche Assistenz und individuellere Pflege seien eine deutliche Verbesserung der Lebensqualität Betroffener, wird nach der Lektüre seiner Erlebnisse niemand anzweifeln. So bleibt es für die Zukunft wünschenswert, bereits bestehende Ansätze in dieser Richtung auszubauen.

Wäre es nicht erstrebenswert, wenn für jeden Betroffenen die Planung eines Ausfluges eben nicht die Ausmaße eines G7-Treffens annehmen müsste, sondern ganz spontan erfolgen könnte, wie es bei jedem nicht betroffenen Menschen geschieht!?

Im Sinne der Integration, dem „in einer Gemeinschaft zugehörig sein“, besteht offensichtlich noch reichlich Aufholbedarf vonseiten der Leistungsträger.

Weiterführende Literatur und Informationen zum Thema Querschnittlähmung

- **Deutsche Rentenversicherung:** Informationen zur **Hilfsmittelversorgung** und **Berufsintegration**
- **Verband der Deutschen Rentenversicherung (DRV)**: Leitfäden zur **Pflege- und Rentenversorgung** bei schwerwiegenden Erkrankungen
- **Deutsche Gesellschaft für Geriatrie (DGG)**: Bietet Informationen zur Gestaltung des barrierefreien Wohnens und von Rehabilitationsplänen
- **Barrierefrei bauen und wohnen**: Verschiedene Ratgeber zur **Wohnraumgestaltung** für Menschen mit Behinderung, veröffentlicht von gemeinnützigen Organisationen
- **Deutsche Gesellschaft für Neurorehabilitation (DGNR)**: Diese Organisation stellt evidenzbasierte Behandlungsrichtlinien für Patienten mit Rückenmarkverletzungen zur Verfügung.
- **Spinal Cord Injury Information Network (SCIinfo)**: Bietet detaillierte Informationen zur **Pflege**, **Rehabilitation** und **Rechtsberatung** von Querschnittgelähmten
- **Deutschsprachige Medizinische Gesellschaft für Paraplegiologie e.V. (DMGP)**: Die multiprofessionelle medizinische Gesellschaft für Querschnittlähmung
- Fachzeitschriften wie *Spinal Cord, Journal of Rehabilitation Research and Development (JRRD) und Neurorehabilitation and Neural Repair* haben regelmäßig relevante Studien zur Nachsorge veröffentlicht.
- **„Spinal Cord Injury: A Guide for Clinicians“, Autoren**: Michael E. D. P. Furlan, J. M. Fehlings, et al.
- **„Querschnittlähmung: Medizinische, therapeutische und psychosoziale Aspekte“, Autor**: K. H. N. Lenz, et al.

- **„Handbuch der Querschnittlähmung", Hrsg.**: Deutsche Gesellschaft für Neurorehabilitation (DGNR)
- **„Spinal Cord Injury: Functional Rehabilitation", Autoren**: Michael G. Fehlings, et al.

Behandlungszentrum finden

6.4.3 Begegnungen mit Joël Delvaux: Die Grundlagen einer Ethik der Selbstbestimmung

Germain Weber

So manche Leserin bzw. so mancher Leser wird sich nach der Lektüre von Joëls Erfahrungsbericht die Frage stellen, wie sich das Leben von Joël nach dem Tod von Andrea, seiner Frau, wohl weiterentwickelt hat. Wie berechtigt ist seine am Ende geäußerte Vermutung, dass persönliche Assistenz Andreas Selbstwirksamkeit nachhaltig gestärkt hätte. Bekannt ist auch, dass eine solide Selbstwirksamkeit mit ebenso solider Resilienz gegenüber mannigfaltigen Widrigkeiten des Lebens einhergeht. Bei Andrea hätte das möglicherweise ein wichtiger Puffer gegenüber einem sich verschlechternden Gesundheitszustand sein können. Ein Puffer, der das *Ja zum Leben trotz Widrigkeiten* hätte stärken und so weitere Jahre gemeinsamen Zusammenlebens ermöglichen können. Wie geht es Joël heute? Wie kommt er als Mensch, der in vielen motorischen Funktionen stark eingeschränkt ist und auf Unterstützung bei mannigfaltigen alltäglichen Aktivitäten und Pflegeleistungen durch Dritte angewiesen ist, nun mit seinem Leben zurecht? Was bedeutet eine selbstbestimmte Lebensführung für Joël? Wie lässt sich Joëls Gesamtsituation aus psychologischer Sicht einschätzen?

Frühe Begegnungen mit Joël

In den letzten Jahren begegnete ich Joël Delvaux zu verschiedenen Anlässen in der luxemburgischen Behindertenszene. Sei dies beispielsweise im Rahmen eines öffentlichen Rundtischgesprächs zum Thema Inklusion im Bildungssystem, wo Joël als Vertreter des Behindertenbüros des luxemburgischen Gewerkschaftsverbunds teilgenommen hat, oder bei der Aufnahme zu einem Beitrag für das luxemburgische RTL-Fernsehprogramm zum Thema selbstbestimmte Lebensführung für Menschen mit komplexen Beeinträchtigungen. Joëls Beiträge waren stets überzeugend: Bestens menschenrechtlich argumentiert, inspiriert aus der Philosophie der UN-BRK und untermauert von Erfahrungen aus dem Alltag von Personen mit komplexen Beeinträchtigungen. Die dabei von Joël aufgezeigten Barrieren beim Streben nach einer so weit wie möglich selbstbestimmten Lebensführung waren sehr konkret. Joëls beispielhafte Schilderungen zu Einschränkungen und Grenzen der sozialen Teilnahme, sei es durch bauliche Hürden im öffentlichen Raum oder in Gebäuden, durch nicht vorhandene Assistenzdienstangebote oder fehlendes Bewusstsein in der Gesellschaft gegenüber Anforderungen zur Teilhabe von Menschen mit Behinderungen waren überzeugend und aufrüttelnd zugleich. Nüchtern, ohne klagende oder anklagende Untertöne werden Ungleichstellung und Chancenungerechtigkeit, denen Menschen mit Behinderung in Luxemburg häufig ausgesetzt sind, aufgezeigt. Aus Joëls Schilderungen wird rasch klar, dass soziale Teilhabe für Menschen mit Behinderungen leicht zu einem nur erschwert zu erreichenden Luxus werden kann. Auch ein normales Leben, also in den eigenen vier Wänden mit Partnerin oder Partner, ist für Menschen mit Behinderungen in der Gesellschaft Luxemburgs noch lange nicht selbstverständlich und oft erst argumentativ zu erstreiten. Mit seinen autobiografischen Beiträgen deckt Joël schonungslos den Aufwand auf, den ein Mensch mit Behinderung zuerst einmal aufzubringen hat, und die Mühen, denen er ausgesetzt ist, um ein normales selbstbestimmtes Leben auch nur ansatzweise führen zu können. Dabei bleibt Joël ein Aktivist mit feiner und respektvoller Sprache, wobei das Erzählte nicht selten mit einer Mischung aus Ironie und Humor unterlegt wird, begleitet mit dazu passender nonverbaler Mimik. Das überzeugt, kommt gut an, da authentisch!

Bevor nächste Facetten aus meinen Begegnungen mit Joël und den von ihm geäußerten Fragen zur selbstbestimmten Lebensführung erörtert werden, erscheint ein kurzer Exkurs in die Motivationspsychologie sowie deren möglicher Konnex zum Menschenrechtsparadigma von Interesse.

Psychologie der Motivation – Psychologie zum Leben

Die Frage, was Andrea und Joël dazu bewegt, etwas zu tun, was sie als Person oder als Paar antreibt, also das Verstehen ihres Strebens im Leben, ist eine zentrale Frage, die wir sowohl in der klassischen Philosophie wie bei Plato und seinen Schülern als auch in der modernen psychologischen Forschung – etwa bei Maslow, Freud, Thomae, Deci & Ryan – wiederfinden. An dieser Stelle nun ein kurzer Exkurs zu dem, was wir zu Motivation, Handeln, Zielstrebigkeit wissen oder zu wissen meinen, und dazu, wie erfolgreiche Zielerreichung mit Lebenszufriedenheit und Lebensqualität in Zusammenhang stehen könnte.

Als Antwort auf die existenziell zentrale Frage, was uns Menschen bewegt, liegt solide wissenschaftliche Evidenz vor, dass unser Leben durch einen Motivationsmechanismus geprägt wird, der in seinen Grundelementen bei allen Menschen in gleicher Art und Weise vorzufinden ist. Vergleichbar zur Regulation unserer Atmung, die grundsätzlich bei allen Menschen in gleicher Weise abläuft, verfügen alle Menschen über einen gleichartigen Motivationsmechanismus. Die Aufgabe beider Mechanismen ist die Regulierung von Bedürfnissen. Beide Mechanismen unterscheiden sich in ihrer Funktionsweise. Die Atmung deckt den physiologischen Bedarf an Sauerstoff ab und eliminiert das Kohlendioxid aus dem Körper. Die situative Anpassung der Atmung, ob bei körperlicher Anstrengung oder emotionaler Erregung, erfolgt typischerweise autonom. Das heißt, für das Ein- und Ausatmen wird in der Regel kein Handlungsplan oder ein bewusstes, schrittweises Vorgehen benötigt. Über unsere Atmung müssen wir demnach in der Regel nicht nachdenken. Ganz anders verhält es sich beim Motivationsmechanismus, der andere, grundlegende menschliche Bedürfnisse reguliert, deren Befriedigung aktives Handeln des einzelnen Menschen sowie soziale Interaktionen zwischen Menschen verlangt. Atemregulation und Motivationsmechanismus regulieren gleichermaßen Bedürfnisse, deren Befriedigung, im Sinne einer Homöostase, für ein gedeihliches Leben notwendig und für das Überleben mitentscheidend ist. Der menschliche Motivationsmechanismus steuert so unterschiedliche Grundbedürfnisse, von physiologischen, sozialen bis hin zum Bedürfnis der Selbstverwirklichung. Beispielhafte physiologische Grundbedürfnisse sind Hunger, Durst und Sexualität, mit dem Bedarf an Nahrungsmitteln und zwischenmenschlicher Beziehungen zur sexuellen Befriedigung. Weitere grundlegende menschliche Bedürfnisse werden dem emotionalen und sozialen Bereich zugeordnet. Hier geht es um Bedürfnisse wie Geborgenheit, Intimität, Sicherheit, Anerkennung und Zugehörigkeit. Die Bedarfsbereiche könnten mit vertrauensvoller sozialer Beziehung und wertschätzender gesellschaftlicher Einbindung umschrieben werden.

Ein besonderes, den menschlichen Motivationsmechanismus kennzeichnendes Grundbedürfnis ist jenes der Selbstverwirklichung. Im Streben nach Selbstverwirklichung sucht der einzelne Mensch so weit als möglich das tun zu können, was er für sein Leben und seinen Lebensweg als bedeutungsvoll ansieht und was er gerne für sich und mit anderen Menschen in diesem Leben und in den mannigfaltigen Lebensbereichen erleben und erreichen möchte. Dem Tun und Handeln gehen Reflexionen zu Fragen und Themen voraus, die Bedürfnisse widerspiegeln, die mit der Selbsterschließung der Welt und mit der für den einzelnen Menschen sinngebenden Zugehörigkeit zur Welt, mit seinem So-Sein und mit seinen Begegnungen in und mit der Welt in Zusammenhang stehen. Beispielhafte Fragen sind in etwa: Was suche ich? Auf was bin ich neugierig? Was möchte ich tun? Was möchte ich mir neu erschließen? Wer und was ist mir wichtig? Wer und was ist mir bedeutungsvoll? Die Beantwortung solcher Fragen führt in der Regel zu Bedarfsfragen, also zu dem, was benötigt wird, um Träume und Streben in Realität zu verwandeln und Ziele zu erreichen. Während der Mensch die Befriedigung von Bedürfnissen der Selbstverwirklichung in einigen Bereichen im Alleingang erreichen kann, ist er bei der überwiegenden Mehrzahl dieser Bedürfnisse zu deren Befriedigung auf Beziehungen und Begegnungen mit anderen Menschen angewiesen.

In den Prozessen der Bedürfnisbefriedigung erkennen wir rasch zwischenmenschliche Interdependenzen und wir erkennen in der Regel gleichfalls rasch, dass zur Zielerreichung abgestimmte, vertrauensvolle Absprachen zwischen den handelnden Personen unabdingbar sind.

Menschen, denen es meist gelingt, ihre Grundbedürfnisse gemeinsam mit anderen Menschen gut zu regulieren, schreiben sich häufiger eine gute Lebenszufriedenheit zu, schätzen ihre Lebensqualität als höherwertig ein und besitzen ein starkes Selbstwertgefühl. Dabei finden sie in der Regel einen Zugang zu jenen Bedarfen, die zur Befriedigung der persönlichen Bedürfnisse notwendig sind. Dagegen werden Menschen mit Beeinträchtigungen durch Einschränkungen in vielen Funktionsbereichen herausgefordert. Dadurch ist die Befriedigung dieser lebenswichtigen Grundbedürfnisse für sie oft stark erschwert. Ist zur Bedürfnisbefriedigung aktives Handeln durch die Person erforderlich, sind Menschen mit Behinderung in der Regel auf Unterstützungsleistungen durch Drittpersonen angewiesen. Erst hierdurch finden sie Zugang zur Umsetzung ihrer Lebenspläne. Dies setzt allerdings eine individualisierte, achtsame Begleitung und Unterstützung voraus, die sämtliche Grundbedürfnisbereiche berücksichtigt, bis hin zu jenem der Selbstverwirklichung. Der Wille des Menschen mit Behinderung ist zentral in der Erkundung seiner Bedürfnisse und Ausgangspunkt für eine selbstbestimmte Lebensführung. Erst über die entsprechende Assistenz erlebt die Person mit Behinderung ihre Selbstwirksamkeit. Die Beziehung zwischen Selbstwirksamkeit und Selbstbestimmung wird hier offensichtlich. Über den Weg der persönlichen Assistenz eröffnet sich für den Menschen mit Behinderung der Zugang zu einer mit jener von anderen Menschen vergleichbaren Lebensqualität und Lebenszufriedenheit.

Selbstbestimmung und Motivation

In der rezenteren motivationspsychologischen Forschung nimmt die sogenannte Selbstbestimmungstheorie eine zentrale Rolle ein. Gemäß dem darin entwickelten motivationspsychologischen Verständnis ergibt sich Selbstbestimmung aus drei miteinander verzahnten Grundbedürfnissen. Im Modell werden die Bereiche dieser Grundbedürfnisse, die als inhärent bei jedem Menschen angenommen werden, mit Kompetenz, sozialer Einbindung sowie Selbstständigkeit oder Unabhängigkeit beschrieben. Das Potenzial zur Selbstbestimmung ergibt sich, so die Annahme, aus der Stärke der Schnittmengen der Bedürfnisbefriedigung in diesen drei grundlegenden Handlungsbereichen. Selbstbestimmte Lebensführung entsteht demnach durch Zugang zu Bildung, Weiterbildung, das Entdecken von Neuem (Kompetenz), aktive Teilnahme in der Gemeinschaft, ob Regelschule, Arbeit, Familie, Freizeit oder Kultur (soziale Einbindung) und einen breiten Erfahrungsraum an Aktivitäten, über den Selbstwirksamkeit und latente Potenziale gefördert werden (Selbstständigkeit oder Unabhängigkeit). Die vielfältigen Forschungsergebnisse aus unterschiedlichen Anwendungskontexten und unterschiedlichen Populationsgruppen, inklusive Menschen mit Behinderungen, zeigen einen hohen Grad an Konsistenz auf, wodurch dem Modell gelegentlich in Gesellschaften, denen die Förderung sowohl des Individuums als auch der Gemeinschaft ein Anliegen ist, ein universeller Anspruch zugesprochen wird.

Selbstbestimmung: Verortung zwischen Psychologie und Menschenrechtsparadigma

Das motivationspsychologische Verständnis der Selbstbestimmung ist geprägt von einem humanistischen Menschenbild und steht im Einklang mit einer Positiven Psychologie, die neben einer Deskription von Stärken und (latenten) Fähigkeiten die Kompetenz- und Ressourcenförderung unter Berücksichtigung der Gemeinschaft als Fokus hat, anstelle einer defizitorientierten Beschreibung des Menschen. Andererseits passt der motivationspsychologische Selbstbestimmungsansatz gut zur sozialen Sichtweise von Behinderung in der UN-BRK. Diese sieht langfristige körperliche, psychische, intellektuell-kognitive Beeinträchtigungen und Sinnesbeeinträchtigungen in Wechselwirkung mit verschiedenen Barrieren. Gemäß dem bio-psycho-sozialen Modell der WHO wirken Barrieren für Menschen mit Behinderungen hindernd gegenüber einer vollen und wirksamen gleichberechtigten Teilhabe an der Gesellschaft.

Mit den Aussagen von Artikel 19 (UN-BRK) zur Führung eines selbstbestimmten Lebens und Inklusion in der Gemeinschaft nähern sich der menschenrechtliche und der motivationspsychologische Selbstbestimmungsansatz einander an. Mit Artikel 19 erkennen die Vertragsstaaten das gleiche Recht *aller* Menschen mit Behinderungen an, mit gleichen Wahlmöglichkeiten in der Gemeinschaft zu leben. Sie verpflichten sich zudem, wirksame und geeignete Maßnahmen zu treffen, die es Menschen mit Behinderungen erlauben, in den Genuss dieses Rechts zu kommen, und die ihre Inklusion und Teilhabe an der Gemeinschaft erleichtern. Dabei wird in Artikel 19 Menschen mit Behinderung explizit die Möglichkeit eingeräumt, ihren Aufenthaltsort zu wählen und zu entscheiden, wo und mit wem sie leben. Sie sind demgemäß nicht verpflichtet, in besonderen Wohnformen zu leben. Weiter ist Menschen mit Behinderungen der Zugang zu verschiedenen gemeindenahen Unterstützungsdiensten, einschließlich der Persönlichen Assistenz, zu ermöglichen, die zur Inklusion und Unterstützung des Lebens in der Gemeinschaft sowie zur Verhinderung von Isolation und Segregation von der Gemeinschaft notwendig sind. Festgehalten wird weiter, Dienstleistungen und Einrichtungen, die der allgemeinen Bevölkerung dienen, auch Menschen mit Behinderungen zur Verfügung zu stellen und diese entsprechend ihren Erfordernissen und Bedarfen anzupassen.

Die UN-BRK, ein völkerrechtliches Dokument, verpflichtet die Staaten, die diese Konvention parlamentarisch ratifiziert haben, dazu, die darin festgehaltenen Rechte in passende nationale Normen zu transformieren.

Zu einer Ethik der Selbstbestimmung

Die Umsetzung von Artikel 19 (UN-BRK) verlangt in traditionellen Betreuungssystemen für Menschen mit Behinderungen in vielen Lebensbereichen eine grundsätzliche Neubestimmung. Für diese Neubestimmung wird eine Ethik der Selbstbestimmung entscheidend sein. Die politische und normgebende Seite ist zur Umsetzung einer die Selbstbestimmung des Menschen achtenden Assistenz in der Praxis aufgefordert.

Politisch ist ein rechtlicher Rahmen für neuartige Dienstleistungen für Menschen mit Behinderungen zu entwickeln, welcher die Selbstbestimmung der Menschen mit Behinderungen im Fokus hat. Neben koordinierten Abstimmungsprozessen zwischen verschiedenen öffentlichen Administrationen ist die aktive Einbindung der Zivilgesellschaft vorzusehen, und zwar besonders derjenigen Organisationen, in denen Menschen mit Behinderungen Funktionsverantwortung einnehmen. Für die Planung und Schaffung eines gesetzlichen Rahmens zur Teilhabe wird die Klärung der Anforderungen sowie die Schaffung von Strukturen und Normen für umfassende persönliche Assistenz und spezifische personalisierte Dienstleistungen zentral sein. Die Persönliche Assistenz und personalisierte Assistenzdienste dienen dazu, Menschen mit Behinderung so weit wie möglich bei der Umsetzung ihres selbstbestimmten Lebensplans zu unterstützen und so ihre gesellschaftliche Teilhabe gleichberechtigt zu stärken. Dies verlangt die Klärung von Fragen der Qualifikationswege für persönliche Assistentinnen und persönliche Assistenten, der Anforderungen, die sie zu erfüllen haben, der Grenzen von Persönlichen Assistenzleistungen und der Haftung. Die Arbeit von Persönlichen Assistentinnen und Persönlichen Assistenten ist geprägt durch eine ethische Grundhaltung der Selbstbestimmung gegenüber dem Menschen, der begleitet und unterstützt wird. Eine entsprechende ethische Grundhaltung zeigt sich einerseits darin, inwieweit die Wege, die die Person mit Behinderung für ihr Leben als wichtig sieht, achtsam mit ihr gemäß ihren Vorstellungen beschritten werden. Anderseits wird die Grundhaltung darin erkennbar, inwieweit die Person mit Behinderung sich als aktiver Gestalter des eigenen Lebens erfahren kann und darin durch die begleitende Person gestärkt wird. Ein näheres Verständnis zu Grundhaltungen und praktischem Handeln auf Basis einer Ethik der Selbstbestimmung lässt sich über gemeinsame Reflexionen zwischen der Person mit Behinderungen und Personen aus ihrem direkten Lebensumfeld zu den drei grundlegenden Bedürfnisbereichen der Selbstbestimmungstheorie – Kompetenz, soziale Einbindung und Autonomie – erschließen.

Zurück zu Joël

Von den Herausgebern des vorliegenden Bandes war von Anfang an geplant, zu den autobiografischen Beiträgen einen Blick von außen einzuholen. Diese Reflexion seitens einer Expertin oder eines Experten war mit den Autoren der autobiografischen Berichte im Voraus abgesprochen. Hierdurch sollte der Bericht mit fachlich gefärbten Reflexionen ummantelt werden. Vor dem Verfassen der fachpsychologischen Ummantelung zum autobiografischen Bericht erachtete ich zusätzlich ein persönliches Gespräch mit dem Autor als wesentlich. Ziel dieses Gesprächs, abgesprochen mit Joël, war, seinen weiteren Lebensweg näher kennen zu lernen und mit seiner aktuellen Situation besser vertraut zu werden. Vor allem wollte ich von ihm erfahren, wie es ihm aktuell geht und nach was er in seinem Leben strebt. Inwieweit Joël in diesem Gespräch bereit war Persönliches anzuvertrauen, war vor unserem Treffen völlig offen. Wir beide hatten lediglich der Einladung von Nathalie Scheer-Pfeifer zugestimmt.

Es ist immanenter Bestandteil guter beruflicher Praxis eines Psychologen, die Sichtweise des Menschen aus erster Hand, also im Rahmen einer persönlichen Begegnung zu erkunden. Bei unserem Gespräch ging es um Joëls Lebensqualität, also seine Träume und Wünsche für sein Leben, samt den Herausforderungen und Hürden, denen er auf der Grundlage der Behinderung täglich sowie in der Umsetzung kurzfristiger und langfristiger Lebensziele und -wünsche ausgesetzt ist. Die vorliegende Einschätzung basiert auf Joëls Bericht und dem, was er mir in unserem persönlichen Gespräch anvertraut hat. Es ist ein Versuch, psychologische Grundlagen mit Kontexten und Grundwerten unserer Gesellschaft zu verbinden.

Mitte September 2024 war ich mit Joël in seinem Büro auf eine Stunde verabredet. Wie für halbprofessionelle Begegnungen nicht unüblich, tauschten wir uns in einer ersten Runde zu unserem jeweiligen Wohlergehen aus und wie unsere jeweiligen Sommerwochen so waren. Über Nathalie hatte ich einen kleinen Informationsvorsprung zu Joëls großem Life Event aus dem Sommer: Anfang Juli fand die Hochzeit zwischen Joël und Claudia, seiner Freundin und Lebenspartnerin statt. Beide kennen sich seit einigen Jahren und wagten nun den Schritt, ihr Leben als verheiratetes Paar fortzuführen. Ich gratulierte Joël zu diesem bedeutungsvollen Schritt und fragte nach, wie sie sich über den Weg gelaufen sind. Joël schmunzelte und meinte, hier doch ein bisschen ausholen zu wollen, da rasch klar war, dass beide zusammen sein wollten, aber es nicht so leicht war, die gemeinsame Wohnsituation zu klären. Nach Andreas Tod, nun 12 Jahre zurückliegend, konnte Joël in der Wohnstruktur „Betreutes Wohnen Gasperich", einer barrierefreien Wohnung, in Besitz und verwaltet von einer Stiftung, die verschiedenste Dienstleistungen für Menschen mit Behinderung erbringt, weiter allein wohnen bleiben. Die Miete konnte er sich leisten und mit den pflegerischen Leistungen war er zufrieden. Diese konnten im kleinen Wohnungsverbund von den dort autonom lebenden Bewohnern abgerufen bzw. bestellt werden. Joël bezeichnete es als großes Privileg, dass er in Luxemburg nicht auf ein Leben in einer Heimstruktur angewiesen war, sondern sehr früh in eine der wenigen barrierefreien Wohnungen für autonomes Wohnen einziehen konnte. Seine jetzige Frau Claudia hat Joël in seiner Wohnung kennen gelernt, nicht als Mitbewohnerin mit Behinderung, sondern als eine seiner Betreuerinnen. Einmal als Paar zusammengekommen, war es ihnen klar, dass seine Nun-Freundin – Claudia – nicht mehr als Betreuerin jener Stiftung, die die Wohnung verwaltet, ein Anstellungsverhältnis aufrechterhalten konnte. Für die Stiftung war dies eine neuartige Situation, die von vielen Fragen gekennzeichnet war, dies auch nach Claudias Kündigung. Sie war zwischenzeitlich zu einem anderen Träger einer Behinderteneinrichtung ins nahe Ausland gewechselt. Von Stiftungsseite stellte sich die Frage, ob eine Wohnung, die für ein autonomes Leben von Menschen mit Behinderungen über öffentliche Gelder mitfinanziert wurde, von einer Person mit und einer Person ohne Behinderung genutzt werden könnte. Die Hürde, die dieser Präzedenzfall darstellte, konnte nach einiger Zeit und vielen Mühen, inklusive juristischen Schritten, zugunsten von Joël und Claudia erfolgreich geklärt werden. Dabei ist anzufügen, dass barrierefreie Wohnungen auf dem freien als auch dem geförderten Wohnungsmarkt in Luxemburg eine große Ausnahme darstellen, also kaum auffindbar sind.

Seinen aktuellen Arbeitsplatz als Generalsekretär für Arbeitende mit Behinderungen in einer großen Gewerkschaft erlebt Joël als mehr als zufriedenstellend. Die Gewerkschaft setzt sich kontinuierlich für die Unterstützung für Menschen mit Behinderung am Arbeitsplatz ein, und kleine Erfolge bezeichnet Joël für das Weiterverfolgen von größeren Zielen der Gewerkschaft als wichtig. Auch als Arbeitnehmer erfährt er sich als privilegiert, hat sein beruflicher Werdegang doch klassisch in einer Behindertenwerkstatt begonnen. Der Weg zu einem Job im ersten Arbeitsmarkt wurde hart erkämpft und verlangte jahrelange Geduld. Sein aktueller Arbeitsplatz wurde von seinem Arbeitgeber entsprechend seinen Bedürfnissen adaptiert. Für die Verwendung von bestimmten Arbeitsgeräten setzt Joël geschickt jene motorischen Fähigkeiten ein, die ihm erhalten geblieben sind. Falls er in der Arbeit aufgrund seiner Behinderung Assistenz benötigt, meint er, dass diese für ihn einfach zu haben sei. In diesen Fällen kann er auf Mitarbeitende vom Nebenzimmer, die für den Empfang im Gewerkschaftsgebäude zuständig sind, zurückgreifen. Er gibt an, von den Kolleginnen und Kollegen am Arbeitsplatz respektiert zu werden und bei ihnen die notwendige Unterstützung zu finden. Auf eine persönliche Assistenz am Arbeitsplatz, wie dies für Personen mit einer vergleichbaren Behinderung und seinen beruflichen Kompetenzen in einigen Nachbarländern existiert, kann er allerdings nicht zurückgreifen. Arbeitsassistenz, wie sie beispielsweise in Deutschland oder in Österreich existiert, ist in Luxemburg aktuell nicht normiert.

Hinsichtlich seiner vielen Hobbys und Interessen meint Joël, dass er als Person mit Behinderung Pech hat, und verweist auf seine Schilderung im autobiografischen Bericht zum Hobby Schwimmen. Den Aufwand zum Schwimmengehen vergleicht er mit den Vorbereitungen und Vorkehrungen, die ein G-7-Polittreffen erfordert. Was die Freizeit- und kulturellen Aktivitäten anlangt, sei mit Claudia nun einiges einfacher. Er weist aber gleichzeitig darauf hin, dass er seine Frau nicht als seine persönliche Assistentin ansehen möchte, ja dass eine solche Rolle ihre Beziehung herausfordern könnte. Persönliche Assistenz zur Begleitung im Alltag, wie in der Mehrheit europäischer Länder etabliert, ist in dieser Form für Menschen mit Behinderungen in Luxemburg nicht realisiert. Dafür würde zuerst ein normativer Rahmen benötigt.

Gezielt fragte ich Joël, was ihm in seinem Leben wichtig ist, was er sucht und benötigt, um ein Leben nach seinen Vorstellungen zu führen. Spontan nennt Joël zuerst Sicherheit – Sicherheit im Wohnbereich und der Außenwelt. Wichtig für ihn sind weiterhin vertrauensvolle zwischenmenschliche Beziehungen, und er hebt dabei die Beziehung zu seiner Frau hervor. Auch sind ihm die Beziehungen zu guten Freunden und die gute Stimmung am Arbeitsplatz wichtig. Auch seine Arbeit ist ihm wichtig. Das Thema Arbeit von Menschen mit Behinderungen gäbe ihm viel. Aber es gäbe noch andere Themen, für die er sich engagiere, wie etwa Bildung und berufliche Qualifikation. Er führt seine berufliche Qualifikation als IT-Sicherheitsexperte an und meint, dass Weiterbildung für ihn wichtig sei. Schlussendlich thematisiert er seine Selbstständigkeit und führt an, dass ihm seine Autonomie wichtig sei. Er tue und erledige gerne so viel als möglich selbst. Sollte er etwas nicht allein durchführen können – was in vielen Lebensbereichen der Fall sei – dann sei es ihm wichtig, dass seine Unterstützer ihm zuerst genau zuhören und verstehen, was und wie er etwas haben möchte. Wenn das respektiert wird, fühle er sich nicht nur geachtet, sondern als Mensch gestärkt, ja, er würde das als eine Form der Autonomie erleben.

Joël war in seinem Leben bisher mit so manchen behinderungsbedingten Hürden und Ungleichbehandlungen konfrontiert. Nach Benachteiligungen oder konkreten Diskriminierungserfahrungen habe ich Joël bewusst nicht direkt gefragt, obwohl ich annehme, dass er von Vorkommnissen dieser Art in seinem Leben nicht verschont geblieben ist. Das Auslassen von entsprechenden negativen Erfahrungsberichten sagt allerdings etwas über Joëls solide Resilienz und Kompetenz im Umgang mit Frustration aus. Trotz vieler behinderungskorrelierter Widrigkeiten scheint Joël zielstrebig durch sein Leben gegangen zu sein. Oft dürfte er viel Geduld aufgebracht haben, um dorthin zu kommen, wohin er wollte und heute steht oder wieder steht. In der Psychologie würde sein Weg mit hartnäckiger Zielverfolgung beschrieben werden.

Mit solider Resilienz und hartnäckiger Zielverfolgung ist es Joël gelungen, für sich in einigen Bereichen Gleichstellung zu erkämpfen, die in der UN-BRK durch Rechtsvorschriften verankert sind. Betrachtet man Joëls Aussagen aus der Perspektive der Selbstbestimmungstheorie, so lassen sich aus seinen Aussagen, zumal wenn er erzählt, was ihm im Leben wichtig ist, die drei Grundbedürfnisse dieses Motivationsmodells – Autonomie, Kompetenz, soziale Einbindung – bestens ableiten. Joël scheint es immer wieder gelungen zu sein, in diesen drei zentralen Bedürfnisbereichen bedeutende Erfahrungen zu sammeln.

Joël meint, dass er insgesamt mit seinem Leben zufrieden sei. Er vergisst nicht anzufügen, dass für Menschen mit Behinderungen in vielen Lebensbereichen in Luxemburg bisher keine wirkliche Gleichstellung geschaffen werden konnte und aktive gesellschaftliche Teilhabe dadurch oft sehr eingeschränkt bleibt. Gemäß Joël bleibt genügend Luft nach oben, um vergleichbare gesellschaftliche Rahmenbedingungen für Menschen mit und ohne Behinderung zu schaffen und so zur Stärkung der Lebensqualität von Menschen mit Behinderungen beizutragen. Nach fast zwei Stunden war es dann Zeit, Abschied voneinander zu nehmen.

6.4.4 Das trägerübergreifende Persönliche Budget

Kevin Grewe

Einleitung

Die Lebenssituation von Herrn Delvaux und sein Wunsch nach der Möglichkeit eines persönlichen Budgets, wie es in Deutschland praktiziert wird, sollen in diesem Kapitel behandelt werden. Zum besseren Verständnis werden zunächst das „trägerübergreifende Persönliche Budget“ im Arbeitgebermodell sowie die möglichen Vor- und Nachteile beschrieben. Anschließend erfolgt eine Betrachtung, inwieweit dieses Modell die Lebenssituation von Herrn Delvaux und seiner Frau Andrea hätte verbessern können, wenn es dieses in Luxemburg gegeben hätte.

Gesetzlicher Anspruch auf ein „trägerübergreifendes Persönliches Budget“

In Deutschland gibt es seit dem 1. Januar 2008 für Menschen mit Behinderung einen gesetzlichen Anspruch auf das „trägerübergreifende Persönliche Budget“. Dieser Anspruch ist im neunten Sozialgesetzbuch im § 29 verankert. Dadurch erhalten Menschen mit Behinderung die Wahlfreiheit, ihr Leben selbstbestimmt zu gestalten und selbst zu entscheiden, welche Leistung von welcher Person und zu welchem Zeitpunkt erbracht wird. Bei minderjährigen Menschen mit Behinderung können auch die Eltern das persönliche Budget für ihre Kinder in Anspruch nehmen. Als trägerübergreifendes Persönliches Budget können alle Dienst- und Sachleistungen zur Teilhabe bewilligt werden, dies umfasst auch Einmalzahlungen.

Leistungsträger und Beantragung

Diese Art des persönlichen Budgets ist von besonderer Bedeutung für die Weiterentwicklung der Leistung zur Teilhabe, insbesondere in Form von Komplexleistungen (BMAS 2022, S. 3). Das heißt, dass mehrere Leistungsträger unterschiedlicher Teilhabe- und Rehabilitationsleistungen in einem Budget gebündelt werden (BMAS 2022, S. 3). An dem trägerübergreifenden Persönlichen Budget können folgende Leistungsträger beteiligt sein:

- Krankenkasse
- Jugendhilfeträger
- Pflegekasse
- Sozialhilfeträger
- Rentenversicherungsträger
- Integrationsamt
- Unfallversicherungsträger
- Bundesagentur für Arbeit
- Träger der Alterssicherung der Landwirte
- Träger der Kriegsopferversorgung/-fürsorge

Zur Beantragung des trägerübergreifenden Persönlichen Budgets genügt ein Rehaantrag bei einem der oben genannten Leistungsträger. Dabei ist die Beantragung immer freiwillig.

Vor der Beantragung kann eine Beratung bzw. Unterstützung hinzugezogen werden. Die Leistungsträger sind zur Beratung verpflichtet. Weitere Anlaufstellen für Beratung sind unterschiedliche beratende Initiativen wie zum Beispiel die Interessenvertretung „Selbstbestimmt Leben e.V.", der Bundesverband „Forum selbstbestimmter Assistenz behinderter Menschen e.V. (ForseA)" oder die Fachstelle für Ergänzende Unabhängige Teilberatung, kurz EUTB. Die EUTB ist mit einzelnen Beratungsstellen in ganz Deutschland vertreten. Hierbei handelt es sich um eine kostenfreie Beratung.

Bedarfsfeststellung, Zielvereinbarung und Bescheid

Nach Eingang des Antrags auf persönliches Budget bei einem der Leistungsträger wird im ersten Schritt der Bedarf der budgetnehmenden Person im Zuge eines Bedarfsfeststellungsverfahrens ermittelt. Dieser Schritt entfällt, wenn bisher bereits bezogene Leistungen in die Leistungsform des persönlichen Budgets umgewandelt werden sollen. In solchen Fällen ist der Bedarf bereits ermittelt worden.

Bei Neuanträgen wird der Bedarf in einer Budgetkonferenz mit Beteiligung der jeweiligen Leistungsträger und der budgetnehmenden Person, eventuell auch mit ihrer Vertrauensperson, erhoben.

Vor dieser Konferenz wird ermittelt, welcher der Leistungsträger als leistender Träger für das trägerübergreifende Budget zuständig ist. Dadurch erhält die budgetnehmende Person einen Ansprechpartner, der das weitere Vorgehen umsetzt. In der Regel wird der Träger, der den größten Anteil am trägerübergreifenden Budget hat, zum leistenden Träger ernannt.

Vor der Teilhabekonferenz ist es für die budgetnehmende Person ratsam, sich einen Überblick über die benötigten Leistungen und auch die damit verbundenen Personalkosten (z. B. regional übliche Stundenlöhne) zu verschaffen. Denn je nachdem, welche Leistungen erbracht werden sollen, sind bestimmte Qualifikationen beim Personal notwendig, was dementsprechend die Personalkosten erhöhen kann.

Nach Ermittlung des Bedarfs erfolgt eine Zielvereinbarung mit dem leistenden Träger. Diese Vereinbarung beinhaltet Leistungsziele, Regelung über den Nachweis und die Qualitätssicherung. Die Zielvereinbarung sollte hierbei spezifisch, messbar, anspruchsvoll, realistisch und terminiert sein (BMAS 2022, S. 7). Sie ist auch Ausgangspunkt des Bescheids für die Genehmigung des persönlichen Budgets. Gegen den Bescheid kann die budgetnehmende Person bei Bedarf Widerspruch einlegen.

Nach mindestens zwei Jahren wird der Hilfsbedarf erneut geprüft und gegebenenfalls angepasst. Erhöht sich innerhalb dieser zwei Jahre der Hilfsbedarf, kann beim leistenden Träger eine Erhöhung des persönlichen Budgets beantragt werden. Ebenfalls ist es möglich, die Leistungsform des Persönlichen Budgets „aufzukündigen" bzw. nach dem Bewilligungszeitraum keinen neuen Antrag zu stellen und wieder zum Modell der Dienst- und Sachleistungen zurückzukehren.

Der Ablauf von der Antragstellung bis zum Bescheid kann je nach Leistungsträger im Einzelnen vom oben Beschriebenen abweichen oder individuell gestaltet sein.

Bedeutung für den Betroffenen

Das beschriebene trägerübergreifende Persönliche Budget im Arbeitgebermodell ermöglicht es Menschen mit Behinderungen, ihr Leben sehr individuell zu gestalten. Es gibt keine Einschränkungen an Aktivitäten, weil beispielsweise ein Pflegedienst für bestimmte Aufgaben oder zur gewünschten Zeit niemanden zur Verfügung stellen kann. Die budgetnehmende Person kann ihren Tagesablauf individuell, spontan und nach Gemütslage organisieren, ohne sich an feste Strukturen halten zu müssen. Dies gilt sowohl für Freizeit- als auch für berufliche Aktivitäten.

Diese Freiheit ist zugleich mit einem gewissen bürokratischen Aufwand für die budgetnehmende Person verbunden. Hierzu zählen u. a. die Antragstellung oder auch die Pflichten als Arbeitgeber (z. B. Mindestlohn, Steuer- und Sozialabgaben oder Arbeitnehmerrechte).

Ebenfalls ist der Aufwand für die Akquise der Assistenz, insbesondere bei Personal mit bestimmten Qualifikationen im Zuge des demografischen Wandels und des Fachkräftemangels, mitzubedenken. Arbeitgeber im persönlichen Budget können unter Umständen bessere Stundenlöhne zahlen, da keine Mehrkosten für ein Unternehmen als Leistungserbringer zwischen Leistungsträger und der budgetnehmenden Person anfallen. Andererseits können Leistungserbringer ihren Mitarbeitern mehr Benefits (z. B. Betriebsrente, Firmenwagen oder weitere Vergünstigungen) bieten.

Ein weiterer Aspekt, der betrachtet werden sollte, ist das Verhältnis zwischen der budgetnehmenden Person und ihren Assistenzkräften. Dieses Verhältnis sollte von Vertrauen, Empathie und Fürsorge geprägt sein, doch dies kann unter Umständen mit den Pflichten als Arbeitgeber kollidieren. Denn Arbeitgeber müssen Entscheidungen treffen, die den Assistenzkräften nicht immer zusagen und das Verhältnis negativ beeinflussen können, zum Beispiel beim Thema Urlaubsplanung. Aus Kundensicht sollten alle Assistenzkräfte ihre gewünschten Urlaubstage erhalten, doch aus Arbeitgebersicht können nicht alle Assistenzkräfte zu denselben Zeiten Urlaub bekommen.

Es zeigt sich, dass das trägerübergreifende Persönliche Budget im Arbeitgebermodell in der praktischen Umsetzung mehr Freiheit, aber auch mehr Aufwand mit sich bringen kann. Es gibt Möglichkeiten, den Aufwand zu verringern, indem zum Beispiel die Lohnabrechnung über eine Steuerberaterkanzlei bearbeitet wird. Darüber hinaus gibt es Unternehmen, die als Budgetassistenz von der Antragstellung bis zum laufenden bürokratischen Aufwand alles übernehmen. In solchen Konstellationen sind Absprachen mit der Budgetassistenz erforderlich, was die Selbstständigkeit etwas einschränkt. In beiden Fällen werden die zusätzlichen Kosten im persönlichen Budget berücksichtigt.

Diskussion der Möglichkeiten des Persönlichen Budgets am Beispiel von Herrn Delvaux und seiner Frau

Abschließend zu diesem Kapitel erfolgt die Betrachtung, inwieweit das trägerübergreifende Persönliche Budget die Lebensqualität bzw. -situation von Herrn Delvaux und – zu ihren Lebzeiten – seiner Frau Andrea hätte verbessern können.

Das trägerübergreifende Persönliche Budget zielt per definitionem auf Menschen mit Behinderung ab, die wie Herr Delvaux und seine Frau trotz ihrer Einschränkungen Freude am Leben haben und es so gut wie möglich selbstständig gestalten möchten. In ihrem Fall ist die trägerübergreifende Herangehensweise besonders sinnvoll, da beide in vielen unterschiedlichen Lebenssituationen Hilfe benötigen. Dies schließt nicht nur Maßnahmen zur Pflege, sondern auch die Unterstützung bei Freizeitgestaltung oder im Berufsleben ein. Dadurch wären bei dem persönlichen Budget der beiden unterschiedliche Leistungsträger involviert, z. B. für die Pflege die Pflegekasse bzw. die Krankenkasse, für die Freizeitgestaltung das Sozialamt und für das Berufsleben das Integrationsamt bzw. die Agentur für Arbeit.

Am beschriebenen Beispiel von Herrn Delvaux mit dem monatlichen Besuch in einem

Schwimmbad lässt sich anschaulich darstellen, welche Vorteile das trägerübergreifende Persönliche Budget gehabt hätte.

Für das An- und Auskleiden der Badekleidung und die Begleitung während des Schwimmens könnte eine Assistenz über das persönliche Budget angestellt werden. Auch der Transport mit dem Behindertentaxi könnte in Form eines monatlichen Betrages für Taxis in das persönliche Budget mit einfließen. Dadurch wäre eine Organisation von Personal über einen Pflegedienst oder andere Dienstleister nicht mehr erforderlich, da Herrn Delvaux dieses Personal in Form einer Assistenz bereitstünde. Dies hätte den Organisationsaufwand verringert, und lediglich die Reservierung im Schwimmbad und die Hilfsmittel wären notwendig gewesen.

Auch die Besuche von Weiterbildungskursen sowohl zur Gestaltung der Freizeit als auch aus beruflichen Gründen hätte in das persönliche Budget miteinfließen können, zumindest in puncto Begleitung durch eine Assistenz.

Der bürokratische Aufwand im Zuge des persönlichen Budgets hätte sich für Herrn Delvaux und seine Frau Andrea in Grenzen gehalten. Denn mit dem beruflichen Hintergrund seiner Frau in der Buchhaltung, der Wissbegier und dem Durchhaltevermögen der beiden wäre dies gut zu bewältigen gewesen.

Fazit

Das trägerübergreifende Persönliche Budget im Arbeitgebermodell hätte Herrn Delvaux und seiner Frau Andrea helfen können, ihr Leben individueller zu gestalten, und es hätte ihnen damit eine Verbesserung der Lebensqualität ermöglicht.

6.5 Subarachnoidalblutung

6.5.1 „Er hat es sich nicht ausgesucht"

Markus NoackMaja Wiest, and Gabriele Fierke

Wer Herrn Noack in seiner ambulanten Wohngemeinschaft kennenlernt, erlebt einen sympathischen Menschen, der oft einen witzigen Spruch auf den Lippen hat und mit dem man leicht ins Gespräch kommt. Herr Noack ist auch ein Mensch, der in Folge einer Subarachnoidalblutung (SAB) im Januar 2021 eine gravierende Gedächtnisbeeinträchtigung hat, die sowohl sein Kurz- als auch sein Langzeitgedächtnis, seine Orientierungsfähigkeit und seine Fähigkeit, Handlungen zu planen und Ziele zu verfolgen, betrifft. Herr Noack kann seine Biografie nur bruchstückhaft selbst berichten. Dieser Text basiert auf Gesprächen mit Herrn Noack und seiner aktuellen Bezugsbetreuerin und der Begleitung eines Besuchs bei seiner alten Wohngruppe in der Langzeitrehabilitation sowie der Dokumentation seines Rehabilitationsverlaufs.

Markus Noack wurde mit stärksten Kopfschmerzen in eine Berliner Akutklinik aufgenommen, im CCT zeigte sich eine schwere Hirnblutung. Über den Krankenhausaufenthalt berichtet Herr Noack: „*Ich habe an Schläuchen gelegen, ich habe mir erzählen lassen, dass ich manchmal depressiv war.*" Während der neurologischen Frührehabilitation konnte Herr Noack erfolgreich dekanüliert werden, es bestand weiterhin ein hoher Unterstützungsbedarf aufgrund der kognitiven Einschränkungen. Nach der viermonatigen Frührehabilitation erfolgte die Aufnahme in das P.A.N. Zentrum für postakute Langzeitrehabilitation, in der Herr Noack fast zwei Jahre wohnhaft war. Im Anschluss ist er in eine ambulant betreute Wohngemeinschaft gezogen.

Gemeinsam berichten Herr Noack und seine aktuelle Bezugsbetreuerin von der ersten Zeit nach dem Umzug aus dem P.A.N. Zentrum. Nach dem Wohnortwechsel musste Herr Noack lernen, sich in der neuen Wohnung zurechtzufinden. Noch ein Jahr später hat er je nach Tagesform eine mehr oder weniger gute Orientierung. Im Alltag kann das bedeuten, dass alltägliche Gebrauchsgegenstände immer wieder gesucht werden. Routinen und feste Strukturen helfen Herrn Noack. Gemeinsam wurden in der pädagogischen Begleitung kreative Ansätze gesucht, die eine gute Unterstützung bieten, z. B. Erinnerungsstützen für den Tabakkonsum und das Verbinden von Rauchen mit dem Trinken von Wasser, um die Trinkmenge zu erhöhen. In der WG werden Bananen mit Namen beschriftet, sodass nicht aus Versehen alle von Herrn Noack gegessen werden. Seine Bezugsbetreuerin erzählt, dass neue Routinen teilweise nicht erlernt werden können. Herr Noack ist in verschiedenen Bereichen der Bewältigung des Alltags auf begleitende stellvertretende oder unterstützende Assistenz angewiesen.

Herr Noack hat im letzten Jahr erfolgreich ein Praktikum in einer Werkstatt für Menschen mit Behinderungen gemacht, das ihm in guter Erinnerung geblieben ist. Seine zeitliche Orientierung ist während der Zeit des Praktikums schlechter geworden. Es wird von seiner Betreuerin berichtet, dass neue Anforderungen oder Routinen bedeuten, dass andere Fähigkeiten oder die Belastbarkeit sich zeitweise verschlechtern. Daher ist das Aufrechterhalten von etablierten Routinen wichtig. Beispielsweise ist Herr Noack einmal wöchentlich zum Mittagessen in der Werkstatt gegangen, um seine räumliche Orientierung zu unterstützen. Aufgrund der erworbenen Hirnschädigungen fällt es Herrn Noack schwer, Alltagsbeschäftigungen außer der Handynutzung oder dem Fernschauen zu finden. Gemeinsam mit seiner Pädagogin hat er am Projekt „Welche Dinge tue ich gerne“ gearbeitet, da es neben einem Rehasporttermin und dem Mittagessen in der Werkstatt lange Zeit keine Tagesstruktur gab.

Eine Herausforderung für soziale Interaktionen ist, dass Herr Noack nicht merkt, wie oft er die gleichen Sachen oder Phrasen anspricht oder Dinge, die so nicht stattgefunden haben, erzählt. Dies kann ermüdend und anstrengend für Mitarbeitende und Mitbewohner sein. In der Wohngemeinschaft hat sich etabliert, dann zu sagen: „*Er hat es sich nicht ausgesucht.*“ Manchmal ist es möglich, das Thema zu wechseln oder eine alternative Aktivität, z.B. einen Spaziergang, anzubieten.

Unternehmungen und Ausflüge machen Herrn Noack großen Spaß und bleiben dann auch in seiner Erinnerung. Seine Bezugsbetreuerin erzählt, dass Erlebnisse und Menschen, die positive Gefühle erzeugen, gut erinnert werden. Auch Routinen, die positiv assoziiert werden, werden von Herrn Noack besser und schneller erlernt.

Wie sehr Emotionen für die Erinnerungsfähigkeit eine Rolle spielen, hat sich beim Besuch im P.A.N. Zentrum mehr als ein Jahr nach seinem Auszug gezeigt. Bereits ab dem S-Bahnhof hat Herr Noack Orte wiedererkannt und benannt und über Begebenheiten und Personen berichtet. Er navigierte seine Begleiterin und sich selbstständig zum verabredeten Ort. Beim Besuch in seiner ehemaligen Wohngruppe wird Herr Noack sehr freudig von den Mitarbeitenden begrüßt, er kennt die Namen und erinnert sich an sehr spezifische Details zu Gewohnheiten und Vorlieben. Damit beeindruckt Herr Noack die Mitarbeitenden und es wird viel gemeinsam gelacht und sich gemeinsam erinnert. Eine Herausforderung im P.A.N. Zentrum war es beispielsweise, eine Aufstehroutine zu etablieren. Herr Noack scherzt darüber, dass er nach dem Wachwerden erstmal mit „Alexa“ geflirtet hat und dann wieder eingeschlafen ist. Er äußert, dass die Eingewöhnung für ihn schwierig war und dass er immer viel aufgeschrieben hat, was er am Tag gemacht hat.

Während der fast zweijährigen Langzeitrehabilitation hat Herr Noack Ergotherapie, Physiotherapie und neuropsychologische Therapie erhalten, außerdem war er in der Holzwerkstatt tätig. Im Rahmen der ergotherapeutischen Behandlung wurden unter anderem die Nutzung von Hilfsmitteln zur Kompensation der Gedächtnisstörung (z. B. Führen eines Gedächtniskalenders) und der Umgang mit Geldmengen trainiert sowie ein Wege- und Einkaufstraining durchgeführt. Erarbeitete Ziele in der Physiotherapie waren die Verbesserung der Gangsicherheit und die Steigerung von Ausdauer und Belastbarkeit. In der neuropsychologischen Behandlung standen die Krankheitsverarbeitung und die Entwicklung einer Zukunftsperspektive im Vordergrund. Es wurde auch an der Verbesserung der kognitiven Funktionen, der kognitiven Belastbarkeit sowie am Einsatz von Kompensationsstrategien gearbeitet. Begleitet wurden die therapeutischen Ziele durch intensive pädagogische Arbeit. Herr Noack wurde in der Gestaltung seines Tages sowie in der Einübung von Alltagsaktivitäten unterstützt. Kontinuierliche Gesprächsangebote zur Bewältigung von Antriebs- und Stimmungsschwankungen und die Initiierung und Strukturierung von Abläufen standen hier im Vordergrund. In die pädagogische und therapeutische Begleitung hat Herr Noack seine Begeisterungsfähigkeit und sein freundliches Wesen eingebracht. Er wurde als motiviert und ausdauernd in den Therapien erlebt. Dies hat die gemeinsame Arbeit unterstützt.

Seit seinem Krankenhausaufenthalt Anfang 2021 hat Herr Noack einen gerichtlich bestellten Betreuer, der verschiedene Aufgabenbereiche wahrnehmen darf. Da ein Berufsbetreuer nicht erreichbar war und seine Aufgaben nicht angemessen wahrnahm (z. B. wurden keine Hilfen beantragt, sodass kein Geld für eine Möblierung seines WG-Zimmers zur Verfügung stand), wurde mit Unterstützung durch die Bezugsbetreuerin ein Wechsel erreicht. Trotz der guten Zusammenarbeit mit dem neuen Berufsbetreuer sind Verwaltungsangelegenheiten weiterhin anhängig oder verzögern sich stark.

Das Versorgungssystem hat viele Hürden, welche Personen, die Angelegenheiten mit Unterstützung erledigen oder durch Dritte übernehmen lassen, vor große Herausforderungen stellen. Im Alltag erfordern Verzögerungen um Wochen und Monate ein hohes Anpassungsvermögen der Person selbst und ihres Unterstützungsnetzwerks. Beispielsweise verzögerte sich aufgrund fehlender Kostenübernahme der Beginn der Erwerbstätigkeit von Herrn Noack in der Werkstatt um ein ganzes Jahr. Diese Veränderung in Herrn Noacks Routine führte erneut dazu, dass ihm gewisse Dinge schwerer fielen oder in den Hintergrund rückten. So beschreibt seine Bezugsbetreuerin: *„In der ersten Woche hat er die Waschmaschine nicht wiedererkannt, zwischendurch hat er Wortfindungsstörungen, die zeitliche Orientierung ist schlechter und die allgemeine Vergesslichkeit ist wieder viel größer geworden.“* Das pädagogische Team versucht es mit Humor zu nehmen, um Herrn Noack die Sorge zu nehmen. Seine Arbeitszeit in der Werkstatt hat er mittlerweile auf 20 Wochenstunden verkürzt, womit er nunmehr gut zurecht kommt. Dass er arbeiten geht, erfüllt ihn mit Stolz und ist ihm sehr wichtig. Aufgrund der starken Erschöpfung nach dem Arbeitstag ist das Thema Freizeit aktuell weniger wichtig.

Von welcher Unterstützung profitiert Herr Noack? Die Frage kann er selbst nicht beantworten, seine Bezugsbetreuerin spricht sich für einen transparenten Umgang mit seiner Gedächtnisstörung aus. (Wieder-)erlernen kostet Kraft und Energie, es ist wichtig, dass Herr Noack regelmäßig isst und Unterstützung erhält, wenn er unsicher ist, was in einer Situation von ihm erwartet wird.

*Der Rehabilitationsverlauf von Herrn Noack zeigt, wie erfolgreich Fähigkeiten durch intensive und zielgerichtete Begleitung und Therapie wiederhergestellt werden können. Die Arbeit von Pädagogen sichert Herrn Noack im Alltag Selbstständigkeit und Teilhabe. Herr Noack ist ein Mensch, der in Erinnerung bleibt – wenn wir Glück haben, bleiben wir ihm auch in Erinnerung (*Abb. 6.25*).*

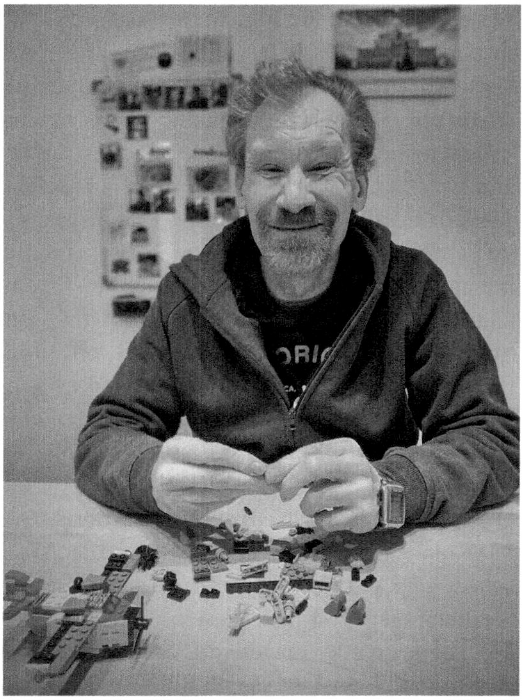

Abb. 6.25 Herr Noack

6.5.2 Langzeitrehabilitation

Christian Dohle

Warum sind erworbene Hirnschädigungen relevant?
Erworbene Schädigungen des Gehirns wie Schlaganfälle oder Gehirnverletzungen (Schädel-Hirn-Traumata) sind weltweit eine große Herausforderung. Sie können zu verschiedensten Ausfällen führen, z. B. im Bereich der Bewegung, der Sprache, des Schluckens oder der geistigen Leistungsfähigkeit. Viele der so erworbenen Einschränkungen und Behinderungen sind langfristig und erfordern eine umfassende Betreuung. Speziell der Schlaganfall ist eine der häufigsten Ursachen für erworbene Behinderungen im Erwachsenenalter (Feigin et al. 2019). Mit einer älter werdenden Bevölkerung werden diese Erkrankungen häufiger (Foerch et al. 2008).

Menschen mit erworbenen Hirnschädigungen sind häufig in doppelter Hinsicht benachteiligt. Einerseits treten häufig mehrere Symptome und Ausfälle gleichzeitig auf. Andererseits sind die Betroffenen dadurch auch so eingeschränkt (z. B. in der Mobilität oder Sprache), dass es für Sie viel schwieriger ist, überhaupt Hilfe und Unterstützung zu bekommen (siehe Kap. 2). Dabei betreffen die Erkrankungen nicht nur die Betroffenen selbst, sondern auch ihre Familien und auch das gesamte Gesundheitssystem. Die Kosten für die Behandlung und Betreuung können hoch sein, und die emotionale Belastung für die Betroffenen und die Angehörigen ist oft groß. Eine gute Versorgung kann helfen, die langfristigen Kosten zu senken und die Lebensqualität der Betroffenen zu verbessern.

Was passiert in der Neurorehabilitation?
Im Krankenhaus steht in der Regel die Akutbehandlung ganz im Vordergrund, also die Behandlung der Erkrankung selbst, z. B. durch Medikamente oder operative Eingriffe. Das Ziel der Behandlung ist es, die unmittelbaren Krankheitsfolgen zu mildern bzw. zu vermeiden, vor allem durch ärztliche und pflegerische Behandlung.

Wenn trotz Akutbehandlung weiter Defizite bestehen, schließt sich in der Regel eine ambulante oder stationäre (Neuro-)Rehabilitation an. Dann stehen die Symptome der Erkrankungen mehr im Vordergrund. Hier arbeiten verschiedene Fachdisziplinen zusammen, darunter neben Ärzten und Pflegekräften auch Physiotherapeuten, Ergotherapeuten, Sprachtherapeuten und Psychologen. Diese Teams treffen sich regelmäßig, um die besten Behandlungspläne für die Betroffenen zu entwickeln. Ziel ist es, die körperlichen und geistigen Fähigkeiten so weit wie möglich wiederherzustellen. Die Betroffenen lernen zudem, mit verbleibenden Einschränkungen umzugehen, um ihren Alltag besser zu bewältigen. Dabei spielen die Wünsche und Ziele der Betroffenen eine zentrale Rolle. Die Rehabilitation versucht, auch die Angehörigen zu integrieren, damit sie die Betroffenen bestmöglich unterstützen können. In der Regel verbringen Betroffene zwischen drei und zwölf Wochen in der stationären Neurorehabilitation im Anschluss an die Akutversorgung in einem Krankenhaus.

Der Erfolg der Neurorehabilitation hängt nicht nur von der Verfügbarkeit der Fachleute ab, sondern auch davon, wie gut sie zusammenarbeiten. Viele Symptome wie z. B. Lähmungen und Störungen der Wahrnehmung einer Körperseite können sich gegenseitig beeinflussen. Auch ist es wichtig, dass die verschiedenen Fachdisziplinen über die Defizite in anderen Bereichen informiert sind und sie in ihrer Behandlung berücksichtigen. Deshalb ist ein intensiver Austausch der Behandelnden wichtig. Es gibt auch wissenschaftliche Studien, die zeigen, dass eine Behandlung mit einem guten Austausch untereinander besser ist als ohne (Prvu Bettger und Stineman 2007).

Was passiert in der Nachsorge?
Prinzipiell können sich Betroffene auch nach der Behandlung im Krankenhaus und in der Neurorehabilitation über Jahre hinweg weiter verbessern (Langhorne et al. 2011). Diese Verbesserungen hängen aber entscheidend davon ab,

wie gut die Behandlung organisiert ist. Während die Behandlung im Krankenhaus und in der Rehabilitation in der Regel gut strukturiert ist, gibt es in der ambulanten Nachsorge, also der Betreuung zu Hause, oft große Defizite (Kaendler et al. 2022).

Nach der Entlassung aus der Rehabilitation müssen die Betroffenen (oder ihre Angehörigen) in der Regel selbst die Verantwortung für ihre Nachsorge übernehmen. Das führt häufig zu Problemen, da die ambulante Versorgung sehr zergliedert und nicht gut koordiniert ist. Die Herausforderungen sind vielfältig: Oft fehlen Informationen über verfügbare Angebote oder die Organisation von Terminen und der Weg dahin können schwierig sein. In der ambulanten Nachsorge gibt es keine Sozialarbeit, die bei derartigen Problemen unterstützen könnte. Hausärzte sind wichtige Ansprechpartner, fühlen sich aber häufig überfordert. Viele Betroffene sind auf die Unterstützung ihrer Familien angewiesen, die aber auch nur beschränkte zeitliche und finanzielle Möglichkeiten haben. All diese Faktoren führen dazu, dass viele Betroffene nicht alle empfohlenen Hilfen und Therapien erhalten oder wahrnehmen (Zein und Saal 2017). Das kann zu einer Verschlechterung ihres Zustands führen (Meyer et al. 2015).

Welche Lösungsansätze gibt es?

Die beschriebene Problematik ist lange bekannt. Es wurden verschiedene Programme entwickelt, um die Nachsorge zu verbessern, die aber in der Regel nur als Pilotprojekte oder im Rahmen von wissenschaftlichen Studien realisiert worden sind. Der Nachweis der Wirksamkeit dieser Konzepte ist wichtig, damit sie in die Routineversorgung übernommen und von den Krankenkassen für jede versicherte Person finanziert werden können. Die Programme und Ideen haben dabei unterschiedliche Schwerpunkte.

Medizinische Nachsorgeprogramme Programme wie „INSPire-TMS“ oder „SANO“ bieten eine spezielle ärztliche und pflegerische Betreuung, um die sogenannten Risikofaktoren zu kontrollieren und damit das Wiederauftreten von Schlaganfällen zu verhindern. Diese Programme können auch Schulungen für Patienten und ihre Familien beinhalten. Sie bieten auch Zugang zu spezialisierten Fachleuten, die bei spezifischen Problemen helfen können. Leider konnten diese Modellprojekte aber keine Wirksamkeit auf das Wiederauftreten von Schlaganfällen zeigen (Ahmadi et al. 2020; Schwarzbach et al. 2023).

Strukturierte Nachbetreuung In der in Berlin durchgeführten MAS-Studie (Managing Aftercare after Stroke) wurden nicht nur medizinische Faktoren, sondern auch andere Symptome regelmäßig überprüft und Therapieempfehlungen ausgesprochen. Hier wurde die sogenannte „Post-Stroke Checklist“ eingesetzt (Hotter et al. 2018). Die Daten dieses Projektes sind noch nicht veröffentlicht, erste Veröffentlichungen haben aber gezeigt, dass dieses Vorgehen das Ausmaß der Einschränkungen reduzieren konnte.

Sozialdienstliche Angebote Beratungsstellen helfen bei sozialen und organisatorischen Fragen. Sie unterstützen bei der Beantragung von Hilfsmitteln und der Organisation von Pflege. Diese Angebote können auch psychologische Unterstützung bieten, um den emotionalen Stress zu bewältigen. Sie helfen den Betroffenen, sich in ihrer neuen Lebenssituation zurechtzufinden und bieten Unterstützung bei der Integration in die Gemeinschaft (Padberg et al. 2020). Leider konnte der Effekt dieser Angebote noch nicht streng wissenschaftlich untersucht werden.

Patientenlotsen Diese Helfer unterstützen die Betroffenen dabei, sich im Gesundheitssystem zurechtzufinden. Sie koordinieren Termine und helfen bei der Kommunikation mit Ärzten und Therapeuten. Patientenlotsen können auch als Ansprechpartner für Fragen und Sorgen dienen, was den Betroffenen Sicherheit gibt. Sie bieten eine kontinuierliche Begleitung und Unterstützung, die den Übergang von der stationären zur ambulanten Versorgung erleichtert. Im Gegensatz zu sozialdienstlichen Angeboten begleiten Lotsen die Betroffenen bereits in der Akutversorgung. Eines der bekanntesten Konzepte ist „Stroke-OWL“ der Stiftung Deutsche Schlaganfall-Hilfe (Teipen und Bode 2021). In einer großen Studie konnte allerdings nicht gezeigt werden, dass die verbesserte Betreuung auch zu einer verringerten Rückfallsrate führt (Greiner et al. 2023).

Zusammenführung verschiedener Dienste an einem Ort Einige Zentren, wie das P.A.N. Zentrum für Post-Akute Neurorehabilitation, vereinen alle notwendigen Fachdisziplinen unter einem Dach, um die Versorgung zu verbessern. Das schließt auch die Pädagogik ein, die die Betroffenen im Wohnalltag unterstützt und fördert (Siehe 6.5.4). Dies erleichtert den Austausch und sorgt für einen umfassenden Therapieansatz. Das gemeinsame Wohnen fördert auch Gruppenaktivitäten, was helfen kann, Beeinträchtigungen zu erkennen und ggf. auch zu akzeptieren. Daten zeigen, dass Betroffene, die ein derartiges Programm durchlaufen, sowohl ihre Selbstständigkeit verbessern als auch ihre weiteren individuellen Ziele erreichen (Schrader und Bamborschke 2018; Schrader et al. 2024).

Fazit: Was muss sich ändern?

Die Nachsorge nach einer erworbenen Hirnschädigung ist entscheidend für die langfristige Erholung. In der ambulanten Welt ist das aber nur sehr schlecht umgesetzt, was häufig zu einer hohen Belastung der Betroffenen und ihrer Angehörigen und zu einer Verschlechterung des Gesundheitszustands führt. Erfolgreiche Modellprojekte zeichnen sich aus durch ein strukturiertes Vorgehen und ein hohes Maß an Kommunikation der Fachdisziplinen untereinander. Leider konnten diese Modellprojekte noch nicht allen Betroffenen zur Verfügung gestellt werden. Um dies zu ermöglichen, braucht es mehr wissenschaftliche Untersuchungen, die den Effekt so darstellen, dass eine Finanzierung durch die Krankenkassen möglich ist.

6.5.3 Soziale Arbeit in der neurologischen Rehabilitation

Nadja Freymüller and Tobias Knoop

Am Rehabilitationsprozess sind mehrere Professionen beteiligt, darunter auch die Soziale Arbeit bzw. die gesundheitsbezogene Soziale Arbeit (Freymüller et al. 2024). Diese strebt in Einklang mit § 1 SGB IX die Förderung von Teilhabe und Selbstbestimmung von Menschen mit (chronischen) Erkrankungen oder Behinderungen und von jenen, die davon bedroht sind, sowie ihren Zu- und Angehörigen an (Dettmers 2015).

Fachkräfte der Sozialen Arbeit unterstützen ihre Klient*innen bei der Bewältigung von sozialen Problemen, die aus gesundheitlichen Beeinträchtigungen resultieren können. Die Profession ist dabei durch ein biopsychosoziales Verständnis von Krankheit und Behinderung gemäß dem Gesundheitsmodell der Internationalen Klassifikation der Funktionsfähigkeit, Behinderung und Gesundheit (ICF) (DIMDI 2005) geprägt und orientiert sich am Person-in-Environment-Modell (Dettmers 2018; Freymüller et al. 2024). Bei diesem wird die Person nicht isoliert betrachtet, sondern in ständiger Wechselwirkung mit ihrer Umwelt. Dieser konzeptionelle Zugang hebt hervor, dass das Verhalten von Personen und potenzielle soziale Probleme immer im Kontext der jeweiligen Umwelt betrachtet werden müssen (Pauls 2013). Zu dieser zählen am Beispiel von Herrn Noack unter anderem seine Wohnsituation, soziale Interaktionen mit anderen Mitbewohner*innen oder mit seiner Bezugsbetreuerin, seine Arbeitssituation oder aber das Versorgungssystem. All dies sind Ansatzpunkte, die von Fachkräften der Sozialen Arbeit adressiert und in ihre Arbeit eingebunden werden können. Sie gestalten dabei an unterschiedlichen Stellen den neurologischen Rehabilitationsprozess mit (Müller-Baron und Woiton 2018).

Um einen Überblick über Aufgaben, Tätigkeiten und den Beitrag der Sozialen Arbeit im Kontext von neurologischer Rehabilitation zu geben, wird sich im Folgenden primär auf eine Literaturübersicht (Freymüller et al. 2024) und ein Forschungsprojekt zur Praxis von Sozialdiensten in medizinischen Rehaeinrichtungen bezogen. In diesem Rahmen wurde eine Programmtheorie für die Soziale Arbeit in der medizinischen Rehabilitation entwickelt (SWIMMER-Modell[1], (Knoop et al. 2024)).

Finanzielle und soziale Sicherung

Bereits Menschen mit leichten Schädel-Hirn-Verletzungen können nach der Erkrankung einen Einkommensverlust erleiden (u. a. durch Arbeits-/Erwerbsunfähigkeit). Zudem steht ein niedriger sozioökonomischer Status vor einem Schädel-Hirn-Trauma mit schlechteren funktionalen Outcomes und erhöhter Mortalität in Verbindung (Gaudette et al. 2022; Venturini et al. 2024). Sozialarbeitende sind im Rehaprozess zumeist diejenigen, die mit der finanziellen und sozialen Sicherung der Rehabilitand*innen beauftragt sind und hier ansetzen können. So unterstützen sie im Rahmen der sogenannten Antragsarbeit dabei, Beihilfen oder Sozialleistungen zu beantragen. Im Kontext der medizinischen Rehabilitation sind insbesondere Anträge auf Übergangsgeld, Erst- oder Änderungsanträge auf einen Grad der Behinderung oder aber Anträge auf einen Pflegegrad relevant.

In der Praxis variiert das Ausmaß der Unterstützung bzw. der Grad der Koproduktion zwischen Sozialarbeiter*in und Rehabilitand*in. Damit ist gemeint, dass manche Sozialarbeitende lediglich an entsprechende Stellen (wie z. B. das Versorgungsamt bei der Beantragung eines Grades der Behinderung) verweisen oder Antragsformulare aushändigen. Andere füllen die Anträge im Beisein der Rehabilitand*innen aus und schicken sie ab. Der Grad der Koproduktion wird dabei in Abhängigkeit der Kenntnisse und Fähigkeiten der Rehabilitand*innen gewählt. Insbesondere bei neurologischen Rehabilitand*innen können kognitive Funktionen beeinträchtigt sein. Dies erschwert neben der hinzukommenden Komplexität des deutschen Sozialversicherungssystems das Erkennen von Leistungsansprüchen, das Auffinden der richtigen Antragsformulare sowie das Ausfüllen und Abschicken dieser ohne Hilfe. Auch wenn Angehörige, die in die Versorgung der jeweiligen Person involviert sind, vorhanden sind, kann die Komplexität des Sozialversicherungssystems die Unterstützung durch Sozialarbeitende fordern, die grundlegende sozialrechtliche Kenntnisse aufweisen, sozialrechtliche Ansprüche erkennen und helfen, diese geltend zu machen.

Bei einigen Rehabilitand*innen, wie auch bei Herrn Noack, können zusätzlich noch gesetzliche Betreuer*innen involviert sein. Sozialarbeitende aus medizinischen Rehaeinrichtungen können selbst Betreuungsverfahren anregen, wenn z. B. der bzw. die Rehabilitand*in nicht mehr alleine in der Lage ist, sich um seine bzw. ihre Angelegenheiten zu kümmern und es keine Angehörigen gibt. Für die weitere Planung hinsichtlich der Zeit nach der medizinischen Rehabilitation ist die Auskunfts- und Entscheidungsfähigkeit jedoch bedeutsam. Sozialarbeitende sind mit einer Vielzahl an Fragen konfrontiert. Diese sind z. B.: *Kann die Person an ihre Arbeitsstelle und in die eigene Häuslichkeit zurück? Muss ein Platz im Heim oder betreutem Wohnen organisiert werden? Was passiert dann mit der alten Wohnung? Wie kann die Person ihren Lebensunterhalt bestreiten oder hat die Person sogar Schulden?* Um diese Fragen adäquat adressieren zu können, bedarf es Informationen (vgl. Informationsarbeit im SWIMMER-Modell, Knoop et al. 2024), bei deren Einholung die Sozialarbeitenden zusätzlich auf Angehörige oder gesetzliche Betreuer*innen angewiesen sein können.

In medizinischen Rehaeinrichtungen mit neurologischer Schwerpunktindikation ist insbesondere die Frage nach der Rückkehr in die eigene Häuslichkeit für die Soziale Arbeit relevant. Die Soziale Arbeit betrachtet dabei Umweltfaktoren der Person. In Abstimmung mit anderen Berufsgruppen wie der Medizin und Ergotherapie kann so die Beantragung von Hilfsmitteln oder Wohnumfeldverbesserungen angeregt werden. Ist ein Verbleib in der eigenen Wohnung aufgrund der Beeinträchtigungen nicht empfehlenswert, unterstützen Sozialarbeitende bei der Suche nach geeigneten Alternativen. Dies betrifft unter anderem die Suche nach Heimplätzen, die von den Sozialarbeitenden in den Einrichtungen unterstützt wird. Abhängig vom Grad der Kooperation ist dabei die Berücksichtigung der Wünsche der Rehabilitand*innen, die bei der Wahl der Wohnform und des Ortes Berücksichtigung finden sollen. Sozialarbeitende beraten zusätzlich zu weitergehenden Leistungen, wie Rehanachsorge oder Leistungen zur Teilhabe am Arbeitsleben oder leiten diese ein.

Soziales Umfeld und soziale Unterstützung
Das soziale Umfeld der Rehabilitand*innen spielt in der Sozialen Arbeit ebenfalls eine bedeutsame Rolle. Eine systematische Übersichtsarbeit, die den Einfluss eines Schlaganfalls auf soziale Unterstützung und Netzwerke untersucht hat, zeigt, dass insbesondere soziale Beziehungen zu Nicht-Familienmitgliedern nach Schlaganfall gefährdet und Beziehungen zu Familienmitgliedern, wenngleich diese robuster scheinen, belastet werden können (Northcott et al. 2016). Zudem konnte ein Zusammenhang zwischen einer Abnahme der sozialen Unterstützung und einer Reduktion des sozialen Netzwerks einerseits und dem Auftreten von Depressionen, reduzierter Lebensqualität und schlechterer körperlicher Erholung andererseits nachgewiesen werden (ebd.). In der medizinischen Rehabilitation sind Sozialarbeitende vorrangig im Austausch mit Angehörigen. So beraten sie diese zu Versorgungsstrukturen, Entlassung der Rehabilitand*innen, sozialrechtlichen Leistungsansprüchen oder zu Vorsorgevollmachten. In dem Beziehungsgeflecht von Angehörigen und Rehabilitand*in kann es allerdings zu widersprüchlichen Zukunftsvorstellungen z. B. bezüglich der Wohnform kommen. Sozialarbeitende können in diesem Fall eine vermittelnde Rolle einnehmen und so versuchen, eine Einigung herbeizuführen. Ein Ansatzpunkt der Sozialen Arbeit bei herausfordernden Situationen in der sozialen Interaktion, wie im Fall von Herrn Noack, kann soziales Kompetenztraining sein (Freymüller et al. 2024). Adressat*innen wären nicht nur Herr Noack selbst, sondern in Einbeziehung der sozialen Umwelt auch die Mitbewohner*innen und Fachkräfte.

Identitätsarbeit und Selbstbestimmung
Neurologische Erkrankungen, wie z. B. Schädel-Hirn-Traumata, können Auswirkungen auf die Identität der Betroffenen haben. Dies kann ein fehlendes Bewusstsein für funktionale Defizite, einen autobiografischen Gedächtnisverlust oder einen Verlust von Autonomie und ehemaligen sozialen Rollen zur Folge haben (Villa et al. 2021). Dies kann wiederum die eigene Identität herausfordern, da Betroffene mit den Veränderungen des eigenen Selbst konfrontiert sind. Um diese in die eigene Identität zu integrieren, muss eine Auseinandersetzung erfolgen, bei der die Soziale Arbeit unterstützen kann. Insbesondere setzt sie sich für die Förderung von Autonomie und Selbstbestimmung der Betroffenen ein. Das Konzept der Self-Advocacy (deutsch: Selbstvertretung) ist in diesem Zusammenhang relevant. Das Konzept umfasst zum einen, dass Rehabilitand*innen ihr eigenes Selbst, das heißt Stärken, Präferenzen, Ziele und Bedürfnisse, und zum anderen ihre Rechte kennen und diese auch artikulieren. So geht es darum, informierte Entscheidungen zu treffen, um die eigenen Bedürfnisse und Ansprüche zu realisieren (Hawley et al. 2022; Test et al. 2005). Vor diesem Hintergrund setzen Sozialarbeitende beispielsweise sogenannte Reflexionsarbeit (vgl. SWIMMER-Modell, Knoop et al. 2024) ein, indem sie Rehabilitand*innen im Einzelgespräch oder in der Gruppe dazu anleiten, sich ihre eigenen Stärken, Ressourcen und Herausforderungen zu vergegenwärtigen und so eine Selbstreflexion zu erzielen. Dies ist auch am Beispiel von Herrn Noack illustriert, der zusammen mit seiner Pädagogin Aktivitäten erarbeitet, die er gerne tut. Im Einzel- wie auch im Gruppensetting wird Informations- und Planungsarbeit (vgl. SWIMMER-Modell, Knoop et al. 2024) geleistet, bei der Sozialarbeitende den Rehabilitand*innen ihre eigenen Rechte und Optionen aufzeigen und Wahlmöglichkeiten anbieten. Zum Teil wird zusätzlich mittels reflexiver Fragen (s. Reflexionsarbeit) die Entscheidungsfindung der Rehabilitand*innen bei mehreren möglichen Optionen unterstützt. In den USA wurde zudem von Sozialarbeitenden eine wirksame Gruppeninter-

vention entwickelt, die direkt auf die Förderung der Self-Advocacy von Rehabilitand*innen mit Schädel-Hirn-Trauma abzielt. Über einen Zeitraum von sechs Wochen gab es wöchentliche Gruppensitzungen, angeleitet von einem Sozialarbeitenden, bei denen u. a. Biografien der Teilnehmenden ausgetauscht, eigene Stärken, Herausforderungen und Bedürfnisse erarbeitet, Wissen über die eigene Erkrankung und lokale Unterstützungsangebote sowie Kommunikationstechniken vermittelt wurden (Hawley et al. 2022).

Abschließende Bemerkungen

Dieser Beitrag hat einen Überblick über Tätigkeitsfelder der Sozialen Arbeit in der neurologischen Rehabilitation gegeben. Allerdings erhebt er keinen Anspruch auf Vollständigkeit. Insbesondere bei Menschen, bei denen eine Perspektive für die Reintegration in den 1. Arbeitsmarkt besteht, ist die Entwicklung von beruflichen Perspektiven ein zentrales Thema der Sozialdienste in medizinischen Rehaeinrichtungen. Der Überblick ist auf die berufliche und medizinische Rehabilitation fokussiert. Eine Differenzierung nach Methoden und Verfahren der Sozialen Arbeit, wie der Sozialtherapie oder dem Case Management, erfolgt in diesem Beitrag nicht. Tätigkeiten im sozialtherapeutischen Case Management sind jedoch vergleichbar zum SWIMMER-Modell (Süsstrunk et al. 2024; Knoop et al. 2024). Mit ihrer Orientierung an der Lebenswelt der Person und ihrer sozialrechtlichen Expertise ergänzt die Soziale Arbeit das interprofessionelle Rehateam und kann zur Stärkung der Teilhabe der Rehabilitand*innen beitragen.

6.5.4 Pädagogische Begleitung in der Neurorehabilitation – Wege zur Selbstständigkeit und Teilhabe

Julia Guz

Die Rehabilitation von Menschen mit erworbenen Hirnschädigungen erfordert eine enge interdisziplinäre Zusammenarbeit zwischen Pädagogik, Therapie und Pflege. Dieser Beitrag beleuchtet die zentrale Rolle der pädagogischen Begleitung im Rehabilitationsprozess und zeigt, wie gezielte Maßnahmen zur Strukturierung des Alltags, zur Förderung alltagspraktischer Fähigkeiten, zur sozialen Integration und zur beruflichen Orientierung beitragen. Aufbauend auf einer Einführung in die pädagogische Arbeit in der Neurorehabilitation wird am Beispiel des *P.A.N. Zentrums* (Zentrum für Post-Akute Neurorehabilitation) vorgestellt, wie die interdisziplinäre Zusammenarbeit im Rahmen eines Versorgungskonzeptes gestaltet sein kann.

Grundlagen der Pädagogik in der Neurorehabilitation

Pädagogik in der Neurorehabilitation versteht sich als ein ganzheitlicher Bildungs- und Entwicklungsansatz, der betroffene Personen, deren Angehörige sowie Fachkräfte unterstützt, die komplexen Herausforderungen neurologischer Erkrankungen zu bewältigen. Dabei geht es um die Entwicklung von Selbstständigkeit, Alltagskompetenzen und psychosozialem Wohlbefinden. Ziel ist es, den betroffenen Personen ein optimales Umfeld für Lernprozesse und Anpassung zu ermöglichen, um so den Weg zu einem selbstbestimmten Leben zu ebnen.

Historisch betrachtet wurzelt die Integration pädagogischer Ansätze in der Neurorehabilitation in den Entwicklungen der Sonderpädagogik und der Erwachsenenbildung des 20. Jahrhunderts. In den frühen Ansätzen der Rehabilitation stand vor allem die rein medizinische Behandlung im Vordergrund, während Bildung und psychosoziale Begleitung oft unterrepräsentiert waren. Mit der Zeit und dem wachsenden Verständnis der Bedeutung ganzheitlicher Genesung erkannten Rehabilitationseinrichtungen den Bedarf, pädagogische Methoden systematisch in ihre Konzepte zu integrieren. Insbesondere in den 1970er- und 1980er-Jahren führten der gesellschaftliche Wandel und die steigende Sensibilität gegenüber den individuellen Bedürfnissen von Menschen mit Behinderungen zu einem Paradigmenwechsel, bei dem die Vermittlung von Kompetenzen und Empowerment zunehmend in den Fokus rückten.

Heute ist Pädagogik fester Bestandteil moderner Versorgungskonzepte in der Neurorehabilitation. Interdisziplinäre Teams, bestehend aus Pädagog*innen, Therapeut*innen, Psycholog*innen und Ärzt*innen, arbeiten zusammen, um individuelle Lern- und Entwicklungsprozesse zu fördern. Die Pädagogik in der Neurorehabilitation bildet die Brücke zwischen medizinischer und therapeutischer Behandlung und individueller Lebensführung.

Integration von Rehabilitation und Pädagogik am Beispiel des P.A.N. Zentrums – Grundstruktur und sozialrechtliche Rahmenbedingungen

Das *P.A.N. Zentrum* (Zentrum für Post-Akute Neurorehabilitation) in Berlin-Frohnau ist eine spezialisierte stationäre Einrichtung, die sich auf die befristete Langzeitrehabilitation von Menschen mit erworbenen Hirnschädigungen – etwa nach einem Schlaganfall, einer Hirnblutung oder einem Schädel-Hirn-Trauma – konzentriert. Als Teil der Wohn- und Rehabilitationsangebote der *Fürst Donnersmarck-Stiftung zu Berlin* bietet das Zentrum ein intensives Rehabilitationsprogramm mit einer durchschnittlichen Dauer von 18 Monaten für erwachsene Personen im erwerbsfähigen Alter.

Das zentrale Ziel besteht darin, die Teilhabe der Betroffenen zu fördern und ihre Rückkehr in ein möglichst selbstbestimmtes Leben zu unterstützen. Die Rehabilitandinnen und Rehabilitanden wohnen in einer besonderen Wohnform der Eingliederungshilfe gemäß SGB IX. Im gleichen Haus befindet sich eine therapeutische Abteilung mit Praxen für Physiotherapie, Ergotherapie und Logopädie, eine neuropsychologische Abteilung sowie eine Ermächtigungsambulanz für drei Fachärztinnen und Fachärzte für Neurologie. Die Finanzierung erfolgt meist modular über die jeweiligen Kostenträger gemäß SGB IX bzw. SGB V. Bestimmte Kostenträger übernehmen die Finanzierung des gesamten Angebots, darunter Berufsgenossenschaften oder Unfall- und Haftpflichtversicherungen. Insbesondere für die Eingliederungshilfe gelten die Regeln zur Einbringung von Eigenmitteln der Betroffenen.

Die rechtlichen Grundlagen für den Personenkreis, die Maßnahmen, das Leistungsangebot sowie die Entgeltvereinbarung der Eingliederungshilfe ergeben sich aus den Sozialgesetzbüchern IX und XI (§ 43a) in Verbindung mit den Vorgaben des Bundesteilhabegesetzes (BTHG). Zudem findet das Gesetz über Selbstbestimmung und Teilhabe in betreuten gemeinschaftlichen Wohnformen (Wohnteilhabegesetz – WTG) Anwendung.

Das *P.A.N. Zentrum* verfolgt seine rehabilitativen und betreuerischen Maßnahmen gemäß den Grundsätzen der Eingliederungshilfe. Alle Leistungen werden im Rahmen eines ganzheitlichen und qualifizierten Betreuungs-, Teilhabe-, Therapie- und Pflegekonzeptes entsprechend dem individuellen Bedarf der Menschen mit erworbenen Hirnschädigungen erbracht. Ziel ist es, ihre Teilhabe am gesellschaftlichen Leben zu ermöglichen und sie in ihrer individuellen Entwicklung, Kontinuität und Selbstbestimmung zu fördern oder diese wiederherzustellen. Die Arbeit orientiert sich an den Teilhabezielen der Betroffenen und kombiniert pädagogische, therapeutische, ärztliche und pflegerische Ansätze. Im Rahmen des Konzeptes erfolgt die notwendige grund- und behandlungspflegerische Versorgung gemäß Berliner Rahmenvertrag und Leistungsbeschreibung.

Ganzheitliches Konzept und Binnendifferenzierung bei der Langzeitrehabilitation im P.A.N. Zentrum

Die Langzeitrehabilitation im P.A.N. Zentrum basiert auf einem ganzheitlichen Konzept, das die individuellen Fähigkeiten, Aktivitäten und sozialen Teilhabemöglichkeiten der Rehabilitand*innen in den Mittelpunkt stellt. Die Förderung wird dabei fortlaufend an persönliche und umweltbedingte Faktoren angepasst, um eine möglichst selbstständige Lebensführung zu ermöglichen. Dazu gehören Maßnahmen wie alltagspraktisches Training, Mobilitätsförderung, soziale Integration und berufliche Orientierung, die flexibel weiterentwickelt werden. Die Unterstützungsleistungen im P.A.N. Zentrum zielen nicht nur auf die Kompensation bestehender Einschränkungen ab, sondern auf eine umfassende

Neuausrichtung der Lebensplanung. Da dieses Ziel in einem vergleichsweise kurzen Zeitraum erreicht werden soll, erfordert insbesondere die erste Phase des Aufenthalts eine intensive pädagogische Begleitung sowie gezielte therapeutische Interventionen. Im P.A.N. Zentrum wird personenzentriert in einem interprofessionellen Team zusammengearbeitet.

Ein zentraler Bestandteil dieses Prozesses ist die Förderung der Krankheitseinsicht (Awareness). Die Rehabilitand*innen sollen dazu befähigt werden, ihre krankheitsbedingten Einschränkungen wahrzunehmen und gemeinsam mit allen an der Rehabilitation Beteiligten realistische Ziele zu formulieren, um individuelle Lebensperspektiven zu entwickeln.

Erworbene Hirnschädigungen gehen oft mit einer Vielzahl neuropsychologischer Beeinträchtigungen einher, darunter Störungen des Gedächtnisses, der Aufmerksamkeit, der Wahrnehmungsorganisation sowie des Planens und Handelns. Häufig treten zudem Persönlichkeitsveränderungen auf. Aufgrund der Mechanismen der Neuroplastizität erfordert die Behandlung dieser Störungen einen hohen Zeitaufwand.

Da sich Teilhabeziele, insbesondere bei dem benannten Personenkreis, in der Regel nicht allein durch pädagogische Maßnahmen erreichen lassen, ist das *P.A.N. Zentrum* vernetzt organisiert. Die gezielte Verbindung von Leistungen der Eingliederungshilfe (SGB IX) mit Leistungen der Krankenkassen (SGB V) sowie die enge Zusammenarbeit mit allen an der partizipatorischen Rehabilitation Beteiligten ermöglichen eine optimale personenzentrierte Rehabilitation.

Zentraler Leitgedanke ist es, gemeinsam mit den Rehabilitanden daran zu arbeiten, ihnen so weit wie möglich ihre Selbstständigkeit zurückzugeben – mit dem Ziel, ein Leben außerhalb des geschützten Rahmens der stationären Behindertenhilfe und eine Teilhabe am Arbeitsleben zu ermöglichen. Um diesem Anspruch gerecht zu werden, finden regelmäßig interdisziplinäre Team- und Fallbesprechungen statt. So wird sichergestellt, dass die besten Bedingungen für die Rückkehr in den Alltag geschaffen werden, die Eigenverantwortung der Rehabilitanden gestärkt wird und ihr individuelles Potenzial bestmöglich genutzt werden kann.

Das *P.A.N. Zentrum* verfügt über insgesamt 66 Plätze, die auf fünf binnendifferenzierte Wohngruppen verteilt sind. Diese Gruppen bieten eine auf die individuellen Bedürfnisse der Rehabilitanden abgestimmte Wohn- und Betreuungssituation.

Die Binnendifferenzierung der Wohngruppen ermöglicht eine gezielte Förderung verschiedener Bedarfsgruppen: So gibt es unter anderem eine neurokognitive Gruppe, die ein halbgeschlossenes Setting auf freiwilliger Basis ermöglicht, ohne Anwendung von § 1906 BGB. Spezielle Wohnangebote stehen für Menschen mit Aphasie sowie für Rehabilitanden bis zu einem Alter von 40 Jahren und für solche ab diesem Alter zur Verfügung. Ergänzt wird das Wohnkonzept durch ein Trainingswohnhaus, das mit Wohngemeinschaftszimmern, Einzelappartements und einer geringeren Präsenz von pädagogischem Betreuungspersonal gezielt auf eine schrittweise Verselbstständigung vorbereitet.

Pädagogische Maßnahmen und deren Umsetzung

Pädagogische Begleitung in der Neurorehabilitation umfasst eine Vielzahl an Maßnahmen, die individuell auf die Bedarfe der Rehabilitand*innen zugeschnitten werden. Da neurologische Erkrankungen oft mit einer Kombination aus kognitiven, motorischen und kommunikativen Beeinträchtigungen einhergehen, ist ein flexibles, interdisziplinär ausgerichtetes Vorgehen erforderlich.

Viele Menschen mit erworbenen Hirnschädigungen erleben eine eingeschränkte Planungs- und Organisationsfähigkeit, die sich unmittelbar auf ihre Alltagsbewältigung auswirkt. Durch gezielte Strukturierungsmaßnahmen wie visuelle Wochenpläne, technische Assistenzsysteme oder Erinnerungsfunktionen auf mobilen Geräten können Tagesabläufe systematisch aufgebaut und kann Eigenverantwortung gefördert werden. Ergänzend dazu unterstützt die pädagogische Begleitung Rehabilitand*innen in grundlegenden Bereichen der Selbstversorgung wie Einkaufen und Haushaltsführung. Diese Maßnahmen werden zunächst eng begleitet, bis ein schrittweiser Übergang zur selbstständigen Durchführung möglich ist.

Ein weiterer wichtiger Aspekt der pädagogischen Arbeit ist die Förderung alltagspraktischer Kompetenzen, die grundlegende Tätigkeiten wie Körperpflege, Anziehen, Essen und Mobilität umfassen. Insbesondere im Bereich der Nahrungszubereitung ist häufig gezielte Unterstützung erforderlich. Viele Betroffene haben Schwierigkeiten, Abläufe logisch zu planen oder koordinierte Bewegungen auszuführen, was das selbstständige Kochen erschwert. Durch begleitete Kochtrainings lernen sie, Mahlzeiten zu planen, Zutaten auszuwählen und Rezepte anzupassen. Gleichzeitig wird darauf geachtet, dass auch weitere ADLs (Activities of Daily Living) wie der sichere Umgang mit Küchengeräten oder die selbstständige Organisation von Mahlzeiten in das Training integriert werden, um eine ganzheitliche Förderung der Selbstständigkeit zu gewährleisten. Dabei wird nicht nur die praktische Umsetzung, sondern auch die Fähigkeit zur Selbstorganisation gestärkt. Neben der technischen Unterstützung, beispielsweise durch sprachgesteuerte Kochhilfen, kommen auch strukturierte Anleitungen und Wiederholungsübungen zum Einsatz.

Soziale Integration und Kommunikationsförderung spielen ebenfalls eine entscheidende Rolle in der pädagogischen Begleitung. Neben den kognitiven und motorischen Einschränkungen leiden viele Rehabilitand*innen unter sozialen Unsicherheiten oder sprachlichen Beeinträchtigungen. Dies kann sich negativ auf zwischenmenschliche Beziehungen und das gesellschaftliche Miteinander auswirken. Die pädagogische Arbeit setzt hier an, indem individuelle Kommunikationsstrategien entwickelt werden. In Reflexionsgesprächen wird gezielt an sozialer Interaktion gearbeitet, während gemeinsame Gruppenaktivitäten die Teilhabe am sozialen Leben erleichtern. Dies geschieht oft durch kreative oder sportliche Projekte, die sowohl soziale als auch emotionale Kompetenzen fördern.

Ein weiterer essenzieller Bestandteil der pädagogischen Begleitung ist die berufliche Orientierung und das Mobilitätstraining. Der Wiedereinstieg in den Arbeitsmarkt stellt für viele Rehabilitand*innen eine große Herausforderung dar, da sie sich neuen Anforderungen anpassen und Wege zur Teilhabe am Berufsleben erschließen müssen. Hierbei werden sie durch gezielte Vorbereitung unterstützt, die von Praktika über Bewerbungstrainings bis hin zur Erarbeitung realistischer Berufsperspektiven reicht. Insbesondere das Wegetraining zur sicheren Nutzung des öffentlichen Nahverkehrs spielt dabei eine wichtige Rolle. Durch wiederholte Übungen und die Nutzung visueller sowie akustischer Orientierungshilfen gelingt es den Rehabilitand*innen, ihre Selbstständigkeit in diesem Bereich schrittweise auszubauen.

Fortschritte und langfristige Erfolge

Die enge Verzahnung von pädagogischen, therapeutischen, ärztlichen und pflegerischen Maßnahmen trägt entscheidend zur erfolgreichen Rehabilitation bei. Durch eine strukturierte pädagogische Begleitung gelingt es vielen Rehabilitand*innen, eine gesteigerte Selbstorganisation zu entwickeln, alltagspraktische Tätigkeiten eigenständig durchzuführen und sich sicherer in sozialen sowie beruflichen Kontexten zu bewegen. Besonders bedeutsam ist die Entwicklung realistischer Zukunftsperspektiven, die nicht nur eine nachhaltige Selbstständigkeit im häuslichen Umfeld, sondern auch die Integration in betreute Wohnformen oder den Arbeitsmarkt ermöglichen (Schrader und Bamborschke 2018; Schrader et al. 2024).

Die Bedeutung der pädagogischen Begleitung zeigt sich insbesondere in der individuellen Anpassung der Maßnahmen an die Bedürfnisse der Rehabilitand*innen. Während einige vor allem Unterstützung bei der Organisation ihres Alltags benötigen, profitieren andere von gezielter sozialer Förderung oder arbeitsbezogenen Trainingsmaßnahmen. Die Kombination aus individuell abgestimmten Strategien und langfristiger Begleitung stellt sicher, dass jede Person auf ihrem

Weg zur größtmöglichen Selbstständigkeit optimal unterstützt wird.

Fazit: Interdisziplinäre Zusammenarbeit als Schlüssel zur Teilhabe
Das P.A.N. Zentrum verfolgt einen ganzheitlichen Ansatz mit individuell angepassten Rehabilitations- und Teilhabeplänen. Durch strukturierte Trainings, Reflexionsgespräche und Mobilitätsförderung wird die Selbstständigkeit der Rehabilitand*innen nachhaltig gestärkt. Die enge Verknüpfung von Pädagogik, Neurologie, Therapie und Pflege bildet dabei eine wesentliche Grundlage für den Rehabilitationserfolg. Besonders die gezielte pädagogische Begleitung trägt maßgeblich zur nachhaltigen Verbesserung der Lebensqualität bei. Der interdisziplinäre Ansatz ermöglicht es, Rehabilitation als ganzheitlichen Prozess zu verstehen, der die individuellen Lebensziele der Rehabilitand*innen in den Mittelpunkt stellt.

Literatur

Abel C (2021) Neurophysiologische Therapiemethoden. In: Strobl WM, Schikora N, Pitz E, Abel C (Hrsg) Neuroorthopädie – Disability Management. Springer, S 389–394. https://doi.org/10.1007/978-3-662-61330-6_21

Adams HP, Bendixen BH, Kappelle LJ, Biller J, Love BB, Gordon DL, Marsh EE (1993) Classification of subtype of acute ischemic stroke. Definitions for use in a multicenter clinical trial. Stroke 24(1):35–41

Ahmadi M et al (2020) A support programme for secondary prevention in patients with transient ischaemic attack and minor stroke (INSPiRE-TMS): an open-label, randomised controlled trial. Lancet Neurol 19(1):49–60. https://doi.org/10.1016/S1474-4422(19)30369-2

Alhumaidi KA, Alshwameen MO, Alsayed MS, Alqoaer DK, Albalawi RS, Alanzi SM, Alharthe AF, Alanazi HAS (2023) Quality of life of primary caregivers of children with cerebral palsy from a family perspective. Cureus. 15(11):e49378. https://doi.org/10.7759/cureus.49378. PMID: 38146584; PMCID: PMC10749444

Altes Testament. "Das Buch Prediger". Ekklesiastes 8:15

Alyoubi RA, Abu-Zaid A (2024) Epilepsy in cerebral palsy: unraveling prevalence, risk factors, and subtype associations in a large-scale population study. Medicina (Kaunas). 60(11):1809. https://doi.org/10.3390/medicina60111809. PMID: 39596993; PMCID: PMC11596662

American Spinal Injury Association. International Standards for Neurological Classification of Spinal Cord Injury. https://www.asia-spinalinjury.org/wp-content/uploads/2019/10/ASIA-ISCOS-Worksheet_10.2019_PRINT-Page-1-2.pdf. Zugegriffen am 26.03.2026

Astrup J, Siesjö BK, Symon L (1981) Thresholds in cerebral ischemia – the ischemic penumbra. Stroke 12(6):723–725

Aust E, Graupner S-T, Hermann A (2022) Eyetracking-basierte Erhebung der Lebensqualität von Patienten mit Locked-in-Syndrom. Ergebnisbericht eines Forschungsprojekts. Ergebnisbericht gemäß Nr. 14.1 ANBest-IF (20.12.2024)

Avvantaggiato C, Casale R, Cinone N, Facciorusso S, Turitto A, Stuppiello L, Picelli A, Ranieri M, Intiso D, Fiore P, Ciritella C, Santamato A (2021) Localized muscle vibration in the treatment of motor impairment and spasticity in post-stroke patients: a systematic review. European J Phys Rehabil Med 57(1):44–60. https://doi.org/10.23736/S1973-9087.20.06390-X

Ayerbe L, Ayis S, Wolfe CDA, Rudd AG (2013) Natural history, predictors and outcomes of depression after stroke: systematic review and meta-analysis. Br J Psychiat 202(1):14–21

Bader CA, Niemann G (2010) Dysphagie bei Kindern mit Infantiler Zerebralparese – Fiberoptisch-endoskopische Befunde [Dysphagia in children with cerebral palsy – fiberoptic-endoscopic findings]. Laryngorhinootologie 89(2):90–4. German. https://doi.org/10.1055/s-0029-1237348. Epub 2009 Sep 2

Bailly R, Pons C, Haes AC, Nguyen L, Thepaut M, Houx L, Lempereur M, Brochard S (2024) Bone deformities through the prism of the international classification of functioning, disability and health in ambulant children with cerebral palsy: a systematic review. Children (Basel). 11(2):257. https://doi.org/10.3390/children11020257. PMID: 38397369; PMCID: PMC10888000

Bajpai S, Zhang N, Lott DG (2021) Tracking changes in age distribution of head and neck cancer in the United States from 1975 to 2016. Clin Otolaryngol 46(6):1205–1212. https://doi.org/10.1111/coa.13817

Bartels H (2006) Aphasien. In: Siegmüller J, Bartels H (Hrsg) Leitfaden Sprache Sprechen Stimme Schlucken. Elsevier GmbH, München

Bartoli E, Devara E, Dang HQ, Rabinovich R, Mathura RK, Anand A, Pascuzzi BR, Adkinson J, Kenett YN, Bijanki KR, Sheth SA, Shofty B (2024) Default mode network electrophysiological dynamics and causal role in creative thinking. Brain. 147(10):3409–3425. https://doi.org/10.1093/brain/awae199. PMID: 38889248; PMCID: PMC11449134

Bartolome G (1999) Funktionelle Dysphagietherapie. Sprache, Stimme, Gehör; 23:35–44

Bath PM, Lee HS, Everton LF (2018) Swallowing therapy for dysphagia in acute and subacute stroke. Cochrane Database Syst Rev 10:Cd000323

Bath PM, Woodhousea LJ, Suntrup-Krueger S, Likard R, Koestenberger M, Warusevitane A, Herzog J, Schuttler M, Ragab S, Everton L, Ledl C, Walther E, Saltuari L, Pucks-Faes E, Bocksrucker C, Vosko M, de Broux J,

Haase CG, Raginis-Zborowska A, Mistry S, Hamdy S, Dziewas R (2020) Pharyngeal electrical stimulation for neurogenic dysphagia following stroke, traumatic brain injury or other causes: main results from the PHADERcohort study. EClinicalMedicine 28:1–9

Bauer G, Gerstenbrand F, Rumpl E (1979) Varieties of the locked-in syndrome. J Neurol. 221(2):77–91. https://doi.org/10.1007/BF00313105. PMID: 92545

Bax M, Tydeman C, Flodmark O (2005) Clinical and MRI correlates of cerebral palsy: the European Cerebral Palsy Study. JAMA 293(5):538–546

Bender A, Jox RJ, Grill E, Straube A, Lulé D (2015) Persistent vegetative state and minimally conscious state: a systematic review and meta-analysis of diagnostic procedures. Dtsch Arztebl Int. 112(14):235–242. https://doi.org/10.3238/arztebl.2015.0235. PMID: 25891806; PMCID: PMC4413244

Berkhemer OA, Fransen PSS, Beumer D et al (2015) A randomized trial of intraarterial treatment for acute ischemic stroke. N Eng J Med 372(1):11–20

Bisch EM, Logemann JA, Rademaker AW, Kahrilas PJ, Lazarus CL (1994) Pharyngeal effects of bolus volume, viscosity, and temperature in patients with Dysphagia resulting from neurologic impairment and in normal subjects. J Speech Hear Res 37:1041–1049

Blanken, G. (1996) Auditives Sprachverständnis: Wortbedeutungen. Materialien zur neurolinguistischen Aphasiediagnostik. Hofheim: NAT-Verlag.

Blanken, G., Döppler, R. & Schlenck, K.-J. (1999) Wortproduktionsprüfung. Hofheim: NAT-Verlag.))

Boenisch J, Sachse S, Bernasconi T, Uthoff S, Zinkevich A, Ansmann L (2023) MUK – ein Forschungsprojekt zur Implementierung von UK im medizinischen Versorgungssystem. Zeitschrift für Unterstützte Kommunikation 28(3):14–21

Bohn E, Goren K, Switzer L, Falck-Ytter Y, Fehlings D (2021) Pharmacological and neurosurgical interventions for individuals with cerebral palsy and dystonia: a systematic review update and meta-analysis. Dev Med Child Neurol. 63(9):1038–1050. https://doi.org/10.1111/dmcn.14874. Epub 2021 Mar 27. PMID: 33772789; PMCID: PMC8451898

Borok Z, Verkman AS (2002) Lung Edema clearance: 20 years of progress invited review: role of aquaporin water channels in fluid transport in lung and airways. J Appl Physiol 93:2199–2206

Brady MC, Kelly H, Godwin J, Enderby P, Campbell P (2016) Speech and language therapy for aphasia following stroke. Cochrane Database Syst Rev 6:CD000425

Breitenstein C et al (2014) Wie wirksam ist eine intensive Aphasietherapie unter regulären klinischen Bedingungen? Die deutschlandweite Aphasieversorgungsstudie FCET2EC. Sprache, Stimme, Gehör 38:14–19

Brizzi K, Creutzfeldt CJ (2018) Neuropalliative care: a practical guide for the neurologist. Semin Neurol 38(5):569–575. https://doi.org/10.1055/s-0038-1668074. Epub 2018 Oct 15. PMID: 30321896; PMCID: PMC6792392

Brossard-Racine M, Waknin J, Shikako-Thomas K, Shevell M, Poulin C, Lach L, Law M, Schmitz N, QUALA Group, Majnemer A (2013) Behavioral difficulties in adolescents with cerebral palsy. J Child Neurol. 28(1):27–33. https://doi.org/10.1177/0883073812461942. Epub 2012 Oct 17

Bruno MA, Bernheim JL, Schnakers C et al (2011) A survey on self-assessed well-being in locked-in syndrome. Brain Inj. 25(6):549–556. https://doi.org/10.1136/bmjopen-2010-000039. PMID: PMC3191401

Bühler C (2016) Barrierefreiheit und Assistive Technologie als Voraussetzung und Hilfe zur Inklusion. ATHENA-Verlag, Oberhausen

Bundesarbeitsgemeinschaft für Rehabilitation (1995) Empfehlungen zur Neurologischen Rehabilitation von Patienten mit schweren und schwersten Hirnschädigungen in den Phasen B und C. https://www.bar-frankfurt.de/fileadmin/dateiliste/_publikationen/reha_vereinbarungen/pdfs/Empfehlung_neurologische_Reha_Phasen_B_und_C.pdf. Zugegriffen am 26.03.2026

Bundesärztekammer (2025) Weiterbildungsordnung. https://www.bundesaerztekammer.de/themen/aerzte/aus-fort-und-weiterbildung/aerztliche-weiterbildung/muster-weiterbildungsordnung?utm_source=chatgpt.com. Zugegriffen am 26.03.2026

Bundesinstitut für Sportwissenschaften (2014) Das Klassifizierungssystem der paralympischen Sportarten. https://www.bisp.de/SharedDocs/Downloads/Publikationen/sonstige_Publikationen_Ratgeber/Klassifizierung.pdf%3Bjsessionid%3D0F6AA946E-DE5CBF3DDB842F6DA378FDC.1_cid371%3F__blob%3DpublicationFile%26v%3D2. Zugegriffen am 26.03.2026

Bundesministerium für Arbeit und Soziales (BMAS) (2022) Das persönliche Budget, 1–37

Bundesministerium für Familie, Senioren, Frauen und Jugend (BmFSFJ) und Bundesminsterium für Gesundheit (BmG) (2020) Charta der Rechte hilfe- und pflegebedürftiger Menschen. Charta für Pflegebedürftige Menschen, 14. Aufl. MKL Druck GmbH & Co. KG, Ostbevern

Bundesministerium für Jusitz (BmJ) (2023) Betreuungsrecht. Mit ausführlichen Informationen zur Vorsorgevollmacht. Stand 2023. Bonifatius GmbH, Paderborn

Bürgerliches Gesetzbuch (BGB): §630 d+eGB Selbstbestimmung medizinisch

Calderone A, Militi D, Cardile D, Corallo F, Calabrò RS, Militi A (2025) Swallowing disorders in cerebral palsy: a systematic review of oropharyngeal Dysphagia, nutritional impact, and health risks. Ital J Pediatr. 51(1):57. https://doi.org/10.1186/s13052-025-01903-1. PMID: 39985076; PMCID: PMC11846443

Campbell BCV, Mitchell PJ, Kleinig TJ et al (2015) Endovascular therapy for ischemic stroke with perfusion-imaging selection. N Eng J Med 372(11):1009–1018

Carnaby G, Hankey GJ, Pizzi J (2006) Behavioural intervention for dysphagia in acute stroke: a randomised controlled trial. Lancet Neurol 5:31–37

Carnaby-Mann G, Lenius K (2008) The Bedside Examination in Dysphagia. Phys Med Rehabil Clin N Am 19:747–768

Chaudhary R, Singh A, Chaudhary R, Bashline M, Houghton DE, Rabinstein A, Adamski J, Arndt R, Ou NN, Rudis MI, Brown CS, Wieruszewski ED, Wanek M, Brinkman NJ, Linderbaum JA, Sorenson MA, Atkinson JL, Thompson KM, Aiyer AN, McBane RD 2nd (2022) Evaluation of direct oral anticoagulant reversal agents in intracranial hemorrhage: a systematic review and meta-analysis. JAMA Netw Open. 5(11):e2240145. https://doi.org/10.1001/jamanetworkopen.2022.40145. PMID: 36331504; PMCID: PMC9636520

Cicerone KD, Langenbahn DM, Braden C et al (2019) Evidence-based cognitive rehabilitation: updated review of the literature from 2009 through 2014. Arch Phys Med Rehabil 97(8):151–172

Delgado MR, Hirtz D, Aisen M, Ashwal S, Fehlings DL, McLaughlin J, Morrison LA, Shrader MW, Tilton A, Vargus-Adams J (2010) Practice parameter: pharmacologic treatment of spasticity in children and adolescents with cerebral palsy (an evidence-based review): report of the Quality Standards Subcommittee of the American Academy of Neurology and the Practice Committee of the Child Neurology Society. Neurology 74(4):336–343. https://doi.org/10.1212/WNL.0b013e3181cbcd2f. PMID: 20101040; PMCID: PMC3122302

Dettmers S (2015) Qualifikationskonzept Gesundheitsbezogene Soziale Arbeit – QGSA der Deutschen Vereinigung für Soziale Arbeit im Gesundheitswesen (DVSG). DVSG (Hrsg). https://dvsg.org/fileadmin/user_upload/DVSG/Veroeffentlichungen/Arbeitshilfen/QGSA/Qualifikationsprofil-2015.pdf. Zugegriffen am 26.03.2026

Dettmers S (2018) Gesundheitsbezogene Soziale Arbeit. SozA 67(7):256–261. https://doi.org/10.5771/0490-1606-2018-7-256

Deutsche Gesellschaft für Neurologie (2019) Therapie des spastischen Syndroms – Leitlinien für Diagnostik und Therapie in der Neurologie. DGN e.V. https://dgn.org/wp-content/uploads/2019/06/030-078l_S2k_Therapie_spastisches_Syndrom_2019-06.pdf. Zugegriffen am 26.03.2026

Deutsche Gesellschaft für Neurologie (DGN) (2018) S2k Leitlinie Therapie des spastischen Syndroms. AWMF-Reigsternummer 030/078

Deutsche Gesellschaft für Sozialpädiatrie und Jugendmedizin e.V. (2014) Altttinger Papier. https://www.dgspj.de/qualitaetssicherung/altoettinger-papier/. Zugegriffen am 29.05.2025

Deutsche Rentenversicherung (2023) Anforderungsprofil zur Durchführung der Medizinisch-beruflich orientierten Rehabilitation (MBOR) im Auftrag der Deutschen Rentenversicherung. https://www.deutsche-rentenversicherung.de/SharedDocs/Downloads/DE/Experten/infos_reha_einrichtungen/konzepte_systemfragen/konzepte/MBOR_AP_2019.pdf?__blob=publicationFile&v=1 Zugegriffen 26.03.2026.

Deutsche Vereinigung für Rehabilitation (DVfR) (2006) Für eine optimierte Versorgung mit Hilfsmitteln. Expertise Hilfsmittelversorgung der DVfR.

Deutschen Gesellschaft für Neurologie (2023) S2k-Leitlinie Palliativmedizinische Versorgung neurologischen Erkrankungen. https://www.awmf.org/service/awmf-aktuell/palliativmedizinische-versorgung-neurologischer-erkrankungen. Zugegriffen am 26.07.2025

Die Luxemburger Regierung (2022) Die Pflegeversicherung. https://aec.gouvernement.lu/de/l-assurance-dependance/prestations/prestations-en-especes.html. Zugegriffen am 20.05.2025

Die Luxemburger Regierung (2024) Technische Hilfsmittel. https://aec.gouvernement.lu/de/l-assurance-dependance/prestations/aides-techniques.html. Zugegriffen am 20.05.2025

Die Luxemburger Regierung (2025) Pflegeversicherung in Kürze. https://aec.gouvernement.lu/de/l-assurance-dependance/definitions/assurance-dependanceenbref.html. Zugegriffen am 20.05.2025

Dieleman LM, Soenens B, Prinzie P, De Clercq L, Ortibus E, De Pauw SSW (2021) Daily parenting of children with cerebral palsy: the role of daily child behavior, parents' daily psychological needs, and mindful parenting. Dev Psychopathol. 33(1):184–200. https://doi.org/10.1017/S0954579419001688

DIMDI (2005) Internationale Klassifikation der Funktionsfähigkeit, Behinderung und Gesundheit. DIMDI, Köln

Do P, Feng J, Sussman MD (2022) Long-term outcome of hamstring lengthening versus transfer and the role of biceps femoris lengthening in patients with spastic diplegia and dynamic knee flexion in gait. J Child Orthop 16(6):429–441. https://doi.org/10.1177/18632521221128593. Epub 2022 Oct 19. PMID: 36483639; PMCID: PMC9723870

Doble JE, Haig AJ, Anderson C, Katz R (2003) Impairment, activity, participation, life satisfaction, and survival in persons with locked-in syndrome for over a decade: a follow-up study. J Head Trauma Rehabil. 18(5):435–444. https://doi.org/10.1097/00001199-200309000-00005. PMID: 12973273

Dower A, Mulcahy M, Maharaj M, Chen H, Lim CED, Li Y, Sheridan M (2022) Surgical decompression for malignant cerebral oedema after ischaemic stroke. Cochrane Database Syst Rev. 11(11):CD014989. https://doi.org/10.1002/14651858.CD014989.pub2. PMID: 36385224; PMCID: PMC9667531

Dziewas et al (2019) Safety and clinical impact of FEES – results of the FEES-registry. Neurol Res Pract 16:1–8

Dziewas R, Pflug C (2020) Neurogene Dysphagie. S1-Leitlinie. In: Deutsche Gesellschaft für Neurologie (Hrsg) Leitlinien für Diagnostik und Therapie in der Neurologie. https://register.awmf.org/de/leitlinien/detail/030-111. Zugegriffen am 30.12.2024

Dziewas R, Glahn J, Helfer C, Ickenstein G., Keller J, Lapa S, Ledl C, Lindner-Pfleghar B., Nabavi D., Prosiegel M, Riecker A, Stanschus S., Warnecke T, Busse

O (2014) FEES für neurogene Dysphagien. Ausbildungscurriculum der Deutschen Gesellschaft für Neurologie und Deutschen Schlaganfall-Gesellschaft. Nervenarzt. 1–9

Dziewas R, Mistry S, Hamdy S, Minnerup J, Van Der Tweel I, Schäbitz W, Bath PM; PHAST-TRAC Investigators. Design and implementation of Pharyngeal electrical Stimulation for early decannulation in TRACheotomized (PHAST-TRAC) stroke patients with neurogenic dysphagia: a prospective randomized single-blinded interventional study. Int J Stroke. 2017 Jun;12(4):430–437. https://doi.org/10.1177/1747493016676618. Epub 2016 Nov 2. PMID: 27807279

Eibl K (2019) Sprachtherapie in Neurologie, Geriatrie und Akutrehabilitation. Elsevier, München

Eibling DE, Gross RD (1996) Subglottic air pres sure: a key component of swallowing efficiency. Ann Otol Rhinol Laryngol 105(4):253–258

Eickhoff C, Schöne-Seifert B, Kettemann D, Bormann E, Grehl T, Boentert M et al (2024) Perspektiven auf das Lebensende: eine systematische Erhebung bei Patienten mit amyotropher Lateralsklerose. Der Nervenarzt 95:1131–1138. https://doi.org/10.1007/s00115-024-01769-4

Fattal M, Suiter DM, Warner HL, Leder SB (2011) Effect of presence/absence of a nasogastric tube in the same person on incidence of aspiration. Otolaryngol Head Neck Surg 5:796–800

Feigin VL et al (2019) Global, regional, and national burden of neurological disorders, 1990–2016: a systematic analysis for the Global Burden of Disease Study 2016. Lancet Neurol 18(5):459–480. https://doi.org/10.1016/S1474-4422(18)30499-X

Feldner HA, Gaebler-Spira D, Awasthi V, Bjornson K (2022) Supportive mobility device use across the life span by individuals with cerebral palsy: a qualitative study. Dev Med Child Neurol. 64(11):1392–1401. https://doi.org/10.1111/dmcn.15243. Epub 2022 Apr 15. PMID: 35426449; PMCID: PMC10883136

Foerch C et al (2008) Die Schlaganfallzahlen bis zum Jahr 2050. Dtsch Arztebl International 105(26):467–473. https://doi.org/10.3238/arztebl.2008.0467

Frank U, Sticher H, Mäder M (2008) Trachealkanülenmanagement in der Dysphagietherapie: Evaluation eines multidisziplinären Interventionsansatzes. Neurol Rehabil 14(2):81–90

Fraunhofer-Institut für Digitale Medizin MEVIS (2022) Über Räume an der Grenze von Bildauflösung und Wahrnehmung: „IntraBeing Expanded View" der Künstlerin Eli Joteva im Institutsgebäude von Fraunhofer MEVIS installiert – Fraunhofer MEVIS. https://www.mevis.fraunhofer.de/de/press-and-scicom/institute-news/2022/ueber-raeume-an-der-grenze-von-bildaufloesung-und-wahrnehmung.html. Zugegriffen am 13.08.2025

Freymüller N, Knoop T, Meyer-Feil T (2024) Social work practice and outcomes in rehabilitation: a scoping review. Front Rehabil Sci 5:1348294. https://doi.org/10.3389/fresc.2024.1348294

Friedhoff M, Schieberle D (2014) Praxis des Bobath-Konzepts. Grundlagen – Handling – Fallbeispiele, 3. Aufl. Thieme Verlag KG, Stuttgart

Galli J, Loi E, Molinaro A, Calza S, Franzoni A, Micheletti S, Rossi A, Semeraro F, Fazzi E, CP Collaborative Group (2022) Age-related effects on the spectrum of cerebral visual impairment in children with cerebral palsy. Front Hum Neurosci 16:750464. https://doi.org/10.3389/fnhum.2022.750464. PMID: 35308614; PMCID: PMC8924515

Gaudette É, Seabury SA, Temkin N, Barber J, DiGiorgio AM, Markowitz AJ, Manley GT (2022) Employment and economic outcomes of participants with mild traumatic brain injury in the TRACK-TBI study. JAMA Network Open 5(6):e2219444. https://doi.org/10.1001/jamanetworkopen.2022.19444

Gemeinsamer Bundesausschuss (G-BA) (2006) Akupunktur zur Behandlung von Rücken- und Knieschmerzen wird Kassenleistung. https://www.g-ba.de/presse/pressemitteilungen-meldungen/83/?utm_source=chatgpt.com. Zugegriffen am 26.03.2026

Giorgi F, Donati D, Platano D, Tedeschi R (2024) Focal vibration therapy for motor deficits and spasticity management in post-stroke rehabilitation. Brain Sci 14(11):1060. https://doi.org/10.3390/brainsci14111060. PMID: 39595823; PMCID: PMC11591602

Greiner W et al (2023) STROKE OWL – Evaluationsbericht gemäß Nr. 14.1 ANBest-IF

Groß M et al (2020) Neurologische Beatmungszentren. In: Groß M (Hrsg) Neurologische Beatmungsmedizin. Springer, Berlin/Heidelberg. https://doi.org/10.1007/978-3-662-59014-0_29

Guichet.lu (2022) Außerordentliche Maßnahme zur intensiven Unterstützung außerhalb des Krankenhauses, um den Verbleib zu Hause sicherzustellen. https://guichet.public.lu/de/citoyens/aides/sante/assurance-dependance/mesure-exceptionnelle-soutien-intensif-extrahospitalier.html. Zugegriffen am 20.05.2025

Gurin L, Evangelist M, Laverty P, Hanley K, Corcoran J, Herbsman J, Im B, Frontera J, Flanagan S, Galetta S, Lewis A (2022) Early neurorehabilitation and recovery from disorders of consciousness after severe COVID-19. Neurocrit Care 36(2):357–371. https://doi.org/10.1007/s12028-021-01359-1. Epub 2021 Oct 5. PMID: 34611810; PMCID: PMC8491764

Hacke W, Kaste M, Bluhmki E et al (2008) Thrombolysis with alteplase 3 to 4.5 hours after acute ischemic stroke. N Eng J Med 359(13):1317–1329

Hahne J (2006) Jugendliche mit Cerebralparese – Rehabilitation – berufliche Eingliederung – Verbleibstudie. Dissertation. Technische Universität München. https://mediatum.ub.tum.de/doc/604545/604545.pdf. Zugegriffen am 29.05.2025

Hamdy S, Jilani S, Price V, Parker C, Hall N, Power M (2003) Modulation of human swallowing behavior by thermal and chemical stimulation in health and after brain injury. Neurogastroenterol Motil 15:69–77

Hawley L, Morey C, Sevigny M, Ketchum J, Simpson G, Harrison-Felix C, Tefertiller C (2022) Enhancing self-

advocacy after traumatic brain injury: a randomized controlled trial. J Head Trauma Rehabil 37(2):114–124. https://doi.org/10.1097/HTR.0000000000000689
He Y, Ma L, Zhang S, Kuang C, Jiang X, Huang H, Jiao B, Mo L, Lin J (2025) Common and specific neural correlates underlying creative generation and evaluation: an ALE meta-analysis study. Neuroimage 317:121359. https://doi.org/10.1016/j.neuroimage.2025.121359. Epub 2025 Jul 2
Heidler M-D (2007) Rehabilitation schwerer pharyngolaryngo trachealer Sensibilitätsstörungen bei neurologischen Patienten mit geblockter Trachealkanüle. Neurologie & Rehabilitation 13:3–14
Heidler M-D (2011) Dekanülierungsmanagement in der Frührehabilitation. Ein Plädoyer für mehr Risikobereitschaft. Forum Logopädie 25:22–25
Hennig B, Erdélyi A, Groß M (2017) Unterstützte Kommunikation als interdisziplinäres Arbeitsfeld im klinischen Kontext. Evaluation eines Pilotprojektes. In: Lage D, Ling K (Hrsg) UK spricht viele Sprachen. Zusammenhänge zwischen Vielfalt der Sprachen und Teilhabe. von Loeper, Karlsruhe, S 139–153
Henze T, Feneberg W, Flachenecker P et al (2017) Neues zur symptomatischen MS-Therapie: Teil 2 – Gangstörung und Spastik. Nervenarzt 88(11):1428–1434. https://doi.org/10.1007/s00115-017-0439-3
Hewett TE, Ford KR, Myer GD (2006) Anterior cruciate ligament injuries in female athletes: Part 2, a meta-analysis of neuromuscular interventions aimed at injury prevention. Am J Sports Med 34(3):490–498
Honan I, Waight E, Bratel J, Given F, Badawi N, McIntyre S, Smithers-Sheedy H (2023) Emotion regulation is associated with anxiety, depression and stress in adults with cerebral palsy. J Clin Med. 12(7):2527. https://doi.org/10.3390/jcm12072527. PMID: 37048620; PMCID: PMC10094904
Horber V, Andersen GL, Arnaud C, De La Cruz J, Dakovic I, Greitane A, Hensey O, Himmelmann K, Hollody K, Horridge K, Künzle CT, Marcelli M, Ortibus E, Papavasiliou A, Perra O, Platt MJ, Rackauskaite G, Sigurdardottir S, Troha Gergeli A, Virella D, Krägeloh-Mann I, Sellier E (2023) Prevalence, clinical features, neuroimaging, and genetic findings in children with ataxic cerebral palsy in Europe. Neurology 101(24):e2509–e2521. https://doi.org/10.1212/WNL.0000000000207851. Epub 2023 Oct 19. Erratum in: Neurology. 2024 Jul 9;103(1):e209596. https://doi.org/10.1212/WNL.0000000000209596. PMID: 37857495; PMCID: PMC10791054
Horn T (2021) synapsen 2.0. langsam leben lernen müssen mit Locked-In-Syndrom. Herausgegeben von LIS e.V. online-printers, Berlin
Hotter B et al (2018) Identifying unmet needs in long-term stroke care using in-depth assessment and the Post-Stroke Checklist – the Managing Aftercare for Stroke (MAS-I) study. Eur Stroke J 3(3):237–245. https://doi.org/10.1177/2396987318771174
Huang Y, Wei X, Li J, Li Y (2021) Effectiveness of kinesiology taping on the functions of upper limbs in patients with stroke: a systematic review and meta-analysis. Front Neurol 12:701788. https://doi.org/10.3389/fneur.2021.701788
Inspection générale de la sécurité sociale (2023) Rapport d'analyse prévisionnel de l'assurance dépendance 2023. https://igss.gouvernement.lu/fr/publications/rapport-previsionnel-2019/2023/rapport-analyse-previsionnel-2023.html. Zugegriffen am 20.05.2025
Jefferies M, Peart T, Perrier L, Lauzon A, Munce S (2022) Psychological interventions for individuals with acquired brain injury, cerebral palsy, and spina bifida: a scoping review. Front Pediatr. 21(10):782104. https://doi.org/10.3389/fped.2022.782104. PMID: 35386256; PMCID: PMC8978581
Jürgenssen S (2023) Offiziell eröffnet: 4. Weltmeisterschaft im Inklusiven Segeln. https://inclusionworldssailing.com/2023/08/24/offiziell-eroeffnet-4-weltmeisterschaft-im-inklusiven-segeln/. Zugegriffen am 26.03.2026
Kaendler S et al (2022) Positionspapier Schlaganfallnachsorge der Deutschen Schlaganfall-Gesellschaft – Teil 1: Nachsorge nach einem Schlaganfall: Status quo der Versorgungsrealität und Versorgungsdefizite in Deutschland. Der Nervenarzt 93(4):368–376. https://doi.org/10.1007/s00115-021-01231-9
Keeratisiroj O, Thawinchai N, Siritaratiwat W, Buntragulpoontawee M, Pratoomsoot C (2018) Prognostic predictors for ambulation in children with cerebral palsy: a systematic review and meta-analysis of observational studies. Disabil Rehabil. 40(2):135–143. https://doi.org/10.1080/09638288.2016.1250119. Epub 2016 Nov 16
Keller, Ch., Limberger, R. & Tillmann, C. (2026). Psychosoziale Besonderheiten. In: Keller, Ch. (Hrsg.). Fachpflege Außerklinische Intensivpflege. 3. Aufl., München: Elsevier, 27–54
Kleim JA, Jones TA (2008) Principles of experience-dependent neural plasticity: implications for rehabilitation after brain damage. J. Speech Lang Hear Res 51:225–239
Knijnenburg ACS, Steinbusch CVM, Janssen-Potten YJM, Defesche A, Vermeulen RJ (2023) Neuro-imaging characteristics of sensory impairment in cerebral palsy; a systematic review. Front Rehabil Sci. 17(4):1084746. https://doi.org/10.3389/fresc.2023.1084746. PMID: 37009398; PMCID: PMC10065191
Knoop T, Scheiblich N, Dettmers S, Meyer-Feil T (2024) Soziale Arbeit in der Rehabilitation. Praxis und Wirkmechanismen Sozialer Arbeit in der medizinischen Rehabilitation (Gesundheit, Kommunikation und Gesellschaft, 2). transcript Verlag, Bielefeld. https://library.oapen.org/bitstream/id/73d91599-d167-4844-b8e9-9a602b1af371/9783839466049.pdf. Zugegriffen am 26.03.2026
Koestenberger K, Neuwersch S, Hoefner E, Breschan C, Weissmann H, Stettner H, Likar R (2020) A pilot study of pharyngeal electrical stimulation for orally intubated ICU patients with Dysphagia. Neurocrit Care 32:532–538

Kolominsky-Rabas PL, Weber M, Gefeller O, Neundoerfer B, Heuschmann PU (2001) Epidemiology of ischemic stroke subtypes. Stroke 32(12):2735–2740

Krostoski I (2019) Assistierende, Assistive und Unterstützende Technologien – Trends, Weiter- und Neuentwicklung im Fokus. Zeitschrift für Unterstützte Kommunikation, 3

Kuhn D, Freyberg-Hanl B (2018) Exoskelett: Therapiesystem oder Hilfsmittel zum Behinderungsausgleich. Der Unfallchirurg 121(3):254–259. https://doi.org/10.1007/s10039-018-0394-7

Kwakkel G, Kollen BJ, Krebs HI (2008) Effects of robot-assisted therapy on upper limb recovery after stroke: a systematic review. Neurorehabil Neural Repair 22(2):111–121. https://doi.org/10.1177/1545968307305457

Labeit B, Michou E, Trapl-Grundschober M, Suntrup-Krueger S, Muhle P, Bath PM, Dziewas R (2024) Dysphagia after stroke: research advances in treatment interventions. Lancet Neurol 23:418–428

Lakenberg J, Hennig B, Erdélyi A, Podszus M (o.J.) Die Rolle der Unterstützten Kommunikation in einem interdisziplinären Team der neurologischen Frührehabilitation für Erwachsene. In: Stöhr W, Podszus M, Schulze G (Hrsg) Rehabilitationspädagogik (Arbeitstitel), Verlag Julius Klinkhardt, Bad Heilbrunn

Langhorne P, Bernhardt J, Kwakkel G (2011) Stroke rehabilitation. Lancet 377(9778):1693–1702. https://doi.org/10.1016/S0140-6736(11)60325-5

Langmore SE (2001) Endoscopic evaluation and treatment of swallowing disorders. Thieme, New York/Stuttgart

Langmore SE, Pisegna JM (2015) Efficacy of exercises to rehabilitate dysphagia: a critique of the literature. Int J Speech-Lang Pathol 17:222–229

Langmore SE, Terpenning MS, Schork A, Chen Y, Murray JT, Lopatin D, Loesche WJ (1998) Predictors of aspiration pneumonia: how important is dysphagia? Dysphagia 13(2):69–81. https://doi.org/10.1007/PL00009559. PMID: 9513300

Lauer N, Grötzbach H, Abel S (2013) Aphasie. ICF-basierte Therapieziele erstellen. Beispiele für die Aphasie. Wort für Wort zurück ins Leben. Bundesverband für die Rehabilitation der Aphasiker, Würzburg

Laureys S, Pellas F, Van Eeckhout P et al (2005) The locked-in syndrome: what is it like to be conscious but paralyzed and voiceless? Prog Brain Res 150:495–511. https://doi.org/10.1016/S0079-6123(05)50034-7. PMID: 16186044.

Lazzara L, Lazarus C, Logemann J (1986) Effects of thermal stimulation on patients with swallowing disorders – a videofluoroscopic analysis. Dysphagia 1:73–77

Leder SB, Espinosa JF (2002) Aspiration risk after acute stroke: comparison of clinical examination and fiberoptic endoscopic evaluation of swallowing. Dysphagia 17:214–218

Leder SB, Sasaki CT, Burrell MI (1998) Fiberoptic endoscopic evaluation of dysphagia to identify silent aspiration. Dysphagia 13:19–21

Ledl C, Frank U, Ullrich YY (2023) Trachealkanülen (TK)-Management, TK-Weaning und Versorgungsaspekte in der Dysphagietherapie. Nervenarzt 94:694–701. https://doi.org/10.1007/s00115-023-01489-1

Lim SHB, Lieu PK, Phua SY, Seshadri R, Venketasubramanian N, Lee SH, Choo PWJ (2001) Accuracy of bedside clinical methods compared with fiberoptic endoscopic examination of swallowing (FEES) in determining the risk of aspiration in acute stroke patients. Dysphagia 16:1–6

Lloréns R, Noé E, Colomer C, Alcañiz M (2015) Effectiveness, usability, and cost-benefit of a virtual reality-based telerehabilitation program for balance recovery after stroke: a randomized controlled trial. Arch Phys Med Rehabil 96(3):418–425

Logemann JA (1998) Evaluation und treatment of swallowing disorders, 2. Aufl. pro-ed Verlag, Austin, TX

Longley V, Hazelton C, Heal C, Pollock A, Woodward-Nutt K, Mitchell C, Pobric G, Vail A, Bowen A (2021) Non-pharmacological interventions for spatial neglect or inattention following stroke and other non-progressive brain injury. Cochrane Database Syst Rev 7(7):CD003586. https://doi.org/10.1002/14651858.CD003586.pub4. PMID: 34196963; PMCID: PMC8247630

Lulé D, Ehlich B, Lang D, Sorg S, Heimrath J, Kübler A, Birbaumer N, Ludolph AC (2013) Quality of life in fatal disease: the flawed judgement of the social environment. J Neurol 260(11):2836–2843. https://doi.org/10.1007/s00415-013-7068-y. Epub 2013 Aug 30. PMID: 23989341

Lüthi Müller E, Kool J, Mylius V, Diesener P (2022) A new therapeutic approach for dystussia and atussia in neurogenic dysphagia: effect of aerosolized capsaicin on peak cough flow. Dysphagia 37:1814–1821

Lüthi-Müller E, Diesener P (2024) Paradigmenwechsel in der Dysphagie-Therapie. Anwendungsmöglichkeiten von Capsaicin und ihre Wirkung. logoTHEMA 21:6–11

Machado S, Cunha M, Velasques B, Minc D, Teixeira S, Domingues CA, Silva JG, Bastos VH, Budde H, Cagy M, Basile L, Piedade R, Ribeiro P (2010) Sensorimotor integration: basic concepts, abnormalities related to movement disorders and sensorimotor training-induced cortical reorganization. Rev Neurol 51(7):427–436. English, Spanish. PMID: 20859923

Maestro-Gonzalez A, Bilbao-Leon MC, Zuazua-Rico D, Fernandez-Carreira JM, Baldonedo-Cernuda RF, Mosteiro-Diaz MP (2018) Quality of life as assessed by adults with cerebral palsy. PLoS One 13(2):e0191960. https://doi.org/10.1371/journal.pone.0191960. PMID: 29401489; PMCID: PMC5798822

Maier M, Ballester BR, Verschure PFMJ (2019) Principles of neurorehabilitation after stroke based on motor learning and brain plasticity mechanisms. Front Syst Neurosci. 17(13):74. https://doi.org/10.3389/fnsys.2019.00074. PMID: 31920570; PMCID: PMC6928101

Martin BJW, Nitschke T, Schleicher M, Chachere K, Dodds WJ (1994) The frequency of respiration and deglutition: Influence of posture and oral stimuli. Dysphagia 9:75–79

Martino R, Foley N, Bhogal S, Diamant N, Speechley M, Teasell R (2005) Dysphagia after stroke. Incidence, diagnosis, and pulmonary complications. Stroke 36:2756–2763

Mayrhofer H, Schachner A, Mandl S, Seidler Y (2019) Erfahrungen und Prävention von Gewalt an Menschen mit Behinderungen, hrsg. vom österreichischen Bundesministerium für Arbeit, Soziales, Gesundheit und Konsumentenschutz (BMASGK). https://broschuerenservice.sozialministerium.at/Home/Download?publicationId=718M. Zugegriffen am 15.03.2021.

Mehrholz J, Kugler J, Pohl M, Elsner B (2025) Electromechanical-assisted training for walking after stroke. Cochrane Database Syst Rev. 5(5):CD006185. https://doi.org/10.1002/14651858.CD006185.pub6. PMID: 40365867; PMCID: PMC12076539

Meissner W, Weiss T, Trippe RH, Hecht H, Krapp C, Miltner WH (2004) Acupuncture decreases somatosensory evoked potential amplitudes to noxious stimuli in anesthetized volunteers. Anesth Analg 98(1):141–147. https://doi.org/10.1213/01.ANE.0000099484.39080.2F

Meyer S et al (2015) Functional and motor outcome 5 years after stroke is equivalent to outcome at 2 months: follow-up of the collaborative evaluation of rehabilitation in stroke across Europe. Stroke 46(6):1613–1619. https://doi.org/10.1161/STROKEAHA.115.009421

Mitchell C, Gittins M, Tyson S, Vail A, Conroy P, Paley L, Bowen A (2020) Prevalence of aphasia and dysarthria among inpatient stroke survivors: describing the population, therapy provision and outcomes on discharge. Aphasiology 35(7):950–960. https://doi.org/10.1080/02687038.2020.1759772

Muhle P, Suntrup-Krueger S, Bittner S, Ruck T, Claus I, Marian T, Schröder JB, Minnerup J, Warnecke T, Meuth SG, Dziewas R (2017) Increase of substance p concentration in saliva after pharyngeal electrical stimulation in severely dysphagic stroke patients – an indicator of decannulation success? Neurosignals 25:74–87

Müller F, Schuurmans P, Roth T, Heller S (2015) Gangübungen mit dem Exoskelett Ekso Bionics – Zwei Jahre Erfahrung mit Patienten mit Para-Tetra- und Hemiparese. Orthopädie Technik 66(10):20–25

Müller-Baron I, Woiton E (2018) Sozialarbeiter/Sozialpädagogen. In: Rehabilitation. Springer Berlin Heidelberg (Springer Reference Medizin), Berlin, Heidelberg, S 307–313

Multani I, Manji J, Hastings-Ison T, Khot A, Graham K (2019) Botulinum toxin in the management of children with cerebral palsy. Paediatr Drugs 21(4):261–281. https://doi.org/10.1007/s40272-019-00344-8. PMID: 31257556; PMCID: PMC6682585

Munce SEP, Webster F, Christian J, Gonzalez-Lara LE, Owen AM, Weijer C (2021) Experiences of family of individuals in a locked in, minimally conscious state, or vegetative state with the health care system. Brain Inj 35(1):8–14. https://doi.org/10.1080/02699052.2020.1858494. Epub 2020 Dec 31. PMID: 33382636

Munger ME, Aldahondo N, Krach LE, Novacheck TF, Schwartz MH (2017) Long-term outcomes after selective dorsal rhizotomy: a retrospective matched cohort study. Dev Med Child Neurol 59(11):1196–1203. https://doi.org/10.1111/dmcn.13500. Epub 2017 Aug 8. PMID: 28786493

National Guideline Alliance (UK) (2017) Cerebral palsy in under 25s: assessment and management. London: National Institute for Health and Care Excellence ((NICE Guideline, No. 62.) 10, Prognosis for walking, talking and life expectancy. https://www.ncbi.nlm.nih.gov/books/NBK533228/. Zugegriffen am 29.05.2025

National Institute of Neurological Disorders and Stroke rt-PA Stroke Study Group (1995) Tissue plasminogen activator for acute ischemic stroke. N Engl J Med 333(24):1581–1587

NDR (2025) Aktive, passive und indirekte Sterbehilfe – was heißt das? https://www.ndr.de/kultur/Sterbehilfe-Was-ist-in-Deutschland-strafbar-und-was-erlaubt,sterbehilfe386.html. Zugegriffen am 27.04.2025

Neumann S, Bartolome G, Buchholz D, Prosiegel M (1995) Swallowing therapy of neurologic patients: correlation of outcome with pretreatment variables and therapeutic methods. Dysphagia 10:1–5

Nguyen PT, Chou LW, Hsieh YL (2022) Proprioceptive neuromuscular facilitation-based physical therapy on the improvement of balance and gait in patients with chronic stroke: a systematic review and meta-analysis. Life (Basel) 12(6):882. https://doi.org/10.3390/life12060882. PMID: 35743913; PMCID: PMC9225353

Nogueira RG, Jadhav AP, Haussen DC et al (2018) Thrombectomy 6 to 24 hours after stroke with a mismatch between deficit and infarct. N Engl J Med 378(1):11–21

Northcott S, Moss B, Harrison K, Hilari K (2016) A systematic review of the impact of stroke on social support and social networks: associated factors and patterns of change. Clin Rehabil 30(8):811–831. https://doi.org/10.1177/0269215515602136

Novak I et al (2013) A systematic review of interventions for children with cerebral palsy: state of the evidence. Dev Med Child Neurol 55(10):885–910

Novak I, Morgan C, Adde L, Blackman J, Boyd RN, Brunstrom-Hernandez J, Cioni G, Damiano D, Darrah J, Eliasson AC, de Vries LS, Einspieler C, Fahey M, Fehlings D, Ferriero DM, Fetters L, Fiori S, Forssberg H, Gordon AM, Greaves S, Guzzetta A, Hadders-Algra M, Harbourne R, Kakooza-Mwesige A, Karlsson P, Krumlinde-Sundholm L, Latal B, Loughran-Fowlds A, Maitre N, McIntyre S, Noritz G, Pennington L, Romeo DM, Shepherd R, Spittle AJ, Thornton M, Valentine J, Walker K, White R, Badawi N (2017) Early, accurate diagnosis and early intervention in cerebral palsy: advances in diagnosis and treatment. JAMA Pediatr. 171(9):897–907. https://doi.

org/10.1001/jamapediatrics.2017.1689. Erratum in: JAMA Pediatr. 2017 Sep 1;171(9):919. https://doi.org/10.1001/jamapediatrics.2017.3169. PMID: 28715518; PMCID: PMC9641643

Okamoto N, Seiyama A, Hori S, Takahashi S (2024) Role of the left posterior middle temporal gyrus in shape recognition and its reconstruction during drawing: a study combining transcranial magnetic stimulation and functional near infrared spectroscopy. PLoS One 19(5):e0302375. https://doi.org/10.1371/journal.pone.0302375. PMID: 38701103; PMCID: PMC11068196

Oliver D, Borasio GD, Caraceni A et al (2016) A consensus review on the development of palliative care for patients with chronic and progressive neurological disease. Eur J Neurol 23(1):30–38

Oskoui M, Coutinho F, Dykeman J (2013) An update on the prevalence of cerebral palsy: a systematic review and meta-analysis. Dev Med Child Neurol 55(6):509–519

Padberg I et al (2020) Unmet need for social and emotional support and lack of recalled screening is associated with depression in the long-term course after stroke. Risk Manage Healthcare Policy 13:285–293. https://doi.org/10.2147/RMHP.S228265

Palisano R et al (1997) Development and reliability of a system to classify gross motor function in children with cerebral palsy. Dev Med Child Neurol 39(4):214–223

Pantke K-H (2021) Interview mit Monika Schröder, Therapeutin von Ivo Langer. In: Zeitschrift für Unterstützte Kommunikation, X. Jg. (2), S 54–56

Pantke K-H, Birbaumer N (2012) Die Lebensqualität nach einem Schlaganfall mit Locked-in-Syndrom. Interdisziplinär 20(4):296–300

Pantke K-H (1999) Locked-In. Gefangen im eigenen Körper. Mabuse-Verlag, Fulda

Parreira PDC, Costa LDC, Hespanhol LC Jr, Lopes AD, Costa LO (2014) Current evidence does not support the use of Kinesio Taping in clinical practice: a systematic review. J Physiotherapy 60(1):31–39. https://doi.org/10.1016/j.jphys.2013.12.008

Patterson JR, Grabois M (1986) Locked-in syndrome: a review of 139 cases. Stroke 17(4):758–764. https://doi.org/10.1161/01.STR.17.4.758. PMID: 3738962

Pauls H (2013) Klinische Sozialarbeit. Grundlagen und Methoden psycho-sozialer Behandlung, 3. Aufl (Grundlagentexte Soziale Berufe). Beltz, Weinheim. http://nbn-resolving.org/urn:nbn:de:bsz:31-epflicht-1133589. Zugegriffen am 26.03.2026

Pisegna JM, Langmore S (2018) The ice chip protocol: a description of the protocol and case reports. Perspectives of the ASHA Special Interest Groups SIG13 3:28–46

Pistorius M (2012) Als ich unsichtbar war. Die Welt aus der Sicht eines Jungen, der 11 Jahre als hirntot galt, 9. Aufl. Bastei Lübbe, Pößneck

Pommerenke W (1927) A study of the sensory areas eliciting the swallowing reflex. Am J Physiol 84:36–41

Pons C, Brochard S, Gallien P, Nicolas B, Duruflé A, Roquet M, Rémy-Néris O, Garlantezec R (2017) Medication, rehabilitation and health care consumption in adults with cerebral palsy: a population based study. Clin Rehabil. 31(7):957–965. https://doi.org/10.1177/0269215516663286. Epub 2016 Aug 9. PMID: 27506220

Pott C, Thieme H (2024) Physiotherapie in der Neurologie. Thieme Verlag KG, Stuttgart

Prosiegel M, Weber S (2010) Dysphagie Diagnostik und Therapie. Ein Wegweiser für kompetentes Handeln. Springer Verlag, Berlin

Prosiegel M, Holding R, Heintze M et al (2005) Swallowing therapy-a prospective study on patients with neurogenic dysphagia due to unilateral paresis of the vagal nerve, Avellis syndrome, wallenberg's syndrome, posterior fossa tumours and cerebellar hemorrhage. Acta Neurochir Suppl 93:35–37

Prvu Bettger JA, Stineman MG (2007) Effectiveness of multidisciplinary rehabilitation services in postacute care: state-of-the-science. A review. Arch Phys Med Rehabil 88(11):1526–1534. https://doi.org/10.1016/j.apmr.2007.06.768

Quel de Oliveira C, Refshauge K, Middleton J, de Jong L, Davis GM (2017) Effects of activity-based therapy interventions on mobility, independence, and quality of life for people with spinal cord injuries: a systematic review and meta-analysis. J Neurotrauma 34(9):1726–1743

Radbruch L, De Lima L, Knaul FM et al (2020) Redefining palliative care – a new consensus-based definition. J Pain Symptom Manag 60(4):754–764

Rajkumar L, Ventatakrishnan A, Sairam S, Khosla M, Khanna R, Das B, Mishra D, Juneja M (2023) Trihexyphenidyl in young children with dystonic cerebral palsy: A single arm study. J Pediatr Rehabil Med. 16(1):115–124. https://doi.org/10.3233/PRM-210087. PMID: 36373299

Rakers F, Weise D, Hamzei F, Musleh R, Schwab M, Jacob J, Alibone M, Günther A (2023) The incidence and outpatient medical care of patients with post-stroke spasticity. Dtsch Arztebl Int. 120(16):284–285. https://doi.org/10.3238/arztebl.m2023.0004. PMID: 37357701; PMCID: PMC10304005

Ratto D, Joyner RW (2025) Dantrolene. [Updated 2023 Apr 3]. In: StatPearls [Internet]. Treasure Island (FL): StatPearls Publishing Jan-. https://www.ncbi.nlm.nih.gov/books/NBK535398/

Reebye R, Balbert A, Bensmail D, Walker H, Wissel J, Deltombe T, Francisco G (2022) Module 2: nonsurgical management of spasticity. J Int Soc Phys Rehabil Med 5:23–37

Reid SM, Modak MB, Berkowitz RG, Reddihough DS (2011) A population-based study and systematic review of hearing loss in children with cerebral palsy. Dev Med Child Neurol. 53(11):1038–1045. https://doi.org/10.1111/j.1469-8749.2011.04069.x. Epub 2011 Sep 6. PMID: 21895642

Rilling E, Wilken R, Wismann K et al (2010) Alltagsorientierte Therapie – ein interdisziplinäres, gruppentherapeutisches Angebot von Sprach- und Ergotherapie im Aphasie-Zentrum, Vechta-Langförden. Spektrum Patholinguistik 3:181–186

Robbins JA, Butler SG, Daniels SK, Diez GR, Langmore S, Lazarus CL, Martin-Harris B, McCabe D, Musson N, Rosenbek JC (2008) Swallowing and Dysphagia rehabilitation: translating principles of neural plasticity into clinically oriented evidence. J Speech Lang Hear Res 51:276–300

Rosenbaum P et al (2007) A report: the definition and classification of cerebral palsy April 2006. Dev Med Child Neurol Suppl 109:8–14

Rosenbek JC, Robbins J, Fishback B, Levine RL (1996) Thermal application reduces the duration of stage transition in dysphagia after stroke. Dysphagia 11:225–233

Rothmayr A (2001) Pädagogik und Unterstützte Kommunikation. Eine Herausforderung für die Aus- und Weiterbildung. von Loeper, Karlsruhe

Rousseau MC, Baumstarck K, Alessandrini M, Blandin V, Billette de Villemeur T, Auquier P (2015) Quality of life in patients with locked-in syndrome: evolution over a 6-year period. Orphanet J Rare Dis. 19(10):88. https://doi.org/10.1186/s13023-015-0304-z. PMID: 26187655; PMCID: PMC4506615

Salaudeen MA, Bello N, Danraka RN, Ammani ML (2024) Understanding the pathophysiology of ischemic stroke: the basis of current therapies and opportunity for new ones. Biomolecules. 14(3):305. https://doi.org/10.3390/biom14030305. PMID: 38540725; PMCID: PMC10968326

Salazar AP, Pinto C, Ruschel Mossi JV, Figueiro B, Lukrafka JL, Pagnussat AS (2019) Effectiveness of static stretching positioning on post-stroke upper-limb spasticity and mobility: a systematic review with meta-analysis. Ann Phys Rehabil Med 62(4):274–282. https://doi.org/10.1016/j.rehab.2018.11.004

Sánchez-González JL, Sanz-Esteban I, Menéndez-Pardiñas M, Navarro-López V, Sanz-Mengíbar JM (2024) Critical review of the evidence for Vojta therapy: a systematic review and meta-analysis. Front Neurol. 22(15):1391448. https://doi.org/10.3389/fneur.2024.1391448. PMID: 38711552; PMCID: PMC11070493

Sandrow-Feinberg HR, Houlé JD (2015) Exercise after spinal cord injury as an agent for neuroprotection, regeneration and rehabilitation. Brain Res 1619:12–21

Sanger TD et al (2003) Classification and definition of disorders causing hypertonia in childhood. Pediatrics 111(1):e89–e97

Santesecu (2023) Septième rapport de la loi du 16 mars 2009 sur l'euthanasie et l'assistance au suicide (années 2021 et 2022). https://santesecu.public.lu/de/publications/r/rapport-euthanasie-2021-2022.html. Zugegriffen am 26.03.2026

Sassie S (2020) vita minima. Ein Arzt berichtet von seinem Locked-In-Syndrome. Herausgegeben von LIS e.V. Berlin: die druckerei

Saver JL (2006) Time is brain – quantified. Stroke 37(1):263–266

Scalise R, Sgandurra G, Menici V, Capodagli N, Di Pietro R, Romeo DM, Sini F, Pagliano E, Foscan M, Cioni G, Battini R (2021) A retrospective longitudinal study in a cohort of children with dyskinetic cerebral palsy treated with Tetrabenazine. Front Neurol. 26(12):612429. https://doi.org/10.3389/fneur.2021.612429. PMID: 33716922; PMCID: PMC7953156

Schlegel, S. (2006). Empirische Studie zur Effektivität von Stehrollstühlen unter ergotherapeutischen Aspekten. GRIN Verlag, Münich

Schnakers C, Vanhaudenhuyse A, Giacino JT et al (2009) Diagnostic accuracy of the vegetative and minimally conscious state: clinical consensus versus standardized neurobehavioral assessment. BMC Neurol. 20(9):35. https://doi.org/10.1186/1471-2377-9-35. PMID: 19622138; PMCID: PMC2718857

Schrader M, Bamborschke S (2018) Ambulante Wohnform statt Pflegeheim – Entwicklungsmöglichkeiten bei Personen mit erworbenen Hirnschädigungen in der Langzeitrehabilitation. Neurol Rehabil 24(4):307–314

Schrader M et al (2024) Effects of transsectoral long-term neurorehabilitation. Neurol Res Pract 6(1):7. https://doi.org/10.1186/s42466-023-00302-3

Schreuder FHBM, Gaberel T, Cordonnier C (2025) Surgical management of intracerebral hemorrhage: new night on the horizon? Stroke 56(2):575–578. https://doi.org/10.1161/STROKEAHA.124.047467. Epub 2025 Jan 6. PMID: 39758006

Schröter-Morasch H, Graf S (2014) Dysphagiediagnostik durch den HNO-Arzt. HNO 62:324–334. https://doi.org/10.1007/s00106-014-2844-2

Schröttle M, Hornberg C, Glammeier S, Sellach B, Kavemann B, Puhe H, Zinsmeister J (2013) Lebenssituation und Belastungen von Frauen mit Behinderungen in Deutschland. Eine repräsentative Studie im Auftrag des Bundesministeriums für Familie, Senioren, Frauen und Jugend. https://pub.uni-bielefeld.de/download/2614341/2644857/Lebenssituation-und-Belastungen-von-Frauen-mit-BehinderungenLangfassung_Ergebnisse_der_quantitativen_Befragung.pdf. Zugegriffen am 18.03.2020

Schwarzbach CJ et al (2023) The structured ambulatory post-stroke care program for outpatient aftercare in patients with ischaemic stroke in Germany (SANO): an open-label, cluster-randomised controlled trial. Lancet Neurol 22(9):787–799. https://doi.org/10.1016/S1474-4422(23)00216-8

Schwegler H (2016) Trachealkanülenmanagement. Dekanülierung beginnt auf der Intensivstation. Schulz-Kirchner Verlag, **Idstein**

Sciortino KF, Liss JM, Case JL, Gerritsen KGM, Katz RC (2003) Effects of mechanical, cold, gustatory, and combined stimulation of the human anterior faucial pillars. Dysphagia 18:16–26

Seidel G, Röttinger A, Lorenzen J, Kücken D, Majewski A, Klose K, Terborg C, Klass I, Wohlmuth P, Zukunft E, Debacher U (2019) Lebensqualität und Behinderung nach schwerem Schlaganfall und neurologischer Frührehabilitation. Der Nervenarzt 90(10):1031

Selinger M, Prescott TE, Hoffman I (1994) Temperature acceleration in cold oral stimulation. Dysphagia 9:83–87

Skoutelis VC, Kanellopoulos AD, Kontogeorgakos VA, Dinopoulos A, Papagelopoulos PJ (2020) The orthopaedic aspect of spastic cerebral palsy. J Orthop. 4(22):553–558. https://doi.org/10.1016/j.jor.2020.11.002. PMID: 33214743; PMCID: PMC7658655

Smith E, Delargy M (2005) Locked-in syndrome. BMJ. 330(7488):406–409. https://doi.org/10.1136/bmj.330.7488.406. PMID: 15718541; PMCID: PMC549115

Smith KJ, Peterson MD, O'Connell NE, Victor C, Liverani S, Anokye N, Ryan JM (2018) Risk of depression and anxiety in adults with cerebral palsy. JAMA Neurol 76(3):294–300. https://doi.org/10.1001/jamaneurol.2018.4147

Snoeys L, Vanhoof G, Manders E (2013) Living with locked-in syndrome: an explorative study on health care situation, communication and quality of life. Disabil Rehabil. 35(9):713–718. https://doi.org/10.3109/09638288.2012.705950. Epub 2012 Aug 16. PMID: 22897205

Speyer R, Baijens L, Heijnen M, Zwijnenberg I (2010) Effects of therapy in oropharyngeal dysphagia by speech and language therapists: a systematic review. Dysphagia 25:40–65

Stadie N, Schröder A (2009) Kognitiv orientierte Sprachtherapie. Elsevier GmbH, München

Stadie N, Cholewa J, Bleser D (2013) LEMO 2.0 Lexikon modellorientiert. Diagnostik für Aphasie, Dyslexie u. Dysgraphie. NAT-Verlag, Hofheim

Stadie N, Hanne S, Lorenz A (2019) Lexikalische und semantische Störungen bei Aphasie. Thieme-Verlag, Stuttgart

Suiter DM, McCullough GH, Powell PW (2003) Effects of cuff deflation and one-way tracheostomy speaking valve placement on swallow physiology. Dysphagia 18(4):284–292

Suntrup S, Marian T, Burchard SJ, Suttrup I, Muhle P, Oelenberg S, Hamacher C, Minnerup J, Warnecke T, Dziewas R (2015) Electrical pharyngeal stimulation for dysphagia treatment in tracheotomized stroke patients: a randomized controlled trial. Intensive Care Med 41:1629–1637

Süsstrunk S, Solèr M, Hess N (2024) Die Wirkungsweise Klinischer Sozialarbeit am Beispiel des Ausstattens mit Ressourcen. Ein Einblick im Kontext der Klinischen Rehabilitation. Unter Mitarbeit von Fachhochschule Nordwestschweiz FHNW

Tamborini M (Hrsg) (2024) Die Philosophie der Bio-Robotik. Felix Meiner Verlag, Hamburg

Teipen V, Bode S (2021) In: Brinkmeier M, Galle G (Hrsg) Handbuch Schlaganfall-Lotsen: Leitfaden für die Einführung von Schlaganfall-Lotsen auf Basis des STROKE OWL-Projekts. Heidelberg. medhochzwei (Case Management in der Praxis)

Teismann IK, Steinsträter O, Warnecke T, Suntrup S, Ringelstein EB, Pantev C, Dziewas R (2009) Tactile thermal oral stimulation increases the cortical representation of swallowing. BMC Neurosci 10:71

Test DW, Fowler CH, Wood WM, Brewer DM, Eddy S (2005) A conceptual framework of self-advocacy for students with disabilities. Remedial Spec Educ 26(1):43–54. https://doi.org/10.1177/07419325050260010601

Thäßler T (2023) Einflüsse der Kognition auf die Unterstützte Kommunikation. In: Groß M, Hennig B, Kappel S, Wallhoff F (Hrsg) Assistive Technologien, Technische Rehabilitation und Unterstützte Kommunikation bei neurologischen Erkrankungen. Springer, Berlin, S 359–366

Thümmel I (2024) Breaking the Silence. Gewaltschutz für Menschen mit UK-Bedarf in Einrichtungen der Behindertenhilfe durch aktive Einbeziehung und Mitwirkung an Schutzkonzepten. Powerpräsentation IKT Linz 8.-9.7.2024. https://www.iktforum.at/fileadmin/2024/vortraege/2024-07-12_vortrag_linz_prof_thuemmel-pdf. Zugegriffen 26.03.2026

Tuong NE, Klausner AP, Hampton LJ (2016) A review of post-stroke urinary incontinence. Can J Urol 23(3):8265–8270. PMID: 27347618

Uhre CF, Caspersen ID, Lose C, Rackauskaite G, Robotham R, Hoei-Hansen CE (2024) Cognitive functioning in children and adolescents with cerebral palsy: protocol for the Danish CPCog-Youth study. BMC Pediatr. 24(1):836. https://doi.org/10.1186/s12887-024-05305-w. PMID: 39725891; PMCID: PMC11673341

Venturini S, Still MEH, Hutchinson PJ, Gwinnutt JM (2024) Is pre-injury socioeconomic status associated with outcomes in patients with traumatic brain injury? A systematic review. J Neurotrauma 41(7-8):789–806. https://doi.org/10.1089/neu.2022.0341

Vigand P, Vigand S (1997) Verdammte Stille. Diana Verlag, Zürich

Villa D, Causer H, Riley GA (2021) Experiences that challenge self-identity following traumatic brain injury: a meta-synthesis of qualitative research. Disabil Rehabil 43(23):3298–3314. https://doi.org/10.1080/09638288.2020.1743773

Volpe JJ (2008) Neurology of the Newborn, 5. Aufl. Saunders, Philadelphia

Wallesch CW (2020) Neurologische Frührehabilitation 2020. Fortschr Neurol Psychiatr 88(7):428–429. German. https://doi.org/10.1055/a-1130-7311. Epub 2020 Jul 27 PMID: 32717767.

Warnecke T, Dziewas R (2018) Neurogene Dysphagien. Diagnostik und Therapie. 2. Auflage. Kohlhammer Verlag

Warutkar VB, Krishna Kovela R (2022) Review of sensory integration therapy for children with cerebral palsy. Cureus. 14(10):e30714. https://doi.org/10.7759/cureus.30714. PMID: 36439588; PMCID: PMC9695192

Wasner M (2008) Resilienz bei Patienten mit amyotropher Lateralsklerose (ALS) und ihren Angehörigen. Schweizer Archiv für Neurologie und Psychiatrie 159:500–505

Weltgesundheitsorganisation (WHO) (2018) Global action plan on physical activity 2018–2030: more active people for a healthier world. https://iris.who.int/bitstream/handle/10665/272722/9789241514187-eng.pdf. Zugegriffen am 26.03.2026

Whitney DG, Warschausky SA, Peterson MD (2019) Mental health disorders and physical risk factors in children with cerebral palsy: a cross-sectional study. Dev Med Child Neurol 61(5):579–585. https://doi.org/10.1111/dmcn.14083. Epub 2018 Oct 26. PMID: 30362114; PMCID: PMC6450728

WHO (2012) World Health Organization (WHO) Guidelines for management of stroke. https://extranet.who.int/ncdccs/Data/MNG_D1_1.%20Clinical%20guideline%20of%20Acute%20Stroke%20.pdf Zugegriffen 23.06.2026

Wissel J, Ri S, Kivi A (2023) Early versus late injections of Botulinumtoxin type A in post-stroke spastic movement disorder: a literature review. Toxicon. 229:107150. https://doi.org/10.1016/j.toxicon.2023.107150. Epub 2023 May 3

Zein K, Saal S (2017) Ambulante Nachsorge von chronischen Schlaganfallpatienten mit Physiotherapie, Ergotherapie und Logopädie Long-Term Care for Stroke Patients 12 Months after Discharge with Physiotherapy, Occupational Therapy and Speech Therapy. Phys Med Rehab Kuror:11

Ziegler K (2008) Behandlung der Spastik – Ein physiotherapeutisches Konzept. Psychoneuro 34(1):30–35

Ziegler W, Aichert I, Staiger A (2020) Sprechapraxie. Grundlagen – Diagnostik – Therapie. Springer, Berlin

Das Continuum of Care in der Neurorehabilitation

7

Victoria Ohla und Martin Groß

Inhaltsverzeichnis

7.1 Einleitung

Erkrankungen der Motoneuronen, der Muskeln und des zentralen Nervensystems bei Kindern, Jugendlichen und Erwachsenen haben eine Vielzahl verschiedener Ursachen und Verläufe und prägen das Leben der Betroffenen und ihrer Familien oftmals dauerhaft und mit weitreichenden funktionellen, emotionalen und sozialen Auswirkungen. Versorgung, die der Lebensrealität chronisch neurologisch erkrankter Menschen tatsächlich gerecht wird, muss als sogenanntes „Continuum of Care" funktionieren – patientenzentriert, angehörigenorientiert, lebenslang, interdisziplinär und intersektoral. In der modernen Neurorehabilitation dienen die enge Zusammenarbeit der Leistungserbringer des Gesundheitssystems und die Einbeziehung des Umfelds des erkrankten Menschen der bestmöglichen Selbstbestimmung, Lebensqualität und Teilhabe.

V. Ohla
Deutsche Interdisziplinäre Gesellschaft für Außerklinische Beatmung und Intensivversorgung (DIGAB) e.V., Göttingen, Deutschland

M. Groß (✉)
MEDIAN Klinik Bad Tennstedt, Bad Tennstedt, Deutschland

M. Groß et al. (Hrsg.), *Lebensqualität und Teilhabe bei neurologischer Erkrankung*,
https://doi.org/10.1007/978-3-662-72944-1_7

7.2 Patientenzentrierung und Angehörigenorientierung

Menschen mit neurologischen Erkrankungen können eine Vielzahl an neurologischen Symptomen sowie psychischen und somatischen Begleiterkrankungen haben. Bei jedem dieser Menschen liegt zudem eine individuelle Lebenssituation vor. Somit muss bei der Versorgung der erkrankte Mensch und nicht seine Erkrankung im Mittelpunkt stehen (Balint 1969). Die Praxis zeigt, dass Angehörige in der Versorgung nicht übersehen werden dürfen. Das hat mehrere Gründe: Erstens sind sie häufig durch die Erkrankung ebenfalls belastet, zweitens spielt ihr Wohlbefinden für das Wohlbefinden des erkrankten Menschen eine große Rolle – so wie auch umgekehrt – und drittens haben sie oft einen wichtigen Anteil an der Versorgungsorganisation und dem Informationstransfer. Dies trifft in besonderem Maße zu, wenn die erkrankten Menschen nicht mehr fähig sind zu entscheiden oder in medizinische Maßnahmen einzuwilligen. Eine patientenzentrierte und angehörigenorientierte Medizin ist also in der Versorgung von Menschen mit neurologischen Erkrankungen unabdingbar, insbesondere, wenn diese chronisch verlaufen.

7.3 Das Continuum of Care und Life-long Care

Das „Continuum of Care" führt – und verfolgt – den Patienten im gesamten Verlauf seiner Erkrankung durch die Einrichtungen der Gesundheitsversorgung (Evashwick 1989). Dieses umfasst die „Life-long Care", also die lebenslange bedarfsgerechte Versorgung, nicht nur die Versorgung in einzelnen Krankheitsphasen oder Therapieabschnitten (Reif et al. 2022). Medizinische, therapeutische, pflegerische und psychosoziale Maßnahmen sollten kontinuierlich verfügbar sein, angepasst an die alters- und entwicklungsabhängigen Veränderungen und Herausforderungen des Lebens. Beispielsweise beginnt bei der infantilen Zerebralparese die Versorgung bereits in der frühen Kindheit mit dem Aufbau motorischer und kognitiver Kompetenzen, während später Mobilitäts- und Kommunikationshilfen, psychosoziale Begleitung, Barrierefreiheit im Berufsleben oder schließlich Palliative Care an Bedeutung gewinnen.

Eine besondere Herausforderung stellt dabei die sogenannte „Transition" dar, also der Übergang von der kindzentrierten in die erwachsenenzentrierte Gesundheitsversorgung. Die Transition sollte vorausschauend geplant werden, und der Patient sollte an eine möglichst weitgehende Eigenverantwortung herangeführt werden. Patient, Angehörige, das pädiatrische und das Erwachsenenteam müssen diesen Prozess gemeinsam gestalten (Chabrol und Milh 2020). Die Deutsche Gesellschaft für Transitionsmedizin hat eine Leitlinie zur Transition veröffentlicht, die eine wichtige Orientierungshilfe ist (Pape und Ernst 2022).

7.4 Intersektorale Versorgung

Neben der zeitlichen Perspektive ist eine strukturelle Herausforderung in der Versorgung chronisch neurologisch Erkrankter die sektorale Trennung des Gesundheitswesens. In Deutschland – wie auch in vielen anderen europäischen Ländern – ist das System entlang von institutionellen Grenzen organisiert: ambulante Medizin, stationäre Versorgung, Rehabilitationskliniken, Pflegeeinrichtungen, heilpädagogische Dienste und sozialrechtliche Unterstützung agieren weitgehend unabhängig voneinander mit unterschiedlichen Finanzierungsträgern, Dokumentationssystemen und Handlungslogiken (Regierungskommission für eine moderne und bedarfsgerechte Krankenhausversorgung 2024).

Diese Trennung wird für Betroffene schnell zur Belastung. Es fehlt häufig an einer koordinierenden Instanz, die die Bedarfe zusammenführt, die Übergänge moderiert und eine konsistente Begleitung gewährleistet. Die Folge sind beispielsweise Behandlungsbrüche, Informationsverluste, Doppeluntersuchungen und Verzögerungen der Hilfsmittelversorgung (Groß und Demmer 2021). Intersektorale Versorgung setzt genau an diesem Punkt an: Sie versteht Gesundheit und Teilhabe als gemeinschaftliche Aufgabe verschiedener Systeme, die durch

Kooperation, Kommunikation und strukturelle Integration miteinander verbunden werden müssen.

In einer multidisziplinären Neuropalliativambulanz an einem Krankenhaus mit neurologischem Schwerpunkt gelang beispielsweise die Durchführung komplexer Maßnahmen, die sonst dem stationären Kontext vorbehalten sind, wie zum Beispiel die NIV-Einstellung. In Fällen der Tracheotomie-Notwendigkeit konnte kurzfristig ein stationärer Aufenthalt arrangiert werden, und anschließend wurde die ambulante Betreuung wieder aufgenommen (Grimm et al. 2025).

7.5 Multidisziplinarität und Integration von Intensivversorgung, Rehabilitation und Palliative Care

Die erkrankten Menschen in diesem Buch bedurften der Unterstützung in vielen Aspekten. Diese beinhalteten unter anderem das Management von Trachealkanüle und Beatmung, den Einsatz von assistiven Technologien für Mobilität und Kommunikation, die Injektionsbehandlung mit Botulinumtoxin oder die multidisziplinäre, also ärztliche, pflegerische, atmungstherapeutische, logopädische, physiotherapeutische und ergotherapeutische Behandlung.

Schließlich ist die Erkrankung bei einigen der Autoren dieses Buchs lebensbedrohlich beziehungsweise die Prognose – wie bei der amyotrophen Lateralsklerose – infaust. Bekannt ist wiederum, dass Menschen mit amyotropher Lateralsklerose noch Jahrzehnte nach der Tracheotomie leben können, wenn sie fachgerecht versorgt werden und über Lebensmut verfügen. Somit muss bei der Versorgung schwerer chronischer neurologischer Erkrankungen ein Konzept verfolgt werden, welches Intensivversorgung, Rehabilitation und Palliative Care integriert und die Methoden des jeweiligen Fachbereichs zum richtigen Zeitpunkt einsetzt. Hierdurch werden Lebensqualität und Teilhabe gefördert.

7.6 Medizinische Zentren für Erwachsene mit Behinderung (MZEBs) und Mobile Rehabilitation

In MZEBs erfolgt alle 3 Monate oder in anderem angemessenem Rhythmus die multidisziplinäre Beratung und Behandlung, z. B. durch Neurologie, Neuroorthopädie, Atmungstherapie, Logopädie, Physiotherapie, Ergotherapie, Ernährungsberatung, Sozialdienst und (Neuro-)Psychologie. Dort erfolgt auch die Anpassung und Kontrolle von Hilfsmitteln sowie – bei entsprechender Spezialisierung – Beatmungsgeräten und Hustenassistenten und auch apparative Diagnostik wie zum Beispiel Ultraschall, BGA, EEG und FEES/Tracheoskopie.

Spezialisierte medizinische Behandlungen wie die Gabe von Botulinumneurotoxin Typ A, genetische, enzymatische oder immunmodulierende Medikationen sind ebenfalls möglich. Die Entsprechung für das MZEB in der Kinder- und Jugendmedizin ist das sozialpädiatrische Zentrum (SPZ). Zur Aufgabe der MZEBs gehört die Behandlungskoordination, sodass sie gut geeignet sind, die intersektorale Versorgung zu verbessern. Sie sind also eine Versorgungsform, die für Menschen mit schweren neurologischen Erkrankungen geeignet ist. Hierfür müssen allerdings noch weitverbreitete Barrieren abgestellt werden, wie zum Beispiel die restriktiven Zugangskriterien für MZEBs. Beispielsweise wird oft ein Grad der Behinderung von 70 gefordert, damit der Patient im MZEB versorgt werden kann. Bei dynamischen Erkrankungen wie der amyotrophen Lateralsklerose ist die Wahrscheinlichkeit nicht unerheblich, dass der Patient vor der Erteilung des GdB stirbt oder dass sich sein Befinden so schnell verschlechtert, dass der GdB falsch niedrig eingestuft ist. Es ist also wichtig, dass Barrieren beim Zugang zum MZEB vonseiten des Gesetzgebers und der Judikative abgebaut werden.

Die mobile Rehabilitation (MoRe) ist ein Leistungsangebot der medizinischen Rehabilitation und wird nach § 40 Abs. 1 SGB V durch die gesetzliche Krankenversicherung vergütet. Sie findet im gewohnten oder ständigen

Wohnumfeld des Rehabilitanden – auch im Pflegeheim – statt. Erbracht wird sie durch ein multidisziplinäres Team (z. B. ärztlicher Dienst, Physiotherapie, physikalische Therapie, Ergotherapie, Logopädie, Rehabilitationspflege, Sozialberatung, Neuropsychologie, Ernährungsberatung). Sie ist indiziert, wenn Rehabilitationserfolg im Hinblick auf alltagsrelevante Teilhabeziele am ehesten durch Behandlung im häuslichen Bereich erreicht werden kann und die häusliche Versorgung und – falls erforderlich – Pflege sichergestellt ist. Die Organisation kann als mobile indikationsspezifische Rehabilitation im Bereich der Neurologie gemäß den gemeinsamen Empfehlungen des GKV-Spitzenverbands (2021) erfolgen, wird bisher aber kaum umgesetzt. Für viele der Menschen, die ihre Geschichte in diesem Buch erzählt haben, wäre die MoRe eine geeignete Rehabilitationsform:

1. Patienten mit schweren neurologischen Defiziten haben insbesondere dann in der Regel keinerlei Chancen auf eine Rehabilitation, wenn sie anhand des Frühreha-Barthel-Index aufgrund eines Wertes von 30 oder niedriger der neurologisch-neurochirurgischen Frührehabilitation (Phase B) zugeordnet werden.
2. Patienten mit chronisch fortschreitenden und genetischen Erkrankungen finden kaum geeignete rehabilitative Behandlungsangebote in der Versorgungslandschaft vor, auch wenn bei ihnen eindeutig Rehabilitation indiziert ist.
3. Patienten mit Bedarf an außerklinischer Intensivpflege leiden zu circa 80 % an neurologischen Erkrankungen und haben in der Regel komplexe Einschränkungen der Teilhabe. Mittels MoRe könnten bei diesen Patienten bedeutsame Ziele wie die Entwöhnung von der Beatmung oder Trachealkanüle sowie die Verbesserung der Teilhabe in verschiedenen Lebensbereichen angestrebt werden. Außerdem wird der Tatsache Rechnung getragen, dass Krankentransporte in die Rehabilitationsklinik belastend sind und eine stationäre Aufnahme von vielen Betroffenen überhaupt nicht gewünscht wird.

7.7 Fazit

Nachhaltige Versorgung von Menschen mit chronischen beeinträchtigenden neurologischen Erkrankungen muss als Continuum of Care organisiert sein. Die Grundbausteine sind Patientenzentrierung, Angehörigenorientierung, Intersektoralität, Multidisziplinarität und Integration von Intensivversorgung, Rehabilitation und Palliative Care.

Literatur

Balint E (1969) The possibilities of patient-centered medicine. J R Coll Gen Pract 17(82):269–276. PMID: 5770926; PMCID: PMC2236836

Chabrol B, Milh M (2020) Transition from paediatric to adult care in adolescents with neurological diseases and handicap. Rev Neurol (Paris) 176(1–2):37–42. https://doi.org/10.1016/j.neurol.2019.09.001

Evashwick C (1989) Creating the continuum of care. Health Matrix 7(1):30–39

GKV-Spitzenverband (2021) Gemeinsame Empfehlungen zur Mobilen Rehabilitation. https://www.gkv-spitzenverband.de/media/dokumente/krankenversicherung_1/rehabilitation/m_reha/2021_07_12_Gemeinsame_Empfehlungen_Mobile_Reha_v02.pdf

Grimm T et al (2025) Patients and treatments in outpatient neuropalliative care – an analysis of clinical routine data from 5 years of care. Front Neurol 5(16):1616153

Groß M, Demmer T (2021) Interdisziplinäre Palliativmedizin. Springer Verlag, Heidelberg

Pape L, Ernst G (2022) Health care transition from pediatric to adult care: an evidence-based guideline. Eur J Pediatr 181(5):1951–1958. https://doi.org/10.1007/s00431-022-04385-z

Regierungskommission für eine moderne und bedarfsgerechte Krankenhausversorgung (2024) Überwindung der Sektorengrenzen des deutschen Gesundheitssystems. https://www.bundesgesundheitsministerium.de/fileadmin/Dateien/3_Downloads/K/Krankenhausreform/BMG_Regierungskommission_10te_Stellungnahme_Ueberwindung_der_Sektorengrenzen.pdf. Zugegriffen 25.03.2026.

Reif LK, van Olmen J, McNairy ML, Ahmed S, Putta N, Bermejo R, Nugent R, Paintsil E, Daelmans B, Varghese C, Sugandhi N, Abrams EJ (2022) Models of lifelong care for children and adolescents with chronic conditions in low-income and middle-income countries: a scoping review. BMJ Glob Health 7(7):e007863. https://doi.org/10.1136/bmjgh-2021-007863

8 Fazit

Victoria Ohla, Martin Groß, Stephan Groß,
Nathalie Scheer-Pfeifer und Dorothee Steinker

Dieses Buch ist mehr als eine medizinische Fachpublikation. Es ist ein Versuch, Brücken zu bauen – zwischen menschlicher Erfahrung und fachlicher Expertise, zwischen Lebenswirklichkeit und Pathophysiologie, zwischen den Menschen und den Versorgungssystemen, die für sie geschaffen wurden. Die Kapitel haben uns durch eine Vielzahl neurologischer Erkrankungen geführt, die genetisch bedingt sein können, aus erworbenen Hirnschädigungen resultieren oder sich im Verlauf eines Lebens entwickeln. Sie zeigen, wie vielschichtig die Herausforderungen für Betroffene, Angehörige und Fachpersonen sind – medizinisch, organisatorisch und emotional.

Wir haben die Stimmen der erkrankten Menschen gehört. Ihre Perspektiven, ergänzt durch die Expertise behandelnder Ärzte, Therapeuten, Pädagogen und Berater, haben eindrücklich gezeigt, wie vieles möglich ist, was Außenstehende für unmöglich halten. Was oft als Grenzerfahrung beginnt, kann durch professionelle, interdisziplinäre Begleitung, individuelle Stärke und soziale Unterstützung zu einer guten Lebensqualität führen. Viele neurologische Erkrankungen erfordern lebenslange Versorgung – sie fordern Mitdenken, Mittragen und Mitgestalten, häufig über Jahrzehnte hinweg. Jeder erkrankte Mensch muss mit seiner individuellen Lebensgeschichte wahr- und ernst genommen werden.

Wir wünschen uns, dass dieses Buch nicht nur informiert, sondern auch berührt. Dass es neue Fragen aufwirft, alte Denkmuster in Frage stellt und vor allem: dass es Menschen stärkt. Diejenigen, die täglich kämpfen. Diejenigen, die begleiten. Und diejenigen, die daran glauben, dass auch in schwierigen Lebenslagen Teilhabe, Selbstbestimmung, Würde, Entwicklung und Lebensfreude möglich sind. Denn am Ende geht es in erster Linie um Menschen – in deren Dienst Medizin, Pflege und Therapie stehen. Und es geht um die tiefe Überzeugung, dass jeder Mensch wertvoll ist.

Professor Hawking schrieb am 15. Juni 2015 an „Wäertvollt Liewen“:

> I have led a fairly normal life for the last 52 years despite ALS …

V. Ohla
Deutsche Interdisziplinäre Gesellschaft für Außerklinische Beatmun und Intensivversorgung (DIGAB) e.V., Göttingen, Deutschland

M. Groß (✉)
MEDIAN Klinik Bad Tennstedt, Bad Tennstedt, Deutschland

S. Groß
Berlin, Deutschland

N. Scheer-Pfeifer
Wäertvollt Liewen e.V., Luxemburg, Deutschland

D. Steinker
Rastede, Deutschland

M. Groß et al. (Hrsg.), *Lebensqualität und Teilhabe bei neurologischer Erkrankung*,
https://doi.org/10.1007/978-3-662-72944-1_8

GPSR Compliance

The European Union's (EU) General Product Safety Regulation (GPSR) is a set of rules that requires consumer products to be safe and our obligations to ensure this.

If you have any concerns about our products, you can contact us on ProductSafety@springernature.com

In case Publisher is established outside the EU, the EU authorized representative is:

Springer Nature Customer Service Center GmbH
Europaplatz 3
69115 Heidelberg, Germany

Batch number: 10584888

Printed by Printforce, the Netherlands